+

REDEFINING
HEALTH CARE
CREATING VALUE-BASED COMPETITION
ON RESULTS

醫療革命

善用競爭策略,
創造醫病雙贏的療護體制

MICHAEL
E. PORTER
麥可‧波特

ELIZABETH
OLMSTED TEISBERG
伊莉莎白‧泰絲柏格

合著

李振昌、羅耀宗—譯
王智弘博士—審訂

作者簡介

麥可‧波特（Michael E. Porter）

　　26歲任教於美國哈佛商學院，為該學院有史以來最年輕的教授。波特專精於競爭策略，自1980年起陸續出版了《競爭策略》（*Competitive Strategy*）、《競爭優勢》（*Competitive Advantage*）、《國家競爭優勢》（*The Competitive Advantage of Nations*）、《競爭論》（*On competition*）等書（以上各書中文版均由天下文化出版），被譽為當代經營策略大師，他所提出的競爭策略理論更是商學院的必修課程。波特曾於美國雷根總統任內被延攬為白宮「產業競爭力委員會」（Commission on Industrial Competitiveness）委員，同時也是世界各國政府與企業爭相諮詢的知名顧問。波特十餘年前開始研究健康照護。

　　波特畢業於美國普林斯頓大學航空工程系，取得哈佛商學院的企業管理碩士學位，並且榮獲貝克學者獎（George F. Baker Scholar），進而取得哈佛大學的商業經濟學博士學位。獲有無數獎項和殊榮，包括全國商業經濟學人協會（National Association of Business Economists）的亞當斯密獎（Adam Smith Award）、許多國家的全國性榮譽勳章，以及管理學院（Academy of Management）的學術性管理貢獻最高榮譽。

伊莉莎白・泰絲柏格（Elizabeth Olmsted Teisberg）

美國維吉尼亞大學達頓商學院（Darden Graduate School of Business）副教授，專長領域是策略、創新與風險分析。曾任職於美國哈佛商學院，擔任副教授。

泰絲柏格除了研究健康照護十餘年，也曾分析醫療器材和生物科技公司的策略、實質選擇權、研究發展決策、醫療創新，以及不確定的策略反應。專業出版方面，著有無數個案與文章，合著有《可攜式MBA》（*The Portable MBA*）一書，以五種語言出版。

泰絲柏格教授在美國史丹福大學工學院取得碩士和博士學位，也獲有維吉尼亞大學工學院碩士學位，並以最優學業成績取得華盛頓大學聖路易分校的學士學位。

審訂者簡介

王智弘（C. Jason Wang, MD, PhD）

麻省理工學院學士，哈佛大學醫學博士，美國智庫蘭德研究所（RAND）公共政策博士。曾任職於麥肯錫公司、波士頓大學，現為美國史丹福大學醫學院副教授兼醫療預防及成果政策研究中心主任。所著《一個台灣小留學生到哈佛之路》獲1995年海外華文著述獎—文藝創作項首獎。

譯者簡介

李振昌（前言至第三章）

政大歷史系畢業，美國肯塔基州默海德州立大學（Morehead State University）大眾傳播學碩士。曾任中國生產力中心叢書主編、經理，《讀者文摘》叢書主編，現專事翻譯工作。

羅耀宗（第四章至附錄）

台灣清華大學工業工程系、政治大學企業管理研究所碩士班畢業、中央大學企業管理系博士候選人。曾任《經濟日報》國外新聞組主任、寰宇出版公司總編輯。曾獲時報出版公司2002年「白金翻譯家」獎。現為財金、商業、科技專業自由文字工作者、《哈佛商業評論》全球中文版特約譯者、工業技術研究院《工業技術與資訊月刊》特約譯者。

〔目錄〕

〔圖表目錄〕

樹立典範：
給新一代醫療人員增添精神滋養

黃達夫

黃達夫醫學教育促進基金會董事長、和信治癌中心醫院院長

我一直很慶幸這四十幾年習醫與行醫的生涯，適逢生命科技蓬勃發展，醫學進步最迅速的時期，在這段時間，人類平均壽命幾乎加倍，從戰前的四十幾歲增加到今天已接近八十歲。如今，我雖然已逐漸逼近退休年齡，卻很幸運地能夠與年輕的一代同樣抱著興奮的心情迎接基因體醫療的來臨，一同夢想下一波更令人驚奇的醫學革命。

我更一直認為能夠在探究生命奧祕的同時，協助周遭的人們解除疾病帶給他們的痛苦，甚至改變他們的生命，這種經常與病人分享他們生命經驗的職業，是一件極具挑戰性、極有意義的工作。在我這一生所接觸的師長、同僚和後輩中，我不斷地發現樂在工作的人，都是從照顧病人的過程中獲得滿足，從為病人解決問題的過程中找到樂趣。而驅使他們進一步從事教育、研究、發現的工作最強有力的動機，也是為了解決病人的

問題。自從我進入醫療工作後，因著這些典範的激勵，支持我不斷地往前走，也常讓我覺得能與他們為伍是個極大的光榮，更讓我深深感受到典範對我的影響力和重要性。

除了周遭生活中所遇到的典範外，我相信在每個人的生命中，必定也經常從書籍中找到令我們欽慕的人物和值得學習的經驗，這些人、這些觀察也常具有相同的影響力和重要性。因此，我過去曾推薦一些有關醫療的好書給天下文化出版社，建議他們請人翻譯出版，這次當天下文化出版社反過來提議與黃達夫醫學教育促進基金會合作出版有關醫療的好書，由基金會贊助提供給國內的醫學院學生和住院醫師時，我認為是件非常值得嘗試的工作，董事會也欣然認同這是件值得投入的事情，目前計劃每年出版三本書，給國內新一代醫療人員增添一些精神上的滋養，希望能激勵他們從醫療工作中找到生命的意義和生活的樂趣。

二〇〇二年一月十五日

台灣現況

重新定位台灣的醫療照護

王智弘
美國史丹佛大學副教授兼醫療預防及成果政策研究中心主任

珍妮佛‧拜倫（Jennifer F. Baron）
美國哈佛大學商學院競爭策略研究院資深研究員

黃達夫
美國杜克大學內科教授、和信治癌中心醫院院長

我們很高興由世界知名競爭策略大師麥可‧波特教授（Michael E. Porter）及美國維吉尼亞大學達頓商學院醫療照護策略及創新專家伊莉沙白‧泰絲柏格教授（Elizabeth Olmsted Teisberg）合著《醫療革命》（*Redefining Health Care*）一書的中譯本終於出版。在這本重要的著作中，波特及泰絲柏格教授強調，我們必須重新定義醫療照護與競爭的本質，以進行一勞永逸的改革。這包括醫療給付制度的改革，以及對醫療照護機構進行組織重整，並且將醫療照護的焦點導向促進病人所獲得的醫療價值上。所謂價值的定義，乃為每花一塊錢所獲得的健康結果（請參閱本書〈導論〉）。

　　書中提及的許多原則，可通用於全世界所有的醫療照護體系，包括台灣及亞洲各國。過去二十年來，台灣的全民健保已達成諸多成就。台灣有幾近100%的納保率，兩千三百萬人民幾乎都享有全民健保。台灣民眾對於全民健康保險滿意度高，政府更以此為榮，而美國則直到最近才開始邁向全民納保的目標。

　　然而，台灣在醫院的結構、醫療成效及支付制度上，也和其他國家一樣面臨嚴重的問題。問題在於，醫療服務是片斷的，醫療提供者彼此間鮮少溝通。在以醫院為主的醫療照護體系下，容易增加醫療費用的支出，往往導致輕症病人過度使用醫療資源，以致嚴重阻礙真正有多重照護需求的病人獲得需要的醫療服務。再者，醫療提供者的專業技術參差不齊，更沒有一套廣被認可或政府授權的醫療電腦資訊系統。醫療給付制度的設計，鼓勵醫療提供者採用「得來速」（drive through）的服務方式，不到五分鐘就看完一位病人，提供許多不必要的醫療處置。不論是醫療提供者或民眾，對於照護品質及結果的認知和重視程度都很有限，目前所施行的少數「論質計酬計畫」（pay-for-performance programs），則主要著重於照護過程面的測量。

　　台灣雖然達成全民納保的目標，卻因醫療給付過於低廉，而導致醫院的服務量幾近失控。薪資低、工作負荷太重，已經使得護理人員大量逃離醫療職場，並且嚴重影響年輕醫學系畢業生從事基層醫療的意願。台灣下一波的健保改革必須採取以追求價值為基礎的改革策略，才能拯救人力不斷流失、醫療崩潰的危機。

1. 醫療照護的競爭

在一般市場機制下，競爭能夠促進品質的提升並降低價格。生產者以提供最有價值的產品來擴張市場占有率，無法成功競爭的生產者則退出市場。然而，目前醫療體系的競爭並非如此。醫療照護費用不斷持續攀高，但醫療結果或效率卻沒有跟著改善。波特及泰絲柏格早在十多年前就已經觀察到這個異常的現象，並且在過去十年間致力於研究競爭策略何以在改善醫療照護服務上失效。他們的結論是，醫療體系的競爭仍是零和賽局（zero-sum game）：一方之所得來自另一方之所失。因此，醫療體系裡的所有利害關係人（stakeholder）至少可以透過議價能力和市場優勢將成本轉嫁給他方，暫時性的取勝。這種競爭策略無法創造病人價值，因為所有利害關係人只重視在他們各自的區塊，讓自己的責任及支出最小化，而犧牲了醫療品質，最終反而造成醫療費用不斷上漲（請參閱第二章）。

不管是公營、混合型或以市場為基礎的醫療照護體系，競爭策略都應該由零和轉為正和賽局（positive-sum game）。在正和競爭中，所有利害關係人都以改善病人在整個醫療照護過程中的價值為競爭基礎。若醫療照護體系都以此來定義競爭策略，則病人或醫療照護體系的價值就能獲得顯著的改善。雖然這似乎很合理，但目前尚未有任何醫療照護體系將改善醫療成果及效率做為主要目標，並據以給予適當的獎勵。除此之外，政府、保險公司及醫療機構的目標僅侷限於縮減短期的醫療支出，並將成本轉嫁給系統內其他利害關係人。這樣錯誤的競爭策略只會更趨近零和競爭結果，使醫療照護體系的做法與創造

病人價值背道而馳。

　　波特與泰絲柏格解釋，正和競爭能夠幫助醫療照護體系重新定位在改善病人價值，因為改善醫療照護品質通常能夠降低成本。只有在強調改善醫療結果的前提下，我們才可能著手解決醫療照護成本及支出不斷成長的問題。

　　美國最近有愈來愈多的研究指出，提供優良的醫療照護來改善醫療結果，確實是更具成本效益的做法。優良的醫療照護品質代表病人能夠獲得較正確的診斷、較少醫療錯誤，並且能即早回歸正常生活或恢復到最好的健康狀態，也能夠避免因不完整、不適當的治療或醫療錯誤而增加的醫療費用。在正和競爭策略中，能夠為病人創造最大價值的醫療機構會不斷茁壯；無法或不願提高醫療價值的機構，則會失去病人或保險公司的信任而被迫離開醫療市場。

　　台灣民眾享有隨意選擇醫院的自由。台灣沒有轉診的制度，病人不需要經過基層醫師（即所謂「守門人」〔gatekeeper〕）的轉介，即能自行尋求專科醫師診治。有人會問，在病人可以自由選擇醫院的情況下，為何醫療體系還是零和競爭。這是因為病人沒有能力判斷，哪一家是最好的醫療機構，所以單靠病人的力量並無法讓零和競爭變為正和競爭。本書將說明，政府、醫療提供者、保險公司，以及其他相關利害關係人應該如何創造以價值為基礎的醫療照護體系。

2. 醫療改革成效不彰

　　過去三十幾年來，世界各國都投入許多心力於醫療照護體

系的改革，卻都無法改善病人價值，還造成醫療費用不斷上升。然而，對於醫療品質的疑問仍然存在。波特及泰絲柏格指出，一直以來，大家都認為醫療照護體系的危機是費用的問題，使得所有政府無不想方設法降低醫療費用的支出，卻沒有考慮到降低費用對醫療成果及價值的因果關係。況且政府往往只注意到表面問題，如某種藥品或醫療科技的昂貴價格、醫師開立過多處方，或是病人過度使用醫療照護服務等單項議題，而不是進行系統性的全面檢討。唯一的解決之道，應該是以創造病人獲得的價值為共同目標，醫療照護體系內各相關利害關係人卻還在相互指責與對抗。

　　台灣和美國都落入同樣的圈套，以為只要降低個別醫療服務或產品的價格，就能夠降低醫療支出。在台灣，中央健康保險署對於醫療提供者的醫療給付點值大打折扣。許多醫療提供者為維持所設定的報酬率，就以看大量的病人做為因應。結果，每位病人只看不到五分鐘。為了進一步降低醫療支出，中央健康保險署實施總額支付制度，對每年健保醫療費用設定固定總額，施行範圍包括牙醫門診、西醫基層、醫院總額，如果服務量過多超出總額，則每點點值下降。總額支付制度反而使得醫療提供者看大量病人的問題愈加嚴重，因為醫療提供者會藉由衝高病人量以瓜分更大比例總額的給付額，同時會產生篩選病人的道德風險，也就是醫療提供者會想辦法將花費高的病人轉走。這種拒收病情複雜、難以簡單醫治的病人，以避免醫療給付入不敷出的情況，被稱為「踢人球」。

　　在一九八〇到一九九〇年代，美國的醫療保險公司也未能達到控制醫療費用的目標。許多醫療保險公司實施管理式照護

（managed care），設有守門人制度，病人需要醫師的轉介才能夠獲得專科醫療照護，以控制高價醫療服務的使用。為了控制醫療費用，保險公司更藉由併購來增加市場占有率，並強迫醫療提供者接受較低的給付。結果，醫療提供者也透過合併來擴大版圖，將成本轉回給醫療保險公司。現在許多的醫療保險公司也實施論人計酬方式，即對每位病人在某段特定時間內（通常是每人每月）支付固定的醫療費用。

當大家把心思侷限在解決健康保險成本及醫療費用支出問題時，過去的經驗告訴我們，控制費用的策略幾乎都會產生負面的效果。就如同波特及泰絲柏格所強調，如果我們提供的醫療照護能夠為病人帶來最好的醫療結果，經常就會是最經濟的。由其他產業的經驗可以清楚證明，若不同時考量成本及品質便無法達到節省成本的目的，在醫療事業上也不例外。我們相信波特及泰絲柏格所提倡、以價值為基礎的策略，能夠幫助台灣、美國及其他醫療照護體系，避免重蹈醫療改革失敗的覆轍。

3. 轉為以價值為基礎的醫療照護服務

整合式照護服務

波特及泰絲柏格指出，能夠創造病人價值的組織架構應該是整合式的照護服務單元（Integrated Practice Units, IPUs），必須整合不同的醫療單位，根據病人疾病照護的所有需求，

將相關的人力及資源跨單位地整合在一起（請參閱第四及第五章）。波特及泰絲柏格建議，IPUs應該以某種疾病（如：乳癌）以及常見的共發問題（common co-occurrences）做為醫療服務的單元，而不是以醫療專科來區別（如：腫瘤科）。這是因為病人價值的創造來自對某種疾病提供全方位的醫療照護，通常需要多科別及跨部門（如：住院部門、出院部門、檢驗實驗室）的連結，來完成整個照護的流程。雖然本書中並未詳加解釋IPUs的設置方法，不過波特教授和湯姆‧李醫師已經將IPU模型實際應用在基層醫療上。與其同時服務所有不同類別的病人，滿足他們各式各樣的需求，基層醫療機構應該根據相似的臨床狀況，決定病患需要什麼樣的醫療照護服務和社會支持，而組成基層醫療團隊。

醫療機構要組織IPUs，必須徹底改變策略。醫療機構也需要足夠的病人數，才能夠設置專門的團隊及設備，以提供某種疾病及其常見的共發問題所需的整合性醫療照護。足夠的病人數能帶來醫療專業的精進，讓醫療提供者能夠達到最好的醫療結果，創造不斷循環的有效學習、創新和改善。但目前多數的醫療提供者仍然提供所有醫療照護的服務線，因此，很難一方面服務大量病人，同時又能對於每種疾病都有所專精。

在台灣，有許多大型綜合醫院，幾乎都提供包山包海的醫療服務。他們不僅沒有專注於發展少數專長的領域，目標反而是提供病人所有疾病的服務，在眾多種服務線上相互競爭。波特及泰絲柏格指出，目前醫療服務的競爭，一方面太廣（提供太多服務的範圍），一方面又太狹隘（絕大多數的疾病都沒有全方位的照護流程）。在這種無法正常運作的競爭市場下，由

數量過多的醫療機構，提供價格昂貴的住院服務，導致誘發需求的情況，因而對醫療照護結果和效率產生不良影響。此外，因為醫療機構都提供相似的醫療服務線，以致無法彰顯自己的專長來吸引病人。

　　被波特教授編寫為哈佛商學院教案的和信治癌中心醫院，就是一個不同的例子。它是以癌症為專長來組織團隊，提供整合性的醫療照護。[1]創立之初，就秉持一個信念，認為由多科整合的醫療團隊專注在一種疾病（癌症）的治療，用心培養團隊的默契，不斷地改善專業技能與流程，當病人數目達到一定的量時，就能夠為病人創造價值。相反地，多數台灣的癌症病人在綜合醫院接受診治，自己掛號看不同科的專科醫師，但醫師之間鮮少對同一位病人的照護進行溝通。和信治癌中心醫院在1990年便已運用多科整合診治團隊，首先照護乳癌及頭頸癌病人，現已擴大到十多種癌症的照護，而且還有癌症疼痛、安寧照護和身心支持團隊。以乳癌為例，多科整合診治團隊由各類醫療專業人員組成，包括不同科的醫師、藥師、護理師及心理師、復健師、營養師等。醫療團隊每周必須開會討論病人在每階段治療的狀況。醫院設有個案照護管理師（care manager）及專科護理師負責追蹤病人門住診的照護流程，以確保病人所接受的治療符合癌症診療準則，又不會遺漏該做的照顧。

註1：Porter ME, Baron JF, Wang CJ, Koo Foundation Sun Yat-Sen Cancer Center: Breast Cancer Care in Taiwan. Harvard Business Publishing, 2009.

結果評估

　　波特與泰絲柏格認為，在以價值為基礎的醫療照護體系中，病人會逐漸傾向尋求能夠提供整合性照護的醫療提供者，因為就醫經驗會比較順暢且有效率，醫療結果相較於傳統片斷式、缺乏協調的照護也會來得更好。然而，如果沒有醫療結果評估的標準，病人、轉介的醫師、醫療保險公司就無從判斷何者是醫療結果最好的醫療提供者（請參閱第四、第五及第六章）。因此，醫療結果和費用的數據乃是提供以價值為基礎的服務及競爭的基本。波特及泰絲柏格主張，所有的醫療提供者與保險公司應該按照每位病人的疾病，衡量其醫療結果與費用。[2]如果沒有醫療結果的數據，醫療提供者就沒有足夠的資訊來改善醫療服務。由於美國、台灣及其他醫療照護體系都缺乏不同醫療機構的醫療結果，導致民眾產生嚴重的迷思，誤以為絕大多數醫院的醫療品質都差不多。醫院越大，擁有的儀器越昂貴，醫療結果越好，而且，每個醫療機構所提供的所有醫療服務，品質都一樣。

　　美國的研究指出，當提供病人充分的資訊、並將他們納入醫療決策過程時，病人通常會選擇比較保守，或是更符合成本效益的照護方式。絕大多數的病人只希望獲得與自己病情相關的醫療照護，只有少數人會選擇不必要的手術。而且，病人如果了解診療資訊並且參與治療方針的決定，則遵從醫囑的比例

註2：Porter ME, Baron JF, Wang CJ, Koo Foundation Sun Yat-Sen Cancer Center: Breast Cancer Care in Taiwan. Harvard Business Publishing, 2009.

會變高，也較願意負起自我照護的責任。因此，如果我們讓病人參與管理自己的健康與醫療照護，如慢性疾病的自我管理、臨終照護等，病人就會根據其價值觀與偏好，選擇自己認為較好的醫療照護，因而全面改善醫療結果與病人價值（請參閱第七章）。

　　為要合理評估價值，除了需得知醫療結果的數據外，也需要收集醫療成本的資料。雖然這已經超過本書所討論的範疇，不過波特與泰絲柏格在其他的著作中強調，最令人驚訝的是，至今全世界還沒有任何醫療機構，能有系統地依疾病別，逐一計算出每位病人的實際醫療成本（actual cost）。當今醫療界對「成本」有諸多定義，包括價格及醫療服務的總花費。然而，真正的醫療成本應該以病人為單位，按照實際使用的醫療資源來計算。如同醫療提供者需要醫療結果數據來進行改善，建立實際醫療成本的資料庫才能夠達到善用資源以逐漸降低費用的目標。資源的善用不但不會對醫療服務造成傷害，反而能夠促進創新，進而改善品質。

　　就像全世界各國的醫療照護體系一樣，台灣也沒有系統性地收集與公布大多數疾病的醫療結果或其他臨床資訊。中央健康保險署已經累積許多醫療提供者所申報的醫療費用及服務利用的資料，但是目前尚未將此資料做系統性的整理與分析。在1990年末期，國民健康署開始利用疾病登記資料，進行照護品質的評量與公布。雖然疾病登記資料追蹤了部分流行病學數據，但是沒有著重在醫療提供者層面的醫療結果分析。目前中央健康保險署已登錄院所別共十一大類品質資訊，多數只收集四個或少於四個指標。這些指標著重在過程面的測量，而非實

際的醫療結果。值得注意的是，至少有三個資料庫透過線上互動式設計，公開分析的報告，讓醫療提供者能夠搜尋及利用。目前的資料庫雖無法發揮實質改善價值的作用，但可被視為是全面性品質評量策略的基礎建設。

給付制度

在以價值為基礎的醫療體系中，醫療給付應該以疾病別為基準——亦即以整合式的醫療照護為醫療給付的單元。波特與泰絲柏格認為，應該以「包裹式定額給付」（bundled payments）的方式，要涵蓋病人在整個診療過程中所需的所有醫療服務的費用，如此才能將費用及醫療提供的內容與醫療價值相互連結。目前在美國與台灣仍然普遍使用「論量計酬給付制度」（Fee-for-service reimbursement）。這種給付方式是按醫療提供者的服務量計酬，顯然與創造病人價值的精神相違背。「論人計酬」（capitated payment）則是給予醫療提供者固定的費用，來照顧一位病人某段時間內的醫療所需，這也與價值精神相抵觸。因為定額的關係會讓醫療提供者透過篩選病人及限制醫療照護來節省花費。包裹式給付是以疾病別為醫療給付基準，而論人計酬則包括照護病人所有可能的疾病所需，且沒有考慮到醫療提供者對治療該疾病是否有足夠的專業能力。包裹式定額給付讓病人能夠選擇具有專業能力的醫療提供者，並且藉著扎實的醫療結果的評量機制，來降低醫療機構偷工減料的誘因。

現在台灣開始推動「診斷關係群」（diagnosis-related group,

DRG system）的給付方式，將單次住院的所有處置以一個定額給付。所以，DRG的給付方式可說是由論量計酬邁向包裹式給付的過程，較符合以價值為基礎的精神。不過波特與泰絲柏格指出，由於DRG的給付方式只包含醫療照護的部分流程，而讓醫療提供者有機會轉移照護成本。兩位教授說道，在美國所使用的DRG，在許多疾病上並沒有依照疾病風險及病人複雜度進行適當的校正。舉例來說，儘管重度中風病人需要更多的醫療照護，但是DRG的設計對於照護重度及輕度中風病人的給付沒有太大的差異，結果促使醫療提供者在機構內外進行交差補貼，誘導他們避免收治病情複雜的病人。

4. 政策建議

　　波特及泰絲柏格指出，政府有機會運用很多方法，幫助醫療照護體系提供以價值為基礎的醫療服務（請參閱第八章）。因此，政府扮演的角色應該視其現有醫療照護體系過去的歷史與目前的架構，以及所擁有的長處與面臨的挑戰而定。在本書中所呈現、以價值為基礎的原則，可提供任何醫療照護體系做為改革的指南。以下步驟特別適合應用於台灣：

1. 中央健康保險署應該要建立一套完善的結果評量策略，在幾年內對於全國所有醫療提供者的醫療結果進行評量及報告，至少可以從盛行率高、重要性高的疾病開始做。最終，台灣必須要求所有醫療提供者評量及公布每個主要疾病的照護過程結果及成本。

2. 中央健康保險署應該採行一套包括任何疾病的整個照護過程中、所有醫療照護項目的包裹式給付制度，而不是片斷的、分別付給不同的醫療提供者。台灣應該以目前正在實施的乳癌論質計酬試辦計畫為範本，逐步推行包裹式給付。

3. 中央健康保險署應該確保，全民健保醫療費用的製定要盡量反映實際醫療成本。這並不代表醫療提供者做越多，健保署就要付越多。相反地，醫療給付制度應該要鼓勵醫療提供者尊重病人的意願，運用最少的醫療資源獲致最好的醫療結果。事實上，台灣過去實施總額預算或其他給付制度的經驗，就是因為並非按照醫療服務成本來給付，所以無法為病人創造價值，反而增加醫療支出。

4. 中央健康保險署應該透過給付制度的各種設計，提供正向誘因，來獎勵醫療提供者進行創新，特別是建立整合式照護模式。此外，還要積極鼓勵病人尋求能夠提供整合式照護的醫療機構就醫，便能加速整合式照護模式的建立。

5. 中央健康保險署應該鼓勵醫療機構選擇性提供能夠獲得良好結果的整合式醫療照護服務線，而不是不管有沒有能力，一味提供所有的醫療照護服務線。台灣可以對於想要照護複雜疾病的醫療提供者設定起碼的病人數量，但容許新參與的醫療提供者一段緩衝期。如同前文提及，醫療結果的公開，將是鼓勵病人找尋優良醫療提供者最好的方法。

6. 醫療機構應該鼓勵病人參與自己的健康維護及醫療照
護，最起碼，應與病人分享相關的醫療資訊與健康紀
錄，提供衛生教育以促進病人參與治療決策，並且將病
人及家屬納為醫療照護團隊的主要成員。

雖然，本書提及許多美國醫療照護體系的案例，然而，從
中所學到的教訓，對於台灣、亞洲及世界其他國家而言，還是
很管用的。事實上，目前全球有許多政府、醫療機構和保險公
司，已經採用波特及泰絲柏格所倡導「以價值為基礎的醫療服
務」的理念，做為醫療改革策略的指南。如同前文提及，台灣
醫療照護體系已有一些不錯的成就，其中包括一部分以價值為
基礎的醫療服務和競爭的必要條件。由於台灣全民健康保險是
單一保險制度，因此能夠較美國或其他國家更不費力地轉型為
以價值為基礎的醫療照護體系。藉由這樣的優勢，再加上中央
健保署的決心，可以積極建立一套正向的誘因及規範，鼓勵醫
療機構重組提供醫療的模式。讓醫療提供者能夠在創造病人價
值而非增加病人數量上競爭，並且說服關鍵的利害關係人，為
了這個共同的目標相互合作，則台灣將能夠很迅速的成為全球
醫療照護體系的典範。

（誌謝：本文作者感謝陳尹柔小姐協助翻譯，以及楊弘美和馮
慧敏女士的校對。）

前言

　　本書的出現是為了解開一個謎：為什麼健康照護業無法有效競爭？在整個經濟體系中，想要促進產品和服務改善品質，且同時降低價格，目前所知最強大的力量就是民營企業之間的相互競爭。全世界無數的產業每天都可以證實這個道理。

　　美國的健康照護體系大多是民營體系，理應比世界其他醫療體系更具競爭力，但是為何績效這麼差？美國的醫療費用已是全世界最貴的，為何許多美國公民還沒有醫療保險？費用已經這麼高了，為什麼還不停快速上漲？為什麼品質如此參差不齊？為什麼在這體系中品質問題的警訊愈來愈顯著？

　　我們想要開始探討這些問題，但是醫療領域的隔閡令外人望而怯步。醫療的領域龐大複雜，而且故步自封。研究健康照護的學者，通常只專注於健康照護，這是可以理解的。醫療與政策的文獻著述汗牛充棟，健康照護體系的複雜性就足以讓人畏縮不前。健康照護這行業複雜又神祕，醫療從業人員對於「非醫師」能夠做出多大的貢獻，總是抱持懷疑的態度。「健康照護業是不一樣的」或「你們就是不懂」，是我們在該領域經常聽到的遁辭。

我們研究所採取的觀點，一直以來並不受到歡迎。在醫療領域中，「管理」的地位相當低，而「生意」（business）幾乎是個骯髒的字眼。有關健康照護組織的策略，這方面的文獻付之闕如。最後，許多健康照護的執業人員認為，「競爭」這個觀念有待商榷。在醫師養成教育中，認為競爭是浪費的行為，促使醫生追求個人利益，影響對病患的照護。許多人認為競爭就是競相削價。還有很多人認為，美國要消除日益嚴重的健康照護問題，唯一的方法就是由政府控制、獨家壟斷醫療體系。

一九九〇年代初期，我們便已開始對醫療問題產生興趣。和大多數人一樣，為了處理父母、親戚、子女的醫療問題，我們也跟醫療體系打過交道。幾年前，伊麗莎白剛出生的兒子身體衰弱，命在旦夕，做了一項複雜但也相當成功的心臟手術。我們親自體驗到美國醫療體系最好的一面，有創新的醫療技術，也有人性的關懷。然而，在這體系中很難找到適當的醫生。更麻煩的是，若要從最好的醫療保險獲得理賠，整個過程漫長辛苦，簡直就是一場夢魘。此外，我們還遭遇其他種種麻煩的事情。

我們很想了解，醫療體系失去競爭力的原因何在。由於我們具備產業競爭力與企業策略的背景，很快便解開健康照護缺乏競爭力之謎。我們與格雷格‧布朗博士（Dr. Gregory Brown）合寫一篇文章，於 1994 年發表。我們的結論是，健康照護的競爭力很強，不過偏差的誘因造成可預見但並不理想的成果，那就是費用節節高漲。這篇文章還預言，醫療業的結構將會很快整合，也提出一些方法來修改醫療體系中偏差的誘因。

然而，健康照護競爭力之謎仍舊沒有解開。如同我們所預

測的，一九九〇年代出現「管理式照護」（managed care），醫療業也加速進行整合。許多醫療專家認為，採取管理式照護可以控制費用。儘管如此，情況卻愈來愈糟。不斷有人提出改革方案，包括管理與調整誘因，但是似乎沒有一個方案可以處理該體系更深層的問題。

同時，針對醫療體系的品質問題，新的研究結果也開始出現。我們從以下諸位先進獲得寶貴的資訊，也深受其影響。傑克·溫柏格（Jack Wennberg）、艾略特·費雪（Elliot Fisher），以及達特茅斯醫學院（Dartmouth Medical School）評估臨床醫學組的專家都發現，各個醫療提供者與各地區的健康照護品質有很大的差異，而且毫無科學上的根據。醫學研究院（Institute of Medicine）的研究指出，醫療過失比率偏高，且照護品質與實際上達成有所落差。健康照護促進協會（Institute for Healthcare Improvement）的唐·伯威克（Don Berwick）與茂林·畢索納諾（Maureen Bisognano）的研究則顯示，提升照護程序與改善品質還有很大的進步空間。山際健康照護（Intermountain Health Care）的伯倫特·詹姆斯（Brent James）研究臨床程序改善與知識管理。比爾·柯瑙斯（Bill Knaus）研究加護病房的照護風險調整結果衡量方法，希望可以評估比較品質。還有許多人在健康照護品質各方面提供很多高明的見解。

這次新的研究發現，這個謎比我們當初想的還要大。品質與費用都有很大的問題。不只是因為太多照護，也是因為太少與錯誤的照護。不只是法規誤導與民營機構的誘因，也是因為競爭的本質與病人價值觀基本上並不一致。

　　提供健康照護的本質必須改革，這是顯而易見的事實。我們也開始認為，要改變健康照護，必須先改變競爭本身。要改變競爭，必須先改變策略、組織結構、定價程序，以及對該體系中的每個角色進行評估。我們逐漸發現，這不是技術或法規上的問題，而是管理與組織的問題。結果，在這體系中許多有才華且善良的人，他們所做的工作違背了病人價值，而他們也漸漸知道有這樣的衝突，心中感到非常沮喪。

　　2000年，我們進行新一波的研究；2003年，開始交流新的工作報告。關於我們的觀點，有人表示相當歡迎並且給予鼓勵，但也得到尖銳的批評。許多健康照護專家對於醫療體系已有堅決的信念。例如：他們認為，病患總是希望得到更多的健康照護、改善品質就會提高收費、科技會造成費用上漲、品質無法以有意義的方式來評估、全民健保是唯一的解決之道，或者讓消費者有權力才是唯一的解決方案。我們只好一再探討這些觀點，並且想得更深入些。

　　我們的文章刊登在2004年六月號的《哈佛商業評論》（Harvard Business Review），對於健康照護之間的競爭為什麼會失敗，提供完整架構的了解。根據以前的經驗，這篇論文應該會飽受批評，但是許多人開始來信回應。他們來自健康照護領域的各個角落，包括其他國家。其中當然也有批評，但是大多數並非要挑戰我們的基本論點，反而對於如何落實執行表示興趣。更有趣的是，許多組織正採取試驗性質的步驟。他們的方向正確，但是缺乏較廣泛的策略與組織架構。我們開始了解，不需要政府主導改革，這體系有可能從內部開始進行重大的改善。

　　我們因此受到激勵而著手撰寫本書。一開始是從我們文章的基本概念出發，但是兩年多的密集研究之後，使得我們探討的層面更加深入。我們以許多例子來解說，醫療體系中的每個重要角色，在我們的概念中應該具備什麼樣的策略與組織意涵。進行研究的過程中，我們遇到一群學有專精又肯犧牲奉獻的健康照護專業人員。儘管有很多障礙，而且沒什麼誘因，但是在這體系中許多參與者如此熱情且關心病人價值，真是令人感到振奮。這些人的努力給予我們信心，要改善健康照護不僅是可行的，而且已經開始進行了。

　　由於健康照護領域範圍廣泛且複雜，沒有許多人的協助，本書是不可能完成的。我們在哈佛與維吉尼亞大學的團隊，包括薇諾庫洛娃（Natalya Vinokurova）、波沙達（Daniel Rueda Posada）與卡森（Kjell Carlsson），對本研究貢獻良多。陳大衛（David Chen）、方德柏克（Andrew Funderburk）、嘉佛瑞（Steve Godfrey）、哈山（K. C. Hasson）、阮彥（Diem Nguyen）與塔可（Cathy Turco），提供很有價值的研究協助。我們的編輯卡夫坦（Colleen Kaftan）與執行編輯薇佛（Sarah Weaver），指點我們寫作上的迷津。波爾（Lyn Pohl）在凱恩（Kathy Kane）、孟德（Alfredo Montes）、渥克（Michelle Walker）與庫斯特迪歐（Kathleen Custodio）的協助下，負責整理稿件。拉娜·波特（Lana Porter）與泰勒·泰斯伯格（Taylor Teisberg）則是在編輯上提供很多寶貴的意見。

　　在這個領域中，承蒙許多人提供意見並給予鼓勵，無法在此一一致謝。我們只能提及部分人士，他們的文章、意見與問題都是很重要的。

我們特別感謝一些人，他們對於這研究計畫的鼓勵支持扮演重要的角色，並且審閱本書的大部分稿件。我們衷心感謝貝克（Charlie Baker）、伯威克（Donald Berwick）、畢索納諾（Maureen Bisognano）、柯斯葛洛（Toby Cosgrove）、吉馬丁（Ray Gilmartin）、康傑夫（Jeff Kang）、柯瑙斯（Bill Knaus）、瑪格利特（Joan Magretta）、史都華（Tom Stewart）與特米爾（Henri Termeer）。如有思慮不周之處，那完全是我們的過失，但是這些人的卓見與鼓勵是很重要的。

在學者與研究人員方面，特別要感謝的是艾柏特（Tenley Albright）、布倫孟梭（David Blumenthal）、布魯納（Bob Bruner）、庫利爾（Cindy Collier）、卡特勒（David Cutler）、杜威普雷特（Lauren Dewey-Platt）、伊瑟瑞吉（Lynn Etheredge）、費雪（Elliott Fisher）、海曼（Steve Hyman）、卡普蘭（Kenneth Kaplan）、麥克阿瑟（John McArthur）、歐柏（Stacey Ober）、皮薩諾（Gary Pisano）、史隆（Carl Sloane）、泰斯伯格（Tom Teisberg）、崔維揚（Eoin Trevelyan）、溫伯格（Myrl Weinberg）、威勒（Chuck Weller）與威翰（Patricia Werhane）。

在醫療提供者與醫師方面，特別要感謝的是亞丁（Ellissa Altin）、邦可（Robert Banco）、博德（Robert Bode）、柏頓（Kline Bolton）、查辛（Mark Chassin）、狄奧尼西歐（Joseph Dionisio）、費西黎德（Fishleder）、法拉赫第（Robert Flaherty）、佛古生（Bruce Ferguson）、嘉森（Arthur [Tim] Garson）、格林（Jim Green）、嘉佛瑞（Marjorie Godfrey）、高德史坦（Michael Goldstein）、

岡薩雷斯（Gil Gonzalez）、高特利（Gary Gottlieb）、葛樂佛（Frederick Grover）、哈里斯（Martin Harris）、亨利（Alan Henry）、翰特（Jeff Hunter）、柯羅德納（Robert Kolodner）、勒納（Wayne Lerner）、勒維（Paul Levy）、馬歇爾（Bruce Marshall）、孟德爾頌（John Mendelsohn）、馬爾（John E. Mayer）、米勒（Leonard Miller）、歐姆斯特（Kalani Olmsted）、雷諾（Jeffrey Reynolds）、夏皮拉（Lidia Schapira）、賽柏（Gail Sebet）、夏皮諾（Jo Shapiro）、辛格（Michael Singer）、史密斯（Joanne Smith）、陶聖（John Toussaint）、崔阿諾（John Triano）、托曼豪瑟（Scott Tromanhauser）、維克多（Kelly Victory）、伍康（Kahn Vu）、華特斯（Beverly Walters）與溫斯坦（Jim Weinstein）。

在健康照顧計畫的領導人物中，特別感謝的是巴羅（Stephen Barlow）、柏頓（Dave Burton）、克勞德（David Crowder）、費里斯（Mike Ferris）、詹姆斯（Brent James）、奇林渥斯（Cleve Killingsworth）、桑德斯（Karen Sanders）、史密斯（Sharon Smith）與法森（Bill Van Faasen）。

在供應商之中，特別感謝的是巴泰查亞（Ashoke Bhattacharjya）、德谷奇（Kay Deguchi）、哈特曼（Jonathan Hartmann）、希爾貝克（Elliott Hillback）、麥金尼爾（Hank McKinnell）、雷尼斯（Lisa Raines）與西爾雷斯（Brad Sheares）。

在服務供應商之中，特別感謝的是艾克柏（Paul Eckbo）、法查克（Kenneth Falchuk）、谷魯畢西（Luciano Grubissich）、賀根（Mike Hogan）、休斯（Brian Hughes）、

翰默（Jim Hummer）、傑克（Harold Jacks）、蘭伯特（Cynthia Lambert）、馬克思（Richard Marks）、米格里歐力（Richard Migliori）、尼蘭（Lynette Nilan）、雷茲尼克（Robert Reznik）、賽利曼（David Seligman）、威吉納（Jeff Wagener）與韋伯（Rob Webb）。

在政府領導人方面，要感謝的有貝拉（Melanie Bella）、亨利克（Göran Henriks）、寇特姜（Peter Koutoujian）、麥可利蘭（Mark McClellan）、普雷斯頓（Ron Preston）、隆尼（Mitt Romney）與西柏史密特（Gaudenz Silberschmidt）。

我們也要感謝哈佛商學院、達頓商學院（Darden Business School），以及巴頓研究所（Batten Institute）在經費與研究上的支持。

還要特別感謝的是梅耶博士（Dr. John Mayor）、紐伯格博士（Dr. Jane Newburger）與威諾斯基博士（Dr. Gil Wernovsky）的靈感啟發，他們的專業知識與熱情讓這整個計畫在十五年前就已開始進行。

導論

　　美國的健康照護體系以昂貴而著名。美國人一直都認為，這是為了卓越要付出的代價。美國健康照護有些確實很棒，但是我們現在知道，這個體系也充滿嚴重的品質問題。有明顯的證據顯示，許多健康照護根本稱不上卓越，醫療過失的比率也居高不下。

　　幾乎每個人都有健康照護的故事。許多故事有美好的結局，見識到高超的技術，感受到醫生與其他照護人員的熱情。不過，即使有美好的結局，往往乃是因為個人的決心、關係，或是家人不斷介入。有些美好的結果儘管體系不健全還是會發生。

　　過去二十年，健康照護已經不再是美國人引以為傲的事物。美國每年花在健康照護上將近2兆美元，但費用仍不斷上漲，幾乎造成國家危機。隨著費用高漲，越來越多美國人已經沒有醫療保險。這些人的基本與預防性健康照護不足或者根本沒有，醫療品質低落，費用卻一再上漲。除非有重大的改變，否則嬰兒潮世代年老之後將會造成費用進一步上漲，更多美國人將面臨費用轉嫁、價格控制、限制使用與減少服務。

　　高費用、低品質，以及健康照護受到限制，使得所有相關的人都感到焦慮與挫折。對於目前的體系，沒有人感到滿意。病患擔心保險的費用與醫療的品質；企業雇主要面對節節高漲的保費與不滿的員工；醫生與其他醫療提供者的收入被壓縮，專業判斷受到藐視，官僚制度與書面作業加重日常工作；健康照護計畫老是遭到抨擊；藥品與醫療設施的供應商推出許多救命的藥物與療法，卻因為費用昂貴備受譴責；政府也不高興，因為預算失去控制。

　　幾十年來的「改革」已經無法改善情況，反而更加惡化。即使努力控制，醫療費用還是持續上漲。愈來愈多品質問題浮現表面。關於健康照護該怎麼辦，經過無數次的討論，仍無法提出一個完整的對策。

　　改革者通常一次只針對一個議題或問題進行處理，像是藥品與新技術的價格、沒有保險的人數愈來愈多、健康照護計畫造成沒有必要的行政費用、醫療提供者有誘因施行過度醫療、消費者對於費用不必負責任，或是採用資訊技術的速度太慢。許多人都被說成是健康照護體系中的害蟲而飽受批評，事實上在一些改革者眼裡，健康照護體系中幾乎每個成員都是害蟲。

　　解決方案通常只針對體系中一兩個問題，認為處理這些核心問題即可。例如，許多激進分子的目標是要透過議價，以較低價格來控制藥價，鼓勵使用學名藥（generic drug），並且向加拿大採購。許多選民認為應該採取「單一保險人」（single-payer）制度，由政府提供全民健保，有權可以控制費用，將民間醫療保險完全排除。有些人贊成實施整合成較大的健康醫療制度，包括健康照護計畫保險以及一個可受控的醫療提供者網

路，認為這是改善品質與控制健康照護唯一的方法。有些人認為解決方法就是要給消費者權力，讓個人的利益與健康照護的費用息息相關。還有些人倡言使用先進的資訊技術，認為這才是解藥。

不過，這些解決方法都不靈光，不夠周延完整，而且會產生新的問題。我們將會討論到，為什麼其他先進國家放棄採用單一保險人制度，是有其道理的。整合成龐大的醫療制度將會消除競爭，而目前最需要的就是競爭。消費者不是醫療專家，無論要付多少錢，總是無法了解目前的體系。鼓勵健康儲蓄帳戶，協助老年人付錢買藥，並且使用資訊技術，這些都是很好的方案，但是無法處理根本的問題。

對於健康照護體系，美國需要新的思考方式。體系中沒有人是害蟲。從體系中任何一方面或任何一個人，都無法找出問題或是解決方法。唯一真正的解決方法，是以一個共同的目標來團結體系中的所有相關人員。

競爭力的流失

健康照護體系有很多面向，其複雜性很容易令人望之怯步。不過，從策略觀點來看，健康照護的議題可以分成三大領域。第一是費用與獲得醫療保險。第二是保險涵蓋的標準，或者說保險公司應該納入的照護型態以及個人應該自行負責的範圍。第三是健康照護施行的結構。這三個領域都很重要，我們在本書將分別討論。

大多數人都只重視保險，但我們認為健康照護施行的結構

是最基本的問題。健康照護施行的結構牽涉到整個體系的費用與品質，也影響到保險的費用以及保險涵蓋範圍的合理性。

美國健康照護體系的基本問題，就在健康照護施行的結構上出現破洞。各種資料數據無不顯示，費用節節上升與品質出現警訊。健康照護施行的結構出現破洞，則是因為競爭出現破洞。所有想要改革的措施都失敗，是因為他們沒有處理競爭的根本問題。

在正常的市場中，競爭會造成品質與費用不斷改善。快速創新使得新科技與更好的方法快速融合。卓越的競爭者得以繁榮成長，較差的對手只好進行重整或是退出市場。品質提升，費用下降，價值精進，市場擴張以迎合更多消費者的需求。這是所有運作良好產業的軌跡模式，電腦業、行動通訊業、消費性金融業與其他產業都是如此。

健康照護業的競爭結果卻好像背道而馳。即使努力控制，費用還是節節高升，品質問題持續惡化。競爭力流失是很明顯的，而相同型態的照護、於不同醫療提供者與不同地區，在品質和費用上卻有難以解釋的差異。競爭並沒有讓最好的醫療提供者得到獎賞，也沒有讓較差的醫療提供者退出市場。技術創新融合緩慢，也沒有帶動價值改善；相反地，有些人認為這是問題的一部分。整體而言，這些結果在運作良好的市場上是不可思議的。在健康照護業中這是無法忍受的，因為牽涉到生命與生活品質。健康照護耗費國家太多預算，而且越來越多，不能再這樣下去了。

為什麼健康照護的競爭力會流失？為什麼給病人的價值不能提升且快速改善？原因不是缺乏競爭，而是競爭型態錯誤。

在錯誤的層級與錯誤的事物上競爭，造成零和競爭，在這體系中一方的收益來自其他人的損失。大家競相將費用轉嫁給其他人，累積討價還價的力量，提供的服務則受到限制。這種競爭不會為病患創造價值，反而侵蝕品質，造成效率低落，製造額外的工作量，增加行政費用，還有其他不良的效應。

零和競爭並非競爭的本質，也不是健康照護的本質。健康照護業的不良競爭是因為誘因不當所造成的，以及在這體系中每個人對於策略、組織與法規，都做出可以理解但是很不好的選擇，讓情況更加惡化。體系中的每個人都有責任。

在目前的體系中，免於競爭的人有時候會達成很好的進步。例如，有些大型整合的醫療體系，像是榮民醫院、山際健康照護與凱薩（Kaiser）醫療機構，他們避免醫療提供者與健康照護計畫進行零和競爭，品質與效率都能得到改善。

不過，我們將會討論到，限制競爭不是解決之道。**真正要改變健康照護的唯一方法，就是改變競爭本身。**本書討論的焦點，就是如何才能做到。

在價值上競爭

改革健康照護的方法，就是要使得競爭可以為病患創造價值。健康照護的價值是，支出費用的每一塊錢可以得到多少醫療結果。如果體系中的每個人都必須在價值上競爭，價值就會得到很大的改善。這道理似乎簡單明瞭，不過改善價值一向不是醫護人員的中心目標。他們的重點在於降低短期的費用，對於誰該付什麼錢爭論不休。結果就是，策略、組織架構與體系

中許多人的做事方法，都與病人價值背道而馳。

本書的焦點在於健康照護體系所能給予的價值，以及如何提升這個價值。這就像是高倍數的放大鏡，讓我們重新檢視體系中每個人目前的工作。有個簡單的測試：每個人的工作是如何為病患貢獻價值？利用這個檢測方法，我們發現對所有人而言，答案便清晰可見。

在最基本的層級上，健康照護的競爭必須在實際創造價值的地方發生。這就是問題所在。決定健康照護的價值，就在於從監督、預防、治療到持續疾病管理的整個醫療過程中，處理病人個別的疾病（medical condition）。我們使用「疾病」，而不是器官系統、身體不適或受傷等名詞，是因為與病人價值關係比較密切。問題在於，目前醫療的相互競爭，不是在疾病的層級，也不是在整體醫療過程。

目前體系的競爭既廣泛又狹窄，也太偏向於地方性。從價值的觀點而言，體系內的人員對於相關的工作有錯誤的認知。大家在廣泛的服務項目上彼此競爭，而不關注對個人的服務。醫療提供者給予各種可能的服務，努力處理上門來的每位病患。健康照護計畫與能提供各種醫療的機構簽約。然而，服務的廣度對於病人價值影響不大，有能力提供價值給每種疾病才比較重要。健康照護計畫與醫療提供者已經進行合併，但是追求廣度與重複服務的情況只有更加嚴重。當體系的人員在廣度上競爭，在疾病層級上的競爭就會被壓縮或減少。

目前體系的競爭也太狹窄，這似乎是很矛盾的成果。原因就在於，競爭是發生在不連續的治療，而不是在決定價值的整體醫療過程。只有在整個醫療過程中才能評估價值，從個別的

過程、服務、看診或檢驗是無法評估的。不過目前的醫療是以醫護人員與不連續服務所構成的，而不是按照疾病的整合而建立。醫生就像是自由無約的職業球員，分別執行他們的專業工作，然後給你帳單。要了解整個醫療過程是很困難的。沒有人對於醫療過程有完整的理解，包括事先預防、疾病的持續處理，以及防止復發。目前的醫療結構早已過時，對於病人價值造成很嚴重的反效果。

最後，目前體系中的競爭太偏向於地方性，因為是以相對較小而且自我設限的當地機構為主，按照當地的需求來提供服務。提供服務與管理都在當地的層級上。早期健康照護較不複雜，而且交通沒那麼方便。與早期相較，現在偏重於當地的狀況簡直是大退步。醫療機構、法規，以及保險給付辦法，再加上對當地提供醫療的機構無法做出確實的績效評估，使得競爭當地化成為常態。健康照護偏向當地化，許多醫療提供者提供的服務就會缺乏數量與經驗，無法達到真正的卓越，而且幾乎一定會造成設備過剩，以及傾向於以供應來創造需求。

如何以價值來重新定義競爭，並且將競爭轉移到決定價值的層級上，這是以下章節所要探討的重點。包括重新架構醫療的施予，以提供真正整合的醫療過程。這需要重大的改革，不只是醫療提供者，而是體系內每個人都要改變。我們將會看到，健康照護計畫結合限制轉介的醫療提供者醫療網，這樣的醫療體系不一定能確保整合的醫療，也無法從醫療過程中創造以價值為基礎的競爭。

在成果上競爭

在價值上競爭，必須以成果為中心。在疾病的層級上，每筆花費對於病患造成什麼結果，這才是重點。在成果上競爭，表示這些醫療提供者、健康照護計畫與供應商達成卓越的成果，也會得到更多的業務；而沒有達成好成果的，就會減少或停止提供醫療服務。在轉嫁費用與限制服務上競爭，那是零和競爭，有人獲利就有人損失。為了病患的成果而競爭，這是「正和」（positive-sum）競爭，體系內的所有人都可以獲得利益。醫療提供者能夠給予很好的價值，所有的人以較低的費用得到更好的結果，病患、雇主與健康照護計畫都是贏家。健康照護計畫能夠給予病患充分的資訊、更完善的醫療，並且提供良好的照護，有利於優秀的醫療提供者，病患也受益匪淺。

要想在成果上競爭，必須能夠廣泛地對成果做評估。只有透過評估以及讓體系內所有人對於成果負起責任，健康照護的績效才能有顯著改善。評估成果與「病患初期狀況」（經風險因素調整）的公平控制，這種評估能力的重要性不斷被提出，我們也將會討論到。結果可以評估與比較，病人價值就會有大幅的改善。但是，醫療提供者一直拒絕進行成果評估，唯恐有成見與比較。政府、健康照護計畫、雇主，甚至科技供應商對此也漠視不管。**對於成果強制進行評估與提出報告，可能是改革健康照護體系最重要的一步。**

想要改善健康照護，沒有對於成果進行評估與競爭，卻嘗試要控制供應與管理醫療提供者的業務執行，這就犯下大錯。健康照護計畫想要批評醫療提供者的決定。評估委員會想要評

估新建醫療設施或是資本投資有無必要。但是更應該要評估的是成果，現在的做法反而是齊頭式的平等，想要提高所有醫療提供者的服務水準到可以接受的程度。目前主要的工具是設定醫療準則，期望每個醫療提供者達到標準。以可接受的醫療標準為基礎，還有另一個名詞，叫做「實證醫學」（evidence-based medicine）。

最近提出以品質與「論質計酬」（pay-for-performance）的方案，處理的是「遵循流程」（process compliance）的問題，而不是達成品質的成果。這些方案認為好的品質比較昂貴，以些微的價格差異獎勵優良的績效，讓醫療提供者向上提升。程序準則對醫療提供者來說還可以接受，因為有能力的醫療提供者很容易就可達成標準。然而，以價值為基礎的成果競爭與「論質計酬」，是非常不同的模式。

不過，這種以程序為導向的方法是錯誤的。標準化的程序準則沒有顧及到個別病患的狀況，使得醫療程序僵化，而非鼓勵創新。我們需要的是在成果上競爭，而不是標準化的醫療。我們需要的是在成果上競爭，而不是「實證醫學」。不應該假設好品質就比較貴。健康照護和許多其他產業一樣，優秀的醫療提供者通常是比較有效率的。效能好，費用反而會降低，因為診斷更正確、錯誤治療較少、收費較不複雜、復原較快、較少侵入性治療，也將治療的必要性降到最低。廣義來說，保持健康比治療疾病花費更少。較好的醫療提供者往往可以收取相同或更低的價格，卻賺得更高的利潤，所以品質改善不見得會造成費用提高。

　　我們該做的是，讓病人去找真正優秀的醫療提供者，透過擴大規模、提高效率、累積經驗、加速學習，以及在疾病層級上更精緻的團隊與設施，才能形成醫療提供者改善價值的良性循環。相反地，齊頭式平等的模式一定會造成惡性循環，許多小規模的醫療提供者缺乏能力達到卓越的程度。

　　健康照護體系充滿無效率與品質的問題，以價值為基礎在成果上競爭，是唯一的解決方法。不夠水準的醫療提供者，將被迫進行改善。沒有改善效率或是無法提供適當照護的醫療機構，很快就會失去病患。醫療失誤將會大幅降低。

　　在疾病層級上缺乏以價值為基礎的競爭，任何人來進行改革都會失敗。如果醫療提供者按照「遵循流程」就可以得到較高的給付，但是沒有在成果上進行競爭，「論質計酬」就只會增加費用。有些觀察者斷言，良性的壟斷，像是單一保險人或是在一個地區由獨家整合的健康照護計畫，可以避免目前體系中的重複工作與缺乏效率。但是歷史告訴我們，獨家壟斷很少是真正良性或是有效率的。要追求效率、品質與快速提升價值，在成果上競爭是比較可靠的方法。目前體系有些成功的案例，主要是因為個人領導與卓越的願景，能夠抵銷零和競爭。在成果上競爭，讓病患得到價值不再是可遇不可求。

　　以價值為基礎在成果上進行競爭，將會超越以消費者為導向的健康照護。如果醫療提供者與健康照護計畫能夠按照病患成果重新調整競爭，並且宣傳成果相關的資訊與建議，消費者就可以在他們的醫療中扮演較重要的角色。改革並不需要消費者成為醫療專家，或是管理他們自己的照護；而是醫療提供者與健康照護計畫在價值上競爭，這將可以讓消費者做出更好的

選擇與負起更多的責任。當醫生被迫在成果上競爭，品質與效率都會改善，即使是資訊不足與涉入不深的消費者也會獲得利益。**本書一再強調如何讓整個體系在成果上競爭，以及這種資訊必須被評估、分析與宣揚。**

如果在正確的層級上為成果而競爭，我們可以開始想像這將會如何影響整個體系。沒有必要預先決定，體系最好的架構為何，或是明確規定醫療應該採用何種程序，決定應該設計什麼樣的資訊技術，或是決定應該採用什麼新的醫療技術。如果體系內每個人必須為每位客戶與病患而競爭，改善與創新就會更快發生。

以價值為基礎在成果上競爭，將會改善所有民眾的價值，包括低收入的民眾。品質將會全面改善，包括照顧貧民的醫療提供者。病人價值改善，社會將有更多的資源提供更多的服務。我們在本書描繪出全民健保的可行之道，以價值為基礎的競爭將更負擔得起。基本與預防照護可以擴及所有美國人，這也會節省很多錢。最後，強制性的成果評估會將那些不夠水準的醫療院所曝光，包括提供少數族群或低收入民眾醫療的機構。醫療提供者將面對強烈的壓力，設法讓每位病患得到最好的健康照護。比起其他政策，成果評估更能消除體系中不夠水準的醫療。

想要在成果上進行以價值為基礎的競爭，體系中的所有人都要做重大的改變。即使體系內都沒有改變，只要每個人大幅改善價值，大家都可以從中得到好處。

本書的架構

本書一開始先描述美國健康照護體系的缺失、造成績效不彰的原因，以及過去改革失敗的原因。因此本書認為，在成果上進行以價值為基礎的競爭，乃是真正改革該體系必要的手段。

各章分別討論醫療提供者、健康照護計畫、體系中其他人（供應商、消費者與雇主），以及政府的角色。由於我們認為有些讀者可能只閱讀與他們自己有關的章節，所以我們在各章都會簡單介紹價值競爭的一些基本原則。不過，由於體系內每個人的價值可能因為其他人的選擇而受到影響，因此希望讀者能閱讀全書。

第一章詳細說明美國健康照護體系在費用與品質上所面臨的嚴重績效挑戰。

第二章討論問題的根本原因。在費用上進行零和競爭，造成體系問題叢生。基本上，在錯誤的層級以及錯誤的事物上競爭、一連串偏差誘因造成的結果、錯誤的假設、不良的策略選擇，以及抑制生產力的法規，這些都是眾所皆知，對於健康照護無法真正創造出價值的因素。

第三章探討為什麼這幾十年來健康照護體系的改革都失敗。從早期保險涵蓋「一般合乎習慣與合理」的健康照護費用，到醫療照護保險前瞻性支付制度（Medicare Prospective Payment System）、健康維護組織（Health Maintenance Organization: HMO）的出現，以及柯林頓計畫的流產，競爭都不是以成果為基礎，也不是為了價值。最近的改革，包括以

消費者為導向的健康照護、論質計酬，以及其他改善品質的努力，都是想讓本體系走上正確的路。不過，這些改革都未能處理醫療體系的競爭本質，因此注定失敗。

第四章定義以價值為基礎之競爭的基本原則。醫療體系若想要有優良績效，就應該以此為準則。這些原則擷取自其他產業的經驗。許多健康照護的文獻也證實這些原則的效應，這些原則也是健康照護應該有的競爭方式。大家總是說健康照護產業與眾不同，無法應用市場的原則。目前健康照護業的零和競爭確實具有毀滅性，但是健康照護業與大多數其他產業最大的不同，在於市場原則的力量更大，而不是更小。醫療保健做得更好，費用應該會更低。以價值為基礎的競爭，將有機會使得醫療品質更好、費用也更低。如果能夠重新調整競爭的本質，醫療的市場甚至更有潛力。

第五章到第八章討論進入以價值為基礎的競爭，體系內每個重要參與者的角色。第五章探討醫院、診所、醫師聯合執業團體、自行開業的醫師，這是醫療體系的核心，也是大多數價值實際發生的地方。醫療提供者必須改變策略、結構與管理程序，並且學習評估與改善成果。本章闡明醫療提供者若要以價值為競爭的核心，應該有什麼樣的策略與組織必要的條件。本章描述提供醫療服務的價值鏈、資訊技術與知識發展的系統化程序，在改善價值上的功能角色。第五章也包含許多醫療提供者已經開始在價值上進行競爭的案例。

醫療提供者要展開以價值為基礎的策略，必須克服重大的障礙，尤其是醫生執業的傳統模式與醫院的組織方式。不過，領先的醫療提供者都已經開始以價值為基礎的策略，他們不需

要等待體系內其他人的改變。

第六章討論在以價值為基礎的競爭中,健康照護計畫所扮演的角色。健康照護計畫可能是健康照護中最受批評的角色。有些制定政策的人贊成將之完全消除,其他人則是贊成將健康照護計畫與醫療網進行整合。

健康照護計畫之所以飽受批評,乃是因為從未創造價值。健康照護計畫的策略與執行越來越官僚,行政費用也增加,限制對醫師的選擇,病患得到的服務也有限,企圖對醫療施行的細節進行干預,並且透過讓醫療提供者之間產生對立關係搞亂工作。不過,我們認為要提升健康照護的競爭力,互相競爭的健康照護計畫是增添價值很重要的角色。要做到這樣,健康照護計畫必須重新調整程序,並且接受新的角色與策略。

健康照護計畫產生新的角色,像是主動支援病患的選擇,協助病患了解健康照護的流程,並且協助他們管理醫療紀錄,這可能是我們建議事項中最極端的。不過,和醫療提供者一樣,越來越多健康照護計畫已經轉向這些新的方向。而且,這些健康照護計畫早日接受價值原則,就會享受到最高的利益。

第七章描繪出在以價值為基礎的競爭中,供應商、消費者與雇主的重要支援角色。每個人都可以貢獻價值,並且鼓勵醫療提供者與健康照護計畫也這樣做。

在提供健康照護與醫療施行的創新上,醫療產品、技術與服務的供應商扮演重要的角色。他們往往飽受批評,是造成費用上漲的主因。雖然這樣的結論過於簡略,不過許多供應商只專注在零和競爭。供應商可以大幅提升健康照護的價值,遠超過他們所能了解。

消費者是健康照護計畫的投保人與病人，應該是醫療體系提供價值最終的受益人。不過，消費者往往資訊不足，且是被動而非主動參與自己的健康照護。消費者促進體系改變的潛力是眾所皆知的，許多書籍也提到以消費者來帶動提升健康照護。雖然消費者的資訊已經增加，選擇也更多，體系仍舊沒有改變。消費者確實有力量影響整個體系，但是他們的影響力並非來自想要成為醫療專家以及管理自己的醫療，而是來自積極負責以及對成果設定較高的期望，體系內的其他人就會做好各自的工作。

企業雇主自認為是健康照護費用上漲的受害人。不過他們是健康照護計畫的主要購買人，所以有動機也有力量去影響體系內其他人，包括他們自己的員工。美國雇主負擔的健康照護計畫大約有一半是「自我保險計畫」，讓雇主有更多的空間設計與管理這些計畫。儘管如此，雇主在不知不覺中造成零和競爭，而且失去在健康照護體系中改善價值的機會。雇主也逐漸將費用轉嫁給員工，而不是改善員工健康照護的價值。雇主必須大幅改變他們對於整個健康照護福利給付的方式，專注於價值上，而不是限制服務以及為了折扣討價還價。

最後，第八章討論政府的角色，應該創造出價值競爭的條件。政府的健康照護政策缺乏整體的架構，直到最近幾乎都聚焦在費用控制以及讓民眾擁有保險。沒有全民強制健保，健康照護計畫涵蓋也沒有一致的標準，健康照護改革就不夠完整。政府最重要的角色，便是讓競爭以價值為基礎，使得國家能提供有品質的醫療給每個人。在改變競爭上，政府有很多重要的角色，像是強制規定醫療成果要提交報告、消除競爭的障

礙、修改訂價的規則,並且推動採用資訊科技。「聯邦醫療保險」(Medicare)與「醫療補助計畫」(Medicaid)也必須重新調整,以價值與在成果上競爭為中心。

本書雖專門討論美國的健康照護體系,但其原則是普遍適用的。第八章討論我們的概念對於其他國家健康照護體系有何意義,也有一些國家在醫療體系中採取競爭與成果評估的案例。許多國家採取國家主導與經營的體系,所以競爭很少。這些國家一向醫療費用較低,統計數字上來看死亡率也較低,因此有些人認為美國應該學習他們。不過,有些先進國家目前面對的問題也和美國一樣,費用不斷上漲,而且最新的證據顯示,品質問題跟美國所經歷過的一樣糟,甚至更糟。這些國家的領導人已開始質疑,其健康照護體系的未來架構該是何種樣貌。

我們相信,以價值為基礎的競爭可以應用在所有的健康照護體系。其他國家都已經認知到,必須重新以價值為重心,將競爭引入政府主導的體系中,重新思考醫療提供者如何組織起來,並且蒐集與宣傳成果。事實上,一開始就讓大多數民眾擁有基本的健康照護,轉變成以價值為導向的體系會容易得多。

要如何重新定義健康照護?

健康照護的基本挑戰是如何啟動新的競爭,也就是在成果上競爭,以改善醫療與服務病患。在價值上競爭是正和競爭,體系內每個人都可以獲利。為病患改善價值的目標,將結合體系內所有人的利益,現在他們往往為不同的目標而工作。每個

人為病患最好的醫療成果而競爭，追求的正是他們當初進入這個行業的目標。

我們討論的一些觀念，是辯論健康照護時最先進的，甚至許多觀念都是最先進的。例如，預防的重要性、資訊技術的優點、消費者扮演更重要角色的價值、必須加強協調以團隊為基礎的照護，以及應該創造健康照護的市場。至於讓這些觀念能夠實現的整體策略架構，卻一直付之闕如。在成果上競爭以改善病人價值，是改變健康照護體系難以抗拒的力量，而且不需要政府由上而下的干預。以價值為基礎的競爭，能為健康照護體系提供新的概念，將討論改革時許多方案整合起來。更重要的是，能夠為體系中每個人（包括政府），整合出確實可行的策略、組織、運作與政策。

為什麼我們認為以價值為基礎的競爭是可行的，而不只是理論上的概念？答案是，這已經開始進行了。越來越多醫療提供者、健康照護計畫、雇主、供應商，以及體系中其他人都轉而在價值上競爭，有些人我們會在本書中描述。我們所建議的策略、運作方式與政策，每一個都已經在執行，只不過沒有一個組織能夠全部做到。

我們第一次在2004年六月份的《哈佛商業評論》上提出以價值為基礎的競爭概念時，本來是提出質疑並且嘗試對目前的方式做辯解。我們沒有預料到的是，民眾強烈要求更合理的體系，而這體系無法憑藉政府的控制，或是依靠消費者來主導，那是不切實際的。我們將焦點放在為病患爭取價值，並且必須轉移競爭到新的方向，這符合許多讀者的經驗與直覺。後來我們接觸到許多醫療體系內的人，發現非常清楚明顯的改革

跡象。許多組織都接受我們所倡言的一些原則，即使是「聯邦醫療保險」也正在進行改變，具體實現前所未見、以價值為基礎的競爭。

以價值為中心重新調整競爭，大家對此興致盎然，說明了這體系正準備要改變。大多數人現在都了解，目前的模式已無效用，過去控制費用與嚴密管理體系是徒勞無功的。越來越多的人知道，只有評估成果並且在實際給予價值的層級上競爭，對病患才有真正的進步。在整個醫療過程中為病患改善成果而進行競爭，很自然就會改革成功，由上而下的方法是無法奏效的。

幸好不必等待政策做重大改變，或是等政府領導人對於健康照護重新定義。這個體系可以從內部做大幅的改變。今天體系內每個人都可以自動自發提供更好的價值。即使其他組織抗拒這種革命，進行改變的組織還是可以得到好處。醫療提供者會改善其成果與效率。供應商與醫療提供者合作改善病患得到的成果，將可以增強他們的競爭優勢。健康照護計畫能改善會員的醫療，並且節省支出。雇主提升醫療福利的價值，將能改善員工的生產力，又能降低福利費用。每個人都能接受我們所發現的重要事項，大家所得到的利益會比付出的更多。

我們所描述的改變，會自行強化。健康照護計畫與醫療提供者變成在價值上競爭，將會彼此加強，並且在供應商刺激下更加創新。消費者與雇主採行這些原則，醫療提供者與健康照護計畫將會更加受到激勵，也更能改善他們給予的價值。這些醫療提供者、健康照護計畫、雇主與供應商，提早以病患為中心，以價值為基礎來進行成果上的競爭，就能夠成功。那些守

著老舊的架構、方法與心態的組織，將會被淘汰。我們一再強調，這不是要求大家犧牲奉獻。能夠提供病患可評估之價值的組織，將會受益良多。

藉由重新定義健康照護競爭的本質，我們有很好的機會來重新定義健康照護。在健康照護體系內工作的人，許多是很傑出的，在改善病人價值的積極努力下，他們的才華活力得以盡情發揮。費用將會受到控制，生活品質也會大幅提升。美國可以改變健康照護，為所有公民的健康照護創造出令人讚嘆的福祉。

01
界定問題的範圍

　　美國健康照護體系正面臨危機，費用高昂，品質不一，經常誤診，而且得到的照護有限。本章提出許多指標，將整個體系所面臨的問題列舉出來。雖然每個評估方式在精確度或其涵義上還是有值得商榷之處，但是綜合許多不同的證據，可以得出相同的結論：這個體系已經壞了，而且問題相當嚴重。

　　美國平均國民健康照護費用超越大多數已開發國家。儘管如此，美國的費用上漲速率也不落人後（見圖表1-1）。[1]雖然美國的費用很高，但比起其他國家，健康照護的涵蓋面還是不夠普及。2000年，有3980萬的美國人沒有醫療保險；到了2004年，增加到4580萬人。[2]雖然醫院為需要的人提供免費的照護，但是這方式非常不理想。能夠得到基本的健康照護，而不只是緊急救治，對於提供優良品質醫療是很重要的。[3]基本醫療的分配，是美國體系中很重要的問題。高昂的費用使得很多美國人，包括有保險的人，放棄接受治療（見圖表1-2）。[4]

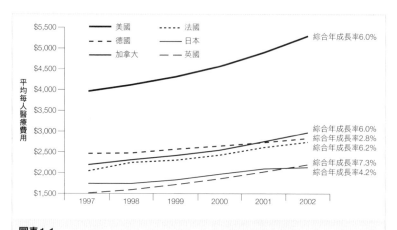

圖表1-1
美國與其他已開發國家平均每人醫療費用與綜合年成長率之比較

資料來源:世界衛生組織(2005)。

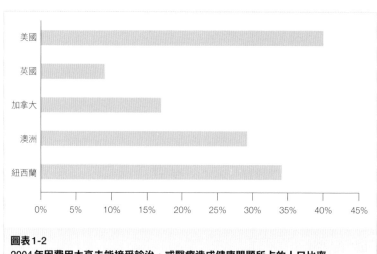

圖表1-2
2004年因費用太高未能接受診治,或醫療造成健康問題所占的人口比率

資料來源:2004 Commonwealth Fund International Health Policy Survey,見Schoen 等人的報告(2004)。

如果美國人認為有這個價值，那麼費用高也不是問題，但是美國消費者卻不這麼認為。相反地，美國的消費者對於健康照護體系不滿意的比率，比其他已開發國家高（見圖表1-3與1-4）。[5]美國的低收入病人，可以得到的醫療資源少，費用又高，因此和其他國家的低收入民眾相比，他們認為獲得的健康照護是最差的。

不幸的是，美國人的不滿意是有憑有據的。雖然有些美國健康照護極佳，但是整體的成果不如預期。美國的健康照護費用高，但是美國人的預期壽命並沒有比其他已開發國家的人民高，身體也沒有比較健康（見圖表1-5）。[6]甚至於在十三個國家中所做的健康照護指標研究，美國平均排名第十二。在七十歲之前因為可避免的醫療狀況而減少壽命，這項的排名則是最差。[7]不過，第八章將會討論到，美國之外的醫療體系也面臨嚴重的品質（與費用）問題。

體系壞了的另一個徵兆是，美國在醫療上的支出排名最高，但是因為醫療狀況造成失能的排名，兩者之間並不成對比。[8]根據醫學研究院對於健康照護品質所做的調查，美國人應該得到的醫療品質與實際上所得到的，不僅是有落差，而且差距之大有如深淵。醫學研究院發現，治療的過度、不足與錯誤（醫學研究院所用的名詞是「**誤用**」〔misuse〕）在美國是非常普遍的。[9]問題不在於美國的先進醫學知識落後其他國家。美國最好的健康照護是世界級的，但是平均的品質則是有很大的改善空間。

在全美各地，最好的醫療與實際給予的照護有很明顯的落差。不只是治療過度，治療不足也很普遍。蘭德公司

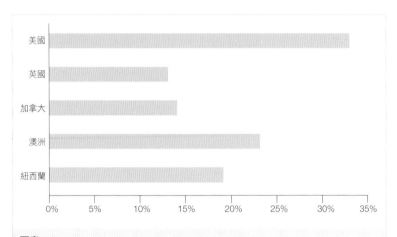

圖表1-3
2004年認為健康照護體系應該改革所占的人口比率

資料來源：2004 Commonwealth Fund International Health Policy Survey，見Schoen
等人的報告（2004）。

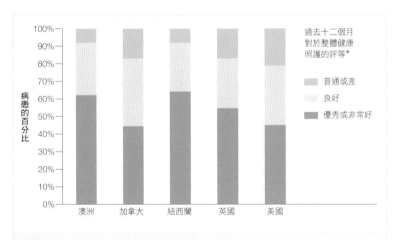

圖表1-4
美國與其他國家低收入病患的滿意度

＊根據2001年4月到7月進行訪問所做的評等。

資料來源：Commonwealth Fund/Harvard/Harris Interactive (2001)。

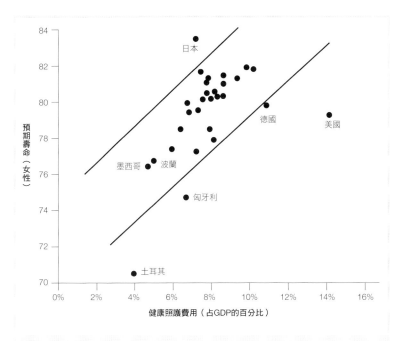

圖表1-5
1996年健康照護費用與預期壽命的關係，29個經濟合作發展組織（OECD）國家

資料來源：Friedman, Milton, "How to Cure Health Care." 翻印自 *The Public Interest* 142 (Winter 2001), p.23. Copyright 2001 by National Affairs, Inc.

（RAND）最近在十二個大都市調查三十種預防性、急性與慢性疾病的健康照護，發現美國人所得到的照護，平均來說只有醫療標準規定所建議的55%。[10] 治療不足可以反映出品質問題與實際上醫療的分配。治療不均的問題，對低收入戶與少數族群是很嚴重的，他們得到不良的醫療結果，死亡率也較高。[11]

　　治療的各種型態，像是預防性醫療、急性疾病醫療、慢性疾病醫療，大致上也都是照護供應不足（見圖表1-6）。不過，在醫療諮詢與病史取得方面所得到的照護，要比介入性治

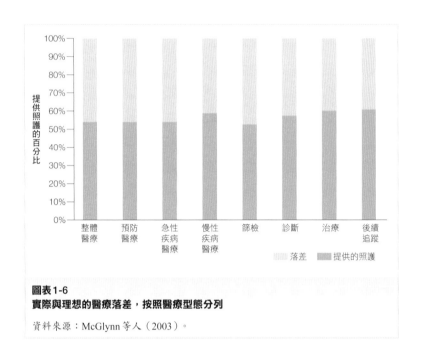

圖表1-6
實際與理想的醫療落差，按照醫療型態分列

資料來源：McGlynn 等人（2003）。

療程序與藥物治療少得多（見圖表1-7）。白內障與乳癌較少發生治療不足，但無論是哪種醫療狀況，平均來說，美國人甚至都無法得到醫療建議的79%以上（見圖表1-8）。

美國健康照護另一個品質問題，是錯誤率之高令人無法接受。醫療過失是美國主要的死因之一（見圖表1-9與1-10）。[12]醫學研究院的報告指出，1999年因為醫療過失而死在醫院的人數，在44,000至98,000人之間。2004年，「醫療評等」（HealthGrades）機構估計，每年有195,000人因為可避免的醫療過失而死於美國的醫院。[13]有些估計數字，更是高達每年225,000人到284,000人因此死亡。[14]即使是較保守的估計，醫療過失率還是很高，令人難以接受。此外，在醫院因為醫療過

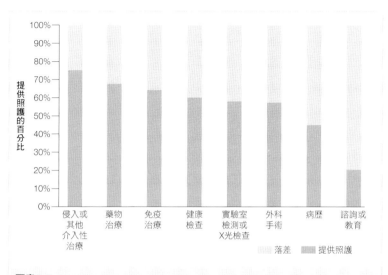

圖表1-7
建議適當的照護與實際給予的照護之落差,按照醫療本質分列

資料來源:McGlynn 等人(2003)。

失致死的人通常已經是重病,醫療過失的研究並沒有計算因為治療失誤而受傷害但未死亡的人數,據估計每年也有一百萬人之多。[15]研究顯示,有些國家錯誤率可能更嚴重,但美國還是必須趕緊處理這方面的問題。[16]

醫療過失造成嚴重後果並不只是發生在治療時,診斷也經常出現失誤。根據治療不當訴訟所做的研究,更加凸顯出誤診的重要性。診斷時的疏忽或錯誤,占美國治療不當賠償(判決給付加上庭外和解)的30%到40%。[17]

降低品質並無法節省金錢,在健康照護業不會,大多數產業也不會。相反地,品質低落會導致事態複雜,以及需要額外的照護,反而大幅增加費用。[18]例如,住院病人可避免的藥物

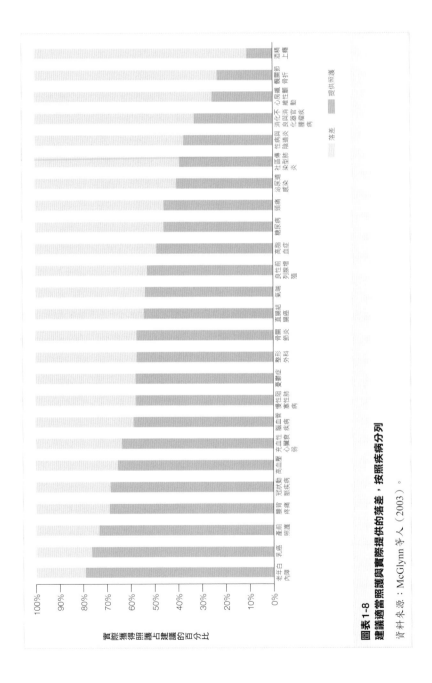

圖表 1-8
建議適當照護與實際提供的落差，按照疾病分列

資料來源：McGlynn等人（2003）。

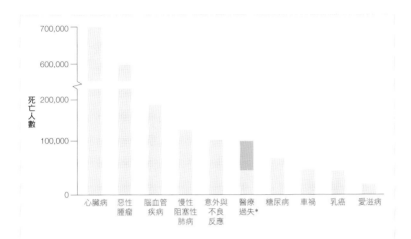

圖表1-9
1998年美國醫療過失在醫院死亡與其他重大死因之比較

*1999年醫學研究院估計，每年因為可避免的醫療過失而死亡的人數在44,000人
到98,000人之間。

資料來源：Kohn, Corrigan, and Donaldson (2000)，根據1998年「疾病管制預防中
心」（Centers for Disease Control and Prevention）的資料，*National Vital Statistics
Reports* (1999)與*Hospital Statistics* (1999)，美國醫院協會（American Hospital
Association）出版。

不良反應事件，受到影響的病人每次住院治療的費用增加近
4,700美元（見圖表1-11）。

住院病人因為其他醫療過失所遭受的影響與費用，可說是
形形色色，包括生產時創傷沒有增加費用或只增加一點費用，
手術後感染增加費用超過57,000美元，手術後傷口破開費用超
過40,000美元，以及健康照護引起的其他感染大約39,000美
元。[19]在相同的研究中分析發現，有十八種醫療過失每年造成
大約32,600人死亡，以及增加大約93億美元的費用。在門診
病人中，美國因為可避免的與藥物有關所造成的疾病與死亡，

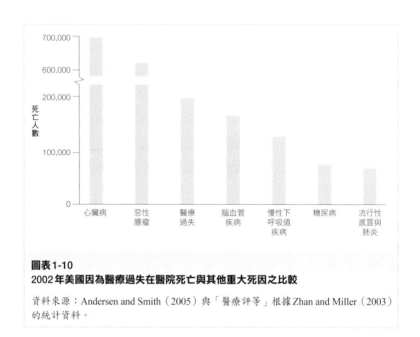

圖表1-10
2002年美國因為醫療過失在醫院死亡與其他重大死因之比較

資料來源：Andersen and Smith（2005）與「醫療評等」根據Zhan and Miller（2003）
的統計資料。

導致增加看病次數、增加處方藥物、送急診室、住院，以及
需要長期照護，估計每年耗費770億美元。[20]高比率的醫療過
失也使得「美國醫療機構評鑑聯合會」（Joint Commission on
Accreditation of Healthcare Organization；JCAHO）、「健康照
護計畫雇主資料與資訊集合」（Health Plan Employer Data and
Information Set；HEDIS），以及政府衛生部門必須密集進行檢
查與評估，這也增加了費用。

不正確或錯誤的診斷造成的費用更難估計，不過無疑也是
很高的。診斷錯誤導致不適當的治療甚至造成傷害，真正的健
康狀況診斷出來之後也需要額外的照護。最後，診斷錯誤與不
當的治療也會增加間接費用，因為需要額外的文書與管理費用。

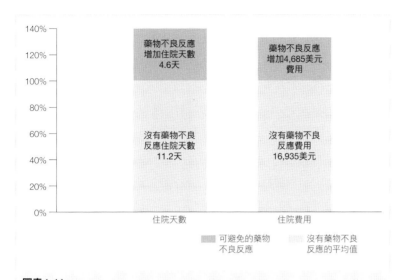

圖表1-11
住院病人因為可避免的藥物不良反應造成額外費用與住院天數

註：將近2%的住院病人有藥物不良反應。

資料來源：Bates 等人（1997）。

　　醫療業務的執行與費用在美國各地的差異很大。達特茅斯（Dartmouth）針對聯邦醫療保險所做的研究發現，不同地區不只是施行的標準有很大的差異，這些差異在醫學理論或醫學證據上也毫無基礎。[21]施行模式的差異，再加上專業照護與住院治療的頻率也有差別，使得各地的費用差距很大。[22]以住院病人每人的費用而言，費用最高的州是最低的三倍（見圖表1-12）。各州平均每人支出費用差距之大，無論是在聯邦醫療保險、低收入醫療補助計畫，或是私人健康照護的支出上，從各方面都可看得出來（見圖表1-13）。

　　但是費用高不見得品質好。費用高的地區，不一定就醫

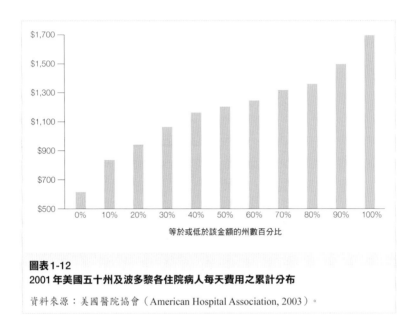

圖表1-12
2001年美國五十州及波多黎各住院病人每天費用之累計分布

資料來源：美國醫院協會（American Hospital Association, 2003）。

方便、成果較好、滿意度高、醫療過失較少，或是照護較普及。[23] 還有照護過度使用的問題。有些地區專科醫生較多，專科醫生的費用與臨終照護的費用也較多。這些地區也比較不會對每位病人使用醫界認可標準的有效醫療。[24] 相對地，健康照護比較有效率的地區，費用較低，而且一般執業人員治療的比例也較高（見圖表1-14）。

即使是在相同地區，醫療提供者的品質差異也很大。在麥葛林（McGlynn）等人針對照護不足所做的研究中，有些醫療提供者達到百分之百的規定標準，但是大部分不足甚多。其他審慎的研究也發現，在器官移植、心臟手術、囊狀纖維治療等領域，經過風險調整後的成果，不同的醫療提供者有很大的差異。[25] 此外，各醫療提供者在處理特定醫療狀況上的品質差

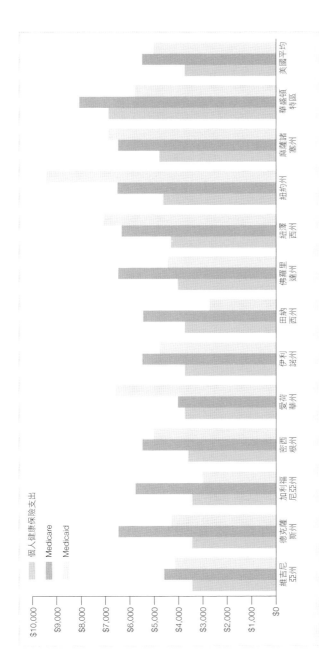

圖表 1-13
2001 年各州 Medicaid、Medicare，以及個人保險平均每位受益人的支出費用

資料來源：Medicare 與 Medicaid 服務中心，保險精算師辦公室，國家健康統計組，Martin 等人的報告（2002）。

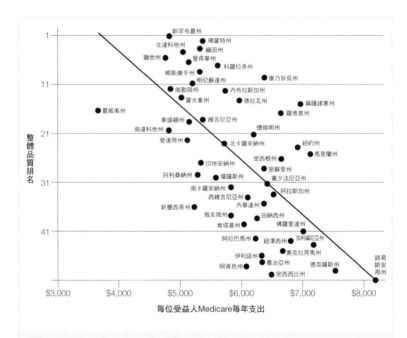

圖表1-14
2001年各州Medicare支出與照護品質

資料來源：Baicker, K., and A. Chandra, "Medicare Spending, the Physician Workforce, and Benificiaries' Quality of Care," *Health Affairs* Online. Copyright 2003 by Project Hope. 透過Copyright Clearance Center 獲得 Project Hope 許可複製。

距，跟一般的認知也不相符合。例如，在某些照護上，社區醫院與教學醫學中心一樣好，甚至更好，但是費用較低。[26]

有些問題是因為醫療知識的散播太慢。[27]臨床實驗的成果平均要十七年才能成為業界的臨床施行標準。[28]許多研究也得到類似的結論。[29]比起大多數產業，實在太過緩慢，也造成品質的低落與不均。

品質差的代價，便是要支付昂貴的業務過失保險費與法律

訴訟費。專業責任保險費上漲速率之快，前所未有。美國的醫生每年支付60億美元以上的醫療過失保險費。此外，醫院與療養院每年也要支付數十億美元的保險費。[30]比保險費更重要的因素是，業務過失訴訟的威脅，使得醫生採取「防衛性」的治療，做沒有必要的檢查、過度診斷，以及多餘或不必要的治療，以滿足病人及其家人的心理，任何可能的方法都做了。如此一來更增加費用，卻可能降低品質，形成惡性循環。

最後，目前的體系已經造成管理費用太高，而且還不斷上漲。各種健康照護的管理負擔都很高，但是病患卻沒有得到應有的良好照護。[31]研究發現，醫生與護士要花三分之一到二分之一的時間在文書作業上（見圖表1-15）。[32]即使這數字有點高估，還是高得嚇人。整體來說，花在行政管理的健康照護費用，據估計高達醫院支出的25%，也占所有健康照護支出的30%以上。[33]即使是「管理式照護」已成常態，管理費用應該會降低，但是全美各地還是繼續上升（見圖表1-16）。[34]

雖然保險費的成長率在一九九〇年代初期已經減緩，但是在一九九〇年代中期費用又繼續上漲。從1996年到2003年，美國保險費的年增率是工資年增率的四倍，也是通貨膨脹率的六倍（見圖表1-17）。

美國醫療的費用與品質問題，使得美國企業對於健康照護非常關心。雇主不僅向第三者購買醫療保險計畫，許多情況下也會自我保險，所以他們直接負擔健康照護的費用以及相關的品質問題。平均每位員工每個月的醫療保險費，從1996年的300美元上漲到2004年的600美元（見圖表1-18）。通用汽車公司的報告指出，醫療保險使得通用在美國生產的每輛汽車成

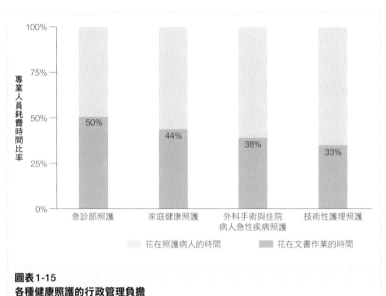

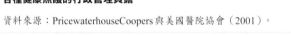

圖表 1-15
各種健康照護的行政管理負擔

資料來源：PricewaterhouseCoopers 與美國醫院協會（2001）。

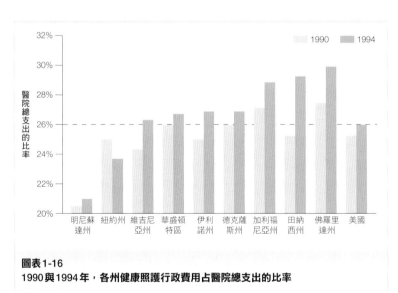

圖表 1-16
1990 與 1994 年，各州健康照護行政費用占醫院總支出的比率

資料來源：Woolhandler and Himmelstein (1997).

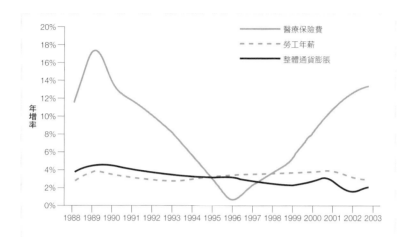

圖表1-17
美國醫療保險費率相對於通貨膨脹率與工資年增率之比較

資料來源："Employer Health Benefits 2003 Annual Survey" (#3369), The Henry J. Kaiser Family Foundation and Health Research and Education Trust, September 2003. The Henry J. Kaiser Family Foundation 同意複印此資料。The Kaiser Family Foundation 位於美國加州 Menlo Park，為獨立的非營利全國性健康照護慈善事業組織，與 Kaiser Permanente 或 Kaiser Industries 無關。

本增加了 1,500 美元。[35]福特汽車公司報告的數字則是 2003 年為 1,000 美元，三年前為 700 美元。[36]

　　保險費的增加並沒有充分說明這個問題，因為給員工的保險愈來愈少。雇主已經提高員工必須承擔保費的比率。雖然雇主吸收大部分的增加費用，但員工支付的醫療保費在個人部分從平均 31% 增加到 35%，在家庭部分則從 50% 增加到 57%。這只是 2003 年，這一年保費平均只增加 3%。[37]

　　2004 年，一項針對大公司所做的調查顯示，96% 的執行長與財務長對於健康照護費用非常擔心。[38]另一項調查是針對小公司的雇主，發現 22% 的雇主因為費用因素考慮停止醫療福

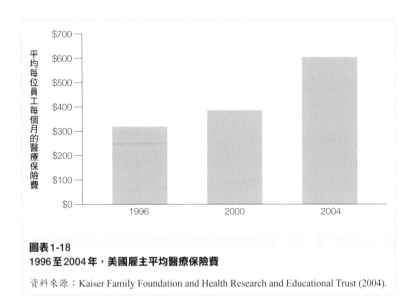

圖表 1-18
1996 至 2004 年，美國雇主平均醫療保險費

資料來源：Kaiser Family Foundation and Health Research and Educational Trust (2004).

利，有 74% 認為健康照護體系需要政府進行重大改革。[39]

　　整體而言，這些指標清楚指出一個結論：美國的健康照護體系已經搖搖欲墜。如果照目前的狀況繼續下去而沒有做重大改變的話，當嬰兒潮世代年老之後問題只會更加嚴重。問題會更複雜，很有可能採取配給方式，而品質一定會更加惡化。

　　有沒有可能出現這種令人擔心的狀況？在大多數的產業中，競爭會造成品質與效率不斷改善，卓越的組織將會成長並且服務更多的市場，沒有效率的組織就會萎縮或是退出經營。但在健康照護業，競爭顯然沒有發揮功能。解釋這個奇怪的成果，以及費用上漲卻沒有提供更好照護的矛盾現象，是想要改革這個體系重要的第一步。只有正確的診斷，美國才能找出有效的治療方法。

02

找出根本原因

為什麼健康照護的競爭無法發揮功效？要了解這個問題，可以比較健康照護與其他產業的競爭本質。

在價值上正和競爭

良性的競爭是在改善顧客價值上做競爭，或是相對於價格改善產品或服務的品質。競爭會促使效率不斷改善，產品品質與顧客服務獲得改善，不停創新到最好的境界。品質上升，價格下降，市場擴大，顧客的需求得到滿足。公司為了使產品或服務與其他廠商有所區隔，所以增加選擇性。卓越的公司業務興隆，而品質不良、服務不好，或是價格昂貴的公司就會萎縮或是退出市場，除非他們的營運方式有重大的改變。這是以價值為基礎的競爭，但是今日我們所見的健康照護卻根本不是如此。

以價值為基礎的競爭是正和競爭。價值改善了，有能力的

公司與消費者都能得到好處。找出獨特的方式提供優良價值的公司將成為贏家，也會得到更多的生意。同時，顧客也是贏家，因為品質提升而且價格下降。更多公司找出方法為顧客提供高價值，就有更多的贏家。唯一的輸家是無法提供良好價值的公司。

我們在各領域所看到的競爭型態，都是以價值為基礎的競爭，無論是零售業、航空業、金融服務業、航太業與電腦服務，都是如此。這樣的競爭已經改變以前法規限制嚴格的領域，像是通訊業與貨車運輸業，也改變了像東歐已經僵化的經濟體，而且都帶來很大的利益。

像美國這種國家，理所當然認為競爭會帶來好的成果。買新型的電腦，功能、速度、記憶體都比舊型好太多，價格卻一樣，甚至更便宜，這就是良性競爭帶來的好處。自動提款機與網路使得銀行可以提供二十四小時的服務；汽車變得更安全舒適，也很少故障，這都是以價值為基礎的競爭帶來的好處。

但是對許多人而言，競爭卻令人想起不一樣的情景，尤其是在健康照護業。許多人認為，競爭就像是運動競賽，有人獲勝，但是其他人就必須輸，因為所有的競賽到最後只有一位贏家。也有人認為競爭就像是戰爭，勝利就必須打敗「敵人」，而戰爭是有破壞性的。許多人認為競爭就是削價，因此難免會降低品質。還有個根深柢固的觀念是，競爭會導致重複的浪費。

這些競爭的概念都忽略了價值的中心角色。沒有改善價值的競爭，只是重新分餅，而不是將餅做大，所以是零和競爭。[1]在零和競爭中，沒有人是真正的贏家。這種競爭實際上破壞價值，因為用於競爭的費用有時候並沒有為消費者創造利益。

健康照護業的零和競爭

有些人認為，競爭沒有產生效果，是因為健康照護業與其他行業不同：健康照護很複雜，消費者不了解醫療業務如何執行。服務因人而異，而且由保險公司、雇主與政府支付大部分的照護費用。[2]雖然健康照護有許多特點，可是其他良性競爭的產業也有這些特點。例如，為大企業提供客製化軟體研發與資訊技術服務的行業，也是因人而異而且相當複雜。企業花在電腦的費用在過去十年已大幅下降，但是品質仍然大幅提升。

有些人則認為，健康照護的問題是競爭**太多**。重複性、過多投資與浪費的行政費用，都歸咎於競爭。有人認為，社區醫院的營收有很多流向專門醫院或是專門的門診診所。醫生之間的競爭，造成服務供應過多。

雖然上述皆為事實，但是健康照護的基本問題不在競爭，而是競爭型態錯誤。健康照護的競爭未能以提供病人價值為中心，反而變成零和競爭。體系內的人可以增加價值，卻爭相搶奪價值。雖然健康照護提供龐大的價值，但是在費用上做沒有必要的零和競爭，卻是破壞這個價值。健康照護的零和競爭已經造成難以接受的結果，像是高費用、品質低落或不穩定、治療過度與不足、太多可以避免的醫療過失與診斷錯誤、選擇受到限制、服務配給、使用不便利，以及許多勞民傷財的法律訴訟，這在前一章已經詳細討論。

健康照護的零和競爭表現在下述各方面，其中沒有一個能為病患創造出價值：

- 競相轉嫁費用
- 競相提高議價能力
- 競相搶奪病患與限制選擇
- 競相限制服務以降低費用

這些不正常的競爭型態，造成不良的後果。

競相轉嫁費用

目前的健康照護競爭是競相轉嫁費用，而不是降低基本的費用。體系內所有的人都設法將負擔轉給其他人，以降低自己的費用。費用由付款機構轉給病患，由健康照顧計畫轉給醫院。反之亦然，由醫院轉給醫生，由健康照顧計畫轉給保險人，由雇主轉給員工，由雇主轉給政府，由保險人轉給沒有保險人，從政府轉給民間保險公司，從州政府轉給聯邦政府等等。即使是病患也在玩費用轉嫁的遊戲。他們企圖用政治影響力與法律制度，從醫療保險獲得更大的保險涵蓋範圍，以及從政府獲得更多的貢獻。

費用就像是燙手山芋，從這個人傳給另一個人，並沒有創造出價值。有人得，就有人失。這些費用轉嫁完全沒有改善健康照護，反而使得體系內的人無法改善價值，而所增加的行政費用與毫無效率，實際上等於損害了價值。

圖表2-1與2-2說明了這種模式。圖表2-1顯示，一九八〇年代後期由政府付款的醫院費用降低之後，導致一九九〇年代初期民間付款人的費用增加。一九九〇年代中期，民間付款人

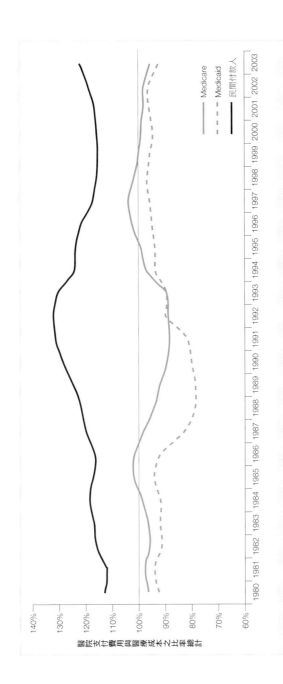

圖表 2-1

醫院支付費用與醫療成本之比率：政府與民間付款人比較

資料來源：The Lewin Group 分析美國醫院協會年度調查社區醫院，1980-2003，以及美國人口統計局的資料。The Lewin Group 與美
國醫院協會的 *TrendWatch Chartbook 2005:* "Trends Affecting Hospitals and Health Systems." 經許可使用本資料。

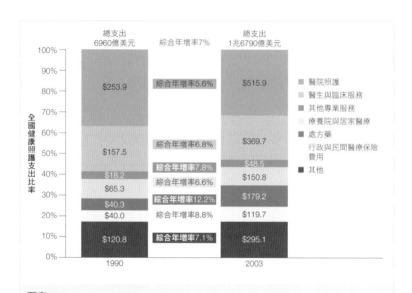

圖表 2-2
1990 年與 2003 年,美國健康照護支出

資料來源:Center for Medicare and Medicaid Services, Office of the Actuary, National Health Statistics Group. http://www.cms.hhs.gov/statistics/nhe/historical/t2.asp.

費用減少,只是轉嫁給政府付款人。整體而言,如圖表2-2所示,費用還是繼續上漲。全國的支出費用增加一倍以上,從1990年的7千億美元增加到2004年的1兆9千億美元。[3]

競相提高議價能力

　　競相轉嫁費用對體系內的人形成很強的誘因。為了爭奪更多的價值而累積討價還價的能力,卻不是專注於改善醫療成果、提高效率,或是改善病患的體驗。結果,健康照顧計畫、醫院集團、醫師聯合執業團體,以及藥物與設施的供應

商，最近幾年都整合在一起。同時，像是藥事給付管理公司（pharmacy benefit managers, PBMs）等仲介團體成長迅速以累積採購能力，並且進行談判的遊戲。主要的目標是獲得更多力量，爭奪更多的營收、提高價格、將費用轉嫁給他人，以及設法爭取折扣。這樣的團結無法得到品質與效率，很少創造出健康照護的價值。

健康照顧計畫議價能力

　　一九九〇年代初期，大企業雇主與大型健康照顧計畫保險公司為了增強議價能力，擬定的投保人給付計畫只限於與付款者有簽約的醫療提供者，而健康照顧計畫只跟願意打折的醫療提供者簽約。這引發了醫院之間以及健康照顧計畫網路醫院系統之間的競爭，而競爭的主要方法是提供更高的折扣給那些很多病人保戶的付款者與雇主。健康照顧計畫的費用成長率暫時減緩，但是很快又回升（見圖表1-17）。

　　問題是，這種以數量來爭取折扣的方法，毫無經濟效益可言。相同的疾病，大企業的員工所接受的治療，費用不會比一般病患來得便宜。許多病患同時有各種疾病，醫院要分兩次治療，這樣的健康照護不會比較有效率。根據個人的狀況，病患一次只能看一種病。我們在第四及第五章將討論到，健康照護任何有意義的經濟規模，只有在特定的疾病與治療的層級上才會發生。[4] 全面性打折以吸引大客戶，並不會增加價值，反而只是擠壓醫院與醫生的收入。結果造成執業人員的壓力，每天必須看更多病患，並且減少照護，才能彌補利潤。此舉無法改善健康照護的價值。

為了吸引大客戶而給予較高的折扣，因為醫療提供者對每個投保團體的收費不同，因此也很難進行比價。較大的健康照顧計畫與大公司得到較多的折扣，犧牲的卻是小團體、獨立個人、想要尋找網路外照護（out-of-network care）的病患，以及沒有保險的人，這對於價值一點助益也沒有。[5] 這樣的費用轉嫁與不正常的交叉補貼，最後使得整體的費用上漲。因為沒有保險的人增加，他們缺乏基本照護，必要時必須給予免費的治療（例如在急診室）。如此便會造成必須給予補貼的免費照護病患增加。[6] 這些費用轉嫁與交叉補貼是零和競爭，無法為病患創造出價值。

最後，有些健康照顧計畫利用他們的影響力採行論人計酬的方式，亦即每年每位投保人以一筆固定的金額計算，付給醫療提供者處理所有的健康照護需求。如此一來，健康照顧計畫只會與服務項目完整的醫療提供者簽約。我們將會看到，服務項目完整的醫療提供者給予的病人價值很有限，在競爭上造成不良的效果。

醫療提供者擴大與合併

對醫療提供者的擠壓引發另一場沒必要的競爭：勉強拼湊成最大最有力量的服務項目完整醫療提供者。這是對於健康照顧計畫議價能力提高很自然的反應，但是對於健康照護還是沒有增加價值。醫療提供者設法控制大部分的照護能力，並且形成龐大的醫療網，提供完整的服務，簽約時才有優勢。醫生加入這樣的團體，就不必以個別的保險經紀人身分討價還價。但是雙方除了團體所節省的固定成本之外，很少得到真正的效率。

　　我們已經指出，健康照護主要的經濟規模是在對個人的服務，而非醫院。但是，除了少數例外，醫院合併很少能在服務項目的層級上形成真正的整合與強化，[7, 8]反而是造成服務功能重複設置。像是洗衣、餐飲服務、旅館服務等支援功能的整合，其實都是小事，透過外包就可以得到類似的效率。組成醫療提供者集團並沒有創造價值，主要是面對健康照顧計畫與體系內其他人時可以增加議價能力。

　　1996年至2003年，有850個以上由醫院組成的醫療群，在許多市場上形成顯著的整合。[9]例如，克里夫蘭（Cleveland）兩家醫院系統目前控制該城市68%的床位。密西根州的大湍流市（Grand Rapids）有一家醫院系統控制70%的床位。維吉尼亞州的理奇蒙（Richmond）三家醫院系統控制80%以上的床位。紐約州的長島二家醫院系統控制80%以上的床位。[10]2000年，北卡羅來納州100個郡只有18個郡有一個以上的醫院系統提供服務。[11]

　　這樣的整合對於價格的影響是可以預見的。對價值毫無幫助，主要的效應是價格上漲，因為缺乏競爭。例如，佛羅里達州大型醫療網在威脅要中斷該地區最大的健康照顧計畫之後，全州醫療漲價幅度遠超過通貨膨脹率。這些增加的費用與品質改善無關。最近在各地區市場的研究證實，醫院集團沒有改善效率，反而在價格調漲方面，和同區其他醫院一樣，通常更高。而市場集中程度愈高，漲價幅度就愈高。[12, 13]大型醫療提供者集團在疾病的層級上，很可能嚴重限制競爭，因為它們只重視附屬的醫生與醫療機構的轉診，而不重視健康照護的價值。

　　有些醫院與醫院集團宣稱，醫療網提供完整的服務是必要

的，才能在手術過程中處理併發狀況或罕見疾病。不過，一家醫院沒有必要為所有病患提供所有的服務，我們在第五章將會討論。同一地區的各家醫院在共同管理下擴大服務的廣度，這理由甚至不成立。能處理特定疾病的優秀醫療機構，對於常見的併發狀況一定有足夠的設備，能為特殊的病患提供卓越的照護。[14]少見的病例可以透過諮詢顧問與參考文獻來處理，罕見病例則採取轉診方式。例如，休斯頓的安德森癌症中心（The M. D. Anderson Cancer Center）有專任的心臟科醫師，但是沒有完整的心臟科醫療團隊。如果有困難的病例或需要進行心臟手術，安德森的醫生就會請教外面的同業，或是將他們的癌症病患轉介到其他優秀的心臟科中心。醫院必須能夠真正處理病患目前的狀況，而不是有這經驗就可以，如此病人才能得到最好的治療。[15]

諷刺的是，目前服務完整的模式卻是造成服務嚴重分割破碎的原因。每家醫院提供所有的服務，往往數量太低。以病人價值來看，這是沒有道理的。在今天的體系中，每一家醫院的目標，都是希望每個服務領域的病患占有率能夠提高，即使設備比鄰近的醫院差也無所謂。醫療的分割破碎往往是因為法規與健康照顧計畫合約造成的。例如，有許多州的法律以及健康照顧計畫合約都要求，救護車必須將中風病人送到最近的醫院，即使大多數的醫院沒有經驗與設備可為中風病人提供及時有效的照護，這會導致死亡與病患長期癱瘓。如果醫療體系是將病人送到最好的醫院處理，這些都應該可以避免。[16]

在今天的體系中，每家醫院處理所有的狀況，都是以方便為優先考量，因為缺乏品質與價格的資訊，也因為醫療網的設

限。[17]如果病人與轉診醫生能了解，不同的醫療提供者與醫生會帶來不一樣的成果，很難相信他們會在相同的醫院接受所有的服務，並且忍受較差的醫療成果。今天，大多數轉診醫生對於究竟有哪些資訊可供利用，也不是很清楚。[18]

爭奪病人與限制選擇

為了累積議價力量導致健康照顧計畫進行合併，並且盡可能簽下更多的會員。然而，擴大會員人數對於健康照護的價值沒有什麼影響。協助會員管理健康並且得到卓越的照護，這才是創造價值，但卻未能成為主要的焦點。透過提供許多基本健康照護的醫生，給予健康俱樂部會員等誘因，並且提供美好的服務經驗，在便利性、舒適環境與顧客服務（不是醫療成果）方面，病患滿意度調查都很高，以此來吸引更多會員，而且主要是簽下健康（費用較低）的人。[19]這些做法使得民眾更加堅定地認為，所有的健康照護醫療提供者都一樣，而且對於提高醫療價值沒有什麼幫助。

會員一年一次選擇健康照顧計畫，這也不是競爭的適當時間與地點。大多數家庭選擇健康照顧計畫時，家人都很健康，不知道需要治療什麼樣的疾病，也不知道該選擇哪個醫療提供者。[20]在登記入會時，拿到的資料似乎都很棒，一般健康照護都涵蓋在內。此外，每年一度選擇健康照顧計畫以及保戶的大搬移，會破壞病人與健康照顧計畫的價值，我們在第六章會討論。

一旦會員簽約，健康照顧計畫會限制病人對於醫療提供者的選擇，只限於提供團體優惠折扣的醫護人員，而不是能給予

最好醫療成果的人。如果所有的醫療提供者都能給予一致的高品質與效率，而且價值也能迅速改善，這樣的醫療網內限制還不成問題。不過，我們在第一章討論過，目前有嚴重的品質問題，各家醫院提供的效率與品質也有很大的差異。[21]醫療網與限制使用，使得費用與品質的問題成為陳年痼疾，無法利用競爭來解決這些問題，因此損害了健康照護的價值。

醫療提供者合併成應有盡有的醫療群體，只會加重這個問題。醫療群體爭奪病患，形成零和競爭。病人被迫在組織內或群體內轉介，進一步限制費用與成果在疾病層級上競爭。大家都以為醫療群體使得照護可以延續，不過實際上不同地點的服務很少能整合，溝通也很有限，特別狀況下才有協調照護。各路醫生治療一位病患很少像團隊一樣開會，也鮮少對於病人的整體醫療成果進行評估。服務項目更加破碎，病人價值遭受踐踏。

競相以限制服務來降低費用

這一類的競爭設法以限制服務範圍來降低費用，將費用轉嫁給病患，或是照護服務採取限量配給。健康照顧計畫拒絕給付服務費用，也限制醫生選擇照護的數量與型態，這樣才能夠有利潤。更糟的是，由於程序上要得到批准，醫生的判斷受到管控，對於醫生與病患的選擇事後加以批評，這都大大增加每個人的行政費用。[22]這些都對病人價值毫無幫助。雖然有些健康照顧計畫已經停止這種做法，我們在第六章將會討論到，但是二十年來的零和競爭還是持續進行。因此，若只是停止這種

反生產力的做法是不夠的，健康照顧計畫還要扮演更積極的角色，為整個體系創造出真正的價值。

不只是健康照顧計畫，醫療提供者也設法限制病人得到服務，並且限制使用新的療法。例如，許多健康照顧計畫與醫院協議，每種疾病每次只給付固定金額的費用。此舉導致醫院寧願治療更多病人，尤其是較健康的病人，因為給付顯然會超過費用，而且使用較便宜的療法而非較有效的新療法。[23]如果治療不足或是不當治療的病患後來必須再度住院，醫院可以再申請一次給付。[24]這種型態的競爭沒有提升醫療價值，而是降低其價值。

健康照顧計畫與醫療提供者結合在一起或是垂直整合，就會產生強烈的誘因給予較廉價的照護，因為健康照顧計畫每年向每位保戶收取固定的保費。由於這種架構大量採取按人頭收費，產生問題叢生的誘因。沒有可靠的方法對醫療成果進行評估，病人無法知道節省下來的費用，是因為效率還是更適當的照護，或是因為品質降低，或是因為實際上限制健康照護的使用。大多數美國人都以為他們得到的醫療是正確的也是最新的，第一章討論的各項研究已經推翻這種認知。實際上，限制健康照護的使用比一般人所以為的還要普遍，而且是以局部照護（partial care）的型態發生。

不正常的競爭造成訴訟案件大增

這四種型態的零和競爭造成許多紛爭，對於病患沒有增加任何價值。由於沒有其他方法來處理這無可避免的問題，法

律訴訟就無可避免。如圖表2-3所示，醫療過失保險費快速上漲。2002年，超過三分之一的美國醫院醫療過失保險費上漲率超過百分之百。

　　醫療過失的訴訟，使得健康照護體系的問題更加複雜。直接（法律訴訟費與行政費）與間接（鼓勵使用昂貴而免於責任的防禦治療）造成費用上漲，但是都沒有為病患創造價值。[25]有些律師認為，法律訴訟創造價值，因為醫生會因此提供良好的健康照護。不過，訴訟顯然沒有解決醫療體系的品質問題，反而增加費用。因為大多數醫生，不只是那些粗心或是素質較差的醫生，都寧願採取避免責任的防禦治療以降低風險，以免陷入麻煩。結果造成過多而且重複的檢驗，並且採取積極、過多或沒有必要的治療，以防發生錯誤時，能以「能做的都已經

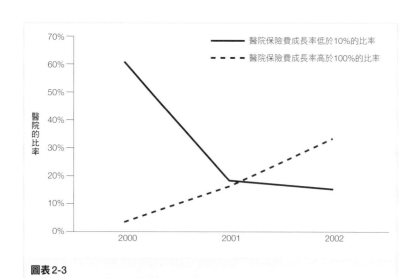

圖表 2-3
2000-2002年，醫院與專業責任保險費成長率

資料來源：美國醫院協會（2002）。

做了」當作藉口。悲哀的是，即使是遭遇醫療過失的病人也很少獲得利益。每年醫生與醫院繳納數十億美元的醫療過失保險費，但是受傷害的病人與家屬得到的賠償還不到保費的30%。[26]

根本原因：在錯誤的層級上競爭

為什麼健康照護的競爭沒有聚焦在價值上？美國健康照護體系最根本的問題是在錯誤的層級上競爭，但是無人發覺。競爭既廣泛，又太狹隘。競爭太廣泛是因為，目前競爭大多發生在健康照顧計畫、醫療網、醫院集團、醫師聯合執業團體與診所，但應該是在處理特定疾病時競爭。競爭太狹隘，因為現在是在分段的治療或服務的層級上競爭，但應該在處理疾病的完整過程中競爭，包括監測與預防、診斷、治療，以及持續追蹤管理狀況。

健康照護的價值，呈現在疾病層級上，而非醫院或是醫生執行治療的層級上。疾病的改善（如慢性腎病、糖尿病、懷孕）是病人的健康整體狀況，由於專注而協調的照護而獲得改善。「疾病」這個名詞包含身體不適、受傷與懷孕等自然情況。疾病也包含常見的併發狀況，對這些疾病的照護需要密切協調，而且病人從共同的設施得到更好的照護。我們在第四章與第五章將會詳細討論疾病的定義。

處理特定疾病時，病人會在此時得到價值。在此層級上，費用與品質一直有很大的差異，而且缺乏競爭會使得品質差收費又貴的醫療提供者仍舊可以生存。在這層級上做良性競爭，將可改善效率與效能，減少錯誤率，並且激發創新。

　　然而這類競爭根本就不存在。在這層級上競爭是最重要的，卻因為目前醫療網的限制以及資訊不足而被扼殺。病患被轉介到醫療網內的醫院與醫生。在此同時，轉介每一步驟都要經過健康照顧計畫的批准。即使允許找醫療網外的照護，也會受到較高的部分負擔，以及必須照定價支付的嚴厲限制。[27]醫生被要求或是習慣轉介病人到網內或自己的醫療提供者群體內，他們很可能不知道網外是否有個專科醫生，對於病人的狀況更有經驗，或是可以提供更有效的醫療。

　　對於病患的特定需求是否有最適當與最有效的照護，這方面的資訊根本就付之闕如。主要的資訊只有醫療網可以提供。對於健康維護組織的封閉網路、治療要事先批准，以及限制藥品的選擇，病人無不反感，結果現在開始出現限制較少的健康照顧計畫。不過，找醫療網外的醫護人員還是有懲罰性的費用，而且醫療提供者集團往往接替健康照顧計畫，使得服務無法進行以成果為基礎的競爭。

　　在處理疾病時，創造健康照護的價值不是從分割破碎的治療而來，而是從監測、診斷、治療，以及管理疾病的整個過程。手術的價值無法獨立評估，必須反映出其他必要的服務以及病人的長期成果。同樣地，只有在中長期之後，知道真正的健康成果與照護的全部費用，這時候才能評估價值。

　　由於在疾病層級上缺乏有效的競爭，大多數醫療提供者實際上的組織與架構並不符合病人價值。缺乏以價值為基礎在成果上的競爭，讓病人的照護分割成很多片斷，由許多專科醫生、醫院部門與醫生來執行，每個人專做自己分內的事情。沒有人為疾病的完整過程進行整合，包括早期檢驗、治療、恢復

與長期管理。

在疾病層級上競爭，這種需求只會越來越重要。醫療的進步已經使得傳統的分科與治療之間的分野日益模糊。除了治療之外，預防與持續疾病管理的優點也愈來愈顯著。疾病本身越來越專門化，每個病人的情況也不同。例如，前列腺癌現在可以分成六種不同的疾病，每一種必須以不同過程的治療才有最好的反應。[28]

醫生應該在處理特定的疾病，或是在特定的病患人口結構上互相競爭，力求最好的成果，讓病人與轉診醫生可以自由地從網外找尋對整個醫療過程最有經驗的醫事人員。但是在目前的環境中，病人的選擇不是決定誰對他們的病情最有利，而是由醫療網或是醫療提供者集團所決定。專科醫生是有，但是無法保證成果如何。

目前的體系中有少數領域是在正確的層級上競爭，醫生必須在價格和成果上競爭以吸引病人，費用與品質因此有顯著的改善。像主流體系之外的整形手術，因為健康照顧計畫沒有涵蓋整形，就是非常有趣的例子。我們在第四章將會討論，整形手術在各方面都有進步，同時費用降低，品質也有所改善。

為何會在錯誤的層級上競爭？

在醫療過程中為病患處理疾病，顯然才是創造健康照護價值的時點，因此醫療的競爭應該以該層級為中心。為什麼這麼多善意人士努力工作，卻將競爭的重心放在醫院、健康照顧計畫與醫療提供者集團的層級上，進行零和競爭？為什麼照護被

程序與醫療介入分割得七零八落？

健康照護本身的概念錯誤：商品心態

　　健康照護絕對不是商品，零和競爭卻很不智地視之為商品。醫療體系將照護當作一門生意（服務項目），而非許多不同的生意。認為所有的醫療提供者都是一樣的，所有的成果都是相同的，所有的病患也都有一樣的喜好。結果就是促進更多的商品化，而且使得品質與效率的巨大差異無法消除。

　　醫療體系內幾乎所有人所做的一連串不幸的策略選擇，第一個就是照護的商品化。醫院認為應該提供所有的東西給所有的人，如此才能擴大規模。健康照顧計畫認為應該簽下所有的供應者，就可以要求折扣。雇主更應該看看商品化心態造成的結果。他們自己經營事業應該了解到，所有的服務供應商都是不一樣的。不過，雇主並沒有想到這點，反而隨之起舞，進行這種基本上對體系毫無生產力的競爭，到頭來費用也增加了。

錯誤的時間，錯誤的目標

　　將健康照護視為商品，因此造成追求錯誤的目標：降低短期的費用。更糟的是，目標往往不是降低實際的照護費用，而是降低特定中間人（健康照顧計畫或雇主）所產生的費用。由於健康照顧計畫在壓力下要壓低保費，他們的目標便是減少自己的費用而非整體的費用，也就不足為奇。但是一旦健康照顧計畫以降低費用為任務，就很難抵擋這壓力，將費用轉嫁給醫

療提供者與病患，以及限制使用醫療。畢竟，降低健康照顧計畫費用最簡單確實的方法，就是選擇健康的會員（並且鼓勵生病的會員退出）、不讓病人接受治療或是給予不足的治療，或者讓別人來付錢。

此外，想要降低費用，就會運用短期速成的方法（例如：不用昂貴的藥物或診斷程序），卻沒有從整個醫療過程想出較根本的降低費用方法。真正的費用與價值只能從完整的醫療過程中進行評估，也就是從預防開始，然後持續到復原以及長期追蹤管理以免復發。整個期間可能長達幾個月，甚至幾年。費用的重點不是任何個別的治療，而是在於整體的費用。昂貴的藥物、經驗豐富的醫生，或是多花點錢在復健，長期下來反而可能較划算。

正確的目標是改善價值（每花一塊錢所得到的醫療品質）。價值是在疾病的層級上，以及整個治療過程中創造出來的。[29] 在費用上競爭而非在價值上競爭，只在一般商品產業才有意義，因為所有的賣方差不多都一樣。在費用上分段費用必較，而不是考慮到整體費用，在任何行業都是沒有意義的。不過，這個體系的每個人都這樣做，無論是買方或賣方都忽視改善價值的重要性。結果造成健康照顧計畫、雇主、甚至醫療提供者，對於「改善長期的價值」這個真正重要的目標反而不予以重視。

錯誤的市場地域

在競爭之下，應該會使得醫療提供者創造價值，和本地、

全國、甚至國際上最好的醫療提供者一樣，甚或超越。不過，大多數健康照護的競爭完全是當地的。這種偏向在地的競爭，使得平凡的醫療提供者不會感受到市場的壓力，且導致最好的療法無法散播也阻礙創新。

在全美各地，每個人聯邦醫療保險的年費高低差別，幾乎達到三倍之多。有些地區每個人費用不到3,000美元，有些地區則是超過8,500美元。費用愈高不一定會得到較好的醫療成果，也與年齡、性別、種族、疾病的等級（影響到照護的需求），或是生活費用（影響到給予照護的費用）的差異無關。[30]造成這些差異是因為沒有地域上的競爭，各地不需要爭搶病人，也不會有優秀的競爭者從其他地方進入。

許多研究也發現，各地在疾病的品質或特定治療層級上有很大的差異，而各種治療準則也與現有的醫療標準不一致，各地都按照自己的習慣。例如，聯邦醫療保險44%的住院病人手術要按照十個程序，在手術範圍、臨床決策品質、臨床施行與科學證據的關係、外科手術的技巧、疾病等級差異的調整方面，資料顯示各地的差異頗大。[31]這些程序有許多都可以接受，因為是例行且較不複雜的程序，似乎當地的照護就很適當。事實上，這些程序有很大的差異，鼓勵病人與轉診醫生避免一開始就畫地自限，也許應該考慮當地以外的醫療服務。

儘管品質與費用有很大的差異，即使是鄰近的醫療提供者在地域上的競爭也是嚴格限制。大多數病人都無法主動尋找與獲得最好的醫療，因為他們的健康照顧計畫有其地域上的選擇限制，或是因為醫生不會轉介他們到其他地區。這個問題在鄉村地區最為嚴重，因為根本就沒有競爭。然而，即使有許多醫

療提供者可供選擇，將病人留在醫療提供者自己系統內的心態還是很普遍。

　　健康照顧計畫的政策也將競爭本地化奉為圭臬，會員如果要求醫療網外的照護就要自付大部分的費用，醫生如果轉介病人到醫療網外也會受到懲罰。這使得病人或醫生都無法尋找地區以外的醫療提供者。聯邦醫療保險只支付郡醫療網的費用，因此醫院沒有什麼誘因、也沒有壓力去趕上其他郡優良醫院所能提供的價值，即使他們相距只有幾里路。

　　競爭本地化也是習慣、惰性，以及缺乏資訊所造成的，轉介都只到地區性的醫學中心。醫生很自然將病患轉介到附近跟他們有關係的醫生，即使病患的聯邦醫療保險並沒有地域上的限制。醫療提供者只會與當地其他醫院做比較，而不是與全國最好的醫療提供者相比。

　　無法跨越市場進行競爭，不僅使得品質與費用的差異持續擴大，也使得創新停滯不前，否則醫生應該會不斷學習不同地區的各種新模式與成果。即使原本的用意善良，健康照護的競爭卻變成無法創造價值。

　　大部分的健康照護都是在當地進行的，但是競爭應該是大地區或是全國性的。醫療提供者必須保持全國性的標準，而不是當地的標準。不應該限制病人只能就近找醫院或是醫生，醫療提供者也不應該避免與其他地區進行競爭。

錯誤的策略

　　醫療提供者發展出具備專業知識的團隊，擁有專門的設

備,並且有一套整合的作業模式,如此才是真正達成卓越,在處理特定疾病時,價值才能被創造出來(見第五章)。不過,大多數的醫院與醫療提供者集團追求的是各科都有的策略,才能掌握轉介病患,並且與健康照顧計畫談判較好的條件。醫院(以及其他型態的醫療提供者)把自己變成和對手相似,而不是讓自己與眾不同,這就犯下典型的策略錯誤。[32]服務項目寬廣的策略對於價值的幫助不大。[33]不過,可以預見的是,服務項目寬廣的策略已經導致服務項目的崩解,每項服務由許多醫療提供者提供,每個人的規模都不大。這造成設備與人員重複浪費,以及削價競爭。所以許多醫院與醫師聯合執業團體在努力談判出較好的條件時,也破壞他們在特色上的競爭能力,只知道在價格上競爭。在這個只重視數量與議價能力的醫療體系,許多醫院沒看到其他可行的方法。

　　錯誤的醫療提供者策略不只是讓醫療提供者很難生意興隆,也減緩健康照護品質與效率的進步。醫院與醫師聯合執業團體愈來愈相似,就會失去必要的策略焦點,無法達成真正的卓越。在每個服務領域醫療提供者越來越多,健康照護的供給只能創造出自己的需求,使得該問題更加嚴重。例如,在專科醫生較多的地區,病人得到較多的住院治療、更多加護病房的時間、更多檢查,以及更多的瑣碎程序,卻得不到較有品質的醫療經驗或更好的成果。[34]

　　擴大服務項目的結果,有些醫療提供者缺乏規模與經驗,無法達成真正的卓越。例如,2002年有139家醫院進行成人心臟移植手術,許多醫院一年只處理幾個案例,有些只有幾個病人存活(見圖表2-4)。

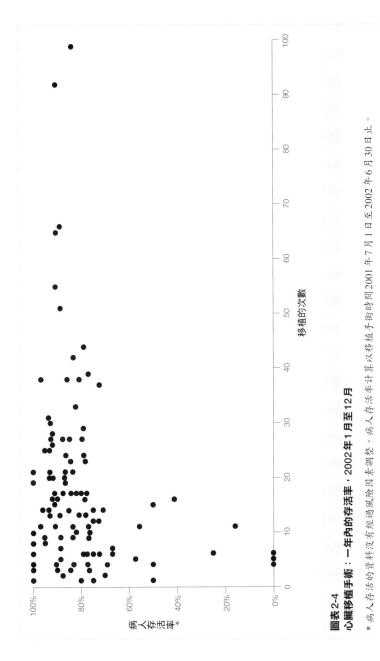

圖表 2-4
心臟移植手術：一年內的存活率，2002年1月至12月

* 病人存活的資料沒有經過風險因素調整。病人存活率計算以移植手術時間 2001 年 7 月 1 日至 2002 年 6 月 30 日止。

資料來源：www.optn.org 與 Dr. Richard Migliori, United Resource Networks.

　　健康照顧計畫的策略也偏離正軌，將重點放在折扣以及會員與醫療提供者的管理控制上，而不是發展出獨特的能力，以提供病患優良的健康照護價值（見第六章）。

提供照護的錯誤結構

　　健康照護在執行時沒有創造出價值，錯誤的醫療提供者策略使得這樣的結構更加分崩離析。諷刺的是，醫院雖然想要提供所有的服務，但是並沒有在疾病內進行以病人為中心的照護或整合。醫院與醫師聯合執業團體仍然遵照傳統學術分科，像是放射線科、麻醉學科、外科等，並沒有建立整合人才與設備的施行單位，以至於無法在整個治療過程中給予卓越的照護。不僅對於病人的經驗無法傳承，而且醫療提供者團隊之間也幾乎無法進行協調與溝通。在許多狀況下，醫療提供者團隊從來不開會，資訊也沒有真正分享，品質與效率便無法提升。協調與溝通的問題造成醫療錯誤增加，改善程序的設計與執行也因此延誤。分崩離析的健康照護結構，使得如何改善照護過程的對話無法進行。但是每個醫療團隊對於這些對話與觀念分享應該會感到興奮，並且得到專業上的滿足。

　　每個部門或每位醫生都將健康照護視為零碎的片段。這種分崩離析的體系將遮蔽整體成果，以及照護病人的成本與價格這方面的資訊。很少醫療提供者會從照護病人的完整過程來評估價值。

錯誤的產業結構

在錯誤的層級上進行零和競爭，對於產業結構引起革命性的改變。醫療提供者快速合併，只剩下一或兩個垂直整合的醫療網，包含許多地區的多家醫院與醫師聯合執業團體。這些團體成為半壟斷，具有強大的談判力量，調漲價格。[35] 早期管理式照護「節省」下來的費用主要是費用轉嫁，現在已經無以為繼。長期下來，這種產業轉變一直伴隨著費用上漲[36]（見圖表 2-5）。最近費用上漲速率加快，但並沒有反映出價值改善；這只是費用轉嫁的最後一章，這次轉回到健康照顧計畫、雇主與消費者身上。

醫療提供者合併並不一定會破壞價值，價值的創造或破壞端視醫療提供者集團如何管理。有些集團，像是山際健康照護與克里夫蘭診所，設備能力都予以合理化與專業化，並且設法在疾病層級上整合整個治療過程。不過，大多數合併的

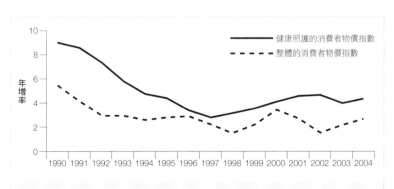

圖表 2-5
整體與健康照護之消費者物價指數年增率

資料來源：美國勞工部勞工統計局。

集團並沒有創造出顯著的效率，反而是形成服務全方位集團，因而造成更多重複浪費。諷刺的是，管理式照護雖然消除了會增加費用的保險給付的誘因，但是因為強調談判力量，卻又引進新的誘因在服務全方位的基礎上競爭，這又再度鼓勵設備的重複。[37] 例如，波士頓的麻州總醫院（Massachusetts General Hospital）與布禮根婦女醫院（Brigham and Women's Hospital，哈佛教學醫院）在加入「群醫照護系統」（Partners Healthcare System）之後，麻州總醫院選擇擴張產科的服務，而不是將病患轉介給布禮根婦女醫院。布禮根醫院擁有全國著名的產科，每年處理的病人超過一萬人。醫療提供者合併沒有將服務項目合理化，反而造成同地區內服務的重複浪費。

醫療提供者的合併也未能改善品質。醫療過失的比率甚高，說明品質沒有改善，雖然本意並非如此。醫療提供者集團秉持全方位服務，企圖增加病人的數量與流量，卻陷入個別服務的層級上而無法退出。雖然醫療提供者集團絕非故意要維持較差的服務，但是為要維持全方位服務、狀態，並且盡量減少轉介到醫療網外，他們還是很難進行真正的「按服務分類」（service-by-service）的競爭。由於缺乏資訊與價值，以及當地轉介習慣的相關資訊，很容易不知不覺中帶來水準以下的服務。

醫療提供者集團合併之後完全沒有在醫療層級上競爭，而最糟糕的結果還無法預見。一旦病人成為醫療提供者集團的一分子，無論罹患什麼樣的疾病，或是其他團體多麼擅長處理這狀況，很可能完全無法得到其他醫療團體的服務。雖然醫療提供者集團看似有很好的機會，能在整個醫療過中獲得妥善協

調，但是大多數團體還是以分割治療與傳統專科醫生為主的老舊結構來進行醫療，而不是在醫療施行上進行整合。

從地理趨勢的觀點來看，控制醫療費用唯一真正的解決方法就是創新，但是合併與交叉持有的方式卻有礙創新。以前的結構有許多獨立的醫療提供者，而且給付有一定的加成，因此雖然有缺點，但是每個地區總是會有至少一個醫療提供者願意嘗試新的觀念或療法。這種多重性一直是美國獨特的優點。不過，合併成少數幾個龐大的醫療提供者集團，行政管理的控制力量就會更強大，採用新藥與新設備的速度也會變慢，除非病患的要求聲浪大到難以抑制。由於有請款批准的需求，且較好的品質沒有得到獎勵，醫療提供者集團很少有誘因進行創新，尤其是新方法在短期內會造成費用上漲。[38]

在折扣與費用轉嫁上進行零和競爭，還有一個結果，便是出現強有力的全國性醫療器材用品採購集團。諾威生（Novation）與普立爾（Premier）這兩家民營的採購集團，現在是美國大約半數非營利醫院的中間人。在價格敏感的體系內，採購集團聚集許多醫院的購買力，以最低的價格買到最好的產品。但是採購集團也成為另一種形式的障礙，很可能會減緩而非加快創新的速度。採購集團也會使得醫院增加某些物品的採購量，才能爭取較優惠的價格。結果醫院發現，產品的選擇性有限，庫存又太多，卻不能照自己的需求採購。病人的權益因此受到損害。第七與第八章將深入探討採購集團。

最後，健康照顧計畫與醫療提供者策略的轉移再加上產業合併，導致另一個意想不到的結果：藥品公司以大量廣告與其他行銷直接向病患訴求。在目前的體系中，藥品公司要告知病

人新藥資訊以及說服醫療體系採用，廣告是少數幾個方法之
一。因為健康照顧計畫關心病人的滿意度，所以比較傾向於按
照病人的需求給予藥物治療的給付。關於藥物的資訊，廣告不
應該是病人唯一或主要的來源。對於成果與替代療法的平衡報
導，應該多宣揚這些客觀的資料，這比以病人為目標的行銷活
動要好得多。批評者指出，廣告費用是目前體系失敗的原因，
但是限制廣告也無法解決問題。此舉可以解決不良競爭的症
狀，但是無法消除根本原因。第七章將討論如何讓供應商的廣
告與病人價值相符合。

錯誤的資訊

在任何功能健全的市場，資訊是競爭的基本因素。資訊使
得買方可以買到最好的價值，賣方也可以與競爭對手做比較。
沒有足夠的資訊，醫生無法和最佳實務與其他醫療提供者比較
治療成果。沒有適當的資訊，病人的選擇就沒有意義。

不過，在健康照護中，支援以價值為基礎的競爭所最需要
的資訊，一向欠缺或是被壓抑。醫生通常缺乏成果的資訊，這
對於他們判斷自己做得好不好或是他人做得好不好是很重要
的。早期醫療主要提供病人舒適體貼的照護，治療成果的資訊
比較不重要。今天，舒適體貼仍然很重要，但是醫療的知識、
複雜性，以及專業的重要性也快速成長。大多數醫生還是缺
乏客觀的證據，不知道自己的醫療成果是好是壞，或者只是一
般水準。大多數人都會認為自己是中上水準，此乃人之常情，
卻不是事實。[39]如果知道自己在平均水準之下（或是自己可以

做好，卻沒做到），就會有強烈的誘因向較好的人學習並且改善。例如，威斯康辛州對州內的醫院做過一項研究，發現將績效的資訊公開會刺激績效較差的地區設法改善品質。[40]缺乏成果的資訊，特殊醫療的轉介便無法根據成果的優劣，只是根據醫生自己的人際關係。[41]沒有客觀的資訊，跟他人學習並改善的誘因就會消失。成果資訊會讓醫生不斷改善病人的治療成果，這就是所謂以價值為基礎的競爭。

相同型態的醫療成果資訊對病人也是很重要的。雖然大多數人都說健康照護很重要，但是對於航空公司、餐廳、汽車，以及 eBay 上賣家資訊的了解程度，還是超過對自己健康照護資訊的了解。[42]像是健康照顧計畫總覽、保戶滿意度調查、醫生與醫院聲譽調查這類資訊，其實沒什麼價值。比較有意義的資訊是醫療提供者實際的經驗水準、他們使用的治療方法、收費標準，以及最重要的，他們達成的治療成果。

即使是最基本的資訊，像是有這種診斷或疾病的病人、這家醫院或是這位醫生治療過多少人，這方面的資訊都還無法取得。雖然這些資訊應該不會有爭論，不過目前關於執業者醫療經驗的資訊，大部分還是靠口碑，即使是醫生之間也是口耳相傳，通常沒有實際的證據。費用或是價格的資訊也是付之闕如。許多醫療提供者甚至無法報價，因為折扣結構與帳單作業是很難搞清楚的。

病人滿意度的資料現在比較多了，但是這方面的資料偏重於服務經驗，而非治療成果。醫院的住宿服務與工作人員態度親切，對於病患的整體經驗當然重要，不過更重要的是診斷的速度與正確性，以及從治療到持續疾病管理的結果。關於醫療

結果的病人滿意度調查，沒有多少是直接針對疾病或是醫生的。

眾所皆知的醫療提供者的排名，其實沒什麼根據，也太籠統，無法激發真正的競爭。醫療成果的評估主要是透過該領域內專科醫生的聲譽調查，而不是真正的成果。例如，《美國新聞與世界報導》（*U.S. News and World Report*）調查十七個地區的醫院排名，但是評估項目甚至考慮是否有十二個特殊領域，醫院必須提供廣泛的服務，有「大量」的設備與設施，以及有附屬的醫學院或是「教學醫院評議會」（Council of Teaching Hospitals）的一員。[43]這次的排名也排除專科醫院與社區醫院，但是這樣做卻沒有什麼根據。這個調查只是強化偏見，認為社區醫院提供較低的價值，實際上卻正好相反。研究顯示，社區醫院提供的服務較為頻繁，收費比教學醫院低廉，成果往往一樣或是更好。[44]像這種排名，以及《錢》（*Money*）與「美國退休人員協會」（American Association of Retired Persons）所做的類似排名，都缺乏真正需要的資訊，無法比較價值、提供轉診的資訊，或是對執業有改善。

關於醫療提供者在診斷、治療，或是管理特定疾病的結果，病人或轉診醫生很少能夠得知。只有少數幾種孤立的疾病領域，如心臟手術、器官移植、囊狀纖維化、腎臟透析，醫療成果的資料是醫生都可以取得。[45]除了少數幾種癌症篩檢之外，診斷結果或費用就完全沒有資料。

健康照護的品質與費用非常欠缺有意義的成果資訊。缺乏正確的資訊與回饋，造成費用上漲，遮蔽不良的結果，讓品質不良與費用過高的醫療提供者還能繼續營業。例如，賓州有項研究發現，相同狀況的中風病患，在不同的醫院，死亡率從零

到36.8%不等。[46]

水準不夠的醫療提供者，會從健康照顧計畫網穩定收到轉診病人。聽起來令人難以置信，欠缺有意義的資訊，造成病患被轉送到比同地區品質差收費又貴的醫療提供者，因為病人與轉診醫生都不知道有此差距。例如，賓州醫療費用評議會（Pennsylvania Health Care Cost Council）發現，賓州內各醫院修復或是更換心臟瓣膜的費用，從45,000美元到95,000美元不等。該研究以每家醫院的病人群預估死亡人數，並且考慮到重症案例予以調整。收費最低的醫院預估數字是0.91，結果死亡一人。兩家最貴的醫院預估數字為1.3與1.22，分別死亡四人與五人。醫療提供者往往將不好的成果歸咎於病危的案例，即使有考慮到這因素加以調整，這兩家最貴的醫院在賓州該項研究中仍表現最差。[47]儘管如此，病患還是被轉介到較差的醫療提供者，因為他們的轉診醫生也不知道這方面的資訊，或是不相信資訊的正確性與適當性。[48]

由於以價值為基礎的競爭很少是在正確的層級上，即使是正確的資訊並不保證有很好的選擇。紐約州的「心臟手術報告系統」（Cardiac Surgery Reporting System）自1989年起，追蹤每家醫院每位醫生進行冠狀動脈繞道手術的死亡率，並且按照風險程度予以調整，然後公布資料。[49]即使有許多期刊的文章舉出科學證據，證明該資料的正確性，但大家還是持續將不知情的病患轉介到醫療成果表現一直都很平庸的醫院。

欠缺醫療成果的資訊，而且在疾病或是治療的層級上毫無競爭，缺乏以市場與價值為基礎的紀律機制，醫療過失的訴訟就來填補這個真空。在正常的競爭市場，品質不良的生產者會

失去市場占有率，但很少會被顧客控告。目前健康照護體系維持紀律的主要機制就是訴訟，對於品質問題影響不大，卻造成費用上漲。有些案例正義得以伸張，但是在該體系中，這不應該是第一個或是唯一的市場紀律機制。

儘管收集並傳播正確的資訊很重要，但是醫療提供者一直抗拒，阻礙有真憑實據的轉介與選擇。雖然十年前就明確地認知需要更好的資訊，也廣泛討論過這問題，但是這方面的努力仍然只是起步階段而已。

醫療提供者不繼抗拒成果評估，即使結果經過適當的風險調整，以反映病人的狀況。反對收集醫療成果的資訊，有些理由太牽強，像是害怕比較與必須擔負責任。有些人擔心風險調整如有缺點，將會造成資訊誤導。還有人擔心的是，揭露醫療錯誤或是表現中下的資訊，將會引起法律訴訟。擔心引起訴訟是可以理解的，不過我們認為廣泛收集與散播成果的資料，實際上會減少訴訟，因為病人會選擇有經驗的適當醫生，也能事先了解真正的風險。此外，藉由法律訴訟解決爭議也會減少，轉診醫生與病人選擇有證據為基礎，因此病人不會覺得被誤導。

有些人自行收集正確的資訊，成績還不錯，第四章將詳細討論。除了先前提到的賓州與紐約，「克里夫蘭健康品質選擇」（Cleveland Health Quality Choice）也建立龐大的年度資料庫，對參與的醫院進行多項績效評估。[50]賓州、紐約州，以及克里夫蘭的創舉只是小規模，但是他們表現出擁有正確資訊的價值，以及發展的可行性。他們也顯示出，若能善加利用醫療成果的資訊，這種改善是有成效的。

　　例如，紐約州「心臟手術報告系統」的研究資料廣為流傳之後，心臟手術團體開始追求過程與人事的改善。公布資料四年後，紐約州各醫院施行的動脈繞道手術經風險調整後的死亡率成為全美國各州最低。從那時起，紐約州不僅死亡率是全美最低，也是各州改善率最高之一（見圖表2-6），而各州的改善也都持續進行（見圖表2-7）。在克里夫蘭，資料公布之後

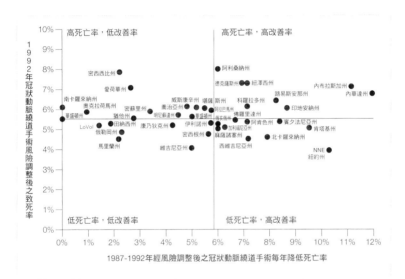

圖表2-6
冠狀動脈繞道手術死亡率與改善：紐約州與其他州之比較，1987-1992

註：NNE包括緬因州、新罕布夏州與佛蒙特州，有共同的醫療提供者簡介計畫。LoVol包括每年執行繞道手術在五百個病例以下的十個州（阿拉斯加州、德拉瓦州、愛德荷州、新墨西哥州、夏威夷州、羅德島州、蒙大拿州與南北達科塔州）。

譯註：各州名稱參閱圖表1-14。

資料來源：*Journal of the American College of Cardiology* 32(4), E. D. Peterson 等人，"The Effects of New York's Bypass Surgery Provider Profiling on Access to Care and Patient Outcomes in the Elderly," 933-999. © 1998 American College of Cardiology Foundation.

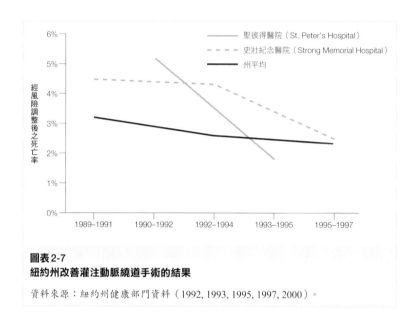

圖表 2-7
紐約州改善灌注動脈繞道手術的結果

資料來源：紐約州健康部門資料（1992, 1993, 1995, 1997, 2000）。

的頭四年，三十家參與的醫院死亡率便降低 11%。[51] 有些參與的醫院仍不相信收集到的相關資料。以克里夫蘭為例，顯示出在目前的體系中要累積並維持這樣的努力，是多麼有挑戰性。如何克服這些挑戰，是本書後半部的主要議題。

　　大家逐漸體認到資訊的重要性，這是很好的發展。最近紛紛重視品質，開始收集臨床的資訊。雇主所組成的醫療監督包括飛躍集團（Leapfrog Group）、太平洋企業健康集團（Pacific Business Group on Health）與威斯康辛健康照護品質協作組織（Wisconsin Collaborative for Healthcare Quality）。國家品質保證委員會（The National Committee for Quality Assurance）、國家品質論壇（National Quality Forum）與健康照護促進學院（Institute for Healthcare Improvement），已經完成重要的工作。

現在已經有護理服務與療養院的評鑑排名。最後，聯邦醫療保險已經開始進行一項實驗，在保險給付上引進品質評估。這些初步的努力，重點是在醫院層級上進行的流程，以及選擇對病人照護的最佳方法，像是抗生素的管理。這些當然是方向正確，也逐漸開始廣泛評估特定的疾病。不過，這些努力由於在疾病的層級上缺乏必要的資訊以支援基於價值的競爭，所以進展不大。

由於資料欠缺，出現許多公司協助病患收集醫療資料，並且針對特定疾病與療法選擇做決定。聯合資源網（United Resource Networks）的專門領域是器官移植，分為一般、嚴重，以及政府規定所有移植中心要提交報告的資料。

另一個例子是「普惠全球醫療」（Preferred Global Health），服務歐洲與西亞的會員，並且協助會員就十五個重大的疾病選擇世界級的醫療提供者與治療。[52]在美國還有其他公司，包括「最佳醫師」（Best Doctors）、「國際頂尖照護」（Pinnacle Care International）與「消費者醫療資源」（Consumer's Medical Resource）。雖然他們服務的方式與範圍各有千秋，但是都提供病人一套方法，當有人生病或受傷時協助收集相關可靠的資料，有些公司提供協助，找出有適當經驗與專業知識的醫生。不過，他們缺乏可以比較的數據化資料，主要依靠專家的評判、調查與聲望。英國的「福斯特醫生公司」（Dr Foster Limited）是為「國民保健服務」（National Health Service）提供資料的獨立大公司。[53]「福斯特醫生」將「國民保健服務」全部醫院的所有醫療資料，經過風險調整之後整理出售。因此英國在醫療執行方面比美國做得好。

　　這些組織與其他類似的組織清楚地呈現出，有意義的資訊已經存在，即使還不夠完善，但是將這些資訊整理出來，可以支援以價值為基礎的競爭。知道有這種服務的人其實不多，這也是缺乏以價值為基礎的競爭的症狀。美國再也無法等待完善的資訊出現。讓現有的資訊能夠廣泛流通，這是改善資訊最快的方法。[54]用一種協調的策略去發展與散播醫療成果的資訊，這是很重要的優先事項，以後幾章將詳細討論。

錯誤的病人態度與動機

　　健康是很重要的，獲得優良的健康照護對於健康也很重要，病人應該設法取得最好的資訊，仔細考慮他們的選擇，對自己的健康與健康照護的選擇負起責任。但這並不表示病人應該要管理自己的健康照護，或是不再需要依賴醫生與其他專科醫生。消費者主導的健康照護太過於簡化。病人如果擁有充分的資訊，並且積極參與，與醫生合作，將有助於在競爭的體系內改善結果與降低費用。在這競爭體系內，以證據為依據，並且獎勵卓越的業者。

　　最近的研究顯示，擁有充分資訊的病人往往選擇較保守、較便宜的療法，而且較少選擇動手術。[55]積極參與的病人也得到較好的結果，費用也較便宜，[56]而由於比較配合用藥的指示與自我照護，[57]獲得的照護較能符合他們的價值觀與喜好（包括臨終照護時減少治療），[58]並且只選擇與實證醫學有明顯相關的照護。[59]

　　但是在目前的體系中，大多數的病人與家屬的做法並非如

此，而是將重大的決策交給別人。許多病人與家屬不會使用現有的資料，也很怕問醫生有關經驗、成果或價錢的問題，或是覺得這樣問很不好意思。病人得到的訊息往往是，詢問醫療建議的理由是很無禮的行為或是挑戰醫生的權威。同樣地，詢問價格或是資格能力，往往也被認為是逾越界限。[60]病人如果尋求地區性或全國性醫療中心的照護，有些醫生就會不管這個病人。

　　醫療體系的結構則更加強化這些態度。如果你對當地醫療的印象是安全有效率，跟其他地方一樣，或是你要這麼認為（但是沒有資料做根據），那又何必千里迢迢另訪名醫？要做選擇，得經過種種限制與得到許可，那又何必自找麻煩去收集資料？即使病人或是轉診醫生找到較有效率的醫療提供者，要獲得許可去就醫可能涉及到麻煩的行政手續，自負額也較高。如果發生併發症，保險可能不給付。最嚴重的問題可能是轉診醫生的保險給付較低，還有可能與當地的醫生形成對立的關係，而當地的醫生在後續追蹤治療上是很重要的角色。當病人覺得無法負起有效的責任，訴訟的威脅就成為這體系唯一的紀律。

　　健康照顧計畫往往辯稱，病人的選擇受到嚴格控制是有必要的，因為病人總是無止境地要求更多的照護。不過這是將較好的健康與較多的健康照護混為一談。大多數人不想要更多的手術、更多的醫療過程、住院更久，或是經常回診處理併發症。病人要的是，從技術高超的醫療提供者那裡獲得有效的治療照護。研究顯示，訊息不靈通的病人都以為，愈多的照護就會愈健康。[61]但是相同的研究也發現，病人若有充足的資訊，

也能跟醫生討論，則他們喜歡的是更健康而不是更多治療。[62]

有些疾病，像是背痛，病人非常希望「做點什麼」，即使費用高又沒什麼效果。不過，在大多數情況下，缺乏價格敏感度是因為欠缺價格與品質的資訊來做比較，再加上現有的誘因。更糟的是，沒有相關的結果資訊，病人或轉診醫生可能會認為越貴就是越好。卻不知道之所以費用高，是因為提供沒有必要的照護，而且醫療錯誤較多。

健康照顧計畫引進「共同負擔」（copayments）、「自負額」（deductibles），最近又有「醫療儲蓄帳戶」（medical savings accounts）或「健康儲蓄帳戶」（health savings accounts），讓病人考慮門診與治療的費用。不過，因為病人的選擇有嚴格的限制，而且欠缺有意義的資料來支持，所以「共同負擔」、「自負額」與「健康儲蓄帳戶」在目前的體系中主要是鼓勵病人自我配給（self-ration）。我們在以後幾章會討論，健康儲蓄帳戶結合正確的資訊可以鼓勵更多病人參與決策，但是好處來自讓病人參與資訊與選擇，不是來自鼓勵病人跳過照護，尤其是有成本效益的照護。

健康照顧計畫錯誤的誘因

健康照顧計畫應該要能讓會員知道且得到最佳價值的照護，協助會員預防生病同時管理疾病，簡化行政程序，並且與醫療提供者有效率地合作達成這些目標。然而，健康照顧計畫目前面對的是幾種扭曲的誘因，完全與價值背道而馳。

首先，健康照顧計畫招募的是健康的人，對生病的人提高

保費，如此便有利於財務。如果某個會員費用頗高，健康照顧計畫就會鼓勵他們轉到其他計畫，或是將某些服務的保險給付程序搞得很複雜，使得會員只好自己支付。雖然健康照顧計畫按照法規不可以放棄病人，不過有些健康照顧計畫以申請給付程序繁複耗時，讓投保人知難而退。

對於不是團體一分子的病人而言，這些誘因會造成悲慘的成果。如果有家族成員罹患昂貴的疾病或受傷，健康照顧計畫有這誘因「再核保」（re-underwrite），或者大幅提高保費。即使這家人已經付了多年的保險費而且申請理賠案件不多，保費還是會大幅增加。1996年聯邦法律實施，禁止保險公司因為投保人生病而取消承保，使得「再核保」增多。投保人不幸罹患昂貴的疾病，結果要付更多錢給保險公司，這對財務的影響和取消保險一樣。「再核保」不僅不公平，也破壞保險的整個目的。1996年的法規產生意外的效果，正是零碎的調整解決方法一再失敗的典型例子。

招募健康會員的誘因也使得疾病管理計畫的引進因而遲緩。十幾年來有許多證據顯示，疾病管理確實可以節省費用，並且改善健康與生活品質。[63] 但是至少有一項研究發現，健康照顧計畫唯恐贏得慢性疾病病患的讚譽，以免吸引更多慢性疾病患者。[64] 雖然疾病管理可以清楚呈現改善會員的健康，健康照顧計畫的成功並不在於改善健康的成果。

其次，目前許多健康照顧計畫保險時間範圍是錯誤的。以年度為基礎競相簽下會員，這會造成很多問題。沒有在成果上競爭，保戶與健康照顧計畫之間以一年為期，使得付款人與雇主只思考短期利益，專注在短期費用上，而不是投資在服務與

療法，而從醫療過程來評估的話，服務與療法的價值要高得多了。例如，可以降低住院機率的藥物，不會鼓勵醫生使用，甚至不在保險給付範圍內，因為其立即的費用是確定的，而不確定的長期費用減少，可能讓別家健康照顧計畫獲利。[65]健康照顧計畫與保戶之間的短期承諾，也會使得健康照顧計畫在執行慢性疾病的管理計畫時拖拖拉拉，因為必須長期才看得到價值。一年簽一次約也阻礙健康照顧計畫精心挑選目前的醫療保戶，個人或小團體在這一年內不幸生病或是受傷，保費就會提高。

因為健康照顧計畫不必在保戶的健康成果上競爭，為了利益，他們在創新上就會減緩速度，因為創新看不到立即短期的節省費用。他們限制轉介，不許未經證實有效的醫療程序，要求醫生不要使用昂貴的診斷方法與療法。健康照顧計畫（與其他人）都認為，新藥、新科技與新技術會使得費用增加。事實上長期來看，健康照護的創新，包括照護應該如何組織與施行，是為更多人以較低的費用達成更好照護的唯一方法。

第三，目前體系中的健康照顧計畫，將帳單與退費規定搞得很複雜。健康照顧計畫可以用無法理解或不正確的發票、延後付款或某些款項有爭議，或是醫療網外的費用申請程序非常繁複等理由，以種種手法來轉嫁費用。由於投保的家庭或個人對於健康照顧計畫的帳單有法律責任要支付，因此健康照顧計畫（甚至醫療提供者）藉著保險涵蓋爭議或是付款金額爭取到時間與金錢，並且以繁複的官僚程序讓病人或家屬勞累不堪。健康維護組織想要以論人計酬的方式（每個年度付費給醫療提供者處理保戶的所有醫療需求）簡化帳單，但是這會造成醫療

提供者給予不足的健康照護，損害病人的健康照護價值。

我們將會深入討論，大多數醫院與醫師聯合執業團體的帳單已經變得很複雜，他們的會計部門甚至說不清楚帳是怎麼算的。他們會開出無數的帳單，包括每位參與醫生的費用。如果買一輛汽車的帳單就像今天健康照護的帳單，顧客將會收到很多發票，這輛車的每個零件都有一張發票。這樣做會影響整體的價值。不過，這也表示可能出現重複計算、收費錯誤、帳單交給病人而不是保險人等錯誤。不過這很難發現，因為帳單繁複而且費用標示不清，沒有經驗的病人更是無法察覺。

健康照顧計畫對於醫療帳單有豐富的經驗，比較能夠發現帳單的錯誤。健康照顧計畫也可以和醫療提供者合作，共同糾正與簡化帳單。不過，今天健康照顧計畫沒有什麼意願這樣做。事實上，他們不去揭發錯誤反而可以有好處，將帳單轉給病人或者讓醫療提供者將帳單差額交給病人，然後健康照顧計畫來協調收費。

這使得病人或家屬必須自己搞清楚帳單內容，而他們往往還要處理疾病或喪事，想想哪裡出錯或有什麼奇怪的解釋，以及跟醫療提供者的會計部門打交道。[66] 然後病人必須請健康照顧計畫去付正確的帳單。許多病人認為，醫療提供者的帳單與健康照顧計畫的會計應該是正確的，所以費用就轉嫁給病人。[67] 如果病人無法支付，醫療提供者就負擔未付的帳單。無論如何，沒有什麼誘因使得健康照顧計畫願意簡化帳單並且做得更正確。這對於以價值為基礎的競爭沒有貢獻，只是將費用轉嫁給他人，增加行政費用，並且浪費病人的時間精力。

這些官僚程序也使得醫療提供者心力交瘁。要申請醫療費

用，必須回答健康照顧計畫的質疑，並且準備各種文件以及簽名。程序複雜耗時，有時候醫療提供者完全放棄申請費用，將該服務記錄成未給付。結果便造成更多的費用轉嫁。

第四，若缺少為了成果以價值為基礎的競爭，健康照顧計畫會減少醫生花在病人的時間，限制昂貴服務的保險給付，鼓勵醫療提供者早點讓病人出院，並且限制大多數醫療網外的照護。打折與批准的制度影響真正的費用或價值，病人也無法直接去找最有效的醫療提供者。

在病患的壓力之下，這些做法有的正在改變。一九九〇年代，許多健康照顧計畫精心設計批准程序，以確保大多數病人所需要的專科醫生，都能夠在醫療網內轉介，並且監督醫療網內醫生所做的醫療決策。初級護理醫師按照規定，轉介病患給網內的專科醫生，再由網內的專科醫生轉介給網外的專科醫生。專科醫生提出的臨床照護往往還是需要公文流程批准，尤其是網外的醫療提供者。批准流程緩慢，經常使得病人無法同時接受診斷與治療，造成費用增加與不方便，有時甚至延誤治療。即使健康照顧計畫不再要求每個醫療步驟必須得到批准，沒有折扣的高自負額往往取而代之。對於網外照護如此限制也妨害競爭，而缺乏成果的資訊也對價值的效果產生不好的影響。

有些批准的程序在病人與網內醫生之間形成潛在的敵對關係。有些健康照顧計畫要求轉診醫生說明他們無法提供所需的照護，而不是接受醫生的判斷，認為網外的照護比較適當。這些規定迫使網內的專科醫生提供照護，即使他們認為病人在網外可以得到更好的服務。此外，病人尋求網外的健康照護還得

面對風險，即使是詢問轉介也可能冒犯網內的醫生，因為這等於是要求醫生自承能力不足。即使是很平常的轉介，也不需要正式的批准，病人還是不敢冒犯本地醫生去要求。

當然，病人可以自掏腰包，不需要批准就尋求網外的照護。不過，除了失去醫療保險的目的，在這種情況下病人得付很高的費用。[68]健康照顧計畫通常可以談到定價的五成，但是網外的病人沒有得到健康照顧計畫的批准，就得照定價收費。[69]所以即使健康照顧計畫宣稱涵蓋網外照護合理收費的70%，他們對於「合理」的定義也是根據所能談到的折扣。事實上，要求「投保」的病人支付帳單的65%。[70]此外，有些健康照顧計畫不涵蓋接受網外照護引起併發病的治療費用，這也增加病人的財務風險。因此在目前的制度下，投保的病人因為病情複雜或是其他問題，必須尋求網外照護，就得面對不愉快的選擇：損壞與網內醫生的關係（這些醫生資訊不多，但是認為網內的照護是在水準之上），或者除了他們的保險費之外，再付很高的醫療費用。

有些健康照顧計畫已經修改規定與程序，不過今天許多健康照顧計畫還是堅持這種做法。事先取得健康照顧計畫批准涵蓋網外醫療費用，仍然困難重重。例如，要求病人提出資料，證明網外醫療提供者的醫療品質優於網內的醫療提供者。這種比較實際上根本不可能做到，因為健康照顧計畫並不提供網內醫療提供者的品質資料。所以雖然在文件上允諾支付，但實際申請大都被否決。這些都使得在診斷、治療與特定疾病管理等領域的競爭更加僵化。此外，批准、控制，以及誰該付錢的複雜爭論，造成行政費用大增。這些費用也逐漸侵蝕價值。

最後，目前的體系已經造成價格差異化，相同的治療對不同的病患收費差距頗大，這在經濟上是不公平的。公共部門投保的病患由私人企業部門的病患來補貼。在私人企業中，加入大型健康照顧計畫的病人卻是由加入小團體的人來補貼。沒有保險的人以及網外就醫的病患，要付最高額的費用，甚至照定價收費，這使得沒有保險給付的醫療費用節節上升，定價也調漲，大型團體接著要求更高的折扣。處理多重價格的繁複行政工作，更是增加費用，卻沒有創造價值。

價格差異化所創造出來的不正常競爭，使得體系內個人所獲得的任何短期優勢得不償失，即使是目前享有最多折扣的人也是一樣。道理很簡單：偏差的誘因推動費用上漲。所有這些誘因與扭曲加強了零和競爭，也妨害了創造價值。

給醫療提供者錯誤的誘因

在地區、全國、甚至國際上競爭的醫療提供者，對於特定疾病給予最好的價值，這樣的醫療提供者應該得到獎賞。但是，給予醫療提供者的誘因就跟健康照顧計畫的誘因一樣，只是加強零和競爭。不過，諷刺的是，健康照顧計畫的誘因促使競爭太過於廣泛，忽略了醫療的成果；給醫生的誘因又促使競爭太過於狹隘，注重零碎的照護。醫生提供分割零碎的服務，而不是在整個照護過程中於價值上競爭。

「論量計酬」（fee-for-service）醫療被認為是造成一九八○年代健康照護費用問題的主要元兇。論量計酬制度鼓勵醫療提供者做更多，不管是否可以改善成果。更多的程序、更多的門

診與更多的檢查，醫生與醫院就有更多的收入。為了防止這種濫用，管理式照護（managed care）引進一套新的誘因。但是在實際操作上，也產生很多問題。

有些健康照顧計畫嘗試採取「論人計酬」（capitation），每位投保病人每年固定一筆費用，認為此舉可以減少醫生與醫院做太多的檢查，執行太多的程序，或是沒有經過批准就轉介給其他專科醫生。事實上，論人計酬將誘因偏離到相反的方向，完全沒有在成果上競爭。由於醫院與醫生得到固定的費用，醫生有這壓力必須少花點時間在病人身上，少做檢查，少做轉介，並且減少住院時間。如果新的療法在短期內看不到效果就要避免，尤其是因為醫療提供者無法在這幾年內還能留住這位病人。[71]從「這可能有效，試試看」，轉變成「如果不確定，就不要做」的偏差心態。有人可能認為，至少這跟「首要之務不可傷害」（first do no harm）相符合，不過研究發現這會產生麻煩的後果，在第一章曾提到過，現在美國人得到的照護，55%是已經有醫療實證所建議的。[72]

即使沒有強制全面實施論人計酬，付給醫生與醫院的費用也大幅削減。如果病人轉介給專科醫生或是回來接受更多照護，那麼給醫生的費用有時會更少。這跟論人計酬有類似的效果：必須看更多的病人，每個病人花較少的時間，提供較少的服務，做較少的檢查，即使降低品質也得削減成本。聯邦醫療保險或是健康照顧計畫沒有評估成果，每個住院病人給付一定金額，醫院可能設法讓病人早點出院，即使必須再住院。資料顯示，從1995年起有個趨勢，住院次數增加而住院天數減少，如果是相同的病人重新住院那就更讓人擔心（見圖表2-8）。[73]

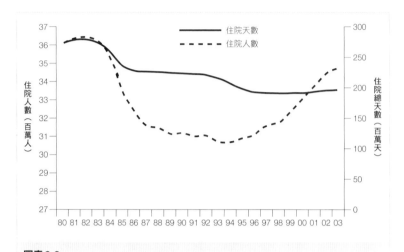

圖表2-8
住院病人的趨勢：住院總日數與住院人數，1980-2002

資料來源：The Lewin Group 分析美國醫院協會對社區醫院 1980-2003 年度的調查資料，以及美國人口普查局的資料。在 The Lewin Group 與美國醫院協會的 *TrendWatch Chartbook 2005*: "Trends Affecting Hospitals and Health Systems." 獲得許可使用。

　　許多醫生抗拒這壓力，避免讓病人得到的醫療不足。雖然醫學的專業倫理很強，但是目前的體系基本上要求醫生，若給予病人價值，就會損害醫生自己的經濟利益，尤其是資訊相當有限，難以證實病人選擇的是正確的醫療成果。這種良醫與利益之間的衝突侵蝕醫生的道德良知，也使得最佳實務被採用的速度更加緩慢。

　　諷刺的是，醫療提供者給予較少的醫療，是因為健康照顧計畫的給付規定與結構都有給予過度醫療的誘因，這使得病人價值的問題更加複雜。過度醫療的誘因有四。首先也是最明顯的，醫生與醫院是因為治療而拿錢，不是讓病人保持健康。第

二,給付受到擠壓時,治療更多、賺更多錢的誘因就會增強。第三,「受供給而推動的需求」(supply-driven demand)的現象是很重大的問題,醫療提供者傾向於填滿他們的供應能量。[74]當病人所住的地方外科醫生太多時,醫生動輒就讓病人動手術(而不是侵襲性較小的療法)。當一個地區專科醫生太多時,臨終照護就有更多的專科醫生來處理。全國各地的醫院都要病人來填滿病床,醫生自然也需要病人來填滿他們的行事曆。[75]這樣的成果也許沒人注意,不過這體系就是治療就給錢,至於醫療成果,卻無人評估。

第四,也是最微妙的,除非醫生確實知道更多的照護也無法改善病人的成果,否則他們可能覺得有責任提供照護。[76]過度醫療的壓力有部分來自資訊不足的病人,他們要求醫生想辦法,像是指定開抗生素藥物對抗病毒,或是背痛要求開刀。這些壓力再加上醫療過失訴訟的威脅,使得醫生只好過度檢查、過度治療與過度轉介,以降低他們的風險。

不幸的是,過度醫療的誘因並沒有消除醫療不足的誘因,因為他們影響的是醫療的不同層面與型態。過度醫療與醫療不足同時發生的結果,就是品質與價值都很差,我們在第一章已經討論過。蘭德(RAND)機構有一份1993年至1998年醫療品質研究的資料,其中包括十頁的書目,關於同儕檢討不適當或有疑問醫療的醫學文獻。[77]不必要的程序還是很普遍,但是品質問題現在因為醫療不足的誘因而更加複雜。結果是缺乏效率的臨床手法、費用高昂與堆積如山的文件消耗醫生的時間。不要用更加扭曲的誘因來修補扭曲的誘因,改革需要創造出以價值為基礎、在成果上進行競爭。

　　缺乏在成果上的競爭，也使得醫療提供者沒有改善的誘因。學習新知的速度緩慢，因為有穩定的網內轉介，醫療提供者除了專業倫理之外，沒有其他誘因追求更好的療法，而且沒有足夠的資料評估自己做得如何。即使是最有心的醫事人員，也在龐大的時間壓力下工作。沒有在成果上競爭，他們就不會抽出寶貴的時間探求更好的醫療技術。諷刺的是，科技雖然使得知識的流通比以前更快速便利，健康照護的社會與經濟結構卻與學習的快速散播背道而馳。醫療過失訴訟的威脅，也阻礙醫療提供者從不良的成果學習經驗。

　　醫療提供者的費用給付程序，對於改善品質、降低費用或創新也很不利。例如，山際健康照護於1995年實施一項計畫，以降低猶他州聖比特郡（Sanpete County）社區感染型肺癌的比率。該計畫制定出一套治療程序準則，重點在於住院的初期分類條件、初期抗生素的選擇、讓抗生素加速作用的工作流程，還有轉換的規則讓住院病人轉換成定期取藥的門診病人。實施這準則之後，併發病的發作率與病人死亡率都降低。[78]

　　不過，雖然該計畫降低照護的總費用，但是山際健康照護的領導人很快就了解，品質改善已經降低山際健康照護的盈餘。山際健康照護的照護費用減少了12.3%，營收卻減少了17.5%，因為併發症比率降低，聯邦醫療保險的費用給付從有正盈餘的複雜「診斷關聯群」（DRG：Diagnosis Related Group）支付（例如DRG 475），轉變成負盈餘、較簡單的「診斷關聯群」支付（例如DRG 89）。[79]山際健康照護繼續努力，但是現在要做的是與健康照顧計畫談判，分享因為創新的醫療程序而獲得的利益，以消除妨礙改善價值的因素。

醫療提供者以侵襲性較小的療法改善成果，但是也經常因此得到較少的給付。大致而言，創新得不到獎勵，因為較好的療法得到的給付反而較低（見第五章與第六章）。以骨外科為例，病人平均住院天數較少的醫院，聯邦醫療保險的給付也較少。沒有利益分享的話，醫院或醫生為什麼要投資去創新？刺激創新唯一的方法，就是讓醫療提供者在成果上競爭；能夠提供卓越的價值，就可以得到獎勵。

雇主的錯誤反應

在美國，雇主是購買與支付健康照護帳單的人，他們應該體認到有許多缺點並設法克服。不過，雇主為了減少費用，反而強化了零和競爭。[80] 他們對待健康照護就像是商品，只看到如何降低費用。他們對健康照護的注意，大多是在醫療的內容與結構，因此讓病人對照護的選擇受到限制。許多雇主只提供一個健康照顧計畫給員工，在健康照顧計畫這層級上便毫無競爭可言。雇主不了解健康照顧計畫專注在費用上，而不是在價值上，這對員工的生產力與士氣大有影響。鼓勵健康照顧計畫彼此競爭好處很多，但是唯一真正的解決方案，便是促進健康照顧計畫與醫療提供者在成果上進行以價值為基礎的競爭。

大多數雇主對於這些缺點還可忍受，他們不了解不夠水準的醫療與醫療過失率非常嚴重，也不知道醫療提供者之間的費用差距很大。

雇主不小心挑起健康照顧計畫與醫療提供者之間討價還價的戰爭，結果造成提供醫療福利的費用上漲，品質卻沒有任何

改善。現在雇主是議價戰爭的輸家，再度面臨醫療費用提高的危機。

最近，雇主愈來愈訴諸於費用轉嫁，要求員工負擔較多的醫療保險費，限制保險涵蓋範圍，或者完全停止醫療福利。不只是員工被要求吸收較高的費用，沒有保險的員工也將費用轉嫁給社會。

最近健康儲蓄帳戶（HSA）成為雇主轉嫁費用的工具。有些雇主與健康照顧計畫管理人員認為，降低費用的唯一方法，是讓消費者負擔照護費用的大部分，因此在他們的選項中引進費用規定。不過，缺乏相關的價值資訊，沒有能力選擇醫療提供者，決策也沒有醫療專家給予支援，健康儲蓄帳戶變成自我配額限制。跟健康儲蓄帳戶的意圖相反的是，唯一真正的選擇變成：要不要得到照護。真正的改變與真正的價值，需要能夠做適當的選擇，不只是轉嫁給他人付款。

再一次的合併與費用轉嫁是無法解決問題的。基於價值在成果上競爭必須取代零和競爭，第七章將會討論到，雇主必須轉變思維，要解決這問題就要以不同的方法處理健康照護，否則健康照護的費用將會侵蝕美國企業在全球市場上的競爭力。

03

改革為何出錯

　　美國健康照護體系的問題不是因為沒有人關心。善意的改革者早就承認,這個體系在人口結構與經濟上有衝突。不過,改革的努力都失敗了,因為對問題的診斷錯誤。我們在第二章討論過,根本問題是,健康照護在錯誤的層級上競爭,將焦點放在錯誤的事情上。以錯誤的診斷來治療這個體系,處理錯誤的議題或者提供零碎的方法,結果是治標不治本,解決方法沒有效果。

　　本章簡略回顧美國健康照護體系的歷史,以及許多嘗試改革的方法。儘管許多具有聰明才智又有熱情的個人與團體努力合作,重大改革還是失敗,我們將檢討其原因。

　　圖表3-1顯示過去、現在,以及我們展望未來的各種改革方法。

過去 →	現在 →	未來
目的：降低費用、議價能力與分配。	**目的：賦予選擇，減少錯誤**	**目的：增加價值**
焦點在於費用、議價能力與分配。	焦點在於健康照顧計畫的選擇。	焦點應該是競爭的本質。
體系的特色： • 在病人、醫療提供者、醫生、付款人、雇主與政府之間，費用轉來轉去 • 限制服務的使用 • 對藥物與服務談判較低的價格 • 價格與給予照護的品質無關	體系的特色： • 健康照顧計畫之間的競爭 • 健康照顧計畫的資訊 • 給予病患的經濟誘因	體系的特色： • 在特定疾病與狀況的層級上競爭 • 付款人與醫療提供者有獨特的策略 • 有誘因增加價值而不是轉嫁費用 • 醫療提供者的經驗、成果、以及價格方面的資訊 • 消費者選擇
焦點在於法律訴訟與法規。	焦點在於醫療提供者與醫院的做法。	
體系的特色： • 病患的權利 • 對體系參與者有詳細的規定 • 對於法律制度增加依賴度	體系的特色： • 網路訂購 • 六標準差 • 適當的加護病房員工 • 複雜的轉介有數量上的門檻限制 • 強制性的準則 • 使用照護的標準時要「論質計酬」	

圖表 3-1
改革模式的演進

團體健康保險的興起

1929年，美國第一個團體健康照顧計畫在德州達拉斯出現。貝勒大學醫院（Baylor University Hospital）設法要讓營收順暢，因此提供學校1,500名教師預付款的計畫，每位保險人最多可以得到21天的醫院照護。以當時醫藥知識的狀況而言，任何醫療狀況的住院費用大致差不多，住院21天的額度算是很長。由於計畫降低現金流量的不確定性，這方法被其他醫院與醫院團體採用，成為「藍十字」（Blue Cross）的模範。1932年，藍十字在加州沙加緬度市（Sacramento）推出第一個健康照顧計畫。[1]藍十字計畫包括好幾家醫院，按照「成本加成」（cost-plus）付費（服務成本加上一定比率的資金成本）。由於早期計畫只支付醫院照護，投保的病人無論何時都可以在醫院接受治療。

二次大戰期間，工資與價格的管制，阻止企業以較高的薪資吸引勞工。因此企業改以其他福利來爭取，由雇主支付的醫院計畫與健康保險蔚為流行。為了鼓勵這些團體健康照顧計畫，1943年國稅局決議，由雇主提供的醫療福利，員工可以免徵所得稅，雇主也可以減稅，但是這項稅制沒有擴及到員工個人購買的醫療保險。[2]1950年，有醫療保險的美國人超過三分之一是由雇主提供的健康照顧計畫。一九五〇年代中期之後，大多數美國人都認為醫療保險應該由雇主提供。

為了提供健康照護一個安全網，1946年通過「希爾－伯頓法案」（Hill-Burton Act），規定接受聯邦補助的任何醫院必須提供免費的健康照護給無力負擔保費的無保險民眾。[3]

1965年，推出聯邦醫療保險（Medicare）與醫療補助計畫（Medicaid），為老年人與貧民提供公家的醫療保障。[4]

以往保險公司根據「合情、合理、又合乎慣例的收費」付給醫生。這在保險的初期是很合理的，因為當時大多數病人沒有保險，他們付費是為了自己的健康照護。那時候，醫生在設定合理的收費時，會面對價格的壓力。不過，隨著醫療保險日益普遍，保險公司還保留「合情、合理、又合乎慣例」的結構，即使保險已經排除醫生服務大多數的價格競爭。

有投保的病人不再被低價所吸引，事實上，由於缺乏其他資訊，他們開始以為低價就代表低品質。只要很多的醫生都這樣收費，任何費用都可能變成「合情、合理、又合乎慣例」，因此醫生有誘因經常提高收費，如此一來未來的費用給付可以根據較高的收費來計算。於是健康照護的費用便節節上漲。

以前醫生費用結構的演進有利於技術性的程序（像是外科手術與內視鏡檢查），甚於思考性的服務（像是門診與身體檢查）。新的技術出現，醫療提供者就為新方法訂定高價格，因為風險較高，而且是由少數技術性較高的醫師來執行。在競爭的市場，技術的擴散與服務的供給增加，長期下來將會使得價格下跌。不過，健康照護市場的費用不會下降，因為病人對於價格不夠敏銳。即使價格正在下跌，保險給付還是根據慣例收費，而且治療成果沒有經過評估或比較。

限制給醫生與醫院的費用

一九八〇年代的重大改革想要抑制醫生費用的增加，並且

限制醫院收費。不過，不是削減整個體系的費用，而是採取零碎的方式，因此這些改革對於體系內的人造成偏差的誘因。[5]例如，1984年醫療保險實施費用凍結，維持了兩年。不過，醫師聯合執業團體可以提升他們的整體費率，方法是團體中新來的醫生設定較高的收費。民間保險公司強制規定固定的價格結構，有些醫生的因應之道就是向病人收取表價與固定價的差額。這個方法叫做「平衡帳單」（balance billing），不只是醫療費用繼續上漲，健康照顧計畫對於價格的敏感度也在下降。病人對於價格仍舊不敏銳，因為他們知道保險會支付照護費用，很少事先知道收費多少。一九九〇年代，大多數州禁止實施「平衡帳單」。不過，這項禁令通常只限於談判費用的醫療網，而不適用於所有保險的病人。直到今天還是有人實施平衡帳單，法律訴訟也爭論其合法性。

固定的醫生費用成為常規之後，醫生就有誘因執行更多的程序，在病人身上少花點時間，並且轉介病人到他們有投資利益的醫療院所或是檢查實驗室，藉此增加收入。為了反制這種情況，1989年通過「史塔克法」（Stark Law），禁止「自我轉介」到醫生有股份的醫療院所，無論是否比較有效率或是成果較好。[6]

服務模式採取固定費用，未受到影響的就是醫生有誘因去治療，而不是盡量減少治療、預防疾病，或者更廣泛地改善健康照護價值等方面的需求。

想要管制醫院的費用，卻創造出更多偏差的誘因。健康照顧計畫傳統上是以成本加成的方式付費給醫院。「聯邦醫療保險住院病人前瞻性付費制度」（The Medicare Inpatient

Prospective Payment System）使用1983年實施的「診斷關聯群」（DRG）給付方式。根據住院病人的診斷，給予醫院固定的費用。所有的醫院「診斷關聯群」的基礎都是一樣的，但是有許多調整，使得「診斷關聯群」變為成本加成。其他保險公司大多跟從醫療保險的給付辦法。

「診斷關聯群」的給付方式算是走上正確的方向，將住院病人的疾病所需費用與醫療的複雜狀況結合在一起，將各種分散的收費整合成完整照護一次收費，這跟價值比較有關聯性。不過，診斷關聯群無法完整掌握病人狀況嚴重性的重大差異，今天這個缺點仍然存在。例如，診斷關聯群對於嚴重中風的給付不會比輕微中風高出多少，而輕微中風需要的治療照護要少得多。[7]這個缺點製造出重大的交叉補貼（cross subsidies）。此外，給付金額是固定的，而且不是看成果，因此醫生會盡量減少住院天數並且限制治療費用，甚至犧牲品質。接下來十年，住院平均天數減少了一半。診斷關聯群對於住院病人的給付不管後來病人發生什麼狀況，包括因為品質不好必須再度住院治療。

此外，由於門診病人的治療仍然是以程序或服務來給付，因此在急診室（視為門診病人）的病人獲准住院之前，只要可能的話就給予昂貴的程序與藥物。實施診斷關聯群之後十年，醫院住院許可率降低20%。2000年，門診病人在醫院的照護給付，終於從以費用為基礎的制度，改變成預期給付制度。

住院與住院天數的減少，有些可能改善健康照護的價值，並且創造出必要的反制力量，以遏阻成本加成制度在醫院造成的過度醫療。儘管如此，診斷關聯群制度還是帶來偏差的誘

因。由於沒有對成果進行評估，診斷關聯群的固定費用創造
出治療不足的誘因，而且過早就讓病人出院，因此降低醫療品
質，最後因為矯正治療而提高費用。住院時間應該減少多少，
門診病人應該給予多少照護，要回答這些問題，最好是看成
果，而不只是注意費用與給付的結構。

　　直到1992年，門診病人的醫生服務給付仍是成本加成的
方式，一般而言，對門診病人過度治療的誘因還是存在。1992
年，醫療保險進一步限制醫生費用，實施「醫療資源耗用相對
值表」（Resource Based Relative Value Scale, RBRVS）。這個設
計是將給付與費用更加緊密結合在一起，而不是根據慣例價
格。不過，儘管有這些改變，給付金額還是偏向於對技術性照
護給予較高的給付，醫生賺錢還是因為執行服務而非提供醫療
成果。事實上，每項技術性照護給予較低的費用，反而使得醫
生為了維持收入而做更多的技術性照護。

　　整個過程中都沒有導入基於成果的競爭，來決定價格或是
由哪個醫療提供者服務病人。反而是由上而下武斷地決定價
格，對所有的醫療提供者都設定一樣的價格。可想而知，由政
府來規定價格與疾病的分類，並無法真正反映成本或是病人
的狀況。因此又引進交叉補貼，於是醫療提供者的誘因與價值
越走越遠。分別定價不是一個醫療過程一個價格，而是為每個
型態的醫生、醫院、住院病人服務，以及門診病人服務分別定
價，跟成果沒有什麼關係。這些都與病人價值相矛盾。

管理式照護

治療不足或過度治療的問題，使得病人需要有人妥善管理他們的健康照護，這個人最好是一位醫生。「管理式照護」（managed care）最初的概念簡單優雅，由一位醫生密切給予病人基本照護，確保給予的照護不會太多也不會太少，找到適當的專科醫生，並且反映每位病人的需求與價值。不過，管理式照護執行時會出現不同的特色。

一九八〇年代後期與一九九〇年代初期，美國的醫療費用比起世界其他地區高，已經是眾所皆知的事情。大多數人認為，費用高反映出照護的品質整齊甚至優秀。我們在第二章指出，因醫療提供者之間的品質差異不大、如一般商品，生產者提供的產品或服務差異性不大。很少有資料顯示，醫療提供者的醫療成果或是醫療錯誤率有顯著的差別。

因此，管理式照護能夠獲得青睞主要是可以降低費用。改革者認為，健康照顧計畫透過初級護理醫師管理病人的照護問題，跟醫療提供者討價還價，健康照顧計畫之間的競爭可以促使費用降低。[8]健康照顧計畫積極與醫療提供者協商，監督醫生控制浪費，並且限制提供沒有必要的照護。最初的構想是由一位基本照護的醫生為病人做管理式照護，目的在於給予適當的照護，演變成由健康照顧計畫管理人員來管理醫生，目的在於降低費用、限制服務與提高利潤。這個想法開始變成對於醫療提供者以及對程序鉅細靡遺的管理，持續到2006年，只是以新改版的面貌出現。

一九九〇年代初期，管理式照護有一陣子被認為是成功

的。健康照顧計畫積極累積談判力量，以爭取折扣的方式將費用轉嫁給醫療提供者。許多健康照顧計畫變成論人計酬方式，每位投保人固定期間固定費用，涵蓋所有的服務。在此付款制度下，醫療提供者可以保留沒有花的錢，於是便有強烈的誘因降低費用。許多觀察者稱讚論人計酬的方式，認為比診斷關聯群制度更能降低醫院住院人數與天數。

一九九〇年代初期，健康照顧計畫以其談判力量，只跟願意降低費率的醫療提供者簽約，因此得以避免保費上漲。[9]不過，醫療提供者很快就有因應之道，藉由合併與擴大服務範圍來增強議價能力。費用轉嫁的方向逆轉回去，健康照顧計畫費用與保險費開始快速上漲。管理式照護快速惡化，變成費用轉嫁的零和競爭，品質低落，病人成為最後的輸家。

病人與醫生開始覺得受到擠壓，官僚氣息愈來愈重、工作急迫、較少個人化的照護，以及原先醫生所做的決策現在受到行政上的管制。健康照顧計畫為了減輕這種不滿，提供保戶可以選擇基本照護的醫生，同時限制第二級與第三級照護的轉介。不過，健康照顧計畫並非根據成果來支持轉介的競爭，而是透過批准程序、行政限制與協調價格，來管理保戶的照護，以及決定由誰來執行照護。健康照顧計畫也開始提供財務誘因給醫生，減少付出時間給病人，做較少的檢查、較少的轉介，或是轉給比較便宜的醫生。結果就是增加配給與限制服務。

在這個制度下，醫生與醫院的焦點不再是改善價值，而是累積反制的談判力量以恢復與提高價格。可想而知的是，醫療提供者與健康照顧計畫之間的鬥爭，對於品質或效率並無實質上的改善，反而是大幅提高行政費用。由於體系的固定成本持

續增加，健康照護的可近性降低，保險費上漲，更多的美國人沒有醫療保險。

醫療的軍備競賽

除了透過管理式照護控制費用之外，其他的改革者將焦點放在投資成本與過度建設醫療設施。過度投資的問題成為眾所皆知的「醫療軍備競賽」。[10]醫院購買最新的高科技設備，建設最新的醫療院所，競相提高市場地位與聲譽。[11]

在成本加成給付制度下，軍備競賽是可以預期的現象。直到1992年，醫療保險規定，醫院投資在新科技與設施上愈多，得到的資本支出給付就愈多。這個制度造成有些社區擁有多台的電腦斷層掃描或是救護直升機，即使實際上並沒有那麼多的需求量。

政府主管單位逐漸了解造成過度投資設施的強烈誘因，許多州開始嚴格管理。他們成立審核單位，根據社區的需求批准投資。如果醫療提供者想要投資新的設施或是設備，必須經過審核單位給予「需求證明」。這是全新層級的嚴格管理，主管單位對於醫療提供者的投資決策持保留態度。

1992年，醫療保險更改資本給付的規定，限制重大資本給付攤銷的比率（或是以給付的水準攤付）。更改的目的是要減緩投資，不過效果大打折扣，因為根據地理位置、所有案例的複雜度、受訓的住院醫生人數，以及沒有投保病人的比率，會將攤銷比率做調整。這些調整最後使得該制度的效果與成本加成給付差不多。

　　諷刺的是，管理式照護網的出現卻意外造成新的軍備競賽。當醫療保險為了避免過度投資設施廢除成本加成給付，醫療提供者開始合併成服務項目寬廣的大型團體，以反制醫療保險的談判力量。裝設更多過剩的服務、設備與設施，讓該團體看起來很好。綜觀此來龍去脈，許多觀察家因此做出結論，認為醫療技術的進步，是造成健康照護費用上漲的主要因素。[12]

　　最近，各州努力防止醫療設施過度投資，包括限制專科醫院的設立。有些州有需求證明的規定，以避免過度投資設施、限制社區醫院專挑可以獲利的服務，以及減少各醫療院所病人數量分散等為理由，已經有效封殺專科醫院的設立。[13]我們將談到，在一條服務線內，醫療提供者分散是個嚴重的問題，但是限制競爭並非解決之道。以獨斷的政策阻止專門醫院的設立，會造成一個意想不到的結果，也就是保護當地現有的醫院，使得他們免於競爭，因此無法帶動對於特定疾病診斷與治療的改善。由於目前缺乏醫療成果的資訊，社區的評估單位為了保障當地醫療提供者的病人數量，對於不合格的院所可能會手下留情。

　　想要限制軍備競賽的方法都失敗了。醫療的主要誘因是獲得給付（而不是給予價值），所以想要控制醫療提供者的投資都沒有效果。愈來愈多醫療提供者投資昂貴的設備，每個人都在這生意中賺上一筆。醫療費用節節上升，品質卻日益低落。控制投資唯一真正的方法，就是創造以價值為基礎在成果上競爭。只有對成果與價格進行評估，並且引導病人找到能夠提供高價值的醫療提供者，才能投資在正確的層面上並創造出價值。

柯林頓計畫

　　管理式照護滲透整個體系。大家也開始注意到，儘管全國健康照護的花費這麼高，65歲以下的美國人，超過15%沒有醫療保險。[14]改革者也認為，健康照護品質不一，而主要的目標是要降低費用。1993年，柯林頓總統推出1342頁的法案，企圖改革健康照護。該法案提議成立「全國健康局」（National Health Board）以監督保險費的價格，明確訂定涵蓋的受益範圍，規定限制各州與全國的總花費。該法案也要求每個美國人都有醫療保險，以州為基礎成立醫療保險合作社制度，以監督健康照顧計畫的普及程度，並且實施全國性的保險法規。遏阻公共與民間的保險費節節高漲，每年要制止保費調漲，直到與整體消費者物價指數上漲率一樣。

　　在柯林頓計畫下，所有的人組成「醫療保險購買合作組織」（health insurance purchasing cooperative, HIPC）。醫療保險購買合作組織只與健康照顧計畫和醫療提供者組成的所謂「負責任的醫療夥伴」（Accountable Health Partnership, AHP）協調，後者可提供完整的健康照護服務，表現出品質成果，並且控制費用。

　　健康照顧計畫與醫療提供者都認為，柯林頓計畫所提出的改變都是迫在眉睫。許多州早已經開始成立購買合作組織。雇主逐漸提供獨家合約商，以管理員工的健康照護，只有完整服務的整合醫療提供者才能參與投標。這也刺激醫療提供者與健康照顧計畫結合，形成規模更大的「健康照顧計畫與醫療提供者整合網路」，在它們的地區擴大服務與涵蓋的地域範圍。[15]

柯林頓的健康照顧計畫無法通過立法，並且飽受批評。不過，這也顯示出，對於醫療提供者由上而下的管制，以及由體系來提供整體的健康照護，有逐漸加溫的趨勢。柯林頓計畫包含一些很有吸引力的內容，我們在第八章會提出證據。不過，該計畫在如何建構競爭上做了一些不幸的賭注，由政府強力管控公共與民間的保險，讓大多數美國人覺得不自在，因此註定失敗的命運。

不過，我們比較注意的是，柯林頓計畫在提供健康照護的實際結構上缺乏焦點。我們在導論中提及，廣義來說，健康照護政策要處理三方面的問題：保險（誰得到保障與誰付錢）、涵蓋範圍（醫療保險與社會應該負責為什麼樣的服務付錢），以及照護的提供（應該用什麼樣的規定、架構與競爭型態，來統籌實際健康照護服務的施行）。

柯林頓計畫的焦點在於保險。在處理照護施行方面，柯林頓計畫基本上誤解病人價值的驅動力量。柯林頓計畫處理的是費用，而不是價值。將賭注放在健康照顧計畫與醫療提供者的合併與垂直整合，將只會惡化零和競爭，而不是讓許多醫療提供者在特定的醫療狀況下根據成果進行公開競爭。這計畫無法造成以病人為中心改善價值的競爭，而是設法由政府管制來壓低費用，希望讓所有公民得到保障。沒有強力的競爭機制來提高價值，壓低費用卻又要普及更多人，這就意味著醫療更加採行配給。提出柯林頓計畫構想的人跟許多改革者一樣，似乎將醫療的配給視為不可避免。他們沒有想到如何讓醫療體系更有生產力的問題，將賭注押在由上而下的管制與政府監督，而不是訴諸競爭的力量。

　　柯林頓計畫的許多基本哲學，其他國家仍然接受。有龐大的國家管制體系，醫療提供者往往是國家經營管理。不過，日益上漲的醫療費用對所有國家都是一大警訊。雖然這些國家的醫療費不像美國那麼高，政府管制的體系對於費用上漲也是顯得束手無策。此外，有更多的證據顯示，政府經營的體系在許多方面品質不如美國的體系。除了眾所皆知的問題，如特殊照護要長期等待與其他形式的配給，像是加拿大、丹麥、荷蘭、瑞典與紐西蘭等國，都承認他們的健康照護體系經常出現醫療錯誤。[16] 據估計，醫療過失事件的比率，澳洲是10.6%至16.6%之間，英國10%至11.7%之間，丹麥9%，而美國是3.2%至5.4%之間。[17] 經濟合作暨發展組織（OECD）國家的可避免醫療錯誤致死率，據估計每100萬人為400人至700人之間，[18] 名列死因第三名。相較之下，根據醫學研究院的估計，美國每100萬人為160人至360人之間；照「醫療評鑑」（HealthGrades）的估計，則是每100萬人為675人。[19] 日本與新加坡正在推行降低錯誤率的計畫，所有先進國家都在認真檢討健康照護體系的問題。（我們在第八章將討論，除了美國之外，其他國家健康照護體系的結構與績效。）

　　反諷的是，儘管國外有許多證據顯示，政府控制體系有費用與嚴重的品質問題，政府控制與單一保險人制度的概念還是在美國重獲認可。對於美國的體系費用失控，民眾愈來愈失望，而且顯然沒有好的解決方案，改革者只好放棄，接受必須配給的方法。卻沒有人看到，正確方式的競爭可以大幅改善價值。

病人的權利

　　為了回應病人與醫療提供者對於管理式照護的抗拒，下一波的改革想要研擬新的規定，限制不受歡迎的「健康維護組織」（HMO）執業，並且給予病人更多的法律權利，對於保留或限制醫療導致傷害或死亡的決定，可以控告健康照顧計畫。支持這項提議的人希望給予病人較多的權利，來抵制健康照顧計畫的行政控制、由醫生來做醫療決策、看專科醫生、兒童的基本照護由小兒科醫生來提供服務、可以使用距離最近的急診室，如果被拒絕就醫有公平與獨立的申訴管道，以及造成傷害的話，健康照顧計畫會負起責任。改革者不了解的是，各州已經有好幾千頁針對健康維護組織的「病人保護」法規，都不見得有什麼功效。

　　眾議院與參議院通過不同版本的病人權利法案，就在國會因為不同版本的差異而陷入泥沼之際，許多州也通過各自的病人保護法。不過，2004年夏天，最高法院判定，只有國會可以通過法案、賦予病患權利，可對健康照顧計畫提起訴訟，各州無此權力。到了2006年，國會還沒通過上述的病人權利法案，但是辯論過程對於健康維護組織的認知產生影響，也揭露出美國人對健康照護體系的不滿。在制定法律的威脅下，有些以成本為導向來配給的最壞案例也因此而消除。

　　那些用意良好的病人權利提案通過之後，卻又出現一些想不到的成果。例如，1996年的「健康保險可攜性與責任法案」（Health Insurance Portability and Accountability Act, HIPAA），將病人健康資料的隱私權也納入保護範圍。保護個人健康資料

的概念似乎理所當然也有必要，不過實際上實施醫療時要讓每位病人簽字同意使用資訊，造成健康照護提供者的負擔，增加行政費用也耽誤時間。從病人的觀點來看，得到醫療之前必須簽署「健康保險可攜性與責任法案」的文件，所以也很少仔細閱讀或了解，因此新的法案並沒有達成預期的功效。[20]

病人的權利很重要，但是從過去的經驗清楚得知，太多的病人權利法案無法修補美國的健康照護體系。以更多的法律來修補漏洞百出的體系，並無法改變偏差的競爭。每出現一層新的法規就會增加更多的費用，但卻無助於醫療價值。這無可避免會產生新的漏洞、疏失與扭曲的行為，然後必須以更多的法規來處理。

同樣地，要求體系內的人違反他們的利益做事也是不可能的。讓健康照顧計畫與病人的關係形成對立，只會更加惡化問題。更多的訴訟只會造成法律費用上漲、更多防衛性的醫療浪費，且病人的負擔也更重。更多的法規與官僚程序只會讓創新僵化，使得更多有才華的人離開醫界。除非這個體系的競爭本質改變，而且符合價值，否則問題會繼續惡化。病人需要的是更好的醫療，不是被拒絕就醫，或是醫療糾紛時有更多的法律追訴權。

消費者主導的健康照護

在激烈討論病人權利之前，已有一波改革提議出現。因為擔心費用太高、健康照護受到限制，以及病人對於健康照顧計畫與醫療照護體系的體驗感覺都很差，所以這些方案是以消費

者選擇為中心思想。過去十年來，贊成所謂消費者導向健康照護的人，已經提出消費者選擇與資訊的重要議題。消費者導向將病人重新命名為「消費者」，強調消費者有能力自己做醫療的決定。[21] 消費者導向醫療運動的人想要回復過去病人直接支付醫療費用的時期，他們也強調，對消費者負起越多責任，將會加強對價格的敏感度。健康儲蓄帳戶與其他機制推出之後，消費者就有籌碼支付自己的醫療費用，這是消費者醫療運動最突出的特色。許多觀察家認為，消費者導向醫療就是將「市場」引進健康照護體系。

消費者導向的觀點有點失之簡略。雖然消費者可以扮演支持者的角色，但是光靠消費者並無法真正帶動體系變革。必須改變競爭，而且體系內每個重要人物都要改變角色、誘因與時間範圍。即使消費者行為的改變很緩慢，在醫療提供者與健康照顧計畫之間推出以價值為基礎的競爭，對於病人價值也是革命性的創舉。在醫療提供者與健康照顧計畫的層級上改變競爭，比起增加消費者在體系的付款責任，更能轉移病人的選擇。

消費者選擇方案將重點放在選擇健康照顧計畫，這是主要的改變之處，而不是更重要的醫療提供者與治療的選擇。[22] 太過於強調消費者的角色，好像消費者可以取代醫生，完全為自己做醫療的決定。

消費者選擇方案也強調，雇主可以為員工取得資訊與作抉擇，不過仍然是透過健康照顧計畫的機制。然而，封閉性網路可以阻止有意義地選擇醫療提供者，沒有正視這結構性的問題，消費者選擇將無法影響能夠創造出醫療價值的決策。

　　對於消費者選擇改革方案有所批評的人指出，消費者需要的是建議與支持決定，贊成消費導向醫療的人也承認這點。有相關而正確的資訊，消費者才能夠選擇。不過，很少人認為，醫療提供者應該在疾病層級上，就整個照護過程的成果與效率上進行競爭。缺乏在疾病層級上進行成果的競爭，消費者的選擇就沒有意義。除非醫療提供者也必須在照護整個過程中進行競爭，否則消費者必須在整個醫療照護過程中自己去進行協調，這是多麼艱鉅的挑戰。

　　在醫療照護中，贊成消費者導向的人認為，問題出在健康照顧計畫不是為價值而付款。消費者導向運動已經造成一些正面利益，像是注意到需要更多的資訊，但是只要不正常的競爭持續下去，就無法達成其潛在效果。

　　我們在第二章討論過，不正常競爭有部分原因是因為不知道價值是在疾病的健康照護過程中，從預防、監控，直到診斷、準備、介入治療、恢復與長期管理，所創造出來的。以價值為基礎在成果上的競爭，必須在整個照護過程中整合醫療，而不是將焦點放在治療程序或零碎的照護。[23]

　　將市場機制導入健康照護，不只是將權力授與消費者，還必須改變整個體系的競爭本質。柯林頓計畫被認為加入市場因素，該計畫失敗再加上消費者導向健康照護的有限影響力，使得美國許多關心醫療問題的人認為，在醫療領域內競爭就是無法發揮作用。例如，認為消費者導向的健康照護無法實現的聲浪，總是不斷出現。[24]但是醫療提供者競爭的重要角色，以及健康照顧計畫的新角色，還沒有得到認可。消費者選擇是健康照護改革成功的關鍵因素，這點我們將會討論，但是必須結合

競爭的重大改變才行，第四章到第八章將有詳細討論。

品質與論質計酬

　　1999年，醫學研究院出版《犯錯乃人之常情：建立更安全的醫療體系》（*To Err Is Human: Building a Safer Health Care System*）這份報告之後，改革者的注意力轉移到品質，並且提出獎勵品質的方案，稱為「論質計酬」（pay for performance）。[25]大家一向認為，美國的醫療品質都很卓越。然而品質問題日益嚴重與醫療過失愈來愈多，終於開始挑戰這個想法。我們在第一章就討論過，像達特茅斯醫學院與蘭德公司等傑出機構的研究人員發表過一些資料，不僅揭露醫療過失普遍，而且大多數美國人接受的醫療比建議的適當治療還少。許多人得到不必要或毫無效率的照護。醫療施行程序與成果，美國各地區也有很大的差異。[26]心態現在已經變得比較有發展性，減少費用也不再是改革的主要焦點。安全、減少錯誤，以及（起碼的）照護品質，終於成為醫療改革的主流。

　　安全與品質的問題確實很重要。可避免的醫療錯誤成為名列前茅的重大死因，實在是無法接受。任何人想要改善品質，品質與成果的資訊是很重要的，這點我們已經討論過。此外，品質低落一定會造成效率差費用高，延長照護的需求，並且需要補救治療或動手術，這就比較不為人所知。朱蘭研究院（Juran Institute）與其他研究者估計，不良程序的品質占去美國健康照護費用的30%。[27]

　　公營與民營機構現在都努力處理品質問題。有些解決方案

似乎比較直接，像是減少住院醫師與實習醫師的工作時數。因為有明顯的證據顯示，睡眠不足的醫生犯錯較多。[28]其他改善品質的方案比較複雜，包括有些非營利組織，像是「國家品質論壇」（National Quality Forum，發展出有共識的醫療標準與成果的評估方法，讓品質問題可以寫成報告並且接受評量）、「美國醫療促進協會」（Institute for Healthcare Improvement，協助醫療提供者推動改善品質的方案），以及「國家品質確保委員會」（National Committee for Quality Assurance，比較健康照顧計畫並將報告資料公開）。[29]

最後雇主也知道品質的重要，尤其是安全這一方面。雇主的品質方案，像是「太平洋企業醫療集團」（Pacific Business Group on Health）與「飛躍集團」（Leapfrog Group）勢力逐漸擴大。飛躍集團是雇主聯合團體，共有160家公民營企業組成，由「商業圓桌會議」（Business Roundtable）支持，可能是最有名的例子。飛躍集團想要改善安全，主要的目標是要求醫院能達成一些條件：首先，將治療順序輸入電腦化系統，加護病房維持適當的醫事人員，以及在某些治療領域達成數量的門檻。[30]飛躍長遠的目標是要推廣其方法。

飛躍的會員使用他們的影響力，迫使並鼓勵醫院改善安全與品質。飛躍也支持並鼓勵健康照顧計畫，對於改善醫療品質、安全與減輕病患財務負擔的醫療提供者給予金錢獎勵。飛躍在美國發展出77項計畫，有些是給予較好的績效獎勵，包括以符合飛躍評估標準為基礎的17項計畫。這種論質計酬的方案現在廣為接受，以減少錯誤。[31]

　　不過，目前這些努力只是開始，還是有些風險。目前大多數的品質方案實際上不是為了品質（成果），而是程序。大多數「論質計酬」實際上是「依達成程序獎勵」（pay for compliance）。計畫有重要的目標，是要讓醫療提供者按照可接受的醫療施行標準，不過還是有限。醫療提供者應該要遵守特定的程序，但是不一定因為較好的成果而得到獎賞。[32]

　　這個方法有嚴重的限制。首先，誘因可能不夠多，不足以改變行為。如果品質代表的是應該給予較少的治療，那麼誘因也確實不夠多，無法補償較低的給付。令人感到惶恐的是，最近的研究發現，參加論質計酬計畫的醫院，在遵守程序上都還不如沒有參加的醫院，更別提有更好的成果。[33]

　　第二，健康照護有許多變數，也需要很多判斷，即使都能按照程序，醫療提供者還是有可能出現各種不同的成果。例如，囊狀纖維化的治療就是如此。[34]因此，「依達成程序獎勵」不保證有很好的品質。

　　第三，更麻煩的是，如果遵守程序就可以多請款，而不是看成果，那就會造成錯誤的誘因。如果給予一家機構的獎勵，只是因為醫院按照程序，那麼錯誤的誘因就更嚴重。例如，許多論質計酬的誘因，包括醫療保險引進的實驗性計畫，在健康照護幾個個別的領域中遵守明確的程序（第八章將會描述）。其他論質計酬的方案也是只有處理幾個少數醫院的程序，因為這些程序有達成共識，資料也能公開取得。不過，這不是最重要的程序，只是作為起點的「最小公倍數」。不過獎勵是給整個醫院，無論該醫院其他程序是否遵照良好醫療方法，更別說

離達成卓越成就還遠的很。醫院大多數的活動，還是有很多平庸、錯誤與落伍的做法。所以醫療提供者的注意力與資源很自然會針對少數被評估的程序，而不是能大幅改善價值的基本變革。

有太多的程序標準要遵守，對於最佳的醫療提供者也會造成妨礙創新的風險。如果所有的醫療提供者都遵照目前可接受的療法，可能就沒有人會想要創新尋找更好的方法。獎勵遵守而不是獎勵成果的制度，就是有這種風險。

不過還有第四個，甚至是更大的問題。將焦點放在遵守程序，而不是成果，本身就有很多問題。因為程序有許多面向要處理，而且病人更是形形色色。只注重幾個看得見的程序步驟，制定醫療提供者可以處理的檢查表，這就將問題過度單純化。中風病患使用的合成組織胞漿素原活化劑（tissue plasminogen activator, tPA），就是很好的例子。合成組織胞漿素原活化劑對某些病人很有效，但是對於大血管的凝塊通常沒有效果。有些病人的阻塞物會自然排除，就沒有必要使用。有些病人使用後可能會造成腦出血，那就很危險。用一套準則來管理合成組織胞漿素原活化劑，對許多病患而言，絕對不可能達到最好成果或是最好的價值。[35] 評估成果與費用，再以各種病人的可能性來調整，確保醫療提供者給予最有價值的照護，這是唯一的辦法。

第五，一致的程序準則不僅會導致某些病人得到不適當的照護，長期下來對於適當程序的了解也會改變。更新程序的評估，以及反映最新的知識，是很有挑戰性的事情。例如，目前的醫療研究已經確認，有些病人可能不適用血管收縮素轉化酶

抑制劑（angiotensin converting enzyme inhibitor, ACE inhibitor）
的程序準則。不過，有些醫院的醫生還是寧願遵照準則。技術
上而言，準則總是會有例外，但是醫生很難證明不遵照準則才
是正確的，醫生也不願意降低自己遵守準則的評分。結果，為
了獲得較高的「品質」等級，有些病人反而接受落伍的療法。

第六，遵守程序也忽略了一件重要的事情，那就是醫療提
供者如何與病人共同改善他們的選擇，以及避免沒有必要的照
護。提供價值就給予獎勵，而不是因為遵守程序。這樣醫生才
會協助病患取得更多資訊，並且選擇最適當的醫療，即使是較
少的醫療照護才是最適當，如此則醫病雙方皆有利。[36]

最後，論質計酬這個名詞，還是會給人增加費用的印象。
在健康照護，較好的醫療往往是較低的費用。健康本來就比生
病便宜。較好的健康照護，因為較少侵入性治療，較專業的照
護，慢性疾病有較好的照顧，以及改善風險預防，因此可以降
低費用。所以說，付較高的費用不一定就能得到較好的成果。
卓越的醫療提供者因為效率較高，往往獲利也較高。由於利潤
較高，吸引更多的病人，比起提高價格幾個百分點，更能創造
利潤。卓越的醫療提供者透過學習與改善效率，能夠擴大他們
享有的優勢（見第五章）。追求品質不應該預設立場，認為較
好的照護一定費用較高。目前的體系中有許多沒有效率、醫療
過失，以及沒必要的花費，只要有所改善，提高品質不會因此
增加費用。「按成果給予獎賞」是比較適當的心態。

整體而言，很難以嚴密管理的方法，要求醫院與醫生按照
規定程序，這只會造成困境。健康照顧計畫與雇主詳細規定程
序，到頭來只不過是新版本的管理式照護，而且還是問題最多

的。詳細規定程序與流程準則，很容易就會變成以管理方式來決定醫療。管理者詳細規定應該給予病患什麼樣的照護，而不是由提供醫療的人員來決定。美國人已經發現，這個方式沒有效率，令人無法接受。

解決健康照護價值問題唯一有效的辦法，就是按照成果給予獎賞，而不是對於程序步驟等手段給予獎勵。只有在疾病層級，以及整個照護過程才能評估出正確的成果。決定健康照護的價值是為了病人，不是為了醫院或其他醫療提供者。程序準則是很重要的，可以指導醫生，以及散播關於最佳療法的知識。但是要給予優秀的人獎賞，必須要看成果，而不是看是否遵照程序。

單一保險人制度

在柯林頓提出改革的前後、討論健康照護改革時，一直都有人提出一個建議，就是建立單一保險人制度。2003年，國會提出一項法案，叫做「每個人的聯邦醫療保險」（Medicare for All）。[37] 越來越多改革者看不到可行的方案，認為解決醫療體系的所有方案都已經試過，也都失敗了，所以該法案得到很多人支持。[38]

單一保險人制度有一些優點，尤其是在保險範圍這一領域。健康照顧計畫一向排除風險高的投保人，單一保險人制度必然會停止這項慣例，因為就只有這一家保險公司，有責任要涵蓋所有人。理論上，單一保險人也可以簡化文書作業，因為只有一個健康照顧計畫，也因此只有一套表格與流程。價格差

異阻止價值競爭，單一保險人可以限制價格差異，因為只有一套價格，而非不同保險範圍的病人就有不一樣的價格。如果單一保險人要求為所有病人收集資料與提交報告，資訊就可以改善。理論上，單一保險人也可以有較長期觀點的照護，因為不會有投保人在各健康照顧計畫中挑剔。這些轉變應該都會令人滿意。

不過，以我們的觀點，單一保險人制度將會對健康照護價值產生嚴重致命的問題。這制度會造成獨立的健康照顧計畫消失，健康照顧計畫之間的競爭也因此消失，無法回應投保人提供更好的照護以增加價值的要求。由於今天偏差的誘因，以及過去健康照顧計畫好像是跟病人對立而非支持病人，許多人無法想像從健康照顧計畫的競爭中得到潛在利益。但是，如同我們在第六章將會討論，競爭的健康照顧計畫在以價值為基礎的競爭中可以扮演重要的角色，對於龐大的政府組織來說，這是無法達成的。

單一保險人制度將會造成政府壟斷，相對於體系內其他人，政府擁有絕對的談判力量。單一保險人必定會有壓力要控制預算，而且無法抗拒這壓力，所以一定會將費用大量轉嫁給醫療提供者、供應商與病人。到時候服務的配給以及妨礙採用創新的療法似乎難以避免，就像其他國家的情況一樣。

政府想要監督醫療施行與嚴格管理健康照護，一開始用意當然很好。不過，從管理式醫療體系的經驗，我們已經知道，由上而下的管理醫療決策往往連累到對病患的照護，妨礙改善與創新，並且限制病人的權利。美國需要的醫療體系，是長期下來可以提升品質、降低費用，而不是由上而下限制照護的數

量與型態。

單一保險人對於服務、治療、程序與給付率，理論上是有可能做出一致的良好決策，但是很可能做不到，尤其是在非常龐大的體系內。當有人做出有問題的選擇時，缺乏競爭性的健康照顧計畫去制衡。醫療提供者與病人將束手無策，只能求助法律與政治壓力，而這兩個方法緩不濟急又耗費金錢，對於創造價值與創新也幾乎毫無幫助。

龐大的政府機構可以簡化行政管理，將價格單一化，根據真實成本制定價格，協助病患根據卓越與價值做選擇，在醫療提供者層級上建立基於價值的競爭，並且做出政治中立的選擇，拒絕將病患與費用交給不夠水準的醫療提供者。目前醫療架構在這些方面都有缺失、並無法解決這些問題，最有可能的單一保險人就只是一個付費者，而非一個健康照顧計畫。[39]

即使有人認為，可以創造出一個有效率也不具官僚作風的單一保險人，然而這個步驟最多也只能解決部分問題。消除健康照顧計畫無法解決競爭不正常與體系缺乏價值焦點的根本原因。除非競爭已經改變，醫療提供者必須在成果上競爭，否則單一保險人會使目前體系中偏差的誘因與零和競爭更加惡化，狀況只會更糟。甚至醫療提供者合併與選擇限制，都無可避免更加嚴重。

美國必須為所有公民提供強制醫療保險，這點在第八章將會討論。體系必須提供所有人高品質的照護，包括基本照護（不只是重大傷病），也應該為無法負擔所有費用的人給予補貼。但是要做到這點，不一定需要單一保險人。分擔風險與交叉補貼的問題可以用其他方法解決，第六章至第八章將會討

論。在政府較少干預之下，價格改革、減少文書作業與收集資訊更能夠完成。健康照顧計畫可以成為體系中有附加價值的參與者。今天最好的健康照顧計畫，其作用就像是真正的健康照顧計畫，而不只是財務的組織。

真正的解決辦法不是讓政府壟斷醫療保險，或是讓所有的醫生成為政府所雇用的，而是在正確的層級上打開以價值為基礎的成果競爭。

醫療或健康儲蓄保險

以個人儲蓄帳戶來支付醫療費用，這個概念現在叫做「健康儲蓄帳戶」（health savings account, HAS），在醫療改革中已經被討論好幾十年。不過，這概念現在頗受矚目，當作控制價格的方法之一。健康儲蓄帳戶引進一些重要的因素，可以支持健康照護轉移到以價值為基礎的競爭。不過，健康儲蓄帳戶本身不是健康照護問題的解決方案，因為對於處理健康照護的價值，儲蓄帳戶的貢獻有限。如果只是當作轉移費用給病人以及照護配給的工具，那可能弊多於利。

健康儲蓄帳戶最早的形式是「彈性消費帳戶」（flexible spending account: FSA），於 1979 年推出。[40]彈性消費帳戶基本上所有的員工都可適用（只要他們的雇主有提供），但是自行開業的人就不適用。彈性消費帳戶設計出一套方法，讓無法申報給付的醫療支出以免稅的基金來支付。員工在每年年初就明確訂定，從收入中扣下多少免稅的金額存入彈性消費帳戶。不過，如果他們在這年度內沒有花光這筆錢，剩下的金額就沒收

充公。員工換雇主的話，未花掉的基金也隨之消失了。彈性消費帳戶雖然讓員工可以用稅前的錢來支付一些醫療費用，但是員工也有虛擲金錢的風險，因此就有強烈的誘因將剩下的錢用完，也許是多配一副眼鏡，沒事看看牙醫或是醫療服務。在年終或是換工作之前，更是無謂地浪費醫療資源。

醫療儲蓄帳戶的構想，當時叫做「醫療個人退休帳戶」（medical IRA），於1984年提出，用來改革醫療保險。[41]反覆討論之後，這構想演變成「醫療儲蓄帳戶」（medical savings account），做為柯林頓計畫的替代方案。1997年，推出試驗性的醫療儲蓄帳戶計畫。[42]不過，醫療儲蓄帳戶只適用於自我雇用與小企業的員工，這些人必須同時投保高扣除額的健康照顧計畫保險。雇主或是員工可以將稅前的所得存入帳戶，但不是雙方都要。帳戶內的錢可以年復一年累積，員工換工作也能保留帳戶。可以將錢提出做為非醫療目的的使用，但是如果年齡在65歲以下，必須補繳所得稅以及罰款。醫療儲蓄帳戶的實驗性計畫預計最多可以有75萬戶，但是實際上只達到十分之一，因為帳戶有許多限制。

2002年，國稅局許可新的替代方案「醫療給付計畫」（health reimbursement arrangement, HRA）。這些計畫讓雇主為員工設立免稅的帳戶，用來支付沒有保險給付的醫療費用。帳戶內的錢可以每年累積（沒有利息）。雇主在員工離開公司之後，可以決定是否讓員工適用醫療給付計畫。

目前這概念的化身為「健康儲蓄帳戶」，於2003年通過立法。健康儲蓄帳戶將醫療儲蓄帳戶擴大到每個人，配合高扣除款的健康照顧計畫保險。健康儲蓄帳戶讓每個人在稅前的基準

上，最高可以存入2,600美元（家庭5,150美元），以支付醫療費用中保險沒有給付的部分，以及失業期間的保險費。即使換工作，帳戶還是跟著人走，雇主與員工都可以提撥存入帳戶。醫療儲蓄帳戶的錢可以提出支付非醫療的開銷，也可以繼承，但是要補繳所得稅與罰款。[43]

健康儲蓄帳戶結合較高扣除額的健康照顧計畫，在醫療購買決策上考慮到價格與價值，讓病人有責任支付費用最初的1,000美元到3,000美元，可以用來替許多病人支付已經提撥的扣除額。不過，健康儲蓄帳戶可以讓員工選擇扣除額較高的計畫，而不必將費用轉嫁給員工。

有些健康照顧計畫銷售「健康儲蓄帳戶」，加上高扣除額的計畫，以鼓勵病人做較好的醫療決定。這構想是，既然病人付了一些費用，對於金額應該會比較敏感一點，希望對於價值也會有所要求。從早期在其他國家的案例與經驗來看，健康儲蓄帳戶應該大有可為。個人控制自己的醫療費用，會考慮到價格與照護品質，包括預防保健。[44]例如，安泰（Aetna）保險公司發現有健康儲蓄帳戶的保戶，比起沒有健康儲蓄帳戶的相同類型組群，在預防保健方面花較多錢、尋找更多健康照護選擇的資訊、較少使用急診室、使用較多的一般藥物治療，而且健康照護費用的增加率明顯較低（1.5%，另一組群達到二位數）。[45]選擇健康儲蓄帳戶的安泰保戶，大多數年收入低於3萬美元，而且年終時儲蓄帳戶還有錢累積。[46]

選擇健康儲蓄帳戶的保戶會這樣做，很可能因為他們身體健康。不過，健康儲蓄帳戶的人有這種行為上的差別，還是令人感到很震驚。這說明如果他們覺得對於抉擇應負起責任，而

不只是付錢而已，那麼他們做醫療決策時就會考慮到價值。有健康儲蓄帳戶的人會尋找更多的資訊，這個發現很有意義，因為早期研究價格誘因對病人行為的影響，都假設所有的照護都是一樣的，唯一的抉擇只是較多照護或是較少照護。[47] 如果是這樣的話，員工就無法選擇療法與醫療提供者，或是員工資訊與決策支援不足，那麼健康儲蓄帳戶就會成為鼓勵自我設定配給的方法而已。

健康儲蓄帳戶協助更多保戶了解，高額提撥計畫有什麼好處。安泰公司實施健康儲蓄帳戶的第一年，只有百分之一的員工選擇，到第三年就有70%的員工選擇。同樣地，「全食超市」（Whole Foods）提供自願性「健康給付帳戶」（基本上也是健康儲蓄帳戶）時，95%的員工選擇有高扣除額健康照顧計畫的「健康給付帳戶」，而前一年只有65%的員工選擇任何健康照顧計畫。「全食超市」的醫療申請理賠費用降低了13%，員工住院率也下降22%。[48] 第二年，員工累積了1420萬美元到下一年，說明了若健康儲蓄帳戶沒有用完可以留到未來有醫療需求時再用的話，那麼有些人就會選擇買保險。

健康儲蓄帳戶也可以簡化管理程序，並減少健康照顧計畫處理例行照護小額交易的程序，因此可以節省管理費用。大多數家庭每年的醫療花費通常比健康儲蓄帳戶的扣除額金額少，所以他們直接自付醫療費，除非發生重大意外、急性疾病，或是有慢性疾病狀況。有慢性疾病照護需求的家庭，健康儲蓄帳戶對於累積帳戶沒有幫助，因為這些家庭通常會超過他們的扣除額金額。不過，這些家庭可以主導扣除額要如何花費，以及專注於照護的價值與管理疾病，以避免不必要的住院與服務，

所以還是受益良多。

不過，健康儲蓄帳戶不是解決方案。健康儲蓄帳戶要配合真正的醫療提供者選擇、醫療成果的資訊、與價值的競爭，才能有很大的影響。在一個受到限制的醫療網或是沒有什麼資訊可供選擇的狀況下，相對而言，健康儲蓄帳戶有很大的風險變成自我設限的工具，因為唯一真正的選擇就是要尋找或放棄醫療，尤其是有慢性疾病患者要照顧的家庭。沒有能力與資訊選擇醫療提供者與療法，健康儲蓄帳戶可能就變成轉嫁費用給病人的新方法。即使在理論上選擇是可行的，病人因為必須跟醫生維持良好關係，許多選擇因此受到限制，也缺乏支援，無法做出最好的選擇。除非有提供良好的服務，根據成果來轉介，根據價值做決定，否則健康儲蓄帳戶基本上將成為費用轉嫁的工具。

如果在診斷、治療、管理與預防疾病的層級上，醫療體系的其他因素能夠演變成支援以價值為基礎的競爭，再加上以消費者為導向的健康照護，那麼健康儲蓄帳戶才可能達成理想的效果。健康儲蓄帳戶是這張拼圖的一部分，但也只是其中一塊。

非改革

還有許多重要的方案與實際改革的努力，卻不是真的改革。將消費者從醫療保險轉移到民營保險公司，從價值的觀點來看，如果民營體系運作不良，那就沒有解決問題。贊成由民間公司來管理醫療保險的人認為，避免政府無效率的管理就產

生立即的利益，但是這並沒有解決根本問題。這個根本問題就是在提供病人照護時，缺乏以價值為基礎的競爭。民營保險制度費用高，但也沒有注重價值。

改變稅法讓個人來選擇他們的保險，而不是由雇主選擇，可能會有好成果，我們在第八章將討論。由雇主提供醫療保險是很實際的步驟，但是就健康照護的價值而言，雇主的參與能提供的利益很有限。不幸的是，隨著醫療費用上漲，愈來愈少的雇主提供醫療福利給員工與退休人員，而那些提供福利的雇主涵蓋的費用也減少了。此外，大企業雇用的員工與其他個人之間的不對稱，已經產生嚴重的複雜狀況與交叉補貼，在申報所得稅扣除（現在對個人自行購買保險製造了反誘因）和議價能力方面，繼續危害這個體系。但只是將稅均等化並沒有真正解決問題，因為忽視健康照護的不正常競爭。

其他改革方案想要為醫療提供者的結構制定規章，但是可能造成零和競爭更加惡化。例如，有些雇主團體如「買方健康照護行動團體」（Buyers Health Care Action Group），代表明尼亞波里斯與聖保羅地區27家大企業，提倡「體系對體系」的競爭，醫生被迫要加入一個封閉的網路體系。[49]愛荷華州中部的「社區醫療採購公司」（Community Health Purchasing Corporation）也是迫使「照護體系」（醫療提供者網路）進行競爭。[50]這些方式強調少數完整醫療服務體系的力量，但是傷害到疾病與治療層級的有效競爭。我們已經討論過，如果以為這些團體能夠提供整合的醫療、更好的品質，或是更有效率的照護，那是說不通的。

向加拿大採購藥品，是健康照護體系最近轉嫁費用的例

子，這樣做是轉嫁給藥廠或是其他國家的公民。美國公民所負擔的世界藥物研發費用相當高，簡直是不成比例，應該由其他工業國家來分擔。不過，如果美國消費者或是中間商利用政府買方的壓力，向加拿大等國家壓低價格購買藥品，這只是另外一種型態的價格轉嫁，而不是創造價值。製藥廠在這種狀況下可能會禁止出口給再出口的國家，提高國外的售價，減少對新藥的研發投資，或是接受較低的利潤。要求公平分擔藥品研發費用是比較理想的做法，至於向加拿大購買藥物只能治標，無法治本。

醫療體系需要強烈的誘因，在改善價值的療法（藥物治療或其他）上進行創新，這樣才有希望控制不斷上漲的費用。讓製藥廠更加競爭，要求藥物不僅要有功效，也要對病人有實質意義的價值，這是能夠改善體系價值對於藥廠的唯一政策。[51]

最後，近來的「改善」只是投入更多錢在體系上。醫療保險增加處方藥物給付範圍，對於健康照護的價值幫助不大。要求醫療提供者提供更多免費的照護給一些應該受援助的團體或是補貼價格，效果也不大。讓真正無法負擔健康照顧計畫的人，能夠得到公平的補貼購買健康照顧計畫。這些改革只是費用轉嫁的例子罷了。

唯一的解答：改革競爭

討論健康照護改革時，不能不了解施行健康照護的架構為何，以及以價值為基礎的競爭，在帶動品質、安全與效率的改善方面，扮演多麼重要的角色。只有在成果上競爭，才能改善

診斷、治療、管理與預防特定的疾病，帶給病人真正的價值改善。改革必須專注在正確的競爭，以及讓各種狀況做到最好的配合，像是正確的資訊、正確的誘因與時間範圍，以及正確的心態。

04
以價值為基礎的競爭原則

　　一九九〇年代和二〇〇〇年代初，美國健康照護系統的零和競爭顯然失敗。它並沒有廣泛改善照護提供的品質和成本，也無法擴大所有美國人取得照護的管道。相反地，零和競爭使得無效率和不合標準的品質揮之不去。它也推升了行政管理成本、阻礙創新，以及導致病患、雇主和政府負擔的成本增幅驚人。愈來愈多美國人沒有參加健康照顧計畫。這個系統的參與者相互敵視，對任何人都沒有好處。

　　健康照護的競爭必須轉化為唯成果是問、以價值為基礎的競爭。這是促使品質和效率持續改善的最好方式，也是唯一的方式。其他無數產業的經驗告訴我們，這樣的轉型有可能辦到。這也告訴我們，釋出正確的競爭型態，可以帶來驚人的進步。

　　唯成果是問、以價值為基礎的競爭是一種正和競爭，所有的系統參與者都能同蒙其利：當醫療提供者因為以更高的效率，提供優異的照護而獲利，病患、雇主和健康照顧計畫也都

獲利。當健康照顧計畫幫忙病患和轉診醫師做出更好的選擇、協助協調和獎勵卓越的照護，醫療提供者會獲利。而且，價值競爭會超越狹義的獲利。當醫療提供者和健康照顧計畫為了讓病患取得最好的醫療結果而相互競爭，就會去追求當初投入這一行的目標。

　　健康照護以價值為基礎的競爭看起來像什麼樣子？它是以圖表4-1所示的八個原則為指針。這些原則看起來既合乎理性，又不言可喻。然而，美國目前的健康照護系統卻沒有遵循這些原則在走。許多有瑕疵的假設、方向指引錯誤的策略，以及不見其利反受其害的政策，導致系統參與者的行為方式，驅使健康照護日益偏離醫療上和經濟上合理的狀況。

　　本章要說明以價值為基礎的競爭原則，及其根本理論依據和支持它們的證據。我們不需要借重其他產業的經驗，才能主張這些原則有其道理；健康照護本身就有令人信服的證據。健康照護要完全達到正確的競爭狀態，將需要奉行全部八個原則。但是在邁向以價值為基礎的競爭之過程，不需要先行取得

- 應該聚焦於病人得到的價值，而不只是降低成本。
- 必須是為了成果而競爭。
- 競爭應該以完整照護週期的疾病為中心。
- 高品質的照護，成本應該更低。
- 價值必須由醫療提供者在疾病層級的經驗、規模，以及學習而驅動。
- 競爭應該擴及區域性和全國性，不只是地方性的競爭。
- 以價值為基礎的競爭，其成果資訊必須廣泛供應使用。
- 必須強力獎勵能夠提高價值的創新。

圖表4-1
以價值為基礎的競爭原則

共識。第五章到第八章說明醫療提供者、健康照顧計畫、供應
商、消費者、雇主和政府在選擇策略、組織和政策時,可以如
何根據這些原則採取行動。事實上,許多實例告訴我們,不少
系統參與者正往這些方向邁進。

原則一:聚焦於價值,不只是成本

　　健康照護的正確目標是提高病患獲得的價值。這個價值是
指病患照護成果的品質相對於支出的金額。把成本壓到最低是
錯誤的目標,而且會收致反效果。消除浪費和不必要的服務固
然有其好處,但是成本的節約必須來自真正的效率,而非來自
成本移轉、限制照護(配給),或者降低品質。健康照護的每
一項政策和實務,都必須以病人價值這個目標來檢定。可是目
前的系統總是無法通過這個檢定。

　　在衡量價值時,要知道病患照護成果是多面向的,而且
遠比病人是否存活要複雜。照護過程中的恢復時間、生活品
質(例如獨立、疼痛、行動範圍)、情緒狀況都很重要。對不
同的個人來說,各種不同的成果之相對重要性也不一樣。在唯
成果是問、以價值為基礎的競爭系統中,每一個醫療提供者和
健康照顧計畫表現卓越的方式可能不同,而且可能服務不同的
病患群。這是競爭基礎系統相對於由上而下或者中央管理系統
(認為一種規格能夠滿足所有的需求)的好處之一。

　　價值必須是為病人而衡量,而不是為健康照顧計畫、醫
院、醫生或者雇主去衡量。這在實務上是很重要的一件事。
比方說,不少健康照護的提供,是根據傳統和醫師的偏好而

安排，不是像我們將在第五章所說，以病人價值為依歸。同樣地，健康照顧計畫和雇主往往只注意他們承擔的成本，而不看提供照護的整體成本。這鼓勵他們試著配給服務，或者將成本移轉給醫療提供者或病人，而不思考如何改善價值。

只有把注意焦點放在健康照護價值實際創造的層級才能了解它，亦即處理糖尿病、膝蓋受傷或者充血性心臟衰竭等特殊疾病的地方（本章稍後會討論疾病的定義）。只有在疾病的層級，才能直接比較結果和成本，以確定價值。（見方塊文章「美國是不是花太多錢在健康照護上？」）

某些領域的疾病層級看到了價值改善，只是頻率和數量不如可以做到的那麼多。要了解價值，就必須衡量一段時間下來，疾病層級每支出一元所得到的成果。以下舉例說明。冠狀動脈心臟病自1965年以來，死亡率下降很多。單單這個趨勢，就占美國人預期壽命增幅的70%以上。雖然心臟醫學方面的支出迅速升高，每個療程的成本上升速度低於通貨膨脹率。經過死亡率改善調整之後，每年的支出實際下降約1%。[1]膽囊手術的總體支出也增加，但那是因為風險較低、成功率高的腹腔鏡手術需求增加，改善了許多病患的生活品質。這個療程幾乎消除了住院成本，也減少醫生處理膽結石的成本50%。[2]這些例子說明了價值能夠大幅改善的潛力。我們面對的挑戰，是在系統中創造正確的競爭型態，以確保這樣的事能夠發生，而且所有的醫療提供者都會努力去做。

衡量價值的時候，必須在完整的照護週期衡量結果和成本，而不是只衡量個別的醫療干預或療程。短期節省成本，卻導致長期成本增加，對價值的改善毫無助益。低成本的診斷發

生錯誤，結果執行了不必要的治療，並不是好價值。相反地，施行高成本的中風治療之後，如果能夠省下數十年的療養院照護成本，那會十分划算。

照護週期不只包括治療，也包括疾病的復健和長期管理，將復發的可能性降到最低。照護週期也涵蓋評估發病的風險，以及採取各種步驟，藉以預防發病或者病情惡化。我們應該從整個週期的結果和成本去了解價值，而不是只看個別的成分。（我們會在第五章更精準地定義照護週期。）

我們有機會透過新的醫療技術，大幅改善健康照護價值。但是更重要的將是在完整的照護週期內，用新的方法去組織、衡量和管理健康照護的提供。單單更有效地運用今天的醫療科學，就可望大有斬獲。我們強烈相信，技術固然重要，但是健康照護系統今天面臨的主要問題不在技術，而在管理。

美國是不是花太多錢在健康照護上？

從價值的觀點來看，健康照護占美國國內生產毛額（GDP）的百分率，顯然不是判斷健康照護系統是否成功的正確衡量指標。成功與否，只能用每支出1元所提供的價值來衡量。支出更多不一定是個問題；問題在於美國人花的錢是否值得。舉例來說，美國人購買電腦的總支出多於十年前，因為今天的電腦提供遠高於從前的價值。

今天的健康照護比一九三〇年代昂貴，但是平均預期壽命從約60歲增為77歲，而且美國老年人的生活品質顯著改

善。因此，顯然這一方面有了重大的進步。[3]然而同時我們也清楚看出，系統的效率遠低於可以達到的水準，而且品質遠遠不如理想。但是觀察整體的健康照護，不是了解如何顯著提升價值的最好方式。還有，嘗試用從上而下的解決方案修補系統，會繼續嘗到失敗的苦果。相反地，切實有效的改變需要將注意焦點放在疾病層級的價值上，並以價值為中心，重新定義競爭。

將注意焦點放在整個照護的週期上，而不是只看短期的成本和效益，將使提供健康照護的想法起很大的變化。比方說，目前強調控制處方藥的支出，雖然短期內省下藥費支出，卻使未來的支出增加、[4]導致某些病患不遵循法規，[5]以及阻礙創新。[6]把注意焦點放在完整照護週期的價值上，將使相關的辯論，從控制支出移轉到如何最有效地使用藥物和其他的治療方法，以改善治療和管理特定疾病的品質與效率。在今天的競爭環境中，成本效益最高的藥物不一定總會被選上。舉例來說，治療高血壓時，一項劃時代的長期研究指出，不用低成本的thiazide類利尿劑，改用比較新的藥物（從1982年占處方藥總用量的56%，降為1992年的27%），使得成本增加31億美元，而病患的照護結果不但沒有改善，還經常惡化。[7]控制藥物成本的一個更好方法，便是根據照護成果，在醫療提供者和製藥公司之間製造更多的競爭。[8]現行系統的架構，並沒有根據完整的照護週期的價值相互競爭，更別提衡量和區分不同的診斷方法和治療之間的價值差異。

　　以價值為中心，重新定義健康照護的競爭，將需要改變病患照護的結構、組織、衡量和時程。我們將在第五章到第七章討論這件事。照護週期中所有參與實體的活動必須整合和協調，可是這種情形今天難得一見。

　　要協調健康照護作業，所有的參與者必須共同為完整照護週期的結果和成本負起責任。在今天支離破碎的系統中，甚至連個別的成果，也找不到有人負責，共同責任聽起來難免像是激進的概念。不過在其他的領域中，個人和組織已經能夠負起責任，共同把整個工作做好。健康照護的成果攸關病患的生活品質，參與病患照護的每一個人，都應該負起病患整體照護結果的責任。

原則二：為成果而競爭

　　健康照護的價值要迅速和廣泛提高，唯一的方式是透過為成果而展開競爭。除非醫療提供者必須爭相表現卓越，否則根本找不到可行的方式，去創造相同的誘因，鼓勵迅速和普遍改善。事後再來批評醫療提供者的作為、檢討他們所做的選擇，以及從外部規範照護提供的方式，都不切實際，效果也不好。利用專業訓練或認證考試，促使醫師吸收最新的知識，也不務實。醫療提供者如果不知道它們之間如何比較，不必相互競爭，那我們也不用期待它們會去翻閱汗牛充棟的臨床實驗文獻，搜尋各種方式，以改善它們的健康照護結果。

　　我們在第三章談過，健康照護的提供太過複雜、太過隱微、太過個人化，而且演變的速度太快，沒辦法由上而下，

無微不至地管理。比方說，雖然遵守治療指引（treatment protocol）能對價值作出貢獻，遵守相同的指引所能得到的成果，卻會因為不同的個案而有很大的差異。[9]如此一來，事先規範醫療提供者的流程或者選擇，不可避免地會帶來叫人失望或者失敗的結果。這樣的方法，成本也很高，並且打擊士氣。

更好的病患照護成果（品質相對於成本），才是獲得成功的真正明證，而不是看有無遵循外部專家或者主管機關規範的流程。我們需要依據成果來比較醫療提供者，表現卓越的醫療提供者，會因為有更多的病患而得到獎勵。[10]經過適當的風險調整的成果資訊，必須成為健康照護系統中，極其重要的行為動因，包括病人如何選擇，以及轉診醫師、健康照顧計畫、醫療提供者如何努力的動因。成果（結果相對於成本）也必須是選擇藥品、醫療裝置、其他技術和服務的最終基礎。

我們必須強調，成果是指對病患來說的實際健康價值。一家醫院在《美國新聞與世界報導》（U.S. News and World Report）上面的排名不是成果。一家醫院是教學醫院，或者有良好的聲譽，或者對來就醫的心臟病症狀患者施打阿斯匹靈，也不是成果。[11]在醫院或醫療網的層級有意義的成果也不算。成果的競爭必須發生在決定價值的層級——在完整的照護週期處理特定疾病的地方。

診療指引（practice guidelines）一再未能推動廣泛的流程改善。外界的治療或者投資檢討，未能控制過剩的產能和不必要的照護。有些觀察者現在主張政府應該限制醫師的數量，以抑制過剩的照護。[12]但是，單單限制醫師的人數，無法確保醫生提供的服務價值會更高；除非有資訊可供參考和展開成果競

爭，醫生減少可能反而表示價值更高的服務受到抑制。競爭成果，而不是試著控制供給，才是激起責任感、激勵流程改善和提供流程改善資訊，以及推升病人價值唯一有效的方式。

如果醫療提供者必須在處理特定的疾病時展現卓越的成果，那麼醫療錯誤才會減少，不必要的檢查才不會執行，不需要的治療才會停止，無效的治療才不會使用，有效的服務才不會不提供。[13]也只有在必須展現卓越成果的情形下，這些行為才不會發生。當我們衡量成果和比較成果，由供給引發的不必要照護之需求才會下降。醫師如果無法證明他的病人照護價值，將被淘汰。（請注意後面各章討論的變革措施，例如將診斷和治療分離開來，以及修改計費結構，對於治療的誘因有幫助。過度治療是現行系統的通病。）

有些觀察者擔心，成果競爭會製造降低成本的誘因，使得醫療提供者忽視最佳實務，或者使用過時的流程——但事實正好相反。現行的系統沒有衡量成果，導致醫療提供者只知降低成本，而那是不智之舉。這也使最佳實務成了可有可無的選擇，而不是非做不可的事。今天，要有卓越的表現，過分依賴開明的領導階層和異乎尋常的承諾。在成果競爭的系統中，非得時時了解什麼是最佳實務不可，不能自由決定要不要知道最佳實務是什麼。成果競爭顯然會讓醫生和病人都看到落伍或者不合標準的照護方法。我們肯定需要更好的機制，幫助醫師改進他們的方法，以及掌握最新的創新動態。我們將在後面各章談論這一點。

成果競爭也有助於消除醫生現在得到的回饋（feedback）偏差。感到滿意的病患會回來，但是覺得照護成果不良的病人

往往會到別的地方尋求照護。醫生有時不知道為什麼流失病患，而人性總是認為自己提供的照護效果不錯。成果追蹤和報告將提供醫生所需的誠實回饋。[14]

醫療提供者應該自己去贏得執業的權利。成果競爭必須不受醫療網、地域、醫師聯合執業團體或者所有權的限制。以價值為基礎的競爭需要醫生和團隊拿自己和所在地區、全國、全世界相互比較，而不是和所在地方，或者在本身的健康照護系統中比較。這也要求醫療提供者必須藉由改善病患照護成果來競爭。沒有一個醫療提供者可以因為過去的聲譽、健康照顧計畫契約、系統聯盟或者所在位置，而保證病患一定上門。

有些觀察者擔心，彼此競爭以取得最佳成果的醫療提供者，將隱藏自己學到的知識和流程改善資訊，不讓其他醫療提供者知道，而和今天比較樂於交流的系統形成對比。我們推測，將來發生的事情正好相反。和其他的產業相同，競爭將促使業者更願意交流各種構想，作為繼續保持卓越的一環。

今天，系統性的流程改善是由參與者自願執行，而且大致上缺乏比較性的資料可供參考。提倡「實證醫學」的人，很勇敢地散播有紀錄可查的有效實務。不過，就像我們在第一章談過的，健康照護最佳實務的擴散奇慢無比。如果開始衡量成果，加上改善成果的競爭壓力，投入改善照護提供結構和方法的努力將急劇增加。實務上，即使沒有醫療網的限制，每一家特定的醫療提供者都不必和其他地區大部分的醫療提供者正面競爭。因此，醫療提供者之間正式和非正式的協同合作，以交流觀念和分享專長的情形可能大增。醫學院、醫療學會、品質改善組織、照護結果衡量組織，以及其他的組織，也會成為

學習動機更強的醫療提供者彼此學習的管道。最後，正如我們在其他產業觀察到的，相互競爭的醫療提供者甚至會分享流程上的洞見，而且，居於領先地位的醫療提供者，優勢不會因此消失。舉例來說，在囊狀纖維化症的照護中，由於蒐集成果資訊，促使最佳實務準則廣泛擴散，而提高了所有醫療提供者的平均成果水準。但是，最佳醫療提供者的表現繼續優於平均水準。它們的照護提供作業和組織文化很難模仿，而且它們不會停滯不前，而是繼續不斷創新（我們會在本章稍後進一步討論囊狀纖維化症的案例）。

我們要留意的是，有些醫療提供者因應成果競爭的方式，可能是暗地動手腳，假造數字。但是，競爭也會製造強大的動機，揭露假造數字的行為，同時推進成果衡量指標和風險調整方法，使得假造數字更加困難。成果競爭肯定會激起熱烈的討論，探討如何公平衡量和比較成果。如果有些醫療提供者想要動手腳欺騙系統，轉介病情最嚴重的患者到居於領先地位的中心，病人價值還是會改善。即使短期內發生一些假造成果的事情，對病患來說，從成果競爭而來的價值改善，仍然遠比今天醫生甚至不知道自己表現如何的情況要好。今天，提供的照護低於平均水準的醫療提供者，除了醫療過失訴訟，別無其他責任。

有些批評者輕視成果競爭的效益，斷言成果上的差異很快就會消逝。如果真是如此，病人價值將大為改善！不過，歷史告訴我們，結果變異會持續存在。即使有些疾病有不錯的結果衡量指標可用，但在平均結果改善的同時，變異還是繼續存在。此外，如果一種結果衡量指標（例如死亡率）的差距消

除，而且績效全面表現卓越，醫療提供者之間的競爭可能轉向於改善下一個結果面向。照護結果一直都有許多面向。結果改善之後，醫療提供者之間的競爭會更側重於效率。成果競爭是一種永遠不會結束的動態過程。

最後，以價值為基礎，在成果上進行競爭，必須延伸到轉診醫生和健康照顧計畫。轉診醫師的病患如果總是由低於標準的醫療提供者治療，則必須檢討和說明業務執行上有其必要的理由。這不只有利於病患，也能強化醫療提供者層級以價值為基礎的競爭。健康照顧計畫肩負的責任，主要是為投保人取得的健康價值。我們會在第六章討論這件事。

原則三：
競爭是以完整照護週期的疾病為中心

健康照護和其他所有的領域一樣，確認是什麼構成相關的業務或者市場，攸關能不能做出好選擇，並且確保市場運作順暢。一般談到健康照護時，好像它是一種服務。其實它是由許多個別的服務構成的。但是每一種個別的服務也不是相關的業務。健康照護提供的相關業務，是指整個照護週期中看到的特定疾病。一種疾病（例如，慢性腎臟病、糖尿病、懷孕）是病患的一組健康狀況，會因為專門且經過協調的照護而受益。疾病這個名詞涵蓋生病、傷害和懷孕等自然狀況。一種疾病可以定義為涵蓋常見的共現狀況，如果這些共現狀況的照護需要緊密的協調，而且病患的照護會因為共用設施而受益的話。

我們說過，價值和成果在疾病的層級衡量才有意義。醫療

提供者可以針對一個疾病範圍提供服務，但其所創造的價值，極大的程度取決於它們針對每一種疾病提供的照護有多好而定。因此，成果競爭必須以疾病層級為中心。

如何定義疾病，以它為中心安排照護的提供，需要做出重大的判斷。一種疾病應該從病患的觀點來定義。它應該涵蓋一組疾病或傷害，最好以專門且整合的照護提供程序來處理。舉例來說，膝蓋傷害和脊椎傷害可能最好視為不同的疾病而加以治療，因為每一種傷害的處理，需要用到不同的監控、不同的診斷專長、不同的醫療干預，以及不同的復健形式。

設定每一種疾病的照護週期起點和終點也是重要的判斷。例如，我們會在第五章談到，慢性腎臟病可能最好視為有其照護週期的不同疾病，腎臟透析則是照護週期不同的另一種疾病，而不要將兩者合而為一。雖然比較早期的腎臟病之照護和腎臟透析的照護有明顯的關係，而且這些關係應該加以管理，照護提供程序的特性卻非常不同。因此，這裡有兩種疾病會因為各自的專門照護和專門的照護提供結構而受益。

醫療提供者應該以疾病為中心建立組織，而不是根據處理疾病所需的技能、個別的專長或服務。我們把這樣的組織稱為「整合醫療單位」（integrated practice units），應該提供處理一種疾病所需的全部服務，而且通常是在專門的設施中執行業務。醫療提供者將根據它們的病患群，以及安排和協調照護的方法，以略為不同的方式，定義整合化業務執行單位。我們將在第五章討論整合醫療單位，以及疾病的定義。[15]

處理疾病的競爭，必須發生在完整的照護週期內，而非在個別的醫療干預、治療或者服務中。我們說過，價值只能在整

個週期內準確地衡量,而不是只針對特定的醫療干預。[16]成本低的手術如果帶來本可避免的併發症或者疾病長期性復發,那就一點都不便宜。相反地,昂貴的藥物如果可以取代更為昂貴(以及痛苦)的手術,或者長期復健的需要,它可能反而顯得便宜。時程太短是照護提供和臨床調查一個普遍存在的問題。醫療干預和治療必須與疾病管理及預防在成果上相互競爭。

照護提供的每一個面向,價值都有改善的空間,但是管理完整的照護週期,價值改善的潛力高得多。不過,在今天支離破碎和以醫療程序為中心的系統中,開拓這方面的潛力仍然處於嬰幼期。診斷和治療一種疾病時,無數的專科、部門,甚至不同的組織通常都會參與。照護系統的參與者如果能夠改善資訊的分享和傳遞,會有很大的機會改善病患價值。各種照護提供作業之間也有一些重要的聯結關係,或者相互依存的關係,必須取得最適當的狀況。比方說,治療之前做更好的準備,可以得到更好的治療效果。更加注意復健和出院後的追蹤,可以提高手術的成功率,更別提能夠縮短住院時間。我們會在第五章探討這些和其他的機會。

今天的健康照護提供是以急性治療為主。但是從照護週期的觀點來看,也顯示疾病管理扮演十分重要的角色。疾病管理包括在一段相當長的期間內,密切管理病患的疾病,以改善病人確實服藥和養成良好的生活行為、儘早察覺即將發生的問題,以及及時展開診治,包含採取成本較低的醫療干預。疾病管理如果能夠儘早開始,通常效果最好。這凸顯了早期發現的價值。由於透過疾病管理取得的長期品質和成本改善,證據十分確鑿,已經有一本期刊出版,記錄這個領域的進展情形。[17]

（進一步討論請見第六章。）

慢性腎臟病是凸顯早期醫療干預和疾病管理重要性的好例子。在這種疾病的早期階段及時診斷和治療，可以預防或者推遲這種病演變成末期腎臟疾病，而必須以透析或者移植來治療。[18]早期醫療干預可以提高指導病人養成健康生活習慣的效益，以及管理相關的健康問題，例如貧血、骨頭病變、高血壓、血脂異常和營養不良。[19, 20]疾病管理有助於做好適當的準備，在病情惡化之後順利執行透析治療。[21]可是今天，早期醫療干預和系統化管理慢性腎臟病，卻距常態還遠；洗腎病人在洗腎之前一年看過腎臟科醫生至少一次的比率只有43%。[22]如果是就整個照護週期的價值展開競爭，相對於治療和緊急醫療干預，一定會更注意預防、發現和長期的疾病管理。

照護週期的觀點在最根本的層級，指出有些因素（生活風格、環境、基因，或者其他的因素）會提高罹患某種疾病的風險。了解這些因素十分重要，也有必要和高風險個人合作，以阻止或者抑制疾病（改變生活風格或者採取其他行動），以及在最能治療的時候早期發現。[23]利用基因學預測和協助治療疾病是目前的熱門話題，但即使是衡量和處理目前大家熟知的風險因素，也能大有斬獲。這些機會給我們很大的價值改善潛力，卻難得一見，因為目前系統內的主流策略、組織結構、給付實務和競爭種類，並不鼓勵掌握這些機會（見第六章）。

我們說過，要在完整照護週期的疾病處理成果上競爭，將必須共同負起責任。專科醫師不再只為他們所做的事負責，而是負起整體成果的責任。手術團隊不再只負責手術的成敗，而是負責長期的病人價值責任。建立這種共同的責任和促使參與

者能夠共同負起責任,是健康照護的中心課題。

從疾病和照護週期的觀點,去了解和架構健康照護提供的工具,以及健康照顧計畫在強化這種觀點的過程中扮演的角色,將在第五章和第六章討論。

原則四:高品質的照護,成本應該更低

在疾病層級的完整照護週期展開正確的成果競爭,會使效率大為改善。這也會大大提升品質。但是有一點很重要,務必了解,那就是品質和成本往往同步改善。健康照護有很多這種機會,這是我們的研究中最重要和最鼓舞人的發現之一。它對於系統中參與者的行為具有深遠的含意。在健康照護的領域中,不論是思想還是行為,都不能認為成本和品質非有所取捨不可。這是非常要緊的一點。

同時改善健康照護的成本和品質的機會很多,理由有幾點。第一,我們在第一章談過,美國的健康照護提供有很多地方還不到尖端水準。因此,就算短期內,還是有很大的空間同時改善品質和成本。單單執行已知的最佳實務,幾乎所有的醫療提供者都能同時改善品質和獲利率,卻不必提高價格。我們可以想像有一個生產力前緣(productivity frontier),顯示處理「特定的疾病獲得的健康結果」和「針對那種狀況提供照護的全部成本」之間的關係(見圖表4-2)。[24]生產力前緣把流程準則(process protocols)、技術、藥品,以及其他的照護面向所有可用的最佳實務都納入。如果醫療提供者沒有位於前緣位置(而且我們清楚看到不少健康照護提供離這條前緣線很遠),

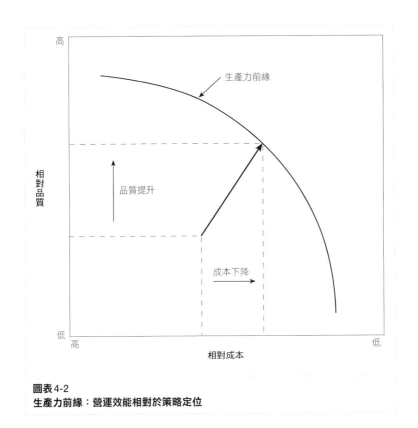

圖表 4-2
生產力前緣：營運效能相對於策略定位

迎頭趕上和移向這條前緣線，將能以較低的成本提供目前的健康照護結果、以相同的成本改善結果，或者像許多案例那樣，以更低的成本取得更好的結果。[25]例如，適時用藥會得到更好的成果，成本卻不會增加，或者新的關節鏡手術可能改善併發症和恢復時間等方面的品質，同時因為縮短手術時間和住院天數而降低成本。相反地，當醫療提供者未能使用最佳實務，即使多花錢也往往不能改善照護結果。[26]

第二，消除錯誤和第一次就做對，也有可能同時改善品質

和成本。每一種產業中，消除瑕疵都可以降低成本，因為這會減少浪費心力和減少矯正成本。健康照護這個領域中，由於發生本可防止的錯誤和併發症，會導致恢復比較緩慢，也需要重複或者額外的治療，所以成本很高，因此降低錯誤的效益特別大。事實上，某些照護種類如果第一次沒有使用正確的方法，那就永遠沒辦法完全矯正，不管提供多少補救照護都沒用。診斷不良的成本也可能很高，因為會浪費治療資源或者執行不適當的治療，病人也可能需要重複看病，而且延後受到適當的照護。

健康照護發生錯誤和疏失遠高於許多產業，部分原因在於最近才開始衡量照護結果。醫學研究院估計，每一年可防止的醫療錯誤發生的不必要成本在367億到500億美元之間，這個估計值有一半以上是補救健康照護的直接成本。[27]我們相信，這些估計值十分保守，而且只觀察狹隘的成本，沒有考慮完整的照護週期。例如，朱蘭研究院估計30%的直接健康照護支出是因為流程品質不良。[28]達特茅斯醫學院進行中的全美聯邦醫療保險研究，做成以下結論：「很難找到證據說，需要更多的資源以改善論量計酬給付聯邦醫療保險的照護品質。相反地，我們看到照護提供系統大量浪費和無效率的證據。」[29]經由降低或者消除錯誤以改善品質和成本的潛力很大。

第三，健康照護本身的內在特性，會使長期而言，在改善品質的同時降低成本的根本機會大增。比方說，做好診斷，醫療提供者才會治療正確的疾病、改善結果和避免執行效果不好的治療。侵襲性較小的療程，可以縮短恢復時間和減少併發症，而且執行成本通常比較低，也能在比較不昂貴的設施中提

供。診斷和治療側重於處理原因，而不是側重於處理症狀，往往會使照護的效果更好，成本更低，尤其是長期而言（見本章稍後健康照護創新一節討論的例子）。在完整的照護週期把協調和整合工作做得更好，可以避免浪費心力，同時改善病患照護成果。把慢性病管理得更好，包括只是把可以採行的步驟告知病患，也能減輕這些疾病的嚴重性，同時藉由消除或者減少病痛和需要執行昂貴的治療而降低成本。執行風險評估，以及預防疾病或者傷害發生，正是品質改善的終極表現，能夠避免治療和因此產生的成本。在最根本的層級，健康照護的品質提高可以降低成本，因為更健康就比較不花錢。維護健康就是省錢。

以較低的成本提供更好的結果，這種健康照護提供的進步，通常不是戲劇性的突破。比方說，一家居於領導地位的醫院發現，醫生執行冠狀動脈堵塞的繞道手術之後，病人從心房纖維顫動恢復正常心跳所需的住院天數，呈現很大的差異。於是院方召集所有的相關業務執行人──心臟科醫生、心外科醫生、加護病房護理人員──共同探討發生差異的原因，並且找出如何可以做得更好的方法。請注意，這種整合所有的專科醫生和高技術性業務執行人員的努力，以改善健康照護的做法，力量很強，但與一般常見的做法差之甚遠（我們會在第五章進一步討論健康照護提供組織）。

這個團隊在檢討過每一位病患的健康狀況及其健康如何管理之後，找出三種有效的治療方法（兩種藥物治療，加上心臟電擊）。分析顯示，執行三種治療的時間差異很大。有些醫生很快接連執行全部三種治療，其他的醫生則等候每一種治療的

反應再決定下一步。在兩次治療之間靜觀其變的這種保守方法，證明並沒有改善成果，卻大幅拉長住院天數。有了這層新認識之後，在病人管理上只要做相當簡單的改變，就能顯著改善健康照護結果、縮短住院天數，以及降低總成本。

不必投入巨大的努力或者採用突破性的技術，也有可能大幅改善健康照護的成本和品質。退伍軍人管理署（Veterans Administration；VA）的醫院系統就是個好例子。這個系統以衡量結果和善用病人資訊的方式，大幅改善成本和品質。1994年到1998年之間，在肯·凱澤（Ken Kizer）博士領導之下，本來有如一團散沙的數千個照護院址，重新組織成二十二個整合性服務網，在成本和品質上彼此競爭。[30]資訊系統把所有的照護院址連結起來，讓醫療人員能夠取閱病人完整的醫療紀錄，時間可以上溯到一九八〇年代中期。[31]1999年到2003年之間，病人人數增加70%，流程品質指標也改善，退伍軍人管理局的資金支出（未經通貨膨脹因素調整）只增加41%。[32]

這樣的機會不計其數，美國醫療促進協會（Institute for Healthcare Improvement）等組織所做的研究都有這樣的證據。不妨想像，改善價值的努力不是異常的事件，而是每一個醫療提供者正常且預期會做的事，那將是什麼樣的情形。今天愈來愈多醫療提供者，例如猶他州的山際健康照護（IHC）、休士頓的安德森癌症中心、俄亥俄州的克里夫蘭診所（Cleveland Clinic），都有這樣的流程。[33]不妨想像，如果正確的競爭——醫療提供者爭相改善完整照護週期內處理疾病的成果——要求每一個醫療提供者在每一種疾病和業務執行單位中都做這樣的努力，那會是什麼樣的情形。對病人來說，價值改善的潛力高

得驚人。

　　儘管同時改善品質和降低成本的機會明擺在眼前，卻有數量高得驚人的系統參與者仍然認為，推進健康照護的現狀需要提供更多的服務和使用更昂貴的技術。有些時候或許真是如此，尤其是在一種新技術的生命週期之初，但是今天有更多的機會，更加善用已知的技術。以價值為基礎的競爭將有助於改變舊思維。

原則五：價值是由醫療提供者的經驗、規模與學習所驅動

　　健康照護提供的價值，是把一些事情做好創造出來的，不是嘗試去做每一樣事情。可是目前的健康照護提供不是用這種方式建立組織結構——現行的系統竟然鼓勵反其道而行。健康照護提供者和其他每一個領域一樣，如果集中心力，並且從處理一種疾病的經驗學習，通常可望提供最多的價值，也能以最快的速度創新。在某個領域中經驗豐富的組織，通常擁有技術程度更高的團隊、發展出更專門的設施，而且學習速度更快。經驗有助於個人和團隊磨銳效果更好的技術和例行性作業，並且更善於發掘和處理問題。經驗和專業也往往會吸引要求最嚴苛的病人上門。對他們提供服務有助於學習得更快。

　　疾病的規模也很重要。比方說，規模大，醫療提供者才能發展專責團隊，而不必依賴兼任的業務執行者，而且有能力負擔專門為那種疾病量身打造的專業設施，而不必和他人共用設施。有了規模，無數的同事會做類似的事情，他們可以

相互徵詢意見和得到回饋。例如，新英格蘭浸信會醫院（New England Baptist Hospital）的外科醫生曾經表示，無數的同事執行類似的骨科手術有其好處。

　　和目前支離破碎的系統比起來，規模允許我們在一個業務執行領域（例如內部檢查）做更大的整合，而大幅增進資訊和協調。由於有許多醫師、手術室或者其他的設施，規模有助於時程安排的彈性和效率。採購各種裝置、資訊科技和其他的投入因素時，規模大則議價力量大。一種疾病的病例數量大，用於衡量成果和改善流程的固定投資，也可以分散到比較高的營業收入上，因而降低每位病人的成本（請注意，醫療提供者如果缺乏規模，以支持本身的價值改善研究，可以和規模更大、表現卓越的醫療提供者結盟或者締約，而部分沖銷這方面的劣勢。在以價值為基礎的競爭環境中，這種做法會愈來愈常見）。

　　請注意，雖然經驗和規模在特殊的照護面向很重要，在整個照護週期造成的衝擊更大。由於健康照護提供的注意焦點一向放在個別的介入醫療干預上，這方面的關係並沒有很多人研究。控制照護週期、管理整個週期內各階段的交接、分享資訊、取得健康照護各個面向的最佳狀態（例如復健相對於住院照護），所有這些能力，都因為病人數量和疾病層級的經驗而增進。因此，健康照護提供需要的不是狹隘的專業化，而是一種疾病在整個照護週期的臨界規模和經驗。

　　醫療提供者的規模、經驗和學習可以促進卓越的表現，一個好例子是聖路加醫院（St. Luke's Episcopal Hospital）。德州心臟研究所（Texas Heart Institute；THI）設在這裡。聖路加雖

然處理最棘手的病例和使用最新的技術,卻以手術成本比其他學術醫學中心低三分之一到一半自豪。由於表現卓越,聖路加吸引最複雜和要求最嚴格的病人上門,他們的需求又帶來加快聖路加學習速度的更多機會。[34]

聖路加曾經執行超過十萬次的冠狀動脈繞道手術。這家醫院為了從這個經驗中學習,刻意檢討和改進其業務和設施。它的規模大,能夠投資於專屬設施。電腦會追蹤每一次手術每一秒鐘的情形,以控制品質。無菌走道把不同的治療室連結起來,以提高效率。改善治療成了標準化做法。例如,外科和護理人員訂出各種準則,儘早移除某些病人的呼吸器管路,以減少肺併發症和加快恢復。聖路加診治的心臟病人人數雖然不斷增加,現在卻能在不需要動手術也能取得不錯的結果時,使用支架等造成創傷較少的醫療干預方式,降低執行繞道手術的次數。我們說過,今天的給付實務實際上不利於追求這種價值改善。我們會在後面各章再談論這個問題。

經驗、規模、學習結合起來的效果,產生了一個良性循環,醫療提供者提供的價值能夠迅速改善(見圖表4-3)(我們將在第五章進一步討論健康照護提供者的這個動態過程)。更深入一種疾病可以累積經驗、提高效率、改善資訊、團隊更為專責、設施更能量身打造、能夠控制照護週期更多的部分、提高採購的議價能力(許多重要的採購項目,是特定業務單位需要的)、提高業務執行單位內分科的能力、增進業務單位發展和行銷的投資效率、加快創新,以及取得更好的成果。更好的成果會改善聲譽,吸引更多病人,然後再強化這個循環。疾病層級的成果競爭會推動這個良性循環。但是今天的現實狀況是

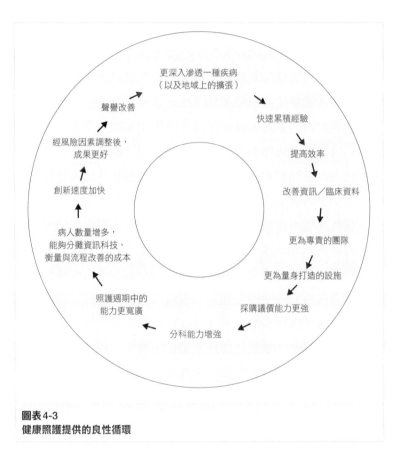

更深入滲透一種疾病
（以及地域上的擴張）

聲譽改善

經風險因素調整後，
成果更好

創新速度加快

病人數量增多，
能夠分攤資訊科技、
衡量與流程改善的成本

照護週期中的
能力更寬廣

分科能力增強

快速累積經驗

提高效率

改善資訊／臨床資料

更為專責的團隊

更為量身打造的設施

採購議價能力更強

圖表4-3
健康照護提供的良性循環

一種惡性循環：支離破碎、服務規模不足、依賴專屬程度較低
的資源、共享設施、品質問題和缺乏效率。

　　就這一方面來說，醫療和人類從事的其他活動沒有兩樣：
處理特殊的疾病時，集中注意力、經驗、學習和規模，會取得
更好的成果和加快改善的速度。這些原則在服務支離破碎的領
域中格外重要。但是和其他所有的領域一樣，良性循環不是自
動產生的，需要依賴健全的成果競爭。理想的狀況不是只有一

家大型醫療提供者在每一種疾病提供服務，而是有一群醫療提供者彼此競爭，想要鶴立雞群。

數量、經驗和結果之間的關係，憑直覺是可以理解的。但是數以百計的研究，利用統計證實：醫生或團隊在治療罹患某種疾病或者狀況，從數量多的病人中學習，能夠得到更好的結果，有時也能降低成本。[35]針對外科手術所做的研究，經常發現病人人數多的醫院，死亡率低於病人人數少的醫院（見圖表4-4）。學者研究病人人數和照護結果之間的實證關係之後，結論有所出入，而且這個主題的文獻超過五百篇論文。[36]但是證據一面倒指出，一種疾病的經驗，至少要達到門檻水準，才可望得到好品質。[37]規模對疾病成本和結果的影響，還沒有學者進行廣泛的研究。不過卻有不計其數的跡象顯示，業務執行單位的數量達到門檻水準，才有效能和效率可言。

規模和經驗不只在照護提供上很重要，做正確的診斷時也十分重要。舉例來說，即使使用乳房X光攝影等常用的檢查，還是漏掉許多早期的癌症。過去二十年的研究顯示，當乳房X光片的判讀者經驗豐富，而且每次發現有錯誤就重讀原來的X光片，以增進學習效果，則女性病人會得到更準確的診斷。研究指出，女性的乳房X光片應該由每年至少判讀過一千張X光片，[38]甚至可能超過二千五百張[39]的放射科醫生判讀。今天，數位影像可以立即傳送，所以可以利用數量高、經驗豐富的中心來判讀檢查結果，而不致對病人或醫生造成不便。[40]

有效整合一群專科醫生對一名病人狀況的了解，也有助於診斷成功。需要最低數量病人的另一個理由，是量多才有辦法維持一種疾病的專責專家團隊。總部設在明尼蘇達州羅契斯特

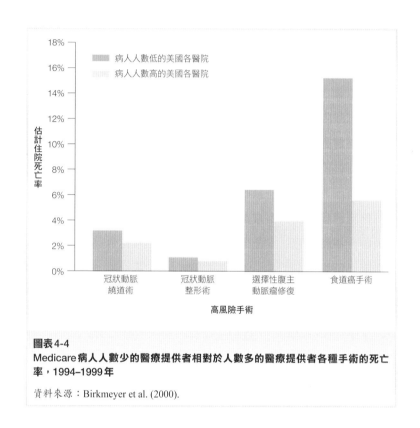

圖表 4-4
Medicare 病人人數少的醫療提供者相對於人數多的醫療提供者各種手術的死亡率，1994–1999 年

資料來源：Birkmeyer et al. (2000).

的梅約醫學中心（The Mayo Clinic）整合擁有廣泛規模與經驗的各醫療專科醫生，卓越的診斷能力因此名聞遐邇。

　　經驗、規模和成果之間的關係顯然不是自動產生的，尤其是當醫療提供者不必競爭成果時。學習是其中一個重要的因素。我們有可能一而再、再而三重犯相同的錯誤或者執行不良的做法，但用心學習是改善的強而有力動力。學者研究指出，在病人數量多，而且臨床試驗積極的醫院，也就是積極學習的醫院，和病人人數多但沒有積極進行臨床試驗的醫院比起來，

特定療程的結果改善比較多。[41]今天許多醫療提供者使用不一致的臨床程序,掩飾問題的來源,也阻礙改善。許多醫療提供者的結構和組織也有礙於系統化的學習和掌握學習機會。研究報告指出,大體而言,從醫學院畢業後的年數,和病人照護成果更好之間並沒有相關性。[42]這表示許多經驗豐富的醫生並沒有趕上不斷改善的業務執行方法。

學習需要積極溫習和改進。醫生和醫療團隊需要掌握最新的臨床證據、研究和比較成果、凸顯差異和問題,然後分析如何加以處理。能這麼做的話,更多的經驗會加快學習的速度。舉例來說,在囊腫纖維症的診療上,即使和所有的醫療提供者分享最佳實務,表現卓越的醫療提供者會比一般醫療提供者改善更多。本章稍後還會更進一步討論囊腫纖維症。由於人們日益重視價值,以及醫療提供者必須在成果上競爭,學習速度將更快。

今天,經驗、規模和成果之間的關係可能存在,也可能不存在。由於醫療提供者不必和其他的醫療提供者競爭,而且成果沒有加以衡量,經驗豐富的醫療提供者並不需要去學習,病人數量多的醫療提供者也沒有承受壓力,非實現每一個規模利益不可。事實上,不少照護提供的架構方式,沖消了這些優勢,或者使這些優勢降到最低。因此,針對目前的業務執行情形所做的研究,只指出這方面的潛力而已。不妨想像,如果醫療提供者真的全心全意運用規模和經驗去取得更好的成果,會是什麼樣的情況。

雖然疾病層級的規模和經驗十分重要,今天的健康照護提供卻太過支離破碎。許多醫療提供者供應太多服務,病人人數

卻不夠多。我們會在第五章更詳細討論這件事。醫療提供者的組織結構設計得並不好，無法善用其擁有的規模和經驗。目前的競爭特質使得支離破碎的情形更加嚴重。健康照顧計畫和政府的計畫，目標放在同時改善所有的醫療提供者，並且支持所有的醫療提供者達成最低的業務執行標準，而不是以更多的數量獎勵表現卓越的醫療提供者。如此一來，產生的淨效果是大部分服務都有數量龐大的醫療提供者相互競爭，即使在新生兒心臟手術和器官移植等複雜的疾病也不例外。由於只需負擔極少的成果責任或者完全不必負責，所以醫療提供者爭相進入它們認為有利可圖的每一種服務。

給付實務也不利於在診斷方面建立數量和經驗。安德森癌症中心以癌症專長著稱，曾有不計其數的乳癌病人來尋求第二和第三意見，因為這種病十分複雜，而且不同的治療組合和順序會產生不同的結果。由於徵詢意見的需求量很高，導致在這家醫院接受治療的病人約診需要等候很長的時間。因此2004年安德森癌症中心決定暫停對不考慮在該醫院接受照護的乳癌病人提供第二意見。[43]依現行的制度，給付偏重於治療，在這樣的誘因之下，這是自然且合理的選擇。但從價值的觀點來看，一流的醫學中心應該急劇擴大提供診斷和第二意見服務。

由於我們談過的種種因素，有些觀察者建議，某些照護種類應該限於病人數量多的醫學中心。我們贊同的觀念是：規模和經驗不足的醫療提供者，不應該對資訊不足的病人執行業務，而且醫生應該在病人數量多、成果卓越的團隊督導下取得經驗。但是，數量本身不是目標，以成果衡量的價值才是目標。數量只是成果的代理變數。蒐集成果資訊，加上開放價值

競爭，遠比隨意設定數量門檻要好。引進數量限制，卻不考慮成果，可能反而保護既有的醫療提供者不受競爭的威脅，而降低病人價值。

唯成果是問，以價值為基礎的競爭，自然而然會使提供特定疾病服務的醫療提供者數目大減。這也會使真正卓越的中心和相關領域的其他醫療提供者先結成更強和更深的聯盟關係。對病人價值的影響很大。

成果競爭加上價值改善的良性循環，產生的價值改善將遠大於試圖全面改善所有的醫療提供者。當病人不再在低於一般水準的醫療提供者接受治療，轉而投向卓越的醫療提供者之後，病人價值將大幅提升。隨著卓越的醫療提供者成長，價值改善的良性循環會得到強化。由於頂尖服務的改善和創新往往是由表現最佳的醫療提供者推動的，擴大它們的數量可以進一步加快價值改善的速度。

在這種競爭之中，在成效較差的醫療提供組織服務的醫生，會將他們執行的業務轉移到能有卓越表現的其他服務。其他的醫師或其所屬的機構，會和卓越的中心結盟，並從它們的訓練、流程專長，以及效果更好的管理結構獲益，以顯著改善績效。總的來說，每一位醫生都有機會成為真正卓越的執業者。病人將不再非得接受不合標準的醫療提供者不可。

原則六：競爭屬區域性或全國性

健康照護提供的競爭地域範疇是區域性、全國性，或甚至國際性，而不只是地方性的。地域範疇是從醫療提供者的觀點

來看的。醫生和醫療團隊必須拿他們經過風險調整後的成果和任何地方的最佳醫療提供者比較,而非僅止於和附近的醫療提供者比較。而且,醫療提供者應該和全國性、區域性中心建立關係,以取得寶貴的意見和其他服務,即使本身只是區域性醫院或診所,也能因此確保符合最高的價值標準。

區域性競爭的重要性:中風照護

中風照護凸顯了區域性成果競爭的重要性。[44]中風的情況差異很大,因腦內的位置、凝塊的大小、受影響的血管種類而有很大的不同。中風患者的照護需要用到各種技能的人員,包括急診醫師、神經科醫師、神經科加護病房專科醫師、放射科醫師、介入放射科醫師和專業護理師。雖然許多中風症狀相當輕微,可以由他們本身或者適度的醫療干預之後加以解決,卻有相當高比率(約20%)的中風發生在大血管,除非立即治療,否則有生命危險,或者可能導致重大的長期殘障。

大血管中的凝塊如果及早發現,而且有適當的設施和專長可以利用,便可望治療成功。但是,擁有24小時電腦斷層掃瞄儀、核磁共振造影(MRI)機器、待命放射科醫師,以及精確判斷中風的性質和位置,並在需要時以機械介入,以打開凝塊所需的腦部血管清理專長,這樣的醫院相當少(大血管中的凝塊往往對藥物治療沒有反應)。我們在附錄B會更詳細討論大中風的照護提供價值鏈。

大波士頓都會區只有兩、三家醫院擁有必要的專長和

設施，能夠照護大部分棘手的中風病例。麻州綜合醫院
（MGH）是其中之一，每年治療約一千件中風病例，占該地
區總病例的10%左右。其中，約200件和主動脈有關，50
到100件適合執行機械介入性治療。

麻州綜合醫院有能力治療整個地區整整一半的大中風。
但是救護車依規定必須把每一位疑似中風的病人送到最近的
醫院，即使病人或家屬另有指定也不管。由於大部分的中風
都相當輕微，而且給付率相當高，所有的醫院都希望中風病
人上門。對大部分病人，也就是輕度中風的人來說，這個方
法得到的結果是可以接受的。但是對大中風病人來說，「讓
每一家醫院分得一杯羹」的模式卻攸關生死或者殘障。這些
病例，先送最近的醫院，再轉送到第二家醫院會來不及，因
為成功治療中風病人的時間之窗只有三個小時左右。今天，
由於缺乏在疾病的層級，以價值為基礎，在成果上競爭，病
人價值往往沒有得到助益。

未能將病人送到正確的醫療提供者，在人命、生活品質
和金錢上的成本很高。中風是長期殘障的首要原因，也是第
三大死亡原因。如果有大中風症狀的病人（可以由緊急救護
人員確定）能夠送到擁有最好能力和治療這些病例成果最好
的中心，長期殘障和死亡率可以急劇降低。健康照顧計畫應
該要求救護車公司遵循這個實務做法。有些州的法律要求將
病人送到最近的醫院，最低限度應該將大中風列為例外（法
律已經允許創傷病人送到最近的創傷中心，而不是最近的急
診室）。

取得照護時，病人、轉診醫師和健康照顧計畫應該尋找最能滿足病人需求的卓越照護，不管它位於何處。即使一般情況下由附近的醫療提供者提供服務的緊急和初級護理，從區域性的觀點著眼也很重要。

第一章談過，即使是經常發生的疾病，各地的照護結果和成本也有很大的差異。至於不常見的複雜疾病，結果差異更大。從疾病層級的專長和規模效益來看，這應該不叫人意外。

尋找最好的區域性設施，可以改善照護的品質，這不是新觀念。比方說，創傷中心的設立，取代了一九七〇年代的做法，也就是當地醫院的每一個急診室，都會治療車禍或者遭受其他嚴重傷害的患者。設立創傷中心，拯救了無數寶貴的生命，以及減低造成殘障的可能。今天，這個方法往前推進一步，在適當的中心治療大中風，可以拯救人命和降低殘障發生的機率（見「區域性競爭的重要性：中風照護」）。但是美國各州的法律和健康照顧計畫契約，經常要求救護車把中風患者送到最近的醫院，而不是能夠及時趕到的最適當醫院。

雖然救護車把病人送到卓越的區域設施，聽起來可能很花錢而且不方便，但是節省下來的成本，以及更好的短期和長期醫療結果，對病人和健康照顧計畫來說，這樣的一段路顯然值得。[45]交通成本和不便，很容易因為避開低劣的結果（恢復時間拉長、恢復不完整、長期性痛苦、併發症、錯誤）造成其他成本增加而抵銷。我們並不建議所有（或甚至大部分）的病人應該或者這麼做，但這應該是一個選擇。

經常有人一口咬定，說病人總是會選擇方便的當地照護，而不是尋找或者利用更遠的醫療提供者。可是目前病人的行

為，正如我們在第二章談過的，是因為幾乎完全缺少相關的結果資訊造成的。病人、轉診醫生和健康照顧計畫根本不知道，許多醫療提供者的成本和品質競爭力實際上有多差。如果他們知道，現有的行為型態會迅速改變。病人傾向於利用當地的醫療提供者，這個事實也是因為病人的選擇受到許多限制，以及尋找網外醫療提供者的經濟反誘因造成的（我們將在第六章和第七章討論，健康照顧計畫和雇主鼓勵跨地域競爭所扮演的新角色）。

最後，正如幾位醫師告訴我們的，病人傾向於在當地尋求健康照護，是以前醫藥讓人減輕痛苦勝於治療的時候養成的習慣。當健康照護的結果差異比較小，以及病人和醫師的配對大致根據人際關係，當地轉診就有它的意義。今天，照護的複雜程度遠高於以往，卓越和不出色的醫療提供者之間的成果差異很大。

非當地照護的相關資訊、選擇和支援擴大後，病人和轉診醫師就能根據病人的狀況和偏好，選擇何時尋求區域性或者全國性的照護。向區域性和全國性的競爭者提供的價值看齊或者超越它們，這樣的壓力將加快地方性的醫療提供者改善價值的速度。而且，由於越來越多醫師必須相互競爭，並且要求自己在照護成果方面符合全國性的期望，到遠處就醫的需要應該會降低。但是這樣的機會必須繼續存在。

在沒有地域限制的健康照護市場，許多病人仍會選擇在當地或者所在區域之內取得照護。但是，開放競爭，以及鼓勵比較各醫療提供者和各地區的照護成果之後，即使只有一小部分的病人真的選擇遠處就醫，也會啟動各疾病的地域競爭。[46]一

些醫師向我們解釋，當他們知道有些病人到別的地方就醫，他們會更加自我反省，也會探討使用新的照護方法。

在今天的系統中，病人如果想到卓越的區域性醫療提供者處就醫，往往被視為不忠的表現，而且可能傷害他與當地醫師的醫病關係。在以價值為基礎展開競爭的系統中，醫師會和卓越的醫療提供者建立關係，並且在照護週期的不同階段，協助促使病人到正確的中心就醫。這將是醫師卓然有別於同儕的方法之一。

區域性和全國性的競爭，只會增加醫療提供者做這策略的必要性，以及擴大機會去發展專長和規模。一種疾病的卓越醫療提供者，會以管理多個地點提供服務的方式，追求地域上的擴張，從而借重規模、專長、照護提供方法、人員訓練、衡量系統和聲譽之力。病人將從成果加速改善大受其利。

有人表示，每一座城鎮應該擁有全部的服務和專科。但這話通常是彼此相距很近的醫院所說。沒有一個機構需要提供每一種服務。從健康照護價值來說，病人在不同的時候發生的不同狀況，也沒有理由由相同的醫院、醫師聯合執業團體、醫療網提供照護。對病人來說，價值是由醫療提供者處理特定疾病的效果如何決定的，不是看醫療提供者以前處理其他某種狀況處理得有多好而定。

我們的目標應該是，鼓勵卓越的醫療提供者在自己的專長領域成長。醫療提供者服務的地區擴大之後，治療比較不常見的狀況便可以服務足夠的病人，而從規模、經驗和學習中獲利。

提高規模和更多的區域性與全國性競爭，也能讓卓越的醫

療提供者不管位於何處，都能訓練更多的實習醫師和住院醫師。實習醫師在接受教育的期間，已經在一個地區內的不同醫院工作。可是目前的訓練地點通常不是看它確實表現卓越。在成果卓越的中心訓練實習醫師，等到年輕的醫師開始執業，便會將最佳實務散播開來（見第五章方塊文章「醫學教育的涵義」）。

隨著地域競爭加劇，醫療提供者會承受更大的壓力，必須更重視策略，確定自己要提供什麼服務。卓越的醫療提供者會在一個地區提供服務，甚至在全國或者國際上提供服務。即使大部分照護工作都在當地進行的初級和緊急照護，當地醫療提供者也會和卓越的區域性中心建立關係，而且徵詢它們的意見，以提高所提供的價值。隨著這樣的關係激增，地方性醫療提供者將能借重特殊疾病的規模經濟和經驗，並且加快照護提供創新的散播速度。

除了緊急照護、例行性和預防性照護、疾病管理和術後照護，鄉村醫院不需要提供所有的服務，除非醫院有足夠的經驗、規模和專長，而且符合真正卓越的標準。鄉村醫院不應該再像與世隔絕的獨立組織那樣營運，而必須建立起深厚的醫療關係，和其他的醫療提供者相互連結。理想的健康照護系統將鼓勵鄉村醫院和社區醫院，以及區域性和全國性中心建立起密切的工作關係。這些關係將有助於特殊的疾病在完整的照護週期提供整合性照護。

這種協作模式的潛在效益，從創傷性腦部損傷（traumatic brain injury；TBI）看得出來。對創傷性腦部損傷患者來說，更好的照護結果是指功能改善或者殘障減少。這和其他許多

疾病一樣。更好的結果可以急劇降低成本，因為每年創傷性腦部損傷而住院的23萬5000名美國人，有許多需要長期昂貴的照護。[47]美國神經外科醫師協會（American Association of Neurological Surgeons）批准的照護標準，只有16%的醫院治療創傷性腦部損傷時完全採行。[48]一家叫做「照護之路」（CarePath）的公司，提供網路資訊給治療創傷性腦部損傷的地方性醫院。如果地方性急診醫師還有問題，再由知名專家提供電話指導。[49]地方性醫院和居於領導地位的全國性腦部創傷中心，也可以發展同樣的關係。

這種關係——今天十分少見，有時還遭到抗拒——將顯著提高整個系統的品質和價值。這個例子顯示，服務公司可以在新型態的健康照護競爭中扮演某種角色。愈來愈多專業服務公司正在協助醫療提供者和健康照顧計畫，改善疾病層級的價值。我們將在第五章和第六章討論這個課題。

隨著競爭走向疾病的層級，而不是在整體的實體組織相互競爭，社區和鄉村醫院將以它們在特定照護領域的卓越表現和專長而為人所知。從三級照護中心轉診回到這些醫院的情形會十分常見，並且會因為在成本比較低的適當環境中提供照護而提高價值。

有些觀察者擔心，鄉村醫院如果把獲利高的病人轉診到其他的中心，財務上可能維持不下去。我們相信，鄉村醫院的策略如果更為聚焦，將顯著改善效率和獲利率。但是如果改變給付辦法，不再低估鄉村醫院（以及其他的鄉村醫療提供者）最有能力執行的服務種類，則鄉村醫院提供的價值可望提升。今天的給付辦法對穩健的策略和病人價值都不利。 我們將在第

五章進一步討論鄉村醫院和社區醫院可以採取的策略，並在第六章和第八章建議一些新的給付辦法。[50]

原則七：廣泛提供成果資訊

當醫療提供者、病人、他們的家屬、轉診醫師，以及健康照顧計畫是根據客觀的成果知識——醫療結果和完整的照護週期之照護成本——做決定，競爭便可以快速改善價值。少了這種資訊，醫療提供者會缺乏改善業務執行最強有力的動機和洞見來源。少了適當的資訊，轉診醫師和病人，就只能在黑暗中摸索，而且病人的選擇只能得到微乎其微的效益。[51]

資訊階層

支持以價值為基礎、展開競爭所需的資訊，存在一個階層結構（見圖表4-5）。最上一層是疾病層級的成果資訊。成果是由經過風險因素調整後的病人照護結果和照護成本所構成，而且兩者都是在完整的照護週期衡量。

資訊階層的下一層，是每一個醫療提供者處理一種疾病擁有的經驗資料，以病人人數來衡量。經驗是技能和效率的粗略代理變數，而且如同本章稍早所說的，經驗會影響所達成的成果。經驗也是醫療提供者和病人配對的工具。

資訊階層的第三層是方法。方法是照護本身的程序，而這對了解成果如何達成十分重要。方法資訊對於引導流程改善十分重要。

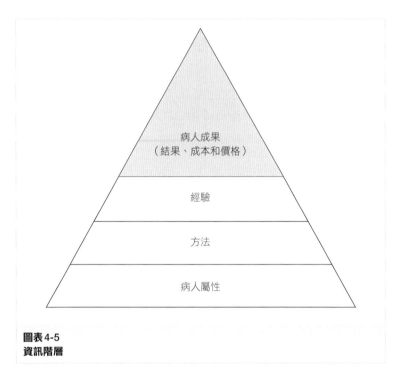

圖表4-5
資訊階層

　　資訊階層的底部是病人屬性資料，包括年齡、性別、共現的疾病，以及基因構成。病人屬性會影響照護流程，而且在控制初期的狀況或風險時很重要（第五章將進一步討論資訊階層）。

　　目前資訊蒐集的重點放在方法上。我們說過，各式各樣的組織都在蒐集流程資訊。不少資訊是和一般性的流程有關，例如使用電腦化醫令輸入（order entry，以減低錯誤）和感染控制的作業程序。在疾病層級蒐集流程資訊則發展得比較少。醫療提供者治療特定的狀況是否符合（或者不符合）既定的照護標準，這方面的資訊能給轉診醫師、病人和健康照顧計畫

重要的品質參考。這也會鼓勵醫療提供者提供的照護符合既有的醫療知識。我們在第三章談過，有些疾病正在蒐集流程遵循資訊。

但是，遵循流程並不是目的。真正重要的是成果。流程指導（process guidelines）和成果有關，但是不同的醫療提供者運用相同的準則，卻取得非常不同的成果（就像前面提過的囊腫纖維症例子）。健康照護提供很複雜，而且準則不會指導整個照護提供流程。良好的醫療業務執行需要調整，以處理每一位病人的特殊情形。醫療提供者的技能、設施和組織結構各不相同。而且，最佳流程不斷在改變。雖然不是不可能辦到，我們卻很難維持流程指導於最新的狀態。因此，如果眼光狹隘，只知遵循流程，實際上反而會減慢創新的步調。[52]

最佳實務的散播和醫療標準化之間的差別相當細微。目前的醫療錯誤率和不適當的照護標準，令人無法接受，所以散播流程指導，以鼓勵適當的業務執行，是非做不可的事。可是醫療標準化不是目標，因為標準化的重點放在流程，不是成果。因此流程資訊只是用來促進真正目標達成的工具。真正的目標是改善經風險因素調整後的成果。

以價值為基礎、展開競爭所需的種種資訊，成果資訊到目前是最重要的一種。醫療照護結果和價格資訊最後應該涵蓋完整的照護週期。如果經過風險因素調整、準確的結果和價格資訊能夠提供，最後就不再需要大規模的流程比較外部報告。但在那之前，流程資料的外部報告還是很重要，因為可以確保落後主流醫療實務的醫療提供者受到激勵，努力更新照護標準和減低錯誤發生率。

　　請注意，所有的醫療提供者都應該在內部以愈來愈細和複雜的方式，蒐集流程資訊。所有的醫療提供者也將這麼做。在內部分析「流程」和「結果」之間的關係，是組織學習和改善之所必需。我們將在第五章進一步討論這一點。醫療提供者將分享流程資訊，研究工作者則將採擷這些資訊，用於臨床研究。醫療提供者將自行研究照護提供方法，而不是等候臨床試驗結果。但是向外界機構報告詳細流程資料的規定，作業上不但十分繁瑣，最後也沒有必要。

　　衡量成果的時候，醫療結果資料有其必要，但價格資訊也一樣重要。結果和價格資料結合起來，才有助於我們判斷價值。後面各章會談到，目前的訂價實務並不透明，而模糊了價格的報告和價格的比較。就算有可能辦到，醫療提供者也很難在提供服務之前就知道價格，而且許多醫療提供者其實無法事先報價。

　　目前各項醫療干預和服務分開計算的價格，不是病人真正想要的價格，或者對病人價值重要的價格。價格應該涵蓋照護階程（episodes）或者整個照護週期裡面的一組服務。有用的價格是整體的照護價格，不是個別醫生看診、治療或者服務一次的價格。健康照顧計畫開始在它們的網站張貼特定醫療服務的議定價格。比方說，安泰張貼辛辛那提地區範圍廣泛的服務和醫療干預治療議定價格。[53]但是張貼出來的價格涵蓋特定的服務和醫療干預，而且幾乎不可能加總和理解。我們會在第五章、第六章和第八章更完整地討論訂價和計費實務。

　　衡量醫療提供者的經驗，比蒐集成果和方法資訊更為簡單明瞭。不過，如果能夠蒐集醫療提供者特定疾病經驗的系統化

資料，將是往前邁進的一大步。單單知道每一個醫療提供者在一種疾病診斷或者治療多少病人，就可以顯著改善選擇。要預測成果的好壞，經驗不是完美的因素，卻是相當有用和威脅性較低的起步。報告經驗資料應該列為立即性的目標，由醫療提供者自願配合，但如有必要，則訂為執行醫療業務的強制要求。

經驗資料如果不只包含一段時期照護病人的總數，更細分為和照護週期的階段、方法、病人屬性有關的數字，會更有價值。比方說，診斷的經驗、治療方法的經驗、疾病次類別的經驗，以及特定病人群體的經驗（例如年齡、風險因素）對病人、健康照顧計畫和其他的醫師都很寶貴。單單擁有系統性資料，幫助醫師確定特殊病例要去哪裡請教專家，就已經是醫業立即可得的紅利。

對以價值為基礎、展開競爭十分重要的最後一種資訊，是病人屬性資料。這是了解為什麼會有某種成果產生的因果鏈，缺之不可的一環。年齡、共現狀況、病情等病人屬性，會影響適當的方法、定義相關的經驗，以及影響成果。病人初期的狀況對於風險調整極為重要，如此一來，才能公平比較醫療提供者的成果。但是在病人屬性和治療效果之間的因果關係為人所知之後，由於卓越的醫療提供者將那些因果關係納入照護提供的考量，具有那些屬性的病人承受的風險應該會下降。因此，風險調整因素不應該固定下來，必須隨著不斷學習而修正。

我們蒐集的病人屬性資料寧可失之過多，而不應該失之過少。病人屬性清單會隨著醫療提供者累積照護提供知識而增加。即使還不十分確定有需要，便著手蒐集可能的衡量指標，

也是有幫助的，因為這有助於學習。為了風險調整的目的，將必須強制報告某些病人屬性資料。醫療提供者應該在內部蒐集更多的病人屬性資料，並且用於分析和改善照護提供流程。基因資料有使這個領域一飛沖天的潛力。

成果衡量

　　成果衡量是件複雜的事。有些健康照護專家斷言，切實有效的成果衡量不可行，而且沒辦法做適當的風險調整。但是切實有效和可靠的風險調整後結果資料已經可以取得。[54]包括小兒腫瘤、囊腫纖維症、末期腎臟疾病、加護、心臟手術和器官移植在內的許多疾病都有高品質、比較性的結果資料。（「照護結果資訊有多好」說明了這些資訊方案，並且介紹它們的簡短歷史。）每一個案例都告訴我們，成果衡量應該如何擴散到每一個疾病。

　　總而言之，這些案例告訴我們，我們無疑可以發展穩健的衡量指標、蒐集比較性資訊，並且根據風險因素而加以調整。這些案例也證明，這麼做的話可以大幅改善病人價值。目前為了衡量成果而投入的心力，即使並不完美，卻已經減低死亡率和改善其他的結果、有利於臨床決策，以及激勵重大的流程改善。病人價值改善很大，而且我們看得出來，可以進而衡量整個系統的成果。

　　下列文章中描述的一些案例，開始定義有效的成果報告系統之參數。成果衡量指標需要以嚴謹的流程加以定義，而且隨著時間的流逝，根據專家提出的意見加以改善和擴增。報告必

須是普遍性的、強制性的、非隱蔽的（unblinded）。成果資訊
應該以風險因素加以調整，而且風險調整方法會因為專家提供
意見而不斷改善。資料應該以容易取得的形式公開提供。成本
資料最後也必須納入。這種理想的成果管理系統，看似在唱高
調，但是器官移植的成果資料已經往這個理想邁進。為了迅速
在許多疾病達到高標準的成果衡量，很可能需要獨立的非營利
組織（例如器官移植領域的聯合器官共享網〔UNOS〕）協助
發展和執行報告與分析。所有這些組織的督導責任，可以交給
衛生與公共服務部（Department of Health and Human Services；
督導UNOS），或者交給備受敬重的準公共組織，例如醫學研
究院。我們將在第八章進一步探討這些選項。

照護結果資訊有多好

小兒腫瘤

　　一九六〇年代，兒童癌症幾乎會在病發後五年內奪去孩
童的生命。今天，五年的生存率超過75%，而且25年來，
男童提升20%，女童提升13%。[55]單從兒童癌症來說，這樣
的改善十分驚人，但是相對於成人癌症，也改善許多。成人
癌症雖有改善，幅度卻沒那麼大。

　　小兒腫瘤這個領域，由於孩童罹患癌症而痛苦和死亡令
人悲痛，一股社群意識油然而生，急於改善治療方法。在這
個相對不大的領域中，醫師有一種強烈的承諾感，只將病人
轉診到學術性癌症中心。這些癌症中心積極研究治療流程和
結果之間的關係。如此一來，絕大多數的小兒腫瘤患者是在

有臨床試驗追蹤的研究準則（research protocols）之下接受治療。這一點和成人癌症患者不同。

　　小兒腫瘤的結果資料是依準則來相互比較，不是依各中心或者醫療提供者來比較。這個方法未明述的假設是，使用已知最成功的治療準則，是產生卓越照護的最佳方式。小兒腫瘤的治療，顯示了藉由擴散最佳實務以改善結果的潛力很大。改善小兒腫瘤業務執行的這個方法，得助於醫師社群人數相當少；他們之間溝通良好，而且瀰漫相互支援的文化。

　　但是，遵循流程指導和成果競爭不是同一回事。不同的醫師絕對不會絲毫不差地執行特定的準則，即使那是成功的準則。小兒腫瘤科醫療提供者之間的差異，並沒有成為分析的焦點。醫療提供者的成果資料，也沒有讓病人的父母或轉診醫師容易取得；相反地，它們蒐集的是隱蔽資料，而且只在臨床試驗時用於比較治療準則。

　　如果能夠蒐集和散播全面的成果資訊，小兒腫瘤的病人價值可能進一步改善。在醫師和中心層級的這些資料，可以加快醫師的流程改善速度，而且讓轉診醫師和父母做出更好的決定。這個案例也凸顯我們需要系統性的病人登錄中心，而不是依賴一連串的臨床試驗蒐集的病人資料，因為每一次臨床試驗只把重點放在少數的變數上。全面性蒐集資料，將因為改善統計力量，以及允許研究人員檢視更多的照護面向，而加快創新的步調。

囊腫纖維症

　　蒐集囊腫纖維症成果資料的動力來自1955年創立的囊

腫纖維症基金會（Cystic Fibrosis Foundation）。[56]一九六〇
年代初，克里夫蘭彩虹嬰幼童醫院（Rainbow Babies and
Children's Hospital）的勒洛伊‧馬休斯（Leroy Matthews）
博士報告他和同事見到的驚人統計數字，也就是每年的死亡
率遠低於2%，而美國每年的平均值超過25%。1964年，囊
腫纖維症基金會獎助華倫‧華威克（Warren Warwick）博士
一萬美元的預算，蒐集在美國31所囊腫纖維症中心接受治
療的所有病人之資訊。提供獎助的部分原因，是為了檢定馬
休斯博士所舉的數字。所得資料支持馬休斯博士的說法，而
且他首創的預防性方法，成為治療囊腫纖維症的黃金標準。

　　囊腫纖維症的成果資料和小兒腫瘤的案例不同，是由各
個中心蒐集和散布。在這方面，未明述的假設是，改善價值
的最好方式不是只重視準則，而是學習一流中心使用的方
法。不過和小兒腫瘤一樣，蒐集到的資料隱蔽了個別中心的
來源。醫師知道本身的成果，以及他們的病人相對於全國性
分布的情形，但無法拿自己和其他的特定中心相互比較。

　　囊腫纖維症的資料支持囊腫纖維症患者的生命期望值迅
速改善，從1966年的10年，增為1972年的18年和2003
年的33年。[57]不過，即使全國性的平均值不斷上升，在表現
最好的中心接受治療的病人繼續生存的年數高得多。2003
年，一流診所的囊腫纖維症患者的生命期望值是47年，而
一般中心只有33年。[58]

　　囊腫纖維症中心的成果報告一直是採取自願申報的方
式，而且目前仍然如此。[59]基金會鼓勵報告的方式，是按照

病人登記人數比例，發給每一個診所研究獎助。獎助金額在2萬5000美元到20萬美元之間，平均約為7萬5千美元。所有參與的囊腫纖維症中心，都必須在其機構遵循倫理審查委員會（Institutional Review Board）的流程，並且取得病人的同意，提交資料給登記中心。囊腫纖維症基金會估計，病人登記中心包含93%的病人資料。[60]

資料雖然有幫助，囊腫纖維症的成果競爭卻沒有完全啟動。囊腫纖維症照護中心及其病人與轉診醫師都沒辦法取得非隱蔽的個別中心照護結果。如果非隱蔽資料能讓人確定表現最好的中心，並向它們學習，醫師會學得更快，病人的選擇也會同蒙其利。

腎臟透析

腎臟透析技術在一九七〇年代發展出來，但這個療程成本很高，只有少數病人有能力接受治療。美國腎病患者協會（American Association of Kidney Patients）列舉事實，說明末期腎臟疾病患者接受透析治療，可望過著近乎正常的生活，不接受透析治療則會死亡，而引起全國的注意。美國國會回應民眾的關切，1972年通過末期腎臟疾病法（End Stage Renal Disease Act），65歲以前的所有末期腎臟疾病患者，都享有聯邦醫療保險的醫療給付。

1978年，聯邦醫療保險把末期腎臟疾病照護分由十八個區域性行政管理網督導。[61]這些行政管理網的資金來源，有一部分是靠每次透析治療收費50美分，從給付中扣除。美國腎臟資料系統（U.S. Renal Data System）於1988年設

立，負責蒐集、分析和傳播末期腎臟疾病的成果資料，以利進行研究和監控品質。[62, 63]

濾過速率（filtration rate）是透析治療最直接的結果，自1994年第一個全面性的臨床末期腎臟疾病資料庫設立以來，幾乎所有的設施都開始衡量和報告結果，因為這是聯邦醫療保險給付的規定。和小兒腫瘤、囊腫纖維症等案例不同的是，透析設施的比較性資料屬於非隱蔽和公開提供。除了退伍軍人管理局所屬醫院（不能透過聯邦醫療保險給付），病人和轉診醫師可以看到美國所有醫療提供者的貧血、血紅素和死亡率結果。[64]每個區域性末期腎臟疾病網的醫療審查委員會會檢討結果，[65]並在透析設施的結果低於公認的指導標準，或者當醫療提供者請求協助時，它會插手指導。[66]

雖然成果資料的報告屬於強制性質，目前末期腎臟疾病網報告的資料，限於每一年的10月到12月衡量的所有病人中5%的樣本。直到最近之前，由於缺乏電子報告方式，報告所有病人的資料在實務上並不可行。

和蒐集成果資料的其他疾病一樣，成果資料對透析照護的品質造成顯著的衝擊。自1989年首次蒐集資料，到1997年之間，紀錄顯示透析病人的死亡率下降17%。[67]成果資料也顯示，注意品質攸關成本下降；當醫療提供者未能遵循公認的照護流程，增加支出往往不能改善結果。[68]

透析資料仍然顯示，各醫療提供者之間的成果有很大的差異。改善風險因素調整，以及報告所有病人的資料，將有助於進一步改善。資料在支持臨床研究方面，也有潛在的重

大涵義。比方說，透析結果顯然受到較早期腎臟疾病受到的照護之影響。腎臟疾病是凸顯疾病管理和照護週期觀點重要性的顯著案例。

加強照護

監控和評估經風險調整後加強照護結果的觀念，起於喬治華盛頓大學醫院（George Washington University Hospital）加強照護病房（intensive care unit；ICU）醫師威廉·卡納斯（William Knaus）相信，臨床決策的品質，以及對決策結果懷有的信心，絕對不會比用於支援決策的資訊品質要好。1978年，卡納斯博士和同事開始研究建立資訊系統，以支持品質改善。他們所用的方法是分析結果、病人生理狀況和照護流程之間的關係。急性生理和慢性健康評估（Acute Physiology and Chronic Health Evaluation；APACHE）系統分析病人的資料，將急性疾病的嚴重程度評分，並且根據機率預測結果。[69] 加護病房團隊可以比較它的結果和經風險調整後的預測結果，觀察它的實際結果比大量臨床業務執行實際資料所顯示的要好或壞。

APACHE成了廣泛使用的方法，用於推動加護病房的流程改善。早期的一項研究將APACHE預測用於13家醫院的5,030名病人，發現控制風險因素之後，病人照護結果和照護協調的差異有關，包括溝通的程度，以及醫療、手術和護理人員投入品質管制所做的努力。[70] 但是，儘管APACHE能夠支持流程改善，用於建立成果模型的資金卻非常少，而且醫療團隊無法從獎助和慈善公益來源募集足夠的資金，以持

續發展。1988年，有一家公司設立，經營的業務是募集創業投資資金，以支持更多的研究發展。（APACHE醫療系統公司〔APACHE Medical Systems Inc.〕2001年被塞納公司〔Cerner Corporation〕收購。）

APACHE不斷在改良，發表了第三版和第四版。個案研究曾經提到佛羅里達州的薩拉索塔紀念醫院（Sarasota Memorial Hospital）和西維吉尼亞州的聖瑪莉醫學中心（St. Mary's Medical Center）等醫院使用這套系統，獲得顯著的成果改善和流程增強。[71]但是醫界一些人不但沒有掌握APACHE帶來的學習機會，更不願修改他們使用的方法，直到昂貴和耗時的臨床試驗之後，執行成果分析，揭露每一個特定面向的流程都有改善。[72]醫師對使用風險調整後成果資料感到不安，部分原因在於他們不喜歡被評估，部分是因為醫師接受的教育沒有包括成果評估。

梅約醫學中心使用APACHE超過十年，證明了臨床上穩健的成果衡量指標可以如何顯示，成果的差異和特定的臨床與行政管理流程有關係。梅約的研究人員使用加護病房五萬名病人的資料，發現它的加護病房出院政策，導致住院死亡率高於預測值。梅約正在設法加以改善。[73]

目前有數百個加護病房使用APACHE於內部流程改善，超過五千篇的醫學研究文章也以它為基礎。[74]使用這套系統的醫院可以比較它們的加護病房病人照護結果，以及病情嚴重程度類似的病人之預期結果。

APACHE在模型的建立上使用成果衡量指標，但它不

是成果報告系統。雖然醫療提供者有經過審慎審查的風險調整後成果衡量指標，但不需要公開報告加護病房的照護成果。因此，現在還沒辦法比較各個中心的加護病房照護結果。APACHE的成果衡量指標得到「健康照護組織評鑑聯合會」（Joint Commission on Accreditation of Healthcare Organizations；JCAHO）的背書。不過叫人失望的是，JCAHO在加護病房審查方面只使用流程衡量指標。[75]

如果國會、各州或者聯邦醫療保險強制要求加護病房報告結果，加護病房照護的流程創新和病人價值幾乎肯定會顯著改善。[76]在這個案例中，醫療提供者擔心要為成果負責，這樣的心態，仍然使它們不敢急劇推動普遍性的價值改善，追求更大的利益。

心臟手術

心臟外科醫師三十多年前首創成果衡量指標的發展和使用。1972年，退伍軍人管理局因應人們對照護品質的關切，設立了第一個包括多家醫院的資料庫，用於監控心臟手術的結果。這個資料庫首先蒐集手術的數量，以及未經調整的手術死亡率。[77]1986年，由於民眾愈來愈注意心臟手術的安全，「健康照護財務管理局」（Health Care Financing Administration；HCFA；聯邦醫療保險計畫與醫療補助計畫服務中心〔Centers for Medicare and Medicaid Services〕的前身）開始根據行政管理資料，發表心臟手術死亡率的資料。「胸腔外科醫師學會」（Society of Thoracic Surgeons；STS）對HCFA所用的方法不以為然，開始利用臨床資料來

源，發展本身的風險調整後成果衡量指標。1989年，STS發展出一些衡量指標，並且開始蒐集自願性的成人心臟手術資料，編纂全國性的風險調整後資料庫。[78]我們說過，沒有比開始發表目前已有的衡量指標，更能激勵成果衡量指標的改善。

「紐約州衛生局」（New York Department of Health）面對民眾相同的關切，1989年要求執行冠狀動脈繞道術（CABG）的醫院，報告從病人記錄而來的成果衡量指標和風險資訊。[79]衡量指標和風險調整是由一群獨立於STS的心胸外科專家所設計。這套計畫沿用至今，向大眾報告各醫院各外科醫師的CABG經風險調整後死亡率。紐約的報告計畫開始實施的頭四年內，因為心臟手術而死亡的人數減少41%。[80]新澤西州、賓州和加州等其他許多州師法紐約的經驗，[81]現在也蒐集和發表風險調整後心臟手術資料。[82]

STS已經將它的計畫擴大到包括每位病人多達兩百個資料點。[83]風險調整方法的複雜性已經改善，而且被廣泛接受為健康照護最先進的成果衡量方法。STS也在追蹤日益增多的其他手術。個別外科醫師和醫院的STS資料，其他外科醫生看不到，而且只有全國性的平均值提供給病人和轉診醫師。克里夫蘭診所等一些醫療提供者發表它們的結果，並和全國性的結果相互比較（見附錄A）。

心臟手術的所有這些經驗，都大力支持一個原則：回饋和比較經風險調整後的成果，會升高人們的意識、自我評估、流程分析，以及改善病人的照護結果。[84]STS資料和

209

其他的成果衡量努力一樣，儘管手術患者的風險概況（risk profile）惡化，卻顯示心臟手術結果顯著改善。[85]除了有同儕審核的無數研究報告使用到這方面的資料，[86]業務執行上的創新也在專業會議上發表，並以資料加以佐證，以促進執行業務的外科醫師學習。[87]研究報告指出，關於如何改善心臟手術的臨床流程，全國外科醫師以證據為基礎展開溝通，已經降低全國性的死亡率。[88]這些經驗也指出，公開報告的力量，足以將改善衡量推進到超越公開報告所要求的範圍之外。

醫療學會可以在成果的衡量與報告方面，扮演根本性的角色，可惜大部分醫療學會都放棄這個角色。（見第八章方塊文章「對醫療學會的涵義」。）STS不只致力於改善本身的衡量指標，也努力改善公開報告。比方說，STS的會員和「國家品質論壇」（National Quality Forum；NQF）合作，取得共識，建立一套心臟手術流程和成果衡量指標，在2004年12月公布。[89]雖然NQF的衡量指標提供給JCAHO、Medicare和其他的評鑑或報告機構使用，到目前為止卻沒有展開全國性的蒐集和報告。

STS構思中的下一步是，除了結果資料，也把成本包括進來，以利衡量價值。目前STS全國資料庫（STS National Database）和聯邦醫療保險A部分（Medicare Part A）的付款資料正設法相互連結。這方面的努力得到的初步結果進一步證實，品質最高的醫療提供者，負擔的成本往往最低。[90]

STS資料庫的參與仍屬自願性質。但是，一九九○年代

起，包括「藍十字藍盾」（Blue Cross Blue Shield）的幾家
分支機構在內的許多健康照顧計畫，都把參與這個資料庫
視為一種標準，符合這個標準才列入優先醫療提供者的名
單。[91]

器官移植

由於民眾對器官分配的公平性大表不滿，以及關切國內
捐贈的器官用於外國病人，促使美國政府干預器官的移植。
1984年，國會通過「全國器官移植法」（National Organ
Transplant Act），設立「器官勸募和移植網路」（Organ
Procurement and Transplantation Network），由「非營利組
織聯合器官共享網路」（United Network of Organ Sharing；
UNOS）依聯邦合約經營。任何種類器官移植的醫療提供者
如果想要接受器官，必須報告資料，所以報告屬於強制性
質。

這些資料屬於全國性且完整，並且多於個別機構報告的
總和。原來執行器官移植手術的中心可能不知道病人重複
動手術，但資料庫會揭露病人是否在另一個機構再移植。
UNOS也利用「社會安全」（Social Security）死亡資料庫追
蹤長期的死亡率，即使醫療提供者缺乏這方面的資訊。[92]器
官移植資料的登記中心現在包含超過31萬7,000名器官移
植接受者的資訊。UNOS不是只負責蒐集資料，也向衛生與
公共服務部就器官應該如何分配給等候名單上的病人提出政
策建議。因此，移植結果的統計資料會影響分配規則。

移植結果資料在網路上公開提供。[93]資料按照器官種

類，以及病人是成人或者孩童而分類。成果資訊依每一個移植中心而報告，並且列出移植中心的名稱。除了報告病人生存的原始資料（一個月、一年和三年），以及移植（器官）生存率，成果是根據一個模式加以風險調整；模式是用全國資料的統計分析而不斷更新。每一個移植中心的預期生存率，是在給定受治療病人的風險因素之後加以計算。預期生存率和實際生存率相互比較，然後執行計算，確認兩者的差異是否具有統計顯著性。資料是以清楚且注釋良好的圖表加以呈現。

然而，病人在這種複雜的情況中，需要有人幫助他們解讀結果。而且，不是所有的轉診醫生都利用這些資料。但是移植手術團隊非常清楚他們本身的結果，以及和其他中心相互比較的情形。移植的表現持續改善，同時，更好的成果也導致病情較嚴重的病人移植成功。

這些一致性強的全國性、非隱蔽資料，不只對醫療提供者和病人是十分重要的工具，對健康照顧計畫、研究工作者和健康資訊服務也十分重要。舉例來說，我們將在第六章談到，現在有一些服務能夠支援病人和轉診醫師，根據成果資訊，選擇移植醫療提供者。更多的病人正在卓越的醫療提供者處接受治療，而且這些醫療提供者通常願意商談比較低廉的價格。

到目前為止，成果衡量指標的發展和使用，進展太過緩慢。比方說，APACHE系統的風險調整後加護成果衡量指標

（在前文「照護結果資訊有多好」談過），是25年前發展出來的，不斷改善，並由梅約醫學中心等權威性的醫療提供者經過無數次的檢討和使用加以驗證。可是在普遍報告APACHE衡量指標方面，還是遭遇一些阻力和遲疑拖拉的情形。健康照護組織評鑑聯合會曾經執行一項先導計畫，把加護病房成果衡量指標包含在評鑑分數中。但是2005年7月，JCAHO走回頭路，用流程衡量指標取代成果衡量指標。[94] JCAHO遲遲沒有在評鑑作業上利用成果衡量指標，不是因為這個方法有問題，而是因為醫療提供者的抗拒。評鑑組織如果受到被衡量的醫療提供者強烈影響，可能不是推動成果衡量，以取代威脅比較少的流程遵循的最好管道。

同樣地，儘管國家品質論壇立意良善，從流程走向成果衡量指標，既得利益團體卻拖延特定衡量指標和風險的發展。既得利益團體也減慢廣泛執行現行成果衡量指標的步調。[95] NQF實施的共識模式，可能不適合用於克服醫療提供者對成果衡量指標和責任的抗拒。

談到抗拒，講得好聽一點，醫療提供者似乎是擔心蒐集和散布成果資料太過簡單且不公平。包括個別醫師在內的醫療提供者，對於公開發表成果衡量指標抱持謹慎態度是可以理解的，因為他們指出衡量指標的準確性和風險調整方法的適當性都有問題。調整不良的資料可能製造誘因，導致醫生不願接受病情最嚴重的患者。但是醫界十分精明老練，不會因為這些障礙而卻步。堅持這些理由，不願蒐集和發表任何成果資訊，不再能被人接受，尤其是在面對已經取得的成功時。

在衡量和報告結果時，有必要使用相互牽制和平衡的系

統,而且包含前面方塊文章(「照護結果資訊有多好」)所說
的各種努力。這篇文章指出,將來所做努力必須依循的重要原
則。我們需要多種衡量指標來反映結果的多面性。醫療提供者
和醫療學會需要參與衡量指標的定義工作。醫療提供者必須有
能力檢查和修正資料的準確性,然後才發表(發表之後也要檢
查和修正)。當報告看起來準確卻有違直覺,那就必須借重專
家的判斷,確定問題是不是出在衡量的偏差上。衡量的複雜性
不可避免地會日益改善,而且衡量指標會更加精良。沒有什麼
事情比廣泛散布已經可以提供的資料,更能加快新的成果衡量
指標發展,以及改善現有的衡量指標。

平心而論,不只醫療提供者,連健康照顧計畫也必須負起
成果和價格衡量發展速度遲緩的一些責任。健康照顧計畫曾經
感到憂慮,表示蒐集和利用成果資料,將給卓越的醫療提供者
太多的議價力量,想要提高價格。健康照顧計畫也擔心會員將
利用成果資料,要求更多的照護和更昂貴的照護。這些憂慮正
好見證健康照顧計畫抱持零和心態;這樣的心態,消耗了健康
照顧計畫的精力。隨著健康照顧計畫將其注意焦點轉移到價
值,它們會知道,卓越的醫療提供者成本往往比較低,因為我
們說過,品質和效率通常同時改善。健康照顧計畫也需要信任
它們的會員,且提供資訊給他們。正如我們在第二章談過的,
實證證據顯示,資訊充分的病人傾向於選擇侵襲性較小、價格
較不昂貴的照護,並且得到更好的結果。[96] 如此一來,健康照
顧計畫不但不應該抗拒成果衡量,更應該將之納為核心成分。
我們將在第六章討論這一點。

每一種疾病的全面性成果衡量都可以提供,而且必須提

供。當所有的系統參與者都在期待和使用這種資訊，價值就會大幅改善。在疾病層級普遍發展和報告成果資訊，很可能是改善健康照護系統績效單一最高的優先要務。美國再也經不起久候「完美的」成果或者價格資料。即使不完美的資料，也比沒有資料要好，因為它們會刺激學習和改善。我們將在第八章回頭討論發展成果資訊的策略。

蒐集和散布業務執行的成果資訊

經驗明白告訴我們，單單蒐集成果資料是不夠的。資訊也必須廣泛散布，最後更需要能夠根據它們而採取行動。在成果衡量方面，「克里夫蘭健康品質選擇」（Cleveland Health Quality Choice；CHQC）首倡的行動方案，是早期所做的努力之一，除了證實資訊力量強大，也揭露蒐集和散布資訊，在實務上所面對的挑戰。[97] CHQC是由克里夫蘭一些領導性公司所推動的，要求醫院一年兩次提供大量的成果資訊，然後發表報告，顯示多種疾病的死亡率（經過年齡和患病程度等病人風險因素調整），並且加上病人的滿意度評等。這些資訊是落後公開發表，地方性報紙也會報導。[98] 由於參與計畫的雇主有許多，克里夫蘭的醫院別無選擇，只好採取合作態度，提供資料。各醫院比較過資料之後，會修改它們的診斷和治療實務，以改善本身的成果。1997年，克里夫蘭三十家醫院的院內死亡率比1993年CHQC剛推動時下降11%。[99] 單單這一點，已經是很大的價值改善。

但是雇主及其健康照顧計畫管理者在有了非常實用的資訊

之後，卻沒有根據資訊採取行動。病人的流向並沒有改變，與醫療提供者簽定的合約也沒有修改，以獎勵卓越的醫療提供者和懲罰落後的醫療提供者。我們在第六章會談到，健康照顧計畫和雇主都不認為選擇卓越的醫療提供者可以增添價值，它們也欠缺一種思維，想要獎勵病人比較多的醫療提供者。病人在沒有得到協助和建議的情形下，大致上仍然不知道有這些資訊可以參考利用。

因此，成果比預期要好的醫院和成果比預測要差的醫院，都感受不到雇主或者病人的決定，對它們造成顯著的衝擊。[100]此外，有些領導性的醫院質疑所用的衡量指標使它們居於劣勢，或者未能像民眾所認為的那樣，顯示它們優於其他的醫院。由於資訊報告不屬強制性，也因為缺乏機制，不斷改善衡量指標，所以這方面所做的努力相當脆弱。到2000年，居於領先地位的醫院看不到合作有什麼好處，於是拒絕提供資訊，資料的蒐集因此結束。這次前景看好卻中途叫停的實驗，明白告訴我們：其他的系統參與者也必須有所警惕，而且受到激勵，願意根據成果資訊而採取行動，才能收到全面的效益。

在散布成果資訊方面，另一個首創先例和發人深省的努力，是紐約州實施計畫，蒐集和發表全州的冠狀動脈繞道術成果資訊。（這個做法在「照護結果資訊有多好」談過。）紐約州的實驗和克里夫蘭的案例一樣，各家醫院十分清楚所發表的資料，而且全州的整體結果急劇改善。[101]資料發表四年之後，紐約州的冠狀動脈繞道手術死亡率是全美國最低的，也是改善速度最快的州之一。[102]批評者表示，改善的原因有一大部分是停止若干外科醫師的看病特權，因為他們的開刀數量少，死亡

率高，以及將處理困難的病人轉診到州外附近的專業醫療提供者，如克里夫蘭診所。但是這種事情正是病人（以及社會）應該樂見的！研究工作者已經駁斥一些持懷疑態度的人所說，醫院拒絕治療處理困難的病人。[103] 但即使它們這麼做，如果病情複雜的病人轉診到更為專業的醫療提供者，病人的照護結果也會改善。

　　紐約州的案例中，在醫療提供者之外散布和使用資訊也受到限制。可悲的是，病人和轉診醫師繼續利用風險調整後結果最糟的醫院。有些批評者抓住這個現象表示，資料並沒有產生所要的影響。但是醫療提供者的改善顯然十分顯著。而且，資料並沒有廣為病人所知。在此同時，病人的醫療提供者選擇，受到健康照顧計畫和其他方面的限制；健康照顧計畫和醫師也沒有利用資訊，告知病人他們能有的選擇。簡言之，系統內部的競爭不是根據成果。

　　單單發展衡量指標是不夠的。連參與臨床試驗也嫌不夠。我們也需要公開散布結果，以加快病人照護價值的改善。囊腫纖維症的案例（見「照護結果資訊有多好」）說明了公開發表的效益。囊腫纖維症的成果資料，是以隱蔽的方式蒐集，不透露個別的醫療提供者。資料顯示照護結果有很大的差異。愛惜羽毛的心理和專業責任會激勵醫療提供者力求改善。但由於是以不具名的方式處理，所以需要取得特殊的協議，允許表現最好的醫療提供者名單曝光，好讓其他業者能夠研究最佳實務。

　　但是，單單發布資訊給醫師是不夠的。在囊腫纖維症和小兒腫瘤等方面，特定醫療提供者的成果資訊大致上仍然沒有提供給病人及其家屬。這阻礙了展現優良成果和加以改善的急迫

感。囊腫纖維症的案例顯示病人不會捨棄表現平平，但明確承諾改善決心的醫療提供者。健康照護促進協會提供獎助給囊腫纖維症的醫療提供者，資助流程改善，但條件是必須將成果資料公開和病人父母分享。辛辛那提兒童醫院決定揭露它符合平均水準和低於平均水準的成果資訊給患者父母，同時保證做得更好。儘管辛辛那提的醫師表示憂慮，卻沒有一個家庭離該醫院而去。病人父母相信這家醫院誠信正直，也願意學習，表示他們只會在成果沒有改善的情形下到別的地方另求高明。[104]

經驗顯示，會讓病人有所反應的資料，是以容易理解的形式呈現，並由可信賴的顧問解讀。[105]病人傾向於信賴本身的醫師，而醫師本人卻可能不知道有成果上的證據。舉例來說，在器官移植方面，轉診醫師有時仍然不知道有全面性的成果資料可以利用，於是將病人轉到表現低於標準的地方性醫療提供者，除非中介機構打電話來，解釋說病人在經驗更豐富，而且風險調整後結果更好的某個醫療中心享有保險給付。同時和病人、醫師合作的獨立健康顧問，開始扮演向病人提供建議的角色；他們受雇於健康照顧計畫和專業資訊服務組織。將來隨著更多的成果資訊可為人們利用，健康照顧計畫會把成果資訊告知病人和他們的醫師，視為核心工作。我們將在第六章討論這一點。醫師若未能接納和利用成果資訊，終有一天會開始失去病人。

更好的資訊和建議，加上正確的競爭型態，效益驚人。即使以目前的資訊狀態來說，價值改善的機會還是很大。舉例來說，漢威（Honeywell）等公司增添了一些服務，協助員工在需要的時候取得特定的醫療資訊。漢威估計，它每花 1 美元

在一項計畫，幫助員工打電話給醫療資訊公司「消費者醫療資源」（Consumer's Medical Resource），取得四十種特定疾病的最新實用資訊，就減少2美元以上的健康照護支出。這方面的資訊幫助員工了解哪些治療和藥物最有效。即使不含醫療提供者的成果資訊，效益也很大。利用這項服務的漢威公司員工中，每三十個就有一個發現醫生誤診；每十個就有一個停止被認為沒必要、沒有效果，或者尚未證明有效的治療方法；每五個就有一個更換醫生。[106]

獨立的資訊服務公司不斷設立，以滿足改善現行系統的照護成果，迫切的資訊和諮詢需求。比方說，「美國最佳醫生」（Best Doctors U.S.）提供用戶一種服務：診斷不明或者情況複雜的人，可以把他們的病歷交給從全國各地審慎選出的一組專家醫師檢視。在本地醫師覺得複雜和難以診斷的情況，取得準確的診斷，可以急劇改善照護的效果和效率。在歐洲和中東營運的另一家獨立病人組織「普賀全球醫療」（Preferred Global Health；PGH），提供醫療資訊和引導病人到美國最佳的醫療卓越中心就醫，同時提供財務保障，協助經診斷罹患重症的會員顯著改善照護結果。即使目前能夠取得的資訊不完全，PGH還是能夠找到世界一流的醫療提供者。PGH首先觀察一家醫院是否在特殊的狀況或者疾病有其專業，以及累積的病人數量和使用最先進治療方法的經驗。病人因此大受其利。

將來由於全面性的成果發表供人使用，這些服務會日益普及，而且每一個健康照顧計畫都會提供。有一天，利用成果資訊以支援選擇會成為家常便飯。對大部分病人來說，醫生、健康照顧計畫，以及很可能也包括獨立的醫療顧問，都會幫助他

們了解和權衡各種選擇。

在所有的人都知道根據成果資訊作醫療決策的力量有多大之後，醫療提供者會以遠比從前要快的速度改善價值。醫療提供者會和居於領先地位的中心建立關係，以改善它們所做診斷準確性和治療的結果。在經風險調整後成果持續存在顯著差異的地方，病人會流向比較好的醫療提供者。長期而言，成果卓越的醫療提供者會看到它們的需求顯著增長。結果不良的醫療提供者會受到高度的激勵，力求改善它們的相對地位。

美國的健康照護，目前處理資訊問題的模式，是展開許多公共和民間實驗，期待有個解決方案出現。我們說過，有各式各樣的努力正在進行。比方說，國家品質論壇（NQF）於1999年設立，希望藉由促進醫療績效資料的公開報告，以改善美國的健康照護水準。NQF請來知名人士擔任董事，成了支持資訊標準和流程衡量指標的重要機構。聯邦醫療保險開始利用它的流程衡量指標。除了方法，NQF也開始把一些死亡率成果衡量指標加進其共識衡量指標組合中。但是NQF採取的共識方法有其缺點，那就是推進步調緩慢，以及不願採用最小公分母。而且，沒有一個機制能夠確保NQF的共識衡量指標實際被採用。

由於攸關重大，美國需要擺脫緩步漸進的方法。重點需要放在成果，不是看有無確實遵循流程規定。在全州和全國強制要求報告疾病的成果資訊，才能真正改造健康照護交付的價值。這個程序需要從現行的風險調整後成果衡量指標做起，然後不斷擴大。我們將在第八章討論全國性疾病層級的成果資訊定義與發表策略。

原則八：提高價值的創新能得到優厚獎勵

以價值為基礎，在成果上進行競爭，不僅會使卓越的醫療提供者照護的病人增多，也會激發和推動醫療照護的創新。廣義來說，創新是指利用新方法、新設施、新組織結構、新流程，以及新形式的醫療提供者協同工作。這是健康照護價值改善的根本。美國的健康照護體系若要處理人口老化的需求，而不想淪為配給服務或者遭遇成本大增，創新是唯一一條路。[107]創新減低醫療照護成本的速度，將遠比目前管制醫療業務執行的種種努力要快。

創新在健康照護的重要性，和它在其他產業扮演的角色沒有兩樣。其他的產業中，公司會因為創新而欣欣向榮，死守老方法則會沒落。但在健康照護這個領域，創新經常是可做可不做的事情，也常常漫無目標地進行，因為卓越的價值並沒有加以衡量和得到獎勵。更糟的是，醫療提供者、健康照顧計畫、雇主和政府有時以懷疑的眼光看待創新，甚至抗拒它，部分原因在於照護供給過剩的問題。採用昂貴的新技術時，如果只是抱著造福病人的期望，卻拿不出叫人信服的價值創造證據，技術會被怪罪為健康照護的問題，而不是解決方案。[108]

對於創新抱持的懷疑態度，並沒有得到許多醫學領域的資料支持。比方說，估計數字顯示，過去二十年在四個照護領域（心臟病、第二型糖尿病、中風和乳癌）投資健康照護創新，每投資1美元的報酬率在2.40到3.00美元之間。[109]急性心肌梗塞（心臟病）一連串的新治療方法推出可以說明這一點。這些治療方法改善了照護成果和降低死亡率。在此同時，住加護病

房和住院的時間縮短了，因而降低成本（見圖表4-6）。

醫療技術的進步經常被視為會推升成本，因為醫療的進步會提升照護能力。[110] 連治療疾病有時也會被視為提高成本，因為有些研究工作者認定個人在人生稍後還會生更花錢的病。推到極端，這樣的說法等於在表示，死人才是最便宜的病人。

硬說疾病治療創新不會降低成本和提升價值是沒有道理的。這樣的說法，把治療一種疾病創造的價值和將來治療其他狀況的成本混為一談，並且忽視更健康的個人所作的生產性貢獻，包括他們對健康保險系統繳交保費而帶進的收入，以及病人生活品質改善的價值（包括比較不需要照護）。而且，健康照護的成本有很大一部分發生在人生的比較早期，所以病人可能有數十年的健康生活，之後才罹患不同的疾病。

一般認為生命末期的健康照護支出會隨著年齡而增加，但和這種世俗認知不同的是，研究顯示，年紀比較大才死亡的人，生命最後兩年的聯邦醫療保險成本比較低。[111] 這是真的，部分原因在於活得比較久的人，通常比較少罹患慢性疾病，而加重成本和複雜性。[112] 這也因為許多年紀較長的個人偏愛非侵襲性的生命末期照護。[113]

據估計，美國的健康照護支出有70%到75%用於治療慢性疾病（沒有治好的病），例如在許多年齡都可能發生的心臟病、關節炎、癌症、糖尿病、潰瘍、愛滋病、先天性殘缺、精神分裂症和憂鬱症。[114] 預防、治療或者將慢性狀況的影響降到最低的醫療創新，顯然會使生活品質急劇改善，同時顯著降低受影響病人的健康照護成本。同樣地，慢性狀況的疾病管理進步，可望改善生活品質和降低成本。簡言之，認為醫療創新一

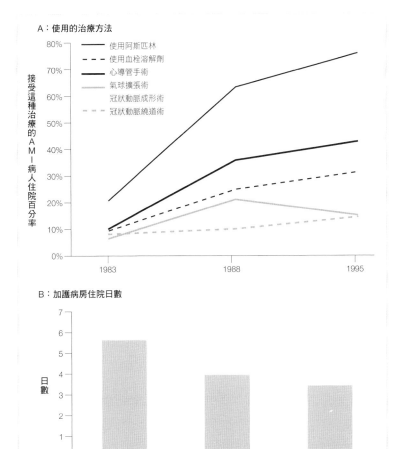

（續）

圖表 4-6
急性心肌梗塞（AMI）的治療創新效果

資料來源：數據來自 Heindenreich and McClellan (2001)。

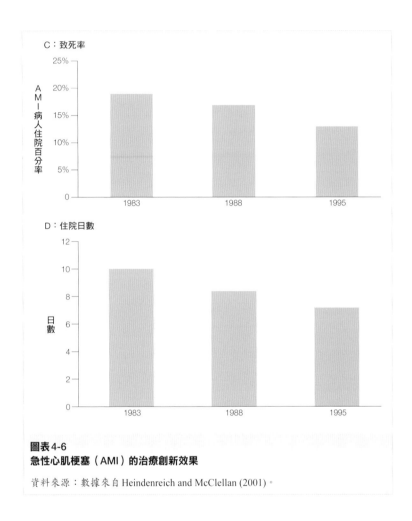

圖表4-6
急性心肌梗塞（AMI）的治療創新效果

資料來源：數據來自 Heindenreich and McClellan (2001)。

定推升成本是錯的，這樣的假設需要捨棄。

　　創新不是問題；相反地，有問題的是缺乏成果競爭。問題不在於是否應該發展新的檢驗方法或技術，而是醫師需要成果資料，才知道使用它們會不會改善價值，以及如何使用它們去改善價值。此外，創新的軌道因為現行系統對藥物和裝置提供

的誘因而扭曲。改善組織、方法、設施和照護提供的協調,龐大的機會才剛開始出現。

創新與競爭的特質

因為有了成果資訊而能展開正確的競爭型態,將使創新迅速展開,並且導致價值急劇改善。以價值為基礎的競爭將急劇加快新方法和新技術採行的速度,使得創新更有價值。即使當創新使得總支出增加,以價值為基礎的競爭還是會確保整個社會的錢花得值得。[115]

健康照護的創新有許多形式,包括技術和設備的進步。但是,我們相信一些最好的機會存在於新型態的策略、組織結構、設施、流程和夥伴關係之中。有些創新比較容易採行,因為它們從一開始就產生比較好的品質且降低成本。例如新的抗生素可以減少用藥劑量,從每三、四個小時一次,減為二十四小時一次,因而降低護理成本,並且允許若干病人出院,改為接受門診照護。腹腔鏡手術等新的微創手術可以縮減成本和恢復時間。

有些創新雖然增加成本,卻會在照護週期的其他地方,因減少需要昂貴的服務而提高價值。比方說,心臟病發後服用血栓溶解劑,會提高藥物成本,但降低後續心臟病發的再住院率,因此成本明顯獲得淨節省。有些藥物實際上節省(例如可以免除醫院照護)得比用藥成本多,例如患有急性深部靜脈栓塞的肺癌患者長期服用抗凝血劑。其他許多藥物雖然不能立刻節省金錢,提供的照護週期效益卻遠高於成本。[116]

但是有些醫療創新，尤其是新的藥物或者醫療裝置，一開始是以比較昂貴的方法，讓病人在有病的情形下繼續生存，而不是死亡或者日益衰弱。[117] 比方說，白內障曾經會令人眼盲。白內障手術剛開始發展的時候相當危險，只能略為改善視力，而且需要住院一個星期之久。但是這種技術日益改良。今天，白內障手術是種無痛的門診手術，可以恢復近乎正常的視力，病人也同時得到近視或者遠視矯正。目前的手術以較低的成本取得更好的品質，但這是在一段學習期間之後才有可能實現（見圖表4-7）。

不管創新的軌道為何，健康照護的創新往往經歷另一個週期，而令若干觀察者丈二金剛摸不著頭腦。在照護改善之後，由於更多的病人能夠受益，照護的需求也會成長。即使每一位病人的照護價值急劇改善，成本實際上可能上升，尤其是如果成本是在短期內衡量，而不是從生命週期的觀點來看。但是最後，進一步的改善會降低成本和整體的支出。

正如我們在本章所說，移動競爭的特質，將急劇加快健康照護的創新軌道。我們也在第二章談過，現行的系統以種種因素，例如缺乏責任、給付辦法懲罰使用更好的方法、買方群體結構只重視短期節省成本，以及抱持配給的心態，從而抑制創新。政府或者公益慈善基金或許可以出力，鼓勵採用和部署起初成本較高的新療程，至少在過度期間這麼做。我們將在第八章進一步討論。

年	手術	住院夜數	外科醫師*
1947	白內障囊外摘除	7	無資料
1952	以冷凍或者吸出的方式，進行白內障囊外摘除	7	無資料
1969	白內障囊外摘除；通常使用手術顯微鏡	3	1
1972	以超音波晶體乳化術，控制白內障囊外摘除	1	1
1979	白內障囊內和囊外摘除；增加使用植入人工晶體	1或門診	1
1985	以人工晶體進行白內障囊外摘除	門診	0.8
1994	以為小切口開發的人工晶體進行白內障囊外摘除	門診	0.7
1998	白內障囊外摘除和植入人工晶體 手術速度加快，可以減少麻醉 多焦人工晶體日益普遍	門診	0.5

圖表4-7
白內障手術成本和成果的改善

＊單位數是以等於住院一晚支出的成本將外科醫師的費用加以標準化。

資料來源：Shapiro, I., M. Shapiro, and D. Wilcox, "Measuring the Value of Cataract Surgery." In *Medical Care Output and Productivity*, edited by D. Cutler and E. R. Berndt, Universit of Chicago Press, 2001. Data used with permission from University of Chicago Press.

新的創新模式

雖然創新已經使得健康照護的提供大為改善，現有的模式卻太過狹隘。目前的方法側重藥物和醫療裝置，而且以每位試驗病人的成本動輒需要1萬美元，或者更高、審慎設計的臨床試驗為中心。到目前為止，美國花在這種研究上的錢，是世界

上任何國家中最高的，資金由國家衛生研究院、其他研究贊助者，以及藥品和裝置公司提供。臨床試驗相當複雜、耗時，而且強調使用專業的方法，以避免偏差。試驗包含人數相當少的病人，需要花一些功夫說服他們加入，而且願意隨機分配到實驗組或者控制組。病人經過篩選，好把統計變異降到最低。通常會探討數量有限的成果衡量指標，重點放在單一的終點上，但成果不可避免地屬於多面向。臨床試驗極少關心成本，目標是把特殊的處理或者療法產生的效果獨立出來，而不是評估整體照護提供流程的價值。即使看起來再明白不過的研究發現，也往往需要投入多年的光陰和心力，去挑戰和證實確有其事。[118]

臨床試驗必須持續做下去，而且這個創新模式需要精益求精。尤其是，我們需要引導遠比從前要多的注意力，把將因為某些藥物或者療法而受益的特定病人找出來。我們將在第七章進一步討論。這個體系最大的浪費之一，是有些療法只對一小部分的病人有益，卻要到事後，才知道哪些病人受益。我們努力嘗試許多療法，一一失敗，直到終於有一種成功。

臨床調查需要排在很高優先位置的另一件事，是拉長研究期間，涵蓋完整的照護週期，以取得比較長期的結果，包括照護的總成本。要衡量不同療法的真正價值，這一類的調查不可或缺。我們將在第七章進一步討論這個議題。

更透徹了解疾病演進的生物標記，可以大幅改善臨床試驗，只可惜我們的了解速度相當緩慢。[119]此外，經風險調整後的成果資料，可以用於激勵我們使用人體測試某種新藥物分子，之後才設計真正的試驗，把試驗更有效地對準某些目標，並且降低成本。[120]

　　雖然臨床試驗模式很重要，第二種創新模式也有其必要，而且從價值的角度來看，重要性有過之而無不及。研究工作者如果利用經風險調整後的成果資料，並且詳細探討照護提供的組織和流程，對病人照護價值將貢獻巨大。對病人照護成果產生重大衝擊的許多改善措施，都是療程或者方法上相當簡單的變化，和特定的藥物或裝置本身沒有關係。舉例來說，在加護病房的照護中，對於嚴重呼吸衰竭的病人使用換氣量較低的機械式呼吸器，死亡率顯著降低。[121] 而且，更嚴格地控制血糖、床頭位置正確以降低發生吸入性肺炎，以及深部靜脈栓塞經常使用預防法，都可以帶來很大的價值效益。[122]

　　成果基礎研究可以回溯調查過去一段相當長時間的大量病人群，並且找出務實的方法以改善結果和效率。最好的臨床工作者總是會觀察哪些事情和好成果有關係，好從中學習，但我們還是有機會使這個過程更為系統化和嚴謹。

　　經風險調整後的成果衡量指標，能讓研究工作者和臨床工作者了解，各機構和治療方法之間的差異所產生的影響。其實，由於各醫療團隊盡其所能提供照護，美國各醫院和醫師執行業務時，每天都有數十萬次自然而然在進行的實驗。病人的狀況、治療和結果之間的差異，可加以分析，尋找型態，以揭露目前所用的流程和療法的相對效果。由於成果有多個面向，所以可以相當細膩地探討它。和前瞻性臨床試驗不同，資料可以重複使用，用於探討和檢定新的洞見。事實上，實證醫學的基礎，包含廣泛蒐集和報告經風險調整後的成果資料。每個業務領域如果都有一組標準化的成果衡量指標，就能在一個機構之內，以及跨越幾個機構，執行分析，快速推進醫療提供者對

有效照護的了解。

今天，這一類的研究極少能夠取得資金，而且它們的發現經常遭到拒絕，或者被貶損為「資料採礦」（data mining）。一流的醫療提供者會利用結果和流程的分析，以推動內部的改善。但在專業刊物中，對照護提供結構、組織、流程和衡量所做的研究極為不足，而這些研究對病人照護價值十分重要。

隨著普遍性和強制性的成果資訊報告擴增，這一類的研究應該會隨著激增。利用成果資料以改善病人的照護，給了我們一條路，能夠避免大量浪費心力、執行不適當的治療，以及醫師所做的判斷和今天系統中發生的系統性證據不符。每一個醫療提供者都應該實施正式的知識改善計畫。我們會在第五章討論這一點。我們也會在第八章提到，今天有關流程、品質、成本、結果和病人安全的研究，是在「健康照護研究與品質署」（Agency for Healthcare Research and Quality）之下進行，而這個機構的預算遠低於國家衛生研究院（NIH）。聯邦政府整體的健康研究資金，以及健康照顧計畫的資金，應該有相當大的比率分配到這種研究上面。如果照護提供結構和流程大幅改善，美國在醫療研究方面所做的巨大投資，將取得遠高於從前的報酬。疾病層級的照護提供方法，可以把新的醫療知識和技術轉化為病人價值，同時也對新知識做出貢獻。

以價值為基礎的競爭之機會

以價值為基礎，在成果上競爭的潛力，在我們描述過的許多例子，以及有成果資訊供應的疾病，都看得十分清楚。正常

結構之外的健康照護提供，也可以清楚看到以價值為基礎的競爭所做的承諾。在整容手術等領域，競爭的運作情形很像其他的產業：每個人的注意焦點，都放在照護週期的特殊疾病水準。病人需要為自己的選擇負起責任，並且自行支付帳單。醫生必須競爭病人，說服他們相信所提供服務的價值，而且必須為病人的成果負起完全的責任。這個領域快速的進步已經改善了品質，同時顯著降低成本（見圖表4-8）。這個例子清楚說明，更好的醫療照護不見得會比現行的治療方法更花錢。雖然整容手術既不屬主流，在病人的效益方面也不是沒有爭議，卻告訴我們，健康照護競爭的性質如果改變，可望啟動什麼樣的進步速度。

如果成果競爭能夠促使醫療提供者追求病人的健康照護價值，利益將十分巨大。減低各地域和醫療提供者之間的照護價

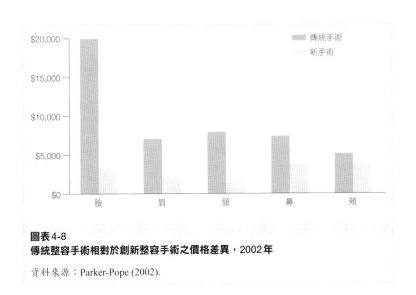

圖表4-8
傳統整容手術相對於創新整容手術之價格差異，2002年

資料來源：Parker-Pope (2002).

值差異、強化和獎勵卓越的醫療提供者，以及鼓勵醫師和消費者根據資訊和成果做出選擇，可望獲得很大的利益。即使只是使用今天的技術和方法，美國也有能力急劇提高健康照護的品質和降低成本。可望節省的龐大金錢，將有助於改善每一位美國人的照護，尤其是無法享受現行系統照護的人。

但是要取得這些效益，競爭的性質必須改變。系統中的每一個參與者必須改變角色、策略和政策。我們將在第五章到第八章談及做這些事情所需的步驟。

05

對健康照護提供者的涵義

醫療提供者包括醫院、診所、醫師聯合執業團體和個別醫師，是健康照護系統的中心要角，也是大部分價值實際提供的地方。其他的系統參與者，不管是健康照顧計畫、雇主、供應商、政府，或者病人本身，可以經由它們的角色和選擇，強化或者減損這個價值。但是最後，決定健康照護體系成敗的是醫療如何執行，以及病人照護的方式。

今天，許多健康照護提供者的策略、組織結構、營運實務，根本和價值不契合，這可由第一章所說的，有無數的證據顯示績效不彰和業務執行發生差異看得出來。我們相信，問題和技術的缺憾比較沒有關係，而和照護提供的架構與管理方式有缺點比較有關，不過持續性的技術創新肯定有其必要。

邁向唯成果是問的正和競爭是唯一一條路，唯有如此，才能處理健康照護提供的長期缺陷，同時增進整個系統的創新能力。本章將說明醫療提供者可以如何以價值競爭——這個主題很大，足以寫成一本書。我們先框架醫療提供者的策略挑戰，

釐清它們的目標，以及重新思考它們將供應的服務項目。我們接著說明價值競爭的八項策略性和組織性要務，並且說明許多醫療提供者正如何處理。這八項要務將產生和現行系統不同且具生產力的產業結構。醫療提供者如能做好準備，迎接這個新架構，將處於最好的位置，能夠善用這個趨勢。

有三個重要的助益因素（enablers）將有助於醫療提供者處理這些策略性和組織性要務。第一是處理「確認」和「分析」的系統性方法。我們引進照護提供價值鏈（care delivery value chain；CDVC），作為價值改善的架構。第二個助益因素是資訊科技。資訊科技有時被視為系統問題的解決方法。但是，單單把目前的業務執行模式自動化，產生的效益有限。真正的機會是把照護提供改造成資訊科技能夠協助支援的方式。第三個助益因素是在知識發展方面，使用系統性程序。在疾病層級持續和正式發展知識，是支持照護提供持續改善之所需。

最後，邁向價值基礎策略將需要克服一連串的障礙，包括醫師的組織方式根深柢固的思維、現行的給付模式，以及落伍的法令規定。我們找出一些最重要的障礙，以及醫療提供者正用什麼方式處理。儘管有這些障礙，我們相信新策略和新結構是有可能採行的，因為居於領先地位的醫療提供者已經採納。

採用新策略和新結構，不需要等候法令規定的改變，或者其他系統參與者帶頭領導。每一個醫療提供者都可以立即開始自動自發邁向價值競爭。居於領先地位的醫療提供者已經這麼做了，而且即使在今天有缺陷的系統裡面，也收到了改善病人照護、厚植專長、改善臨床資料、提升獲利率、提高聲譽等各方面的利益。

太多的醫療提供者仍舊滿足於現狀。它們正等著完美的解決方案出現，或者和政府未來的管理動向有關的不確定性消除再說。太多的醫療提供者把系統中的問題，怪到其他參與者頭上，而不就它們所能控制的事情負起責任。太多的醫療提供者甚至遲遲不去衡量內部的成果，只知找來各式各樣的理由，抗拒對外在的世界負起責任。在即將到來的健康照護提供方式重組的世界中，這些推遲拖拉的行為將使醫療提供者瞠乎其後。醫療提供者如果想在價值驅動的健康照護體系取得一席之地，並且繼續控制本身的命運，那就必須起而行動。

健康照護提供的策略真空

不管是醫院、醫師聯合執業團體，或者個別醫師執行業務，提供健康照護都是複雜的工作，包含無數的作業和挑戰。醫療提供者需要想方設法與健康照顧計畫締約、磋商給付、遵循法令規定、吸收新醫療技術、改善顧客服務，以及招募和留任人員。愈來愈多的文獻指出，照護提供的所有層面有許多流程改善的機會，可以降低醫療錯誤和引起併發症、改善治療結果和提升效率。吸收所有的最佳實務和改善營運效能非常耗力費時。

致力改善營運效能對任何組織都很重要，但這還不夠。每一個組織都需要一個指導性策略，由策略定義目標和目的、業務或者將經營的業務、將提供的服務，以及與眾不同的方式。少了策略，組織便缺乏清楚的方向，無法真正表現卓越。少了方向和聚焦，連提高營運的效率也很困難。

健康照護提供由於需要執行的任務攸關重大、規模寬廣且極為複雜,所以迫切需要策略。醫院和醫師執行業務需要明確的目標,因為有無數的力量在拉扯。他們也需要定義將提供的各種服務。醫療提供者需要在其服務領域,規劃邁向卓越的一條道路,因為病人的福祉攸關重大。有了明確的目標和策略,才能決定組織結構、衡量系統和設施如何運用。

但是對許多健康照護提供者來說,這些策略上和組織上的問題,答案都已經預設好了。它們不是沒有定義目標,就是以財務永續性或者社區服務來框架,而不是從病人價值的觀點著眼。它們力求服務項目多,而且模仿其他相當的組織,例如其他的學術醫學中心、社區醫院,以及附近的業務執行組織。真正的健康照護提供,是以既有的實務和傳統來指引。組織結構是從供應面驅動,而不是從顧客面驅動,包含傳統的專科群和共用的職能。極少醫療提供者衡量或者要求自己對病人層級的成果負起責任。

由於這個領域的社區服務取向,以及受到醫師想要什麼事都做一點的強烈影響,健康照護提供者缺乏明確的策略或許是可以理解的。[1]但是在服務數量和複雜性急劇增加的現代健康照護中,這樣的傳承適得其反。

健康照護提供者往往受害於三種特別的策略問題。第一,就服務項目來說,它們的服務範圍經常**太廣**,尤其是醫院,但是有些醫師聯合執業團體也一樣。第二,在每一種服務項目中,服務提供的方法**太窄**,而且提供的服務沒有加以整合。第三,大部分健康照護提供者的地域焦點,從市場範疇和照護組織本身的角度來看**太地方性**。這三個問題經常在同一個組織內

部交互作用而惡化，嚴重減損病人價值。

太廣

許多健康照護提供者在其所提供服務範圍的層級，根本毫無策略可言——他們供應幾乎每一種可能的服務，在過於狹窄的地域市場，提供過多的服務項目。尤其是醫院傾向於一站到底經營，即使某種服務項目的病人人數與經驗豐富的醫療提供者不成比例，依然維持全部的服務項目。醫師執業也有類似的傾向。骨科業務傾向於處理上門求醫的每一種骨科問題，或者一個麻醉醫師聯合執業團體會執行多種外科手術。

可是醫療提供者的整體規模和廣度，對病人價值幾乎沒有影響。重要的是在每一種服務中的經驗、規模與專長，而非整體的服務廣度。病人幾乎沒有理由回到相同的醫療提供者那裡，治療另一種疾病，除非醫療提供者擅長處理那種新狀況。醫療提供者有時認為，除非能夠診斷，然後治療每一位上門的病人，否則會失去轉診的機會。可是，醫療提供者擅長診斷和處理病人特定的狀況，病人才會受益。主張服務項目多的一個常見論點是，有共現狀況存在。但是我們會談到，在一種疾病表現卓越的醫療提供者，有能力處理重要的共現狀況。相反地，許多服務項目多的醫療提供者會治療共現狀況，卻未能協調照護。

根據我們在第四章談過的原則，服務項目多的模式，在病人價值方面會產生嚴重的後果。在某些服務項目，許多醫療提供者因為缺乏規模，結果沒辦法培養經驗或者提高效率。它們

維持過多的設施和設備。這會帶來使用設施和設備的壓力，有時促使進一步擴大服務項目。結果是，醫療提供者會提供有能力做、卻沒辦法真正卓越的服務。

有些醫療提供者確實專注於處理特定的疾病，例如安德森癌症中心或者新英格蘭浸信會醫院（骨科），但仍屬例外。醫療提供者由於缺乏競爭，也不必為成果負責，比較常見的思維，是在內部維持每一種服務，並且努力把每一樣事情做得夠好，而不是集中資源於表現卓越的領域。缺乏重點，要想改善，面對的挑戰更大。醫療提供者試著改善，卻未能在許多服務提供優異的價值。

服務項目太廣的問題，令各類醫院引以為苦。學術醫學中心提供許多例行性或標準服務，而這些服務需要用到成本高的設施。社區醫院維持昂貴的高科技設施，以處理狀況不常見或者複雜的病人。鄉村醫院一開始就會想要滿足當地社區所有的需求，即使病人數量有限。

部分由於這個廣度的問題，各組織之間十分缺乏其他領域看得到的那種策略性夥伴關係。各組織傾向於單打獨鬥，和其他組織保持一定的距離。（部分原因出在我們第八章所說，謬論連篇的史塔克法〔Stark laws〕。）

健康照護提供者想要對所有的人提供所有的服務，這樣的傾向，因為治理結構而強化。大部分醫院和診所都是非營利組織，由心存良善的志願董事督導。這些志願董事非常注意他們在社區中背負的使命，以及擔任董事的法律責任。但是社區服務被解讀為供應一切東西。由於過分拘泥於字面的涵義，崇高的目標反而對病人價值有害，因為醫療提供者試著投合所有組

成分子的需求。為了支持廣泛的服務項目，同時維持財務生存能力，醫療提供者也尋求慈善捐贈，以支持不合經濟利益、規模偏低的服務。

醫師的治理也在策略方面帶來問題，更別提對照護提供組織造成問題。自由執業模式在健康照護這一行十分常見。許多醫師即使在醫院的設施中執業，卻自力營生。這對協力一致、執行相同的策略，以及協調和整合所有醫師的照護帶來挑戰。醫師聯合執業團體通常是獨立執業醫師形成的寬鬆聯盟，每個人各做自己的事情。關於醫師應該自我侷限在執業效果最好的服務上，這樣的觀念，許多醫師不以為然。相反地，他們樂於接手各式各樣的病例，深信自己的能力足以處理。

平心而論，醫療提供者的策略選擇和組織選擇，也受我們在前面幾章談過的多種外部因素的影響。比方說，由於需要匯集談判力量，一些醫院和醫師聯合執業團體努力擴大服務項目。同樣地，骨科等專科高額的給付水準，使得類似的服務嚴重重複。

太窄

許多醫療提供者的服務項目太寬，服務項目的策略想法又失之過窄。我們在前面個章談過，大部分醫療提供者在結構上相當狹隘，只提供個別的服務，沒有提供真正整合的照護。比方說，醫院是以傳統的專科來設計組織的結構，例如，內科、外科、放射科等等，而不是根據病人的需求設計。醫師聯合執業團體的結構也是依專科設立。他們不是以一個整合團隊在運

作，而是根據個別病例，由各獨立的專科醫生不斷組成不同的醫師群加以處理。所有這些，都會減損病人價值。

醫療提供者的焦點狹隘，也延伸到提供照護的一段期間。醫療提供者傾向於以一連串個別的介入，來定義服務，而不是根據整體的照護週期。即使在一家醫院或診所裡面，各個單位或部門往往只狹隘地注意本身的流程或職能。每個單位很少注意之前對病人做過什麼事，或者之後會做什麼事。

照護週期會有各個不同的單位參與。這些單位往往包含不同的組織實體，但很少攜手合作和負起責任，以改善整體的照護價值。相反地，即使在一家醫院或醫療提供者群裡面，照護週期中各單位之間的關係，往往只能用各自為政來形容。如同我們在前面各章所說，整個週期內，病人照護的提供支離破碎，嚴重傷害病人價值。

實際照護提供四分五裂，根源在於醫療的傳統。醫學這塊領域，傳承的結構來自行醫沒那麼複雜和比較個人化的時代。可是今天，心臟科醫生、心外科醫生和介入放射科醫生經常是各不相干的行為人，在不同的診間和設施治療心臟病人，這對病人價值來說，沒有任何意義。可是，醫學院的訓練、醫療學會和其他的傳統，都將目前的結構奉為圭臬。同樣地，醫師對他們提供的服務分開計算成本和計價，或者由醫院另外收費，從病人價值來說也沒什麼道理。這些和其他許多傳承，使得整合和改善健康照護提供的程序變得複雜，而這是沒有必要的。

從最低限度來說，要醫師聯合執業團體在策略上齊一步伐，攜手合作，透過共同的程序，提供醫療上整合的照護是很大的挑戰。我們甚至更難要求自由執業者（基本上他們是為自

己工作）接受共同的照護責任，並且一起努力，系統性地改善病人價值。醫療提供者要從策略上著眼，需要參與照護提供的每一個人，將共同的目標放在病人身上，也一起獻身於整體的成果，而不是為自己打算。

健康照護提供這種過寬和過於破碎的奇怪組合，也使流程的改善複雜化。許多醫療提供者注意到流程改善的問題，但注意焦點傾向於適合目前結構的一般性、整個機構的流程，例如感染控制、電話檢傷分類和開立處方，而不是特定疾病的整合化照護。

太地方性

我們談過的許多現實狀況，也使醫療提供者在想法上和行為上一面倒傾向於在地思維。大部分醫療提供者因為落腳於特定的社區或區域，因此以在地的方式思考其選項。董事成員都是當地人。他們往往把對社區提供服務視為組織的首要使命。即使在其表現卓越的醫療領域，也很少在地域上擴張或競爭。

醫療提供者的在地化焦點，使得廣度的問題更加惡化。醫療提供者把市場聚焦在當地社區，於是傾向於提供社區需要的所有服務，而不是把某些服務留給其他醫療提供者。由於以本地為取向，成長機會受到限制。擴大服務項目，而不是在地域上擴張，似乎是自然而然該走的一條路。取得各州的營業許可和法律規定上其他複雜的程序，也強化健康照護提供的在地化取向。我們會在第八章討論這件事。

在地化取向不只限於醫療提供者的所在地區，也一路延伸

到各個院區或設施。醫療提供者傾向於把各個設施視為自給自足。醫療提供者提供附近地區所有的服務，而不是在當地具有成本效益的一組服務。比方說，位於市中心的教學醫院往往包含基礎醫療和多種門診服務，可是它們的所在地點，本質上相當昂貴，對許多病人來說也不方便。現在有更多的醫療提供者正在設立衛星設施，但是服務和設施的搭配，以及各設施之間的整合，仍然是隨意拼湊而成。

定義正確的目標：優異的病人價值

健康照護提供者可以如何制定效果更好的策略，以及改善績效？策略的起點是定義正確的目標。每一個健康照護提供者的首要目標，必須是卓越的病人價值。價值是指和同業比較，每一元的成本達成的健康結果。醫療提供者的規模、服務範圍、聲譽，以及是否賺到適當的營業盈餘都屬次要。除非醫療提供者提供價值給病人，否則即使收入和獲利可觀，根本的使命也沒有達成。醫療提供者如果能夠提供優異的病人照護成果，即使置身於現行的系統中，也可望欣欣向榮。

我們說過，病人價值只能在疾病的層級上衡量，並且相對於同業加以評估。單單有能力是不夠的。醫療提供者達成的成果，和提供類似服務的其他醫療提供者比較，必須顯得突出。

一個組織提供的整體價值，是一個疾病又一個疾病累積起來的。[2] 若干服務的卓越價值，並不能抵銷其他服務表現平庸的績效。醫療提供者即使只有一種服務項目取得的成果不比同業要好，也算沒有對病人提供很好的服務，更別提對整個健康

照護系統有貢獻。事實上，並非所有的醫療提供者做每一件事情的效果都一樣好，它們也不應該嘗試這麼做。在以價值為基礎的競爭環境中，影響醫療提供者選擇服務項目和整個健康照護系統架構的因素是卓越，而非廣度或便利。威斯康辛州的健康照護提供系統「喜達照護」（ThedaCare）以強而有力的方式，明確闡述這個渴望。喜達照護經營的服務領域，只限於臨床績效能夠達到世界級的第九十五個百分位水準。

　　病人價值看起來似乎是不言可喻的目標，健康照護提供的目標定義，卻被許多因素矇蔽。許多健康照護提供組織都屬非營利性質。非營利組織要就目標達成共識，面臨特殊的挑戰，因為每一個組織都認為自己的價值和渴望值得實現。前面說過，治理結構會引進社區考量和在地焦點，凌駕在病人照護價值之上，喧賓奪主，反成了中心目標。最後（但不是到此為止），醫療這塊領域的專業標準和倫理留有相當大的空間，不同的意見都可以參與設定機構的優先要務。結果是，醫療提供者最後會嘗試照護每一位上門的病人。

　　財務生存能力看起來經常是個重要的目標。但財務成果只是一種結果，本身不是目標。可觀的營業盈餘不能沖抵服務病人的平庸表現。我們會談到，在價值基礎系統中，卓越的成果會帶來更多的病人、更高的效率，以及更高的獲利率。

　　因此，病人價值有如羅盤，必須引導每一個醫療提供者群、醫院、診所和執業醫生的策略與營運選擇。每一個醫療提供者都必須竭盡全力，衡量每個服務項目的病人價值，並且拿績效和同業比較。如果病人價值真的主導每一個醫療提供者的選擇，美國的健康照護系統支出的每一元，獲得的健康結果可

望急劇改善。

醫療提供者顯然不是在真空中運作。如果其他的系統參與者（特別是健康照顧計畫、雇主和政府）都擁抱病人價值這個目標，有價值基礎醫療提供者策略的效益更大。我們會在接下來幾章廣泛討論這個主題。但即使醫療提供者單獨行動，改善病人價值的潛力也十分巨大。醫療提供者帶頭往前走，也能作為催化劑，刺激整個系統改變。

邁向以價值為基礎的競爭：
醫療提供者的要務

醫療提供者可以如何在價值上競爭？要做到這一點，他們必須採行一連串的策略和組織要務，如圖表 5-1 所示。我們在醫院和醫師聯合執業團體的環境中說明這些要務。但它們甚至可以適用於個別醫師執業的場合。愈來愈多醫療提供者已經開始著手處理其中幾項要務，但極少醫療提供者正在處理全部的

- 以疾病為中心，重新定義業務
- 選擇提供服務的範圍和種類
- 以整合醫療單位為中心建立組織
- 在每個業務執行單位制定獨特的策略
- 衡量各業務執行單位的成果、經驗、方法和病人屬性
- 改用單一帳單和新的計價方法
- 根據卓越的表現、獨特性和成果，行銷服務
- 在強勢領域追求在地成長和地域成長

圖表 5-1
邁向以價值為基礎的競爭：醫療提供者的要務

要務。轉向價值競爭模式是自我強化的行動。處理的要務愈多，效益增長的速度更快。

以疾病為中心，重新定義業務

任何領域中，發展策略的起點，是定義相關的業務，或者一個組織要競爭的業務。健康照護提供也是一樣。健康照護提供者經營的業務是提供服務給病人。（對於把商業業務套用到健康照護感到不自在的人，可以改用「服務項目」〔service lines〕一詞。）

「我們經營什麼業務？」是個重要的問題，因為它會引導組織對於誰是顧客、要試著滿足什麼需求，以及應該如何組織的想法。每一個業務定義都隱含著價值如何創造的看法。組織對價值的看法，向實際的價值看齊，是能有卓越表現的先決條件。

在某些領域中，要定義相關的業務，是再簡單明白不過的了。但在健康照護則不然，部分原因出在醫療這一行傳統的架構和組織方式。比方說，許多醫院認為自己經營的是「醫院」業務或者「健康照護提供」業務，和其他醫院在所提供的整體服務上競爭。健康政策專家甚至常用一個更廣義的業務，那就是「健康照護」。這使得他們偏愛大型健康系統，相信健康照護最好的組織方式，是將保險和健康照護提供，結合成一個垂直整合的完整服務（full-line）系統。

包括大部分執業醫師在內的其他醫療提供者，則以特定的職能或專科定義業務。例如，麻醉醫師聯合執業團體定義自己經營的是麻醉業務；腎臟科醫師聯合執業團體視自己經營的是

腎臟科業務。醫院是以服務項目來思考，通常以內科、放射科、泌尿科、外科等專科來定義自己。

健康照護提供者定義業務的這兩種流行模式，都阻礙價值創造。它們是以醫師為中心、以療程為中心，或者以機構為中心，不是以病人為中心。它們也和病人價值實際創造的方式不合。

我們說過，健康照護提供的病人價值只能在疾病的層級上了解。價值是由醫療提供者在每個疾病提供照護，表現得有多好來決定，不是看它提供服務的整體廣度。一種疾病照護提供的價值，來自參與處理的整組作業和全部專科。重要的不是個別的角色、技能或者職能，而是整體的成果。此外，就照護的每一個面向來說，價值是由所需的一組技能和職能結合得有多好而決定。舉例來說，手術的價值不只取決於外科醫生，也取決於麻醉科醫生、護理人員、放射科醫師、技術人員等執行的程度。不管手術團隊的技能有多高超，整體的照護週期極其重要。除非病人的問題診斷正確、前置作業準備妥當，以及恢復和復健管理良好，否則病人照護成果會受到傷害。事實上，照護週期造成的衝擊甚至更廣。不執行外科手術，以及以不同的方式處理，或許可以增進價值。長期提供預防照護和建議，所以不需要治療，或者只需要很少的治療，價值也許更高。

如此一來，健康照護提供的相關業務，就是整個疾病照護週期所需要的。舉例來說，醫療提供者執行的業務是充血性心臟衰竭，不是心臟手術、心臟科、血管科，或者麻醉科。傳統的專科往往失之過廣。醫療提供者執行的業務不是腎臟科，而是慢性腎臟疾病、末期腎臟疾病（透析）、腎臟移植和高血

壓。疾病照護業務不是骨科照護，而是幾種狀況，包括脊椎損傷、臀部損傷等等。癌症照護也包含許多截然不同的疾病。

請注意，在學術醫學中心，大部分情況下實驗室研究和教學也應該視為不同於病人照護的業務，而不是像今天那樣混雜一處。但是，臨床結果研究需要加以擴大，並和病人照護整合得更好。

業務的定義總是包含地域的成分。健康照護提供者必須釐清競爭的地域市場或服務地區。不這麼做的話，醫療提供者會誤解其績效標竿，以及可以運用的策略選擇。我們說過，即使有些服務必須在當地提供，大部分疾病的相關市場應該是區域性或甚至全國性。未能從這些角度思考的醫療提供者，將愈來愈經不起競爭。它們也會錯失跨地域成長和結成夥伴關係的機會。

疾病是思考健康照護價值的基本分析單位。疾病是以病人為中心，不是以醫療提供者為中心。我們使用疾病（medical condition）一詞，而不是用病症（disease）、傷害（injury），或者其他的病人狀況，例如懷孕，因為這個名詞比較一般性。有些醫療提供者使用的器官系統（organ systems）一詞，是以醫療提供者為中心，而且根本不是疾病。

如何定義適當的一組疾病，並根據它來建立照護組織？這有時需要靠判斷，就像照護週期從何處開始和結束。不同的醫療提供者可以也應該根據其策略、接受的病例之複雜性，以及服務的病人群，以不同的方式定義疾病。什麼樣的定義才合適，最後的決定因素是病人價值。我們將在本章稍後和附錄B回到這些議題。

如此一來，每一個醫療提供者都必須清楚且明確地定義所參與的一組疾病。醫療提供者必須對每一個疾病，定義目前在何處切入照護週期。處理這些問題是設計策略、組織照護提供，以及衡量成果的第一步。

選擇提供服務的範圍和種類

對每一個醫療提供者來說，最基本的策略決策，或許是準備提供什麼樣的一組服務。換言之，醫療提供者**想要**經營什麼業務？醫療提供者必須根據現有的特殊病人組合、技能，以及其他的情況，選擇在病人價值方面，表現能夠真正卓越的一組疾病。醫療提供者必須決定在每一種疾病的照護週期中扮演什麼樣的角色，以及提供什麼樣的服務，以確保良好的整體病人照護成果。每一個醫療提供者所做的選擇將不同。學術中心所做的選擇，不同於社區或鄉村醫院。醫療提供者做出的選擇可能不同於附近的同業。

從策略著眼，選擇服務項目的一部分工作，是把診斷、治療狀況之複雜性和嚴重程度，與機構的技能、技術、設施、成本基礎相互搭配。一個機構如果不能以具有競爭力的成本，提供例行性或者簡單的服務，那就不應該提供。相反地，一個機構如果缺乏經驗、規模和能力以提供卓越的成果，那就不應該提供複雜或者不常見的服務。

在以價值為基礎的競爭環境中，大部分醫院和醫師聯合執業團體會保有一套服務項目，但是會停止嘗試每一樣東西都提供。大部分機構都應該縮小所服務疾病的範圍，或者至少縮小

它們想要處理的病例種類。有些業務可能完全取消，其他業務則大幅整併。大部分企業中，集中全力經營能夠創造獨特價值的產品和服務，可說是一種常識。但是對許多醫院和其他的健康照護提供者來說，要想這麼做，則需要先大幅改變傳統的思維。這個領域，一向是進門來的任何病人都診治。而且，決定不做什麼，是更為激進的觀念。健康照護由於缺乏資訊，也不必對成果負責，所以一直不需要從策略著眼，選擇服務項目。

一些專科醫院是各自領域中的領先醫療提供者，正好見證了醫療提供者不必滿足所有的需求，也能提供優異價值的觀念。巴斯康帕默眼科研究所（Bascom Palmer Eye Institute；邁阿密）、專科手術醫院（the Hospital for Specialty Surgery；骨科，紐約）、安德森癌症中心（休士頓）、史隆凱特林癌症中心（Memorial Sloan-Kettering Cancer Center；紐約）等許多這樣的醫院，都是美國各自領域中排名頂尖的機構。專業化不是表現卓越的先決條件，但麻州綜合醫院（Massachusetts General Hospital）和梅約醫學中心等服務項目更廣的醫療提供者告訴我們，這也不是劣勢。

策略聚焦不是指狹隘的專業化，而是在選定的領域追求卓越和深入滲透。舉例來說，費爾維大學兒童醫院（Fairview–University Children's Hospital）長期致力於在囊腫纖維症的領域表現卓越，擁有美國頂尖的囊腫纖維症治療設施，病人生存年齡中位數高達四十六年，而美國全國的平均值是三十二年。[3, 4] 明尼蘇達囊腫纖維症中心（Minnesota Cystic fibrosis Center）發展出針對特定年齡層的計畫，以滿足特殊病人群的需求：小兒（十二歲以下）、青少年（十三到二十二歲）、成人（二十二歲

以上）。它在診治成人病人方面的專長，為囊腫纖維症病人發展出一種特殊的生產方法，成效卓越。[5]這個中心也有專業的糖尿病和腸胃科門診，幫助病人處理經常和囊腫纖維症共現狀況，也為囊腫纖維症病人設計一種肺移植計畫，已經達成76%的一年生存率和66%的五年生存率，遠高於全國的平均值。[6]

當醫療提供者對疾病和服務項目做出策略上的選擇，便會使照護提供的價值良性循環，往對它有利的方向發展（見圖表5-2）。我們在第四章談過，更深入滲透表現卓越的領域，會激起一連串的效益（我們將在這一章探討，達成這些效益所需的組織變革，以及其他方面的變革）。

從策略著眼，選擇疾病和服務，並不需要縮減整體組織的規模。醫療提供者可以壯大某些領域，以及限制或者退出其他領域。淨結果可能是機構規模變大，但效能和效率遠高於從前。如果組織只提供相對於同業表現卓越的服務，健康照護價值受到的影響將十分龐大。從各醫療提供者績效的巨大差異，可以看出這方面的機會有多大。

服務項目需要用策略性方法去選擇，並不排除大型醫療提供者集團。它們需要的是大幅改變營運的方式。大部分醫療提供者集團以目前的結構來看，都屬控股公司，它們旗下的醫院、診所和執業醫師，大致上以獨立實體的方式營運。在以價值為基礎的健康照護系統中，醫療提供者集團將只在能展現卓越成果的每一個服務項目，以及橫跨集團各個實體提供醫療整合的服務上，扮演某種角色。照護的提供不能重複，或者只依賴談判力量，而是必須急劇調整組織結構，否則一旦必須在價值上競爭，集團將失去占有率。

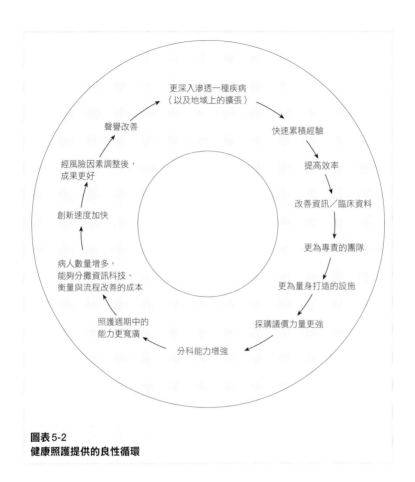

圖表 5-2
健康照護提供的良性循環

（圖中文字，由上方順時針方向）

更深入滲透一種疾病
（以及地域上的擴張）

快速累積經驗

提高效率

改善資訊／臨床資料

更為專責的團隊

更為量身打造的設施

採購議價力量更強

分科能力增強

照護週期中的
能力更寬廣

病人數量增多，
能夠分攤資訊科技、
衡量與流程改善的成本

創新速度加快

經風險因素調整後，
成果更好

聲譽改善

　　為什麼健康照護提供者拒絕選擇服務項目？在健康照護提供這一行，愈大往往被認為愈好，而且醫療提供者傾向於高估廣度的重要性。焦點集中的醫療提供者被批評為只做自己拿手的事，而且經常只提供特定的療程，而不是一種疾病完整的照護週期。漸進式思維讓人產生一種錯覺，以為每一個新的服務項目都對分攤間接開銷和獲利有幫助，而沒有考慮重新部署設

施和空間給表現真正卓越的成長領域，獲利會更高。（本章稍後會談到，醫療提供者的成本會計仍然相當原始。）今天，只有在遇到嚴重的財務困難時，醫療提供者才會縮減服務項目。極少醫療提供者知道，在不相干或者關係不大的服務上追求廣度，會承受很高的機會成本，也就是分散必要的注意焦點和投資，以至於在特殊的疾病無法真正表現卓越和繼續成長。[7]

偏愛廣度的心態，可以從服務項目多的醫院對新設的心臟照護和骨科等專科機構的反應得知。由於這些服務的給付費率高，也享有聚焦的效益，這些醫院從服務項目完整的機構搶走了一些生意。服務項目多的醫療提供者積極反對專科醫院設立，甚至尋求法令規定，希望將它們列為非法（見第三章和第八章）。[8]可是，專科醫療提供者如果能夠展現高標準，並且要求展開成果競爭，可望在某些領域提供十分誘人的價值效益。企圖把這些競爭對手打為非法，好讓今天的服務完整模式繼續存在，可說誤入歧途。相反地，服務完整的醫療提供者需要重新思考本身的策略。沒有什麼事情能夠阻止現有的機構透過聚焦於專科醫療提供者主攻的服務項目而競爭，包括在院區設立「醫院中的醫院」。

選擇服務項目

要提供哪些特殊的服務，會因為學術醫學中心、社區醫院和鄉村醫療提供者而不同。都會區的社區醫院應該在不同於學術醫學中心的服務項目上競爭，因為它們的優勢不同。研究顯示，社區醫院在其擁有適當數量的照護種類，能以較低的成本，提供相當或者優異的品質。[9]社區醫院也在其經常執行的

新技術，展現比較快的學習速度，而三級醫院學習比較複雜病例的新技術速度比較快。[10]如果社區醫院在某種疾病的經驗和病人數量少，最好的做法可能是在照護週期的某些部分，把這些病人轉診到其他地方。但是社區醫院應該和病人轉診的卓越醫療提供者維持醫療整合關係，甚至建立正式的夥伴關係。這會改善診斷、後續照護和持續執行病人管理之價值。

鄉村醫療提供者也在各式各樣的服務領域，扮演不可或缺的角色，包括緊急護理、診斷、相當常見狀況的處理、後續照護和慢性狀況的疾病管理。但是大部分鄉村醫療提供者缺乏數量、專長和設施，以支援所有的服務表現卓越。由於整個體系側重於地方性照護，在缺乏其他地方性醫療提供者的情形下，它們受誘提供許多服務。除了鄉村醫院能夠真正展現卓越的領域，從價值的觀點來看，這樣的做法沒有什麼意義。

在數量比較低的服務項目，鄉村醫療提供者可以而且應該和擁有經驗與設施、能夠取得卓越成果的中心建立醫療關係（例如正式轉診或者夥伴關係）。這種關係不可以保持一段距離，而是需要積極整合雙方的照護提供。在某些案例中，都市和鄉村醫療提供者將建立共同的照護週期，包括診斷、治療、後續照護和監視採用整合化方法。在這種模式中，每一個機構都要扮演能提供最高價值的角色。鄉村醫療提供者可以在其他的服務領域提供照護，但和數量高的中心合作，在訓練、衡量、資訊科技和病例的磋商上取得支援。如此一來，鄉村醫療提供者不必嘗試爭取每一種服務的當地病人數量，而應該選擇將執行的服務。至於其他的服務，則透過與卓越的醫療提供者之間高品質的關係，讓自己卓然有別於同業，並且據此調整設

施和工作人員。鄉村醫院這麼做，將急劇改善效率，也不必再像從前那樣努力維持利用率偏低的容量，卻能改善病人的照護結果。

波士頓的貝斯以色列女執事醫療中心（Beth Israel Deaconess Medical Center；BIDMC）是個學術醫學中心，也是健康照護機構開始選擇服務項目的好例子。BIDMC發現，儘管它的都市院區擁有技術上精密的設施、技術高超的人員，以及對許多病人來說十分便利的地點，它所提供服務的「平均危急指數」（average acuity index），還是和社區醫院相當接近。於是BIDMC開始刻意將不需要用到的技術和成本基礎的服務，轉移到其他的醫療提供者，例如轉移到轉診醫師和社區醫院。它吸引轉診的方法更側重於專科醫師，而不是基礎醫療醫師，因為它只尋求比較複雜的病例，好與自身的能力搭配。

說來諷刺，許多醫院嚴重缺乏空間與資源以擴張容量。它們忽視了BIDMC所了解，最顯而易見的解決方案——只把空間用在該醫院能夠提供獨特價值的服務上面。這表示需要重新部署和重新設計設施，以擴張卓越的服務，同時捨棄其他的服務，或者轉移到其他的地點。

把正確的服務交給正確的醫療提供者去做，對提升病人價值大有助益，但在今天專業分工距理想甚遠的環境中，卻不是容易做到的事。醫生本身的偏好，往往扭曲服務項目的選擇，有時只是為了他們個人的便利。各機構對成本的了解不夠透澈，以為增加服務有利可圖，即使那些服務由其他的醫療提供者提供，成本效益高得多。在分享轉診或者引導病人到其他的醫療提供者時，有些機構小心翼翼，害怕這只是單向道。

　　病人如果喜歡到成本比較高的三級醫學中心，尋求比較不複雜或者例行性的服務，也不利於醫療工作跨地域高效率分配。病人和轉介醫師由於缺乏成果資訊，常被吸引到聲譽良好的學術醫學中心，並且以為它的照護成果全面比較好。如果病人是在社區醫院取得照護，就部分負擔和自付額來看，成本往往相同。因為這個和其他許多因素，資訊、訂價和給付實務都不利於健康照護價值。我們會進一步討論這件事。

　　即使是完全自有醫療網的所屬機構，以很高的效率選擇和分配服務，面對的挑戰也很大。這些機構個個都想維持獨立自主，並且保有完整的服務項目，即使有些服務重疊，或者劃分時缺乏效率也不管。要求某些機構放棄複雜的服務，會讓它們覺得自尊受損。有些多單位醫療提供者採用的卓越中心方法，經常遭遇這種阻力。卓越中心要能運作，業務執行組織、管理和照護提供流程也需要展開結構性改革。我們還會再討論這一點。

　　專業分工缺乏效率的問題，在獨立的醫療提供者組織甚至更大。從BIDMC的實例，可以看出這方面的挑戰和機會。BIDMC想要將一些服務移轉給社區醫院，同時取得更複雜病例的轉診時，有些醫師不願放棄病人照護的控制權給其他機構，以及將重要的決策讓其他的醫師去做。在此同時，獨立的社區醫院懷疑BIDMC想要占有轉診病人。BIDMC在心臟照護領域和米爾頓醫院（Milton Hospital）建立正式的關係，以克服這些障礙。米爾頓是一家社區醫院，位於BIDMC波士頓市中心院區南方五哩處。兩家醫院開始聯手行銷心臟照護，鼓勵波士頓以南的病人到米爾頓問診。BIDMC和米爾頓同意根據

一個共同的準則，評估有心臟病症狀的病人。米爾頓的醫師先做初步診斷，病情嚴重的病人以專用救護車送到波士頓。其他的病人在米爾頓治療的成本效益則比較高。為了讓這樣的安排成功，BIDMC的醫師必須懷有信心，相信米爾頓會符合他們的高品質標準，米爾頓的醫師則必須相信BIDMC的醫師回應力強，會在持續的照護過程請他們共同參與，而且不會偷走他們的病人。這個案例說明，在不同的組織之間，也可以把照護週期協調得很好。我們會再討論這個主題。

克里夫蘭診所也設法處理一些相同的問題，但不和其他的醫療提供者組織建立正式的關係。這家醫院有個政策，設法將病人送回轉診醫生那裡，並且給予轉診醫生充分的資訊。轉診醫生會在手術後不久立即接到電話、傳真和信件，報告手術發現。病人出院時，也會有這三種醫院匯總通知。克里夫蘭診所也和病人接觸，提醒和鼓勵他們在出院後與轉診醫生約診。克里夫蘭診所最近也開始運用資訊科技，深化整個照護週期的協調和整合。它允許轉診醫師即時取閱病人完整的醫療紀錄，讓他們看到所有的檢查結果和醫令，也能追蹤所提供的照護。[11]

分離醫療提供者和健康照顧計畫

健康照護提供者在決定是否要與健康照顧計畫結合成一個垂直整合的組織時，面對一個重要的策略性範疇問題。一九九〇年代初，無數的醫療提供者也經營健康維護組織（HMOs），但後來因為有些醫療提供者對這樣的組合結果感到失望，數目有下降的趨勢。凱薩普門能特醫療中心（Kaiser Permanente）長久以來普遍被視為這一方面的典範，經營一個完全封閉的系

統，包含HMO、自有醫院和支薪醫生。包括聖塔羅健康照護
（Sentara Healthcare；維吉尼亞州）和山際健康照護（猶他州和
愛達荷州）在內的其他整合集團，普遍被視為傑出的醫療提供
者。許多受尊重的健康照護政策專家相信，這種垂直整合、服
務項目廣的系統，是組織健康照護的最好方式。[12]

　　結合健康照顧計畫和醫療提供者有它的效益，尤其是在零
和競爭的地方。垂直整合可以緩和健康照顧計畫和醫療提供者
之間的對立關係，並且允許雙方的誘因契合得更好。比方說，
整合化的組織可以把收益分享（gain sharing）納入薪酬制度，
以激勵醫療提供者層級的流程改善。垂直整合也能提升健康照
顧計畫交換資訊和協調各醫療提供者實體的能力。垂直整合可
以簡化計費交易，在行政管理方面取得成本節約的效果。最
後，垂直整合模式可以對醫療網實施嚴格的預算控制，因此能
夠管理所提供的服務數量和成本。這種預算控制可望緩和由供
給所驅動的需求。

　　雖然在目前有瑕疵的體系中，這些效益確實存在，我們
卻對將整合化系統模式視為唯一的模式，或者居於主宰地位的
健康照護提供模式，持保留態度。一個結構能夠緩和現行零和
系統的功能性障礙，不見得是新的價值基礎系統的最好結構。
垂直整合模式有兩個核心問題。第一，結合健康照顧計畫和醫
療網，會在醫療提供者最重要的層級，也就是處理特殊的疾病
時，消除或者壓制競爭。當病人只（或者只要）由整合化集團
中的醫療提供者治療，因而能免於競爭，就會有內在的利益衝
突產生。垂直整合系統不可能在每一個服務領域都有價值最高
的醫療提供者，或者改善速度最快的醫療提供者。此外，少了

外在的競爭，在疾病的層級衡量和溝通成果仍然是可做可不做的事。如果整合化模式成為主流模式，整個系統就會整併成少數幾個整合化系統，如此一來，在健康照顧計畫層級上的成果競爭就會受到壓抑。特定狀況的醫療提供者層級競爭則會消除。

垂直整合模式的第二個問題是誘因。結合保險和服務的供應，基本上會再創造一個「總包論人計酬制」（global capitation）系統。總包論人計酬模式會產生降低成本和限制服務的強大誘因，因為健康照護系統的每一位投保人收到固定的金額。但由於健康照顧計畫控制醫療提供者組織，分離健康照顧計畫和醫療提供者所具有的牽制與平衡機制就會失去。因此，病人必須信任健康照顧計畫會把他們擺在第一優先位置，而非組織近期的收入和獲利率。

相反地，分離健康照顧計畫和醫療提供者，可以藉由競爭力量，推升病人價值。獨立的健康照顧計畫將受到激勵，以比較各醫療提供者，並且協助病人取得卓越的照護。醫療提供者在沒有保證病人和轉診上門的情形下，會受到激勵去展現和改善卓越的價值。

隨著醫療提供者的競爭轉向價值，整合化系統今天享有的誘因和行政管理利益將消失，獨立的健康照顧計畫和醫療提供者將學習簡化行政管理、分享資訊，以及根據收益分享訂定契約。事實上，和稱霸區域市場的大型單一系統比起來，競爭會加快進步的速度。

最後，管理醫療提供者和經營健康照顧計畫，有根本上的不同。兩者都有重要和獨特的角色要扮演，彼此獨立時，可以把本身的角色扮演得最好。健康照顧計畫和醫療提供者都會受

益於全心全力扮演好本身的角色，不受任何相互衝突的利益
妨礙。

因此，以現行系統的瑕疵來看，整合化系統有其吸引人之
處，但這只是次佳的解決方案。它們迎合相信由上而下控制和
督導醫療提供者是唯一希望的人，包括鼓吹管理式照護的一些
知名人士。它們投合認為今天不可避免會有零和競爭的人，卻
沒辦法說服預見會有一個世界，以價值為基礎，在成果上競爭
的人。

垂直整合系統在價值驅動的系統中可以占有一席之地，但
必須靠自己的力量，努力爭取。整合化系統必須在疾病的層級
上，與非整合化醫療提供者展開成果競爭。而且，垂直系統中
的醫療提供者組織，必須在疾病的層級上衡量成果和報告成
果。成果如果不透明，將無法保證封閉系統中的投保人得到卓
越的照護。垂直整合系統所服務的市場，應該由取得的成果來
決定，不是以從上而下的政策來決定。

以整合醫療單位為中心建立組織

健康照護提供者典型的組織結構，管理術語稱作「職能結
構」（functional structure）。舉例來說，醫院工作人員依據傳統
的醫療專科（例如放射科、外科、內科、心臟科、麻醉科）和
共用的職能（例如手術室、影像、實驗室服務、加護病房、住
院病房），組織成各個不同的部門。從這些職能部門召集而來
的個別業務執行者臨時聚在一起，使用共用的設施，治療個別
病例。醫生有時會在許多家醫院參與這些臨時性的小組。例如

波士頓一個小組中，有些麻醉科醫生在五家或更多家醫院的許多不同外科手術中處理病例。

職能結構是由供給面推動的；它是以技能和設施種類為中心建立組織結構。這是數十年前經濟體的其他部分建立組織的方式。健康照護以外的世界，很久以前就以產品或者服務項目為中心，取代職能結構。新的組織結構一般稱為「業務單位」（business unit）結構，效能好得多。

業務單位或者服務項目結構，是以顧客——需求面——為中心。肩負整體責任的總經理，動員所有的技能和設施，以滿足顧客的整體需求，並且促進所提供的服務展開整合。在業務單位結構中，個別的業務執行者有時會和受過類似訓練的同事，經由非正式或者雙重的報告結構，形成緊密的關係。在比較不正式的模式中，擁有特殊技能（例如行銷）的個人會向某個業務單位報告，卻也是某個行銷委員會的一員。這個行銷委員會建立一座論壇，以分享行銷知識。在雙重報告結構（有時稱作矩陣結構〔matrix structure〕）中，個人和業務單位主管、資深職能主管（例如總公司的行銷副總裁）之間存有報告關係。但在真正的業務單位結構中，主要是向業務單位報告。

在健康照護這一行，傳統的職能結構必須急劇轉為從醫療的角度，整合對特殊疾病病人提供照護的結構。我們把這種結構稱做「整合醫療單位」（integrated practice unit；IPU）結構。[13]整合醫療單位是以疾病為中心來定義，不是以特定的服務、治療或者檢查。整合醫療單位包括在完整的照護週期內，處理某種疾病或者一組相關的疾病，所需範圍完整的醫療專長、技術性能力和專業化設施。參與業務執行單位的個人和設

施，理想上是專屬的——也就是他們只用於那個業務執行單位。健康照護提供的根本組織單位應該是IPU。對一種疾病提供整體的照護，才能為病人創造價值——而不是放射科、麻醉小組或者心臟科小組為病人創造價值。

大部分醫療提供者都會營運好幾個IPU。我們已經談過，我們並不鼓吹專業分科本身，但鼓勵用新的方法，去組織和管理醫療提供者營運的那些領域。不過，如果醫療提供者無法支援一種服務項目的整合醫療單位，那麼它是否應該在那個服務項目執行診療業務就有嚴重的問題。

有些專家表示，整合醫療單位的想法會造成健康照護提供以狹隘的專科為中心而四分五裂。我們對此強烈不表同意。今天的健康照護提供已經高度支離破碎，卻沒有為病人創造價值。許多醫療提供者和個別醫生是通科醫師和自由工作者，在他們的領域中，每一件事情都能處理一些。實際的照護提供大多談不上醫療整合，也就是一群高技術性個人在一起工作，始終如一，專注於獲得真正卓越的表現。太多的醫療提供者提供的服務缺乏數量和經驗，無法取得高效率和優異的醫療成果。[14]

今天，整個照護週期的健康照護提供也高度支離破碎。參與不同照護層面的個人和實體，都分別建立組織結構，而且幾乎獨立工作。不管是急性狀況，還是慢性狀況的照護，幾乎不存在持續性和整合。如此一來，整合醫療單位的概念，醫療整合程度遠高於大部分現行的健康照護提供。

愈來愈多醫療提供者正透過協會、診所、中心，以及整合程度比較高的其他結構，邁向IPU的模式。克里夫蘭診所、安德森癌症中心，以及新英格蘭浸信會醫院，都是我們將進一步

討論的例子。但是連居於領先地位的中心，也尚未完全執行IPU模式。

業務執行單位結構的原則

業務執行單位模式需要根據許多基本原則來建立。我們在這一節討論這些原則，下一節將舉例說明一些醫院和執業醫師如何落實整合醫療單位（IPU）的想法。

IPU是以病人為中心，唯成果是問。業務執行單位中的每個人持續群策群力，透過不斷的學習、改善和創新，在照護提供上交出卓越的成果。醫師和醫師聯合執業團體即使各自獨立作業，卻了解他們是以醫院為基礎的IPU之一員，並和IPU密切整合，而不是把本身的專科視為獨立的業務。

IPU模式呈現出醫界逐漸體認到以多學門的方法，執行診斷、治療和疾病管理的重要性。[15]但IPU的重點不是放在學門本身，而是放在提供照護的最佳方式。似乎有個趨勢，在醫療業務執行往前推進的過程中，傳統的專科日益模糊。舉例來說，心臟科醫師、血管外科醫師和放射科醫師現在都以導管和支撐管等裝置，從內補修動脈。在一個業務執行單位中，所有領域的最佳方法會集合在一起，為病人取得最好的成果。

一種疾病的IPU應該包括（或者能夠取得）處理當前盛行共現狀況的能力。有些醫療提供者可能只以有共現狀況的病人群為中心，定義業務執行單位。IPU也可以涵蓋需要用到類似技能、設施和照護提供方法，關係密切的疾病。

IPU應該涵蓋對病人提供照護的整個週期。例如，圖表5-3說明了器官移植照護範圍廣泛的各個階段。我們將在第六章進

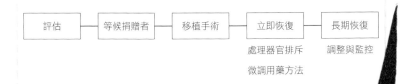

| 評估 | 等候捐贈者 | 移植手術 | 立即恢復 | 長期恢復 |

立即恢復：處理器官排斥、微調用藥方法

長期恢復：調整與監控

圖表5-3
器官移植照護週期

一步討論這個例子。（本章稍後會以一個架構，更詳細說明⋯⋯護週期。）

IPU模式中，一名病人可能會有一位主治醫師，但照⋯⋯是由一個團隊供應。目前的體系中，病人在照護的每一個面⋯⋯往往「屬於」某個醫師。在業務執行單位模式中，病⋯⋯於IPU，由它管理資訊、整合決策，以及確保交接時的延⋯⋯性。如此一來，業務執行單位是以病人為中心，不以療程⋯⋯心或者以醫師為中心。**即使有其他的實體參與**，IPU也需⋯⋯接受和負起完整的照護週期責任。舉例來說，轉診醫師、⋯⋯專科醫師和獨立的疾病管理提供者，都整合到照護提供流⋯⋯中。

維吉尼亞州諾福克（Norfolk）的聖塔羅集團⋯⋯醫院、支薪醫師和聯合醫師。這家醫療提供者讓我們看到⋯⋯即使沒有正式的業務執行單位，採取照護週期觀點有其好⋯⋯聖塔羅在充血性心臟衰竭的照護方面，發現病人住院時⋯⋯有改善，但許多人一出院情況又不穩，必須再住院。於是⋯塔羅⋯⋯了一套計畫，包含家庭訪視和遠距健康訪視，和⋯簡⋯⋯用的監控技術，與出院病人維持互動。護理人員因⋯⋯及時發現病情惡化，以提醒基礎醫療醫師，並且避⋯⋯⋯急診室。如果利用現

行的治療計畫無法控制病人的病情，護理人員會建議再住院。整體而言，這套計畫使得再住院減少82％，送進急診室減少77％。除了病人照護結果改善和成本節省許多，參與者表示，他們吃飯和睡覺的能力有所改善，而且覺得減輕了家人的負擔。[16]改用IPU和照護階程單一計費的新給付模式（本章稍後討論）之後，這樣的例子可望激增。

IPU模式中，包括護理人員和專業技術人員在內的工作人員，共同在專屬設施工作：專屬的診所、專屬的影像設施、專屬的手術和恢復設施、專屬的病房、專屬的樓層，甚至整棟專屬大樓。這有助於展開和鼓勵更高程度的醫療整合、專長深化，以及量身打造安排設施，供給某種疾病使用。舉例來說，在聖塔羅，以前分散多個地點的中風病人，現在集中到單一病房。擁有特殊專長的專責工作人員提供照護，幾乎完全消除了常見的中風併發症肺炎，以及顯著縮短住院時間。能夠支援專屬設施和量身打造的設施，是因為策略性聚焦於一地之內和跨越多個地點的某個服務領域，彙整數量超過門檻水準，而產生的另一個效益。

IPU模式最後會導出「醫院中的醫院」、「業務執行中的業務執行」概念，而不是大型單一的職能式結構實體。業務執行單位的設計，是以照護的整合為中心，而不是將許多不相干的專科集合在一起。

在業務執行單位的結構內，將診斷設為單獨的職能，而不是和治療混在一起，將有顯著的效益。[17]診斷有其本身一組獨特的作業，包括醫療紀錄、檢查、評估和治療計畫定義。動員多個學門和專科，共同檢查病例，與將病人依序送給各專科醫

師照護相比，可以改善診斷和建議治療方法的品質與效率。各專科醫師獨立作業時，自然而然傾向於以他們的所知來診斷病情。而且，最優秀的診斷醫師和技術最高超的介入者，很可能是不同的人。最後，凸顯診斷為一種獨特的角色，更能契合各種動機。依人之常情，主要是靠治療計酬的診斷醫師，傾向於建議病人接受治療，而且是建議病人接受診斷醫師能夠提供的治療。

診斷本身很花錢，而診斷的品質對後續照護的品質和成本影響很大。正確和及時的診斷，往往有助於提高完全康復的機率，而不正確或不確定的診斷，將需要投入更多的診斷成本，而且可能導致照護效果不好或相互衝突。診斷的準確性和成本需要加以衡量與比較，而不只是治療需要這麼做。

如此一來，在整合醫療單位內部，將診斷組織成一個獨立的子單位，可以透過促進諮商和知識分享、專注於改善各種方法、鼓勵衡量成果，而改善價值。對某些醫療提供者而言，診斷（包括第二意見）本身就是個業務和吸引病人的工具。例如梅約醫療中心特別注意將診斷和治療分開。他們指定一位醫師給前來求醫的病人，為他們協調整個診斷程序，從初診面談症狀，到量身打造安排一連串的檢查，以及組成一個跨科醫療專家團隊。這個團隊會徹底解說診斷結果和可能的治療方法，並且在療程的選擇方面，對病人提出建議。診斷當然是反覆進行，所以診斷醫師和參與治療及其他照護工作的人之間，有必要緊密聯繫。

克里夫蘭診所不但重視診斷，更往前推進一步。它針對三百種危及生命或改變生命的診斷流程，以固定收費的方式，提

供全國性的第二意見服務。它能這麼做，是因為擁有全面性的資訊科技基礎設施。如此一來，每一個業務執行單位都有提供全國性診斷服務的管道。該診所必須克服一些挑戰，才有辦法推出這項產品，例如取得各州的醫師執業許可。但是就診斷改善和治療計畫改進的數目來看，病人照護成果的提升，令人振奮。

正如診斷可以因為注意力集中而受益，預防、風險管理和疾病管理等比較長期的職能也可以。管理急性病治療的單位，可能缺乏適當的資源，無法管理和執行這些職能。聖塔羅的實例說明了，訂定明確的計畫和指定專屬人員負責這些比較長期的工作，有其效益。但是專門執行診斷或者長期病人管理工作的單位，必須置入某個業務執行單位並加以整合，並且負起整個照護週期內的責任。

最後，IPU模式可以用於基礎醫療。我們可以把基礎醫療想成是一組業務執行單位，範圍取決於需要服務的病人人口。一個IPU或許可以稱作「一般健康維護」（general health maintenance），涵蓋病人監控、一般性預防照護，以及例行性疾病或者傷害的診斷與照護。其他的業務執行單位則包含比較複雜的狀況，例如氣喘照護、心臟病照護和慢性腎臟病。在這方面，家庭醫生及其團隊是更大的照護週期之一部分。在這些比較複雜的情況中，基礎醫療醫師和他們的工作人員，所做的事情有如照護週期的前端（例如初期監控、初步診斷、預防照護），或者照護週期的後端（疾病管理），或者兩者都是。

家庭醫生及其團隊中，認清和區別這些業務執行單位，並以它們為中心建立組織結構，在病人價值方面將有收穫。就一

般健康維護來說，家庭醫生及其團隊應管理整個照護週期。至於比較複雜的照護，家庭醫生及其團隊應該和每一種疾病的其他醫療提供者建立強大的關係，並且展開高效率的協調。基礎醫療業務和所有的醫療提供者一樣，也必須衡量成果和為成果負起責任。一般健康維護的成果和每一種複雜疾病的管理成果應該分開衡量。

有些家庭醫生的業務可能選擇集中在某些複雜的狀況，並將其他狀況的病人轉診到在那些領域擁有深厚專長的業務執行單位。例如有些家庭醫生及其團隊以年紀較長的病人，或者停經後的婦女等為重點目標。

邁向整合醫療單位

許多醫療提供者已經開始往專責業務執行單位的方向邁進，但是這個過程才剛開始起步而已。業務執行單位這個概念，初期務必踏出的一步，是要醫師和其他技術性人員在醫療整合團隊中共事，而不是各不相干地執行業務。猶他州的山際健康照護（IHC）一九九〇年代開始設立真正的IPU之前身組織。IHC確定十種疾病領域之後，初期的工作重點放在降低每一個領域的成本上。但是這方面的努力，成效有限，於是IHC於1995年將模式從管理成本轉為管理照護提供。[18]此舉會確認和強化醫師參與治療每一種疾病或狀況時所自然形成的群體。此後，IHC在品質和成本方面大有斬獲。例如1999年到2002年之間，IHC的心血管手術死亡率比病歷組合所預測的密度要低19.5%。[19]這件個案說明了，單單要求醫師共同參與一種疾病，就能得到不小的效益。

　　新英格蘭浸信會醫院絕大部分的業務和骨科有關，其波士頓脊椎醫師聯合執業團體（Boston Spine Group），說明了同一種疾病的醫師，可以如何開始一起工作，並且開始演變成真正的IPU。新英格蘭浸信會醫院和許多醫院一樣，所有的醫師都是獨立的私人執業自由工作者。1997年，四位脊椎外科醫師決定聯合組成焦點醫師聯合執業團體，根據成果衡量，專門提供最好的脊椎照護。衡量在脊椎這個領域格外重要，因為一直有人懷疑某些背部手術的效益。[20]2004年，這個醫師聯合執業團體每年執行約兩千次脊椎相關手術。

　　波士頓脊椎醫師聯合執業團體以公司的形式設立，每一位外科醫師都要出資，設立共同的行政管理支援結構。雖然這在醫師聯合執業團體中相當常見，這個聯合執業團體比較有趣的一件事，是這些外科醫師使用共同的結構，投資於蒐集和彙整每一位病人的初期狀況、提供的照護，以及獲得的醫療成果（例如治療前後的動作功能與範圍）等詳細資訊。這個聯合執業團體投入時間和經常召開內部會議，以了解病人照護結果的趨勢、探討問題，以及改善治療方法和技術。這個聯合執業團體發表了各式各樣的研究報告，也推出一些特殊醫療裝置。這件個案說明了整合醫療單位模式的一個中心面向：結合成聯合執業團體，群策群力、專心致志，在照護提供和病人價值等方面，取得系統性的改善成果。

　　波士頓脊椎醫師聯合執業團體和許多在醫院執業的醫師聯合執業團體一樣，是獨立的醫師聯合執業團體，並不是醫院正式組織的一部分。波士頓脊椎醫師聯合執業團體和醫院簽約，使用大部分的基礎設施和許多服務。不過，這個醫師聯合執業

團體和醫院、其他的醫師聯合執業團體密切合作，建立起由護理人員、麻醉科醫師、放射科醫師、專門執行脊椎照護的技術人員組成，事實上專責的團隊。脊椎病人全部集中在同一個樓層，護理人員擁有這種疾病的特殊專長。這個醫師聯合執業團體正設法在醫院內，取得更為量身打造、能夠在一起工作和專屬的設施。

波士頓脊椎醫師聯合執業團體利用愈來愈多的臨床證據，把自己像業務執行單位那樣向健康照顧計畫行銷。其臨床成果已有顯著的改善。在附近地區的病人市場占有率從1998會計年度的8.6%，提高為2002會計年度的11.1%，而且繼續在增長。因此，波士頓脊椎醫師聯合執業團體已經像業務執行單位那樣在經營。這說明了，個別業務執行單位會因為醫師夥伴的願景和醫院的支持，而自發性出現。隨著這個醫師聯合執業團體和醫院的結構與營運方式不斷演進，強化業務執行單位、改善照護的醫療整合、加快流程改善，以及改進設施的潛力會增長。

1978年成立的德州背部研究所（Texas Back Institute），願景是在脊椎研究方面，成為像德州心臟研究所那樣權威的機構。這是在與波士頓脊椎醫師聯合執業團體相同的領域中，歷史更為悠久，醫療整合程度更高的業務執行單位。這座研究所的工作人員，跨越醫療專科加以整合，並且包含職業治療師、物理治療師和體適能指導員。德州背部研究所在普雷諾長老會（Plano Presbyterian）醫院的專屬設施運作，另外也與重視照護週期，而不是執行介入治療的九家服務供應獨立診所（feeder clinics）合作。德州背部研究所只有約10%的病人最後需要動

手術，且動過手術的病人恢復速度很快。[21]

　　克里夫蘭診所發展了比較完整的心臟病照護整合醫療單位。心臟中心位在這座醫院主院區好幾層樓的建築內。所有的專科醫師（心臟科醫生、心外科醫生、麻醉科醫師等）在心臟中心有診療室，並且一起工作。所有的護理人員和其他的工作人員，都專責於心臟病照護工作。手術室和其他的治療室則為心臟病照護而設計，並且專用於心臟病照護。加護病房只服務心臟病患者，一般病床也是。加護病房患者依特殊的心臟病狀況而分組。雖然醫師仍然向傳統的專科群報告，專責醫師在一起工作，卻是邁向真正業務整合的重要一步。這個心臟中心將很快改制為心血管研究所（Cardiovascular Institute），將血管照護的專科醫師納入業務執行單位，並在目前興建中的更大專屬設施中營運。除了心血管照護有個整合醫療單位，克里夫蘭診所在眼睛照護方面也有類似的單位（科爾眼科研究所〔Cole Eye Institute〕）。這座診所所有的主要領域，都正邁向整合醫療單位模式。

　　安德森癌症中心是先進的整合醫療單位模式的另一個例子。過去十年，安德森癌症中心設立了超過十二個診所，整合特殊癌症種類的照護工作。每一個診所都集合專責腫瘤科醫師、外科醫師、放射科醫生、病理科醫師、放射治療師，以及其他的專科醫師，共用臨床空間，讓病人同一次問診，可以見到好幾個專科醫師。診所包含共置一處的影像設施，也包含附近樓層的化學治療設施。住院設施也依癌症種類而作專業化設計，許多住院工作人員也專業分工。

　　照護一名病人的各專科醫師，是以團隊的方式運作，並且

指派一名醫師為小組長。小組長和一名高階護理人員追蹤病人，經過診斷、治療和恢復等各個階段，並且查核進度。小組長可能隨著照護流程的推進而調整，醫師和病人都能否決雙方的關係。

每一個診所都由一名主任醫師和一名中心行政主任（通常是資深護理人員）管理。所有的醫師在診所內執行業務時，都受到診所主管的督導。診所主管利用多個成果衡量指標和流程衡量指標，領導經常性的改善會議。但是和克里夫蘭診所的個案一樣，醫師保有他們和傳統專科部門的關係。各科主任需要負責招募和指導人員。

在這些比較先進的整合醫療單位例子中，重要的醫療專科醫師和技術性人員（包括護理師和技術員）完全專屬於業務執行單位。業務執行單位的數量大、經驗豐富，主要的好處之一，正是養得起一個專責團隊。

醫師仍然留在傳統的專科群，或者既向業務執行單位主管報告，也向專科群報告。這兩種報告結構，仍然會是常見的方式。不過，一段時間之後，我們相信，為了營運上的目的，主要的報告關係應該是向IPU，不是向醫療專科。

正如我們將進一步討論的，和醫師簽約的傳統模式（醫師是獨立的自由工作者），使得邁向整合醫療單位結構的過程複雜化。即使在所有的醫師都是支薪員工的克里夫蘭診所，心臟科醫師和心外科醫生繼續與他們所屬的科別保持關係。但是，一段時間之後，擁有醫師員工的醫療提供者，應該能夠更快邁向真正整合化的管理。[22]

IPU即使沒有直接控制照護週期的全部，也需要負起整個

照護週期的責任。我們談過克里夫蘭診所和安德森癌症中心如何主動積極，和醫院共同管理照護的延續性，並且一路延伸到轉診醫師。在新英格蘭浸信會醫院，專攻每一種疾病的照護管理人員，引導病人走過診斷之後的照護週期。病人住院接受手術之前，會開辦特別的病人教育班。病人住院後，照護管理人員會引領他走過每一道程序，並且督導詳細書面出院計畫的擬定。這個計畫由所有參與診治的醫師批准，記錄病人和其他人所需執行的後續步驟，以及遇到困難時應該做些什麼事。醫療提供者才剛搔到皮毛而已，正開始學習如何在整個週期把照護整合得更好，以及管理醫院或者醫師執業範圍內外的病人關係。

但是設立業務執行單位組織、工作人員在共同的設施一起工作，以及運用照護管理人員，是通向目的的手段，本身不是目的。我們的中心目標，是以不同的方式提供照護，也就是以病人價值為中心。除非參與照護的工作人員接納病人價值的目標，否則將他們集合成一個業務執行單位，產生的影響將微不足道。同樣地，除非醫療整合照護（medically integrated care）的原則被接受，否則專屬設施產生的效益將微乎其微。

喜達照護留意到這些問題，選擇以長達一個星期、團隊式的流程改善討論會，展開邁向業務執行單位的程序。這麼做的目的，是鼓勵各服務項目的工作人員，從病人價值的角度重新思考和重新架構照護提供。一段時間下來，喜達照護的管理階層期望這個新焦點，將創造整合醫療單位實施成功的條件。喜達照護不接受醫師聯合執業團體要求使用專屬設施，除非他們明確承諾業務的執行是以病人為中心、唯成果是問，並且致力於改善流程。

　　除了我們談過的例子，其他也有愈來愈多的醫療提供者邁向IPU模式。舉例來說，達娜法伯（Dana Farber）選定一些癌症種類，大步邁向IPU。達特茅斯希區考克醫學中心（Dartmouth-Hitchcock Medical Center）發展出整合化的脊椎中心（Spine Center）。布禮根婦女醫院（Brigham and Women's Hospital）最近宣布設立新的心血管中心（Cardiovascular Center），將有專屬大樓。不管這種醫療服務群稱作研究所、診所、中心或者其他的名稱，基本原則都一樣。但是把一個醫療服務群稱作中心或者研究所，並不會使它成為整合醫療單位。決定是否為整合醫療單位的關鍵，要看照護是否以某種疾病的病人為中心，在整個照護週期提供專屬和整合化的照護。

在每一個業務執行單位制定獨特的策略

　　以整合醫療單位為中心建立組織，將有助於病人價值大幅改善。如果醫療提供者在每一個業務執行單位**之內**找到方法，建立獨特的卓越領域，病人價值將進一步受益。醫療提供者有許多方法，能讓業務執行單位卓然不群，例如專門執行複雜的診斷、服務婦女或者有共現狀況的老人等特殊病人群、提供優異的及時性或效率，以及長期疾病管理表現卓越等。這些都是通向目的的手段，從每花一塊錢獲得的結果會更好。

　　在健康照護這一行，人們傾向於認為每個領域如何執行業務，都有單一的黃金標準。醫療提供者一直在尋找「最佳的」照護準則（protocol）或標準。我們曾經強調，根據指導準則執行業務，當然能夠大有斬獲。但是以一般常見的「人云亦

云」方法，模仿領導業者，或許可以使一個醫療提供者提升到一般績效水準，卻不能進入真正卓越的境地。雖然許多人鼓吹將一種疾病的照護標準化，但他們沒有看到照護提供的複雜性和病人狀況的多樣性。[23]

成果競爭是比較好的長期模式，照護標準化則否。隨著醫療提供者爭相改善目前的業務執行，並且透過病人差異的處理，展現獨特的專長而與眾不同，成果改善的速度會比遵守標準指導準則要快。

醫療提供者另一個出於本能的做法，是加大力度，處理可以凸顯自我的任何病例，並且試著處理可以想像的每一種病人狀況。可是這種方法阻礙了專長的深化，同時比較難以搭配設施和需求。如果醫療提供者擴大努力，踏進每一種可能的狀況，那麼十之八九將避免不了產能過剩。

醫療提供者應該在每一個IPU，尋找與眾不同的照護焦點，使它不同於其他的地方性和區域性競爭同業。這並不表示一個業務執行單位的每一樣事情都應該和別人不同，而是表示業務執行單位的目標，應該是放在照護週期的某些面向，或者針對某些有意義的病人群提供卓越的價值（品質、成本方面，或兩者都是）。追求獨特的方法，將促使專長深化，並且刺激設施和方法的創新。

如此一來，IPU的策略，需要定義醫療提供者將在哪些服務種類，培養特殊的專長，以及它將長於服務的特殊病人群。這些選擇將影響照護提供如何架構，以及需要的設施特性。它們應該也會成為醫療提供者的行銷重點。在醫療提供者努力與眾不同的同時，病人價值將迅速成長。

　　醫療提供者有無數的機會在一種疾病卓然出眾，但是任何一個醫療提供者都不應該追求全部的機會。以下只列出其中的一些選擇。

提供的服務種類

- 病例的整體嚴重性或複雜性
- 特殊次狀況的專業程度
- 強調診斷和第二意見相對於治療的重要性
- 所執行療程或服務的範圍
- 整個照護週期內部服務的周延性
- 相對於急症治療，強調風險管理、預防、復建、疾病管理
- 夥伴關係或者與某種疾病的領導中心之間關係的品質和深度
- 地點的便利性
- 服務的及時性（例如等候時間）

服務病人的種類

- 病人的年齡、性別或族群
- 強調多重狀況病人的程度
- 從疾病或者基因變異（例如癌症）的角度來看，所服務的特殊病人種類
- 外國病人比率

醫療提供者會根據其所在的地點和專長，選擇不同的方式

找出自身的獨特性。都會地區的醫療提供者所做的選擇，通常不同於鄉村地區的醫療提供者，因為它們附近有無數的競爭同業。都市醫療提供者由於依賴比較多的人口，在特殊的疾病、病人群、提供的治療種類等方面，將有比較多的空間，能夠與眾不同。鄉村醫療提供者將側重於在照護週期所扮演的角色，追求差異化。舉例來說，鄉村醫療提供者可以在若干選定的疾病、轉診關係的品質，以及診治複雜狀況時，與醫學中心的醫療整合等方面追求差異化。

IPU 可以鼓勵個別醫師發展獨特的專長和分科，以深化群體的整體能力。舉例來說，在克里夫蘭診所的心臟中心，個別外科醫師並不全是通科醫師，負責治療全部範圍的心臟相關狀況，而是傾向於集中全力，深度發展特殊領域的專長。例如，大部分外科醫師會執行冠狀動脈繞道手術，但有些專攻二尖瓣手術，有些則專門執行主動脈手術。可是整個群體蒐集同一組臨床資訊，並在一起工作，以改善照護提供流程。波士頓脊椎醫師聯合執業團體也正在採取類似的分科做法。

依業務執行單位，
衡量成果、經驗、方法和病人屬性

醫療提供者邁向以價值為基礎的競爭，最重要的步驟之一，是衡量成果和影響成果的各種因素。不衡量成果，很難改善價值。醫師或醫療提供者組織若不知道目前的狀況，便無法有效地達成和維持卓越的表現。醫療提供者採取行動衡量成果、讓成果透明化、利用成果資訊以改善價值，將是改造健康

照護系統，單一最重要的步驟。

　　大部分醫療提供者就算內部需要使用，蒐集成果資訊的速度也奇慢無比，更別提拿自己和其他醫療提供者相互比較。醫療提供者疏於衡量，在很大的程度內，引來醫療提供者所厭惡的外部機構試圖接手微觀管理（micromanagement）工作。幸好時移勢易，成果的衡量最後是避不開的。除非醫療提供者領頭蒐集、分析和散播成果資訊，否則將敞開大門，招來外部機構日益侵入，事後批評和發表報告。愈來愈多醫療提供者相信它們不再有選擇。比方說，田納特醫療保健公司（Tenet Healthcare）由於一向問題重重，已經參與所有正當的品質衡量方案，包括承諾公開報告。

　　我們談過，目前有範圍廣泛的資訊方案正在推展。大部分方案都把重點放在流程資訊（方法）而非成果，以及放在整個機構的衡量指標上面，例如電腦處方或整體的感染率。我們也說過，最貼切的衡量單位是疾病，不是廣泛的職能、醫師執行的業務，或者整家醫院。資訊也需要涵蓋一名病人的完整照護週期。[24]

衡量資訊層級

　　醫療提供者應該蒐集每一個整合醫療單位的哪些資訊，以引導價值的改善？我們在第四章談過資訊層級的概念（見圖表4-5）。醫療提供者應該在每一個層級水準，蒐集各疾病的資訊：成果（結果、成本和價格）、經驗（這是選配病人和醫療提供者的一種工具，而且大致上可作為技能和效率的代理變數）、方法（照護提供使用的流程）、病人屬性（用於控制初

期的狀況，以及確認影響方法和預期成果的因果關係）。

　　每一個IPU都需要發展和執行衡量計畫。我們找不到一套簡單的公式，可以用來確定醫療提供者應該追蹤哪些特定的衡量指標，因為每一種疾病都不一樣。每一個IPU最後都必須課以責任，要求它在資訊層級的每一個部分，提出和發展本身的衡量指標，而且根據外部的最佳實務，不斷進行改善。醫療提供者為了內部管理的需要，而發展、蒐集和分析的衡量指標，應該遠多於外界要求揭露者。

病人醫療結果

　　● **成果衡量指標**。一種疾病的醫療結果有多個面向。例如在脊椎照護，疼痛減輕、動作範圍改善、功能性能力等方面，已有許多證明有效的衡量指標。另一個重要的醫療結果，是從開始照護，到返回工作或者恢復正常活動之間的時間。

　　最低限度，在可能的程度內，醫療提供者應該蒐集臨床研究已經證實的所有成果衡量指標。脊椎照護和其他領域一樣，有些已經獲得證實的衡量指標已經發展出來，用於醫療裝置或者藥物的臨床檢驗。食品藥物管理局（Food and Drug Administration）和疾病管制預防中心（Centers for Disease Control and Prevention）也針對特殊的疾病，定義一些實用的成果衡量指標。利用這些已獲得證實的衡量指標，可以改善指標的穩健度，並且有助於和外界比較。

　　不過，我們有迫切的需要，擴大幾乎每一種疾病中，成果衡量指標的數目和複雜性。我們應該鼓勵業務執行單位發展和實驗新的衡量指標。就內部使用的目的來說，醫療提供者應該

寧可因為使用過多的成果衡量指標出錯，而不要冒險使用較少
的衡量指標。發展衡量標準應該是醫療委員會（medical boards）
和學會（societies）的主要工作項目，我們將討論這一點。

　　成果衡量指標應該涵蓋完整的照護週期，而不只是個別的
介入。衡量結果涵蓋的期間，應該和有意義的病人照護成果對
應。三十天生存率等短期的成果衡量指標容易產生誤導，而且
會鼓勵造成反效果的照護，以便在衡量指標上動手腳。

　　• **併發症、錯誤和治療失敗**。應該針對在整個照護週期治
療一種疾病，產生的每一種併發症（及其嚴重程度），以及額
外照護的結果，蒐集衡量指標。可能發生在治療或者病人管理
過程的錯誤（例如用藥錯誤、療程錯誤），也應該加以確認和
衡量，並且蒐集它們的結果資訊。最後，醫療提供者必須衡量
失敗或者需要重複進行的治療，因為這對病人價值影響很大。

　　• **診斷的準確性**。我們說過，診斷應該視為一組獨特的作
業，對病人的照護成果有重大的影響。我們應該設計和蒐集衡
量診斷品質的指標（例如準確性、完整性、及時性、成本）。
治療計畫也應該和實際的照護及其效果相互比較。

　　• **病人登錄**。應該建立病人登錄系統，以長期追蹤接受過
治療的病人。定期接觸病人，在判斷照護的真正價值方面彌足
珍貴。登錄資訊也能揭露一些洞見，讓我們知道如何修正照
護，以改善長期的結果。醫療提供者應該領頭長期追蹤病人，
以改善照護提供。藥品、裝置和服務的供應商可以做為這種努
力的夥伴，並且分攤一些成本。

　　• **病人回饋**。應該在照護週期執行病人調查，好獲得更多
的醫療結果資訊，並且了解所提供的照護是否適合病人價值和

偏好。調查病人的服務體驗（例如等候時間、設施是否便利）是有幫助的，但更重要的是，確定他們對所受照護的醫療結果，持有什麼樣的看法。

照護週期內作業別成本

要衡量照護的價值，以及最後訂定價格時，需要利用成本資訊。我們需要在照護提供價值鏈，衡量各種作業的成本（本章稍後討論）。目前醫療提供者的成本衡量和累積相當粗糙。成本是依看診、檢查、物料、療程、病房等分開累積和計費。醫師的成本和醫院的成本分開處理。醫療提供者極少彙總和分析一名病人整個照護週期的全部成本。個別服務的成本，通常是以共用的設施、設備和工作人員的成本，任意分配而得的平均值去計算，而不是治療某一病人某種狀況的真實成本。攸關整體照護成本的其他成本則未加以衡量，例如藥物成本，以及病人負擔的其他支出，或者分開計費的其他醫療提供者所負擔的其他支出。

在如此在意成本的這個領域，對成本的了解卻那麼粗淺，實在叫人驚訝。醫療提供者的注意焦點一向少放在了解和降低成本，而將投入比較多的心思，學習如何以富有創意的方式計費，好將營業收入最大化。它們對於所負擔的費用，處理方法很簡單，就是轉嫁出去。許多情況中，對成本的注意通常集中在處理數量、醫師的生產力（例如每天照護的病人）、磋商降低高價用品（例如植入管、藥品和物料）的價格。但是將這些成本降到最低，可能不是改善價值的最好方法。

醫療提供者需要以IPU為中心，去設計成本系統，而不是

以職能、交易或者療程為中心。成本應該針對個別病人，依作業別（例如院內復健）彙總。照護階程（例如診斷）的總成本應該加以衡量，包括檢查、諮詢，以及專科醫師的評估。分攤的成本應該根據診療某一位病人投入的時間、容量或者資源加以配置（例如執行影像掃描的時間、手術時間），而不是看整體的平均值。每一位病人整個照護週期的成本應該累積，並且相互比較。為了支持這種成本衡量，嚴密的流程定義有其必要。照護提供包含的個別作業必須加以定義和記錄，才能利用作業別成本系統，將成本分配給有意義的項目。（見本章稍後照護提供價值鏈的討論。照護提供價值鏈是描繪和分析照護提供流程的一種工具。）

成本最後必須和臨床結果比對，以確定對病人提供的價值。為了增進這個流程，以及將該流程系統化，山際健康照護（IHC）於2005年和奇異健康照護（GE Healthcare；GEH）展開為期十年、斥資一億美元的合資營運活動，以發展作業別成本系統，也將有助於儲存和分析每一位病人的縱向電子醫療紀錄。[25]IHC發現，目前的資訊科技系統未能具體呈現詳細的臨床流程，而這是整合財務和臨床資料之所必需。[26]

有了合適的成本資訊，醫療提供者就可以擺脫亂無章法的分析，了解對每一位病人提供照護的真正成本，以及影響這些成本的因素（例如併發症和恢復時間）。醫療提供者可以開始了解，照護週期某部分的成本如何影響其他部分的成本。成本必須和醫療結果結合，以了解價值。接著，價值和成本可以從經驗、方法和病人屬性等角度加以分析。長期而言，這將有助於依據價值來訂定價格。

經驗

醫療提供者需要從每一種疾病服務病人的角度，衡量每年診療數量和經驗（累計數量），同時也應該追蹤照護週期每一項作業的數量和經驗（例如每一種檢查、手術程序、復健週期、診斷）。我們應該針對個別醫師、團隊、醫療場所，蒐集這些資訊，而不只是蒐集醫院系統或者整個醫師聯合執業團體的資訊。

數量和經驗資料最後應該以**每一位個別病人**的資料來增補。用這種方式，可以按病人的屬性，例如年齡、性別、初期病情的嚴重性、共現狀況，把經驗進一步細分。

方法

方法是指用於提供照護的實際流程。我們應該針對每一項照護提供作業的相關面向，以及跨各項作業（例如各項行動的順序；所需時間的長度；參與人員的種類；以及使用檢查、裝置、物料、資訊分享和跨作業諮商等投入因素）協調的品質，設計和蒐集一些衡量指標。在照護週期的一些部分，例如風險管理和疾病管理，流程衡量指標應該涵蓋一段延長的期間。

能夠影響病人價值（結果和成本）的流程特徵不計其數，而且相關衡量指標的數目，往往隨著醫療提供者學習的進程而擴增。為了促進這種學習，醫療提供者應該寧濫勿缺，蒐集更多的衡量指標，在一段時間之後，再慢慢淘汰不具預測價值的衡量指標。隨著醫療紀錄走向自動化，成果、成本和方法的衡量指標將能以遠低於今天的成本蒐集。

病人的屬性

在控制初期狀況以研判成果和成本有無差異、更精準地呈現經驗的特性，以及更加了解方法和成果之間發生關係的原因方面，病人的屬性十分重要。一段時間之後，隨著知識的增長，照護提供將更能針對特殊病人的狀況而量身打造。醫療提供者需要開始為這些方法奠基。對大部分的疾病來說，年齡、性別、種族、體重和其他診斷結果等標準的病人屬性都應該蒐集。特殊疾病則有其他重要的病人屬性需要蒐集。一段時間之後，隨著技術的進步，以及資訊儲存和檢查成本下降，基因資訊、數位影像和診斷，以及複雜的檢查結果都能蒐集，作為初期狀況。和方法一樣，醫療提供者應該寧濫勿缺，蒐集更多的病人特徵，即使這些特性和成果的關係還沒有確立。隨著醫療提供者的學習增長和日益圓熟，所追蹤的病人特徵也會不斷變化。日後才回頭蒐集病人的屬性資料，是很花錢的工作，除非是基因構成等不會變動的病人屬性。有些醫療提供者正考慮尋求以前的病人同意，提供血液樣本，以取得基因特質的資料，因為照護個人化的能力，愈來愈有可能實現。

如同前面幾章所說，許多醫療提供者正開始蒐集更多的成果和流程資訊，但極少醫療提供者衡量完整的資訊階層。波士頓脊椎醫師聯合執業團體是正往蒐集結果和方法資訊邁進的實例，如圖表5-4所示。此外，新英格蘭浸信會醫院正在登錄所有的骨科病人，包括脊椎損傷病人。

成果		方法
病人結果 （治療之前和之後，多次） • 視覺類比量表（Visual Analog Scale；疼痛） • 歐氏下背痛失能量表（Owestry Disability Index），10道問題（功能性能力） • SF-36問卷，36道問題（疾病負擔） • 住院天數 • 返回工作或恢復正常活動的時間 **服務滿意度**（定期） 就醫滿意量表（10道問題） **整體醫療滿意度** 「您是否因為相同的問題而再次開刀？」	**併發症** • 心臟 　心肌梗塞 　心律不整 　充血性心臟衰竭 • 深部靜脈栓塞 • 泌尿道感染 • 肺炎 • 術後譫妄 • 藥物交互作用 **手術併發症** • 病人重回手術室 • 感染 • 神經損傷 • 醫訊事件（手術部位錯誤） • 硬體故障	**手術流程衡量指標** • 開刀時間 • 失血 • 使用的裝置或產品

圖表 5-4
波士頓脊椎醫師聯合執業團體蒐集和分析的臨床與成果資訊

資料來源：波士頓脊椎醫師聯合執業團體（The Boston Spine Group）。

蒐集臨床資訊，以及根據臨床資訊採取行動

為什麼許多醫療提供者直到不久前都沒有蒐集臨床資訊？前面幾章談過其中一些理由。例如蒐集和分析資料很花錢，而且沒有報償。醫療提供者擔心資料遭人誤用，並且質疑風險調整的準確性。有些醫療提供者的病人有限，則關切資料不公平或者不可靠。

雖然這些關切，在解釋為什麼醫療提供者沒有公開報告資料方面很重要，但是為了內部用途而蒐集全面性資訊的醫療提供者少之又少。以職能為中心，而不是以業務執行單位為中心的組織結構，使得衡量工作做起來很複雜。醫師和參與照護的其他技術性人員分開執行業務。照護和衡量是以個別的療程或者介入而架構，不是根據照護週期。照護提供方法往往各異其趣，而且沒有系統化編整，所以很難蒐集前後一致的衡量指標。不同的醫療提供者單位往往蒐集不同的資訊，而這些資訊並沒有整合起來。舉例來說，在新英格蘭浸信會醫院，波士頓脊椎醫師聯合執業團體蒐集所有的治療前和治療後病人資訊，例如疼痛的程度和功能性能力，醫院則蒐集手術和住院資訊（例如手術時間、失血、感染、住院天數）。許多醫院即使有蒐集這些高度相關的資訊，也很少在完整的照護週期彙整起來。有些醫療提供者指定高階主管負責督導品質，但目前的品質方案太過狹隘，只注意流程是否符合規定。

極少醫療提供者已經建立責任與指派專人負責臨床和成本資訊，或者將流程改善機制化。由於沒有一個醫療提供者指派專人明確負起病人成果改善的責任，衡量流程只好留給個體醫

師，根據他們的願景和信念去做。前面說過的費爾維大學兒童醫院的明尼蘇達囊腫纖維症中心，成了蒐集成果資訊的領導者絕非偶然。這個中心是由華倫・華威克醫師領導。他在1964年接下囊腫纖維症基金會的任務，蒐集當時三十一家囊腫纖維症執業組織的第一批系統性結果資料。[27]他個人獻身於衡量和標竿管理（benchmarking），後來加以機制化，而且數十年來致力於推動費爾維大學兒童醫院快速改善價值。

在業務執行單位的結構內，資訊成了核心管理工具。領導人利用資訊以評估IPU的績效、衡量個別貢獻者的績效，以及設定改善照護提供的優先順序。醫療提供者需要有一位醫師明確負起蒐集執業資訊的責任，以及一位行政人員協調蒐集資訊的流程，並且準備報告和分析。雖然可以設立一個中央支援小組，卻必須由每一個業務執行單位負起蒐集資訊的根本責任。

對許多醫療提供者來說，初期的任務將是彙整存在組織許多地方的現有資訊，並以書面圖表收錄編整資訊。已經採用電子紀錄的醫療提供者，在蒐集核心的基本成果、經驗和方法衡量指標方面，享有很大的優勢。回頭蒐集歷史性的病人資料，將緩慢而複雜，但是醫療提供者不妨開始蒐集這些歷史資料，以建立到達臨界規模的資料數量。

我們需要蒐集特定團隊和個人的資訊，如此他們才知道如何和別人比較。舉例來說，喜達照護提供每一個醫師聯合執業團體和醫療場所，以及每一位醫師的績效資料。此外，轉診醫師需要轉診病人治療情況的資訊。現在有更多的醫療提供者已在醫師的層級，蒐集成果和成本資訊。聖塔羅健康照護目前已提供醫師個別的報告，讓他們知道自己的臨床成果和成本，和

系統內的平均值及最佳成果的比較情形。決定個別醫師的資料
應該保密或者公開時，必須看資料的機密程度，以及醫師是否
有機會根據資料改善績效而定。喜達照護多年來提供一些衡量
指標的非隱蔽醫師回饋資訊。

　有待蒐集的資訊數量看起來似乎多得嚇人，但重要的是，
無論如何都要邁出第一步。及早開始很重要，因為資訊累積愈
多愈有價值。更多的資料會開始顯露成果和流程中的型態與不
尋常的變異。更多的資料可以提高統計的效度，讓醫療結果更
能說服外界。

　剛推動資訊方案時，應該採取簡單的步驟，而不是好大喜
功，採用宏偉的解決方案。即使是相當簡單明瞭的資訊，也能
對病人價值產生驚人的影響。一旦衡量的流程啟動，蒐集衡量
指標的範圍，可以隨著時間而擴增。健康照護價值受到的影響
會十分巨大。

蒐集比較資訊

　要改善價值，並不需要依賴比較資訊，因為醫療提供者
可以以自己為標竿：拿現在和從前比較、拿不同的醫療場所相
比、拿不同的病人比、拿不同的團隊比。但是當醫療提供者
能夠拿自己和別人相比，資訊的價值會增加得更多。蒐集比較
性的全國疾病資訊，已幾乎停止，而且只有相當少數的領域這
麼做。這些領域之外，唯一橫跨許多醫療提供者和業務執行單
位的比較資訊，是集中給付申請資料（all-payer claims data）。
這個資料可以用來作為各醫療提供者經驗、併發症和死亡率，
雖然不完美，卻具有指標意義的量數。不過，極少醫療提供者

這麼使用。雖然獲得驗證的風險調整模式只存在於少數一些領域，這些領域卻十分複雜，包括重病病人。由此可見，許多IPU的風險調整應該是可行的。[28]沒有什麼方法比醫療提供者分析本身的資料，更能改善我們了解病人屬性對照護成果的影響。

由於和其他醫療提供者比較成果還是有點難度，所以大部分醫療提供者是**從內部做起**。每一個整合醫療單位都應該課以尋找、衡量和分析所有可用全國性標竿的責任。這些資訊可以從文獻和醫療學會取得。舉例來說，波士頓脊椎醫師聯合執業團體利用許多獲得驗證的功能性量表（見圖表5-4），克里夫蘭診所則利用胸腔外科醫師學會發展的全國性標竿。醫療提供者不需要、也不應該等候普遍接受的風險調整演算式出現，而必須開始培養本身的洞見，了解病人的初期狀況造成的影響。儘早做這件事的醫療提供者，在學習和流程改善方面，可能獲益更多。

啟動發展比較性資訊的一個方法，是和其他的醫療提供者協同工作。健康照顧計畫和雇主也可以一同參與。威斯康辛健康照護品質協作組織（Wisconsin Collaborative for Healthcare Quality；WCHQ）是這方面的一個開創性例子。WCHQ是威斯康辛州南方許多醫院、診所、健康照顧計畫自動形成的一個集團。[29]2003年起，WCHQ根據多種不同的來源，發表了四十二種衡量指標的比較性成果。雖然所發表的衡量指標大多仍屬流程衡量指標，有些卻是特定疾病的成果衡量指標。它的目標是逐漸擴大這個重要方案的範疇。

資訊透明化

醫療提供者一旦開始發展一套資訊,向外發表便有強大的利益,因為這可以顯示醫療提供者確實致力於提升病人價值,並且激發內部追求改善的努力。正如健康照護促進協會(IHT)的創辦人唐‧博維克(Donald Berwick)所強調,提供資訊給病人,有助真正致力於追求卓越。此外,透明化和資訊散播可以加快改善的速度,並且建立起醫療提供者的聲譽。喜達照護 2003 年 10 月開始公開發表資訊,人們因此特別注意其附屬醫師的改善情形。

長期以來在病人照護方面表現卓越的克里夫蘭診所,1999 年之後每年發表心臟和胸腔手術的經驗與臨床結果報告。2005 年,結果報告擴增到其他許多業務執行單位。克里夫蘭診所正準備要求**每一個**臨床科室未來幾年發展和發表成果衡量指標。(附錄 A 說明克里夫蘭診所最近一版的結果報告和摘要概觀。)

其他的醫院開始跟進,這是非常可喜的發展。克里夫蘭診所的報告,激勵了賓州大學醫院(University of Pennsylvania Hospital)、布禮根婦女醫院(波士頓)、達特茅斯希區考克醫學中心也發表類似報告。達特茅斯希區考克的個案特別有趣,因為這家醫院報告的所有衡量指標,本身的排名都沒在最上面。[30]

健康照護保密的心態根深蒂固,醫師和醫院行政人員擔心表現不夠亮麗,會使他們失去病人,並且提高招來訴訟的風險。2005 年調查醫院的行政人員,絕大多數都反對公開報告醫療錯誤。[31] 達特茅斯和第四章所說的辛辛那提兒童醫院,與父母分享低於平均水準的成果資料,得到正面的經驗,證明

了那樣的想法是不對的。即使一個醫療提供者目前排名並非最好，卻願意衡量和負起責任，也會博得病人的讚賞。資訊透明化發出強烈的訊息，讓病人知道醫療提供者對他們許下承諾，也決心不斷改善。而且，將成果透明化的行動，實際上可能降低發生訴訟的風險。如果成果資訊透明，而且真正的風險為人所知，病人就會得到更好的資訊，主張執業不當便比較站不住腳，除非醫療提供者的表現真的低於標準。有趣的是，在已經強制要求公開報告的州，接受調查的醫院行政人員，與從未被要求報告的醫院行政人員相較之下，比較支持揭露醫院的名稱。同樣地，情勢可能反轉。

最後，我們相信蒐集和報告成果資訊，將是執行醫療工作的必要條件，而不再只是自行決定要不要做的事。如果醫療提供者因為診療病人的經驗有限，而無法提供充分的證據，記錄它在某種疾病的照護成果，那麼我們真要質疑這家醫療提供者是否應該提供那種服務。[32]如果一段時間下來，一個醫療提供者無法證明有良好的成果，我們真要懷疑它是否應該繼續執行業務。

採用單一帳單和新的訂價方法

轉向以價值為基礎的競爭將需要改變成本累積（cost accumulation）、計費和訂價的方式。今天，醫療提供者針對個別的收費發出許多帳單。病人每次上醫院，醫院都會發出好多張帳單，甚至同一次治療也不例外。每一位醫師都發出不同的帳單。這種方法對系統內的每個人都很昂貴，在病人價值效益

方面，卻沒有得到補償。事實上，目前的模式因為掩飾了每一位參與者的成本（以及提供的價值），而傷害到價值。目前的系統會使相同的服務出現許多不同的價格。這提高了行政管理費用，而且價格幾乎不可能對任何人真正透明——連醫師和計費部門也往往無法事先知道價格。醫療提供者需要改善計費方法的效率，而且短期內就要做。若不如此，便會被自負額提高的趨勢（因為有了健康儲蓄帳戶）壓垮。自負額提高之後的小額收費，需要增加對病人直接計費，而不是要求健康照顧計畫給付。

成本累積、計費和訂價的整個方式需要與時俱變。醫療提供者需要就病人每一次就醫發出單一帳單，最後則對完整的照護週期發出單一帳單。要評估所提供的價值高低，有意義的成本是完整的照護階程，而非個別的服務。醫療提供者必須了解這些完整的成本，並且負起管理的責任。把這些總成本加起來，會促使醫療提供者仔細檢查，進而努力改善價值。每一個專科服務或者職能的收費，都會與其對整體價值的貢獻相互比較。個別實體的成本和價值脫節，它們所占的給付比率會下降，或者被取代。這些決策將由掌握許多資訊的醫療提供者做出，而不是由外部機構。慣常收費（customary charges）的重要性將逐漸減低。

和其他企業一樣，阻礙單一帳單的慣例和障礙，可以且必須加以克服。最大的障礙是惰性、獨立執業者四分五裂、成本會計制度原始粗糙，以及不願意背離聯邦醫療保險的計費實務。今天，這些都不是克服不了的障礙。

要培養綜合計費的能力，可以從門診（把醫師費用、所有

的檢查，以及其他相關的費用合併在一起）和住院等個別的照護階程做起。一段時間之後，則培養在病人多次就醫治療週期開立帳單的能力。最後，醫療提供者必須學習累積整個照護週期的成本和帳單。所有這些步驟，也將有助於醫療提供者更了解成本，並且促進與同業比較價格。

單一帳單將需要獨立的業務執行者成為團隊的一員。這也需要醫療提供者釐清誰是彙整者（aggregator）的問題——也就是哪個實體將蒐集帳單，並且引導因此產生的付款動作，付款給各個實體。就醫院的照護來說，醫院是最明顯的彙整者。有些醫師不把醫院視為夥伴，而且可能不信任醫院的動機，或者醫院有能力以很高的效率管理這種交易。但是其他的產業很早以前就處理過類似的問題。目前的計費制度根本缺乏說得通的理由。我們相信，健康照顧計畫和雇主將開始施加更大的壓力，要求單一和統一的帳單。

現在就開始培養單一計費能力的醫療提供者，在迎接這個不可避免的發展上，將占有優勢。此外，為單一帳單預作準備，即使還沒有發出單一帳單，對醫療提供者也有巨大的好處，因為這將有助於了解本身的成本。如果聯邦醫療保險加入這個趨勢，邁向照護週期單一帳單的行動，將散布得遠比以前快速。我們將在第八章討論這件事。

我們相信，在單一帳單之後，合理且不可避免的下一步，是針對照護階程或照護週期（如果是慢性狀況，則是一段期間）訂定單一固定的議定價格。價格不再只是合計所有實際發生的費用，而是一開始就明定出來。這個模式將訂價和價值進一步契合，並且創造更強的誘因，鼓勵協調和整合照護。我們

將在第六章談到，器官移植服務已經使用照護週期訂價法。聯邦醫療保險在一次展示中，成功地使用這個方法。為避免價格包含不必要的風險溢酬，照護週期將需要明確標示。醫療提供者也應該以議定費率，針對出乎意料的併發症獲得補償（見第六章）。

　　為什麼我們還沒有看到單一的包裹式訂價實施？一九八〇年代曾經嘗試極端的單一訂價法，那就是論人計酬，也就是一家醫院提供的所有服務，每年每人的收費固定。論人計酬是在錯誤的層級上──醫院或整個醫療提供者集團的層級──思考問題的另一個不幸例子。論人計酬涵蓋任何狀況的所有治療，把醫療提供者推進風險管理業，而且製造了幾乎難以抗拒的誘因，導致醫療提供者不願提供服務。醫療提供者發現這個系統難以持久。今天，除了整合化健康照顧計畫（integrated health plan）、山間和凱薩普門能特醫療中心等醫療提供者系統之外，論人計酬非常少見。這些組織使用這個系統能夠成功，是因為他們十分注意衡量品質和照護流程，以確保病人獲得適當的照護。（由醫療提供者）明定單一價格，以處理已知的疾病，是和論人計酬完全不同的做法。單一價格的風險低得多，而且可以加進非預期併發症條款，進一步減輕風險。

　　以前由於缺乏成果資訊和彼此競爭病人，醫療提供者沒有採用單一價格的誘因，因為這可能成為健康照顧計畫移轉成本的另一個機制。但是即使醫療提供者不做，健康照顧計畫也會開始累積整個照護週期的費用，並且利用這方面的資訊，做出對自己有利的事。隨著成果資料擴增，健康照顧計畫會從「我們可以從這個療程得到多大的折扣？」改成「獲得好結果的整

體價格是多少？」表現卓越的醫療提供者會因為以相同或者較低的價格提高效率，而從比較高的價格或者比較高的獲利率獲得利益。[33]

我們相信健康照顧計畫遲早會希望採用單一價格，附帶非預期併發症以成本或者接近成本的價格收費（沒有獲利率）的條款。因此，醫療提供者不會有不願提供照護的誘因（特別是如果成果公開報告的話），也不會因為提供多於預期或者多於需要的照護而得到獎勵。習慣性遭遇併發症的醫療提供者，最後會失去病人，除非資料顯示他們低於標準的成果有好理由。

醫療提供者如果能夠開始提供這種訂價模式給健康照顧計畫和病人，加上輔以堅實的成果資料支持，將可望提升市場占有率。在這個領域，以及我們談過的其他許多領域，醫療提供者可以找理由抗拒改變，或者成為領導者。醫療提供者如果主動出擊，將他們執行的業務與價值契合，將不只能對病人提供更好的服務，也會在價值競爭增強的同時日益壯大。[34]

最後，價格會開始因為服務的地點而改變。舉例來說，病人如果想在成本比較高，而品質沒有很大差異的地方接受照護（例如到教學醫院接受常規照護），應該負擔比較高的價格和比較高的自負額。這將有助於醫療提供者提供的照護遷移到成本效益比較高的地點。

而且，正如我們將在第六章談到的，訂價需要納入收益分享，好讓醫療提供者不致因為改善照護提供方法，導致收入下降得比成本要快而遭到懲罰。今天，降低住院醫療、昂貴療程或者檢查的需求會造成損失。[35]採用照護週期訂價法，而不是以服務為基礎的訂價法，將有助於消除這個問題。但是在過渡

期間，醫療提供者需要提議在契約中加進收益分享的條款。

　　最後，隨著成本和訂價實務的演進，醫療提供者可以開始在疾病的價格上，與其他的醫療提供者實施差異化。能在業務執行單位展現優異成果的醫療提供者，可能設法調高價格，讓自己分享一部分的價值，或者維持價格不變或降低價格，以吸引更多的病人，進而啟動我們先前說過的價值改善良性循環。[36]

　　我們相信，目前依不同保險集團，對相同的服務設定許多價格的模式既不聰明，也對健康照護價值不利。成本和價值與一名病人投保的保險集團或者參加的政府計畫無關。目前的模式也給醫療提供者和健康照顧計畫製造複雜性，結果推高總成本，同時難以比較價格。

　　我們相信，每一個醫療提供者都應該開始對所有的病人採取更為一致的訂價，並且設法說服健康照顧計畫和其他的系統參與者相信新系統的利益。價格一致，將大大改善價格的透明性，因為標價（posted prices）將遠比目前的定價（list prices）有意義；目前的定價遠高於大部分病人實際支付的價格。標價實在的醫療提供者，將能把價值傳達給病人，並且吸引病人上門，即使他們投保的健康照顧計畫和醫療提供者沒有簽約。長期而言，健康照顧計畫也將因為消除巨大的費用支出和契約網受到的限制而受益。

　　根據集團關係而降低或者消除價格歧視，是有爭議的，而且目前受益於交叉補貼的系統參與者可能抗拒。我們可能需要修改法令規定，限制最高價格和最低價格之間的差距。第八章會討論這件事。

根據卓越、獨特和成果的市場服務

健康照護服務目前的行銷方式，主要是根據聲譽、服務的廣度、便利性、轉診關係建立、口碑。有些醫療提供者正利用病人和醫師的便利性與服務，作為行銷工具。舉例來說，海肯薩大學醫院（Hackensack University Hospital；新澤西）以室內平板螢幕電視和設計師長袍吸引病人，以新的手術室吸引醫師。如果病人願意多花錢的話，各種便利設施和非醫療服務可以吸引病人及產生更多的收入。

健康照護提供業者的行銷重點必須轉移到病人價值。價值是在疾病的層級上決定的，不是在醫院或者整體業務執行決定的。現在有更多的醫療提供者發表《美國新聞與世界報導》等媒體登出的排名，但是這種排名主要是根據聲譽。更多的醫療提供者開始行銷在個別服務項目上的能力，這是非常可喜的趨勢。可是這些努力仍然主要根據聲譽調查，或者強調醫療提供者經驗豐富和擁有高素質的醫師。具體的經驗和成果證據大多付之闕如。

行銷必須從廣度和聲譽，移轉到業務執行單位的卓越表現。這表示醫療提供者必須開始傳達在IPU層級的獨特卓越領域，例如其專屬團隊和設施、出色的診斷能力、處理特殊種類病例的專長，以及在整個週期協調照護的能力。醫療提供者不能再只是發表一般性的聲明，而應該開始發表病人、雇主和健康照顧計畫真正想要的資訊——經驗、專長、方法、成果。前面說過，以及附錄A摘錄的克里夫蘭診所照護結果報告，就是行銷緊繫病人價值的好例子。

　　品牌扮演的角色也需要改變。品牌應該從廣泛的機構品牌，移轉到與業務執行單位有關的品牌（或者次品牌）。而且，目前維護每一個收購而來或者夥伴機構品牌的模式，應該改為減少品牌數目，同時加強跨各醫療場所和地域整合品牌。我們在探討地域擴張的問題時，還會進一步討論這些問題。

　　醫療提供者調整行銷方向時，可以等候健康照顧計畫或者政府要求揭露成果和經驗之後再行動，也可以主動出擊。開始自動發表成果和經驗資訊的醫療提供者，將在外部和內部發出強烈的訊息。它們將以新的方式，而且最後對病人更有利的方式，定義聲譽。醫療提供者公開發表成果資訊，也將加快內部的文化轉向病人價值。

　　醫療提供者也必須針對健康照顧計畫，調整行銷方向。雖然這得花時間，行銷卻必須從價格和廣度，轉移到特殊疾病的病人價值。契約必須把重點放在照護週期的價值，而非各個零散的成本上。醫療提供者和健康照顧計畫不要斤斤計較於照護的微管理工作，而必須同意根據成果展開業務往來。訂價必須具體展現收益分享的原則：價值改善應該讓雙方同蒙其利。

在本地和地域上追求強勢領域的成長

　　大部分醫療提供者往往在所在地區，增加提供服務範圍，以擴張整體病人數量的方式而成長。地方性收購（例如，社區醫院、執業醫師）在成長策略上占有非常重要的一席之地。但是我們說過，整體的規模和廣度，與病人價值沒有什麼關係。醫療提供者跨地域建立完整服務項目機構群的努力，只取得有

限度的成功，因為這種模式的效益主要是在一次性採購、簽約和間接成本利益等方面，對價值的影響不大。

成長策略應該以業務執行單位為中心，不是以服務項目多的整個機構為中心。醫療提供者應該更深入本身的卓越領域而成長（見圖表5-2）。這將引發我們說過的，照護提供價值自我強化良性循環。

大部分醫療提供者將有機會，加強滲透本身最獨特的IPU，即使在所在地區也是一樣。在這麼做的時候，將重新分配寶貴的病房、空間、資源和管理階層的注意力，於生產力最高的用途。深化滲透本地可能需要新的設施，而且往往需要重新調整組織結構，業務執行單位也需要整合現有的人力和設施。整個照護週期需要協調照護作業，服務則在對病人成本效益最高的地點執行。一直被視為常態的單一大型、服務項目多的設施，重要性應該會降低。

在特殊的疾病追求地域擴張，會給健康照護提供者帶來巨大的成長機會，而這些機會是未曾開拓的。某個業務執行單位的卓越醫療提供者，可以在地區、全國，甚至國際上追求成長。這個過程中，將借重規模、專長、照護提供方法、人員訓練、衡量系統、聲譽，以服務更多的病人。業務執行單位的病人人數增長，將有助於規模經濟、團隊分科執行業務，以及人員跨地更有效率地分工。最後，某個業務執行單位最優秀的醫療提供者，可以透過廣泛的專屬設施網，在全國營運。雖然這種可能性，今天看來似乎相當激進，主要的障礙卻只在於態度能否改變，以及各州營運執照規定和老舊的企業執行醫療業務法律等人為的路障。

　　目前的結構中，許多地方性醫療提供者在所在地區以相當小的規模營運。這是歷史的遺物，從病人價值的觀點來看不合理。即使大部分服務是在地方市場提供，每一個業務執行單位的服務，卻可以由一流的整合化全國性組織來管理或支援。跨地競爭的一部分價值利益，來自病人前往價值較高的地點就醫。但是利用多單位組織的專長和效率，跨地在一種疾病提供整合化服務管理，也會產生同等或更大的利益。我們在資訊科技和會計等其他複雜的專業服務中，看過這種跨地結構。

　　地域的擴張有許多種不同的形式。在某些業務執行單位，擴張可能包含由服務供應地點（feeder locations）提供診斷服務和追蹤照護，比較複雜的介入則在中央院區執行。其他的情況中，可以在新的地點設立涵蓋整個照護週期的新設施，只有專業病例在全國性或者地區性中心治療。地域性擴張可以包括和既有的醫療提供者機構締結地點共用或者設施共用的協議、建立其他種類的夥伴關係，或者在新的地點設立完全自有的新設施。

　　但是不管地域網的所有權結構和架構為何，每一個IPU都必須跨地域進行醫療整合。也就是說，所有的醫療場所必須是一個真正整合和協調的業務執行單位之一部分，在橫跨整個照護週期的統一管理機構下運作。在這種結構中，統一的流程、共用的資訊基礎設施、共用的績效衡量系統、分攤醫師和其他工作人員的訓練，以及依地點進行有效率的分工，都在一個整合化管理架構下展開。

　　原則上，業務執行單位的地域照護提供網，可以是國際性的，或者可以利用其他國家的診斷中心和轉診關係，而在國際

上競爭病人。照護週期的介入可以在成本效益最高的地點執行，而那個地點可能在另一個國家。今天，大部分國際關係包括轉診、知識分享、醫師的訓練，而不是跨國的整合醫療單位。但是國際性的健康照護服務競爭肯定會加劇。

IPU的區域性和全國性整合與擴張潛力，才剛開始實現而已。這方面的行動方案有許多種不同的形式。貝斯以色列女執事醫療中心的實例，包含本章前面談過的米爾頓醫院。這是根據正式的夥伴關係和廣泛的整合努力，而展開的區域性整合與擴張模式。這個例子中，區域性醫學中心貝斯以色列女執事和社區醫院米爾頓醫院建立夥伴關係。兩家機構仍然保持獨立，但是透過雙方的夥伴關係，協調和從醫療上整合心臟診療業務。雙方的設施仍然分開，但對病人提供的服務，是以共同品牌行銷。新罕布夏州的達特茅斯希區考克醫學中心則採用更廣泛的軸輻（hub-and-spoke）模式，將所在地區內獨立執業的醫師和其他的醫療提供者都拉進來。

克里夫蘭診所在大克里夫蘭地區的營運活動，則構成不同的模式，包含完全自有的設施和獨立的轉診醫師。克里夫蘭診所和其他許多醫院一樣，和所在地區的許多醫院，以及許多家庭健康中心、執業醫師合併，以便在與健康照顧計畫談判時發揮單一的力量。

不過，單單合併服務項目多的獨立機構，從病人價值的角度來說，沒有什麼意義。克里夫蘭診所正開始從區域性的角度，在疾病的層級上，跨設施真正整合照護作業，而且從心臟照護做起。執行心臟照護業務時，所有的醫院和執業醫師都聚集在共同的管理架構之下。該地區所有心外科醫師都是同一個

整合醫療單位的一員，蒐集相同的資訊，並且遵循相同的執業標準。目標是在該地區內成本效益最高的地點，提供持續保持高品質水準的照護服務。至於其他的業務執行單位，克里夫蘭診所也要求其克里夫蘭地區各醫院聚焦於某些服務項目。比方說，產科已經移出主院區，改為在社區醫院提供服務。路德教會醫院（Lutheran Hospital）正在整併精神病照護服務，以取得聚焦和規模的效益。[37]

整合醫療單位跨出本地，展開區域擴張的情形仍屬少見，但將來會增加。梅約醫學中心和克里夫蘭診所等醫院，在許多地點擁有服務項目多的設施。舉例來說，梅約醫學中心在明尼蘇達州羅契斯特（Rochester）、佛羅里達州傑克遜維爾（Jacksonville）和亞利桑納州斯科茨代爾（Scottsdale）等地擁有院區。此外，營利連鎖醫院採行的模式，是在許多市場網羅無數服務項目多的醫院。但是這些方法的特色，仍然只是跨地區展開溫和程度的醫療整合。

透過服務項目多的機構，展開地域擴張，和健康照護提供的價值不是十分契合。分散各地的多服務項目機構，產生的綜效有限。從資金成本、共同採購和間接成本集中等方面來看，潛在的效益相當小。真正的槓桿效果出現在業務執行單位的跨地整合。因此，獨立的多服務項目連鎖醫院，提供的病人價值效益有限。營利連鎖醫院將需要採納我們本章所說的原則，否則相對於社區醫院和區域醫學中心的實質優勢少之又少。

醫療提供者能在整合化結構內，提供真正卓越照護的疾病，是地域擴張應該聚焦之處。這麼做的一個方法，是在另一個機構的設施內，管理一個業務執行單位。舉例來說，克

里夫蘭診所根據管理合約，在羅契斯特綜合醫院（Rochester General Hospital）執行心臟手術。羅契斯特綜合醫院所有的心外科醫生，都受僱於克里夫蘭診所、依相同的標準執業、報告相同的資訊，以及由相同的高階管理人員考評。羅契斯特的醫師因為整個業務執行的深度專長和創新而受益，同時也在這方面貢獻一己之力。羅契斯特在醫療裝置和其他昂貴的投入方面，也享有整體IPU的採購議價力量，因而省下可觀的支出。

這個例子中，羅契斯特綜合醫院擁有設施，並且提供支援性服務，但把一個特別的業務執行單位的管理，外包給克里夫蘭診所。不過，一個機構如果擁有優異的業務執行單位，其實也可以和其他地區一或多家醫院，簽約使用它們的設施和共用服務，而擁有這些醫院的業務執行單位。或者，表現優異的醫療提供者，可以在另一個機構的醫療院區，擁有或者承包經營「醫院中的醫院」。最後，IPU可以在其他地區建設全新、專屬的設施。由於美國各地的產能已經過剩，在許多情況中，管理、建立夥伴關係，或者收購和改進現有的設施與現有的醫院，相較於新建投資，顯得更為務實且更為經濟。透過這些方法，我們可以想像一種新的醫療中心模式出現，也就是一連串的世界級醫療提供者，在專屬但共同工作的設施中，管理重要的業務執行單位。

但是不管採用哪一種所有權結構，地域擴張最根本的面向，是專注於業務執行單位和跨地域真正的醫療整合。這是能夠提升病人價值的地方。

鄉村醫院的許多服務，病人數量自然受到限制，所以也應該積極和區域中心，以及橫跨鄰近的鄉村地區，追求地域整合

的模式。鄉村機構沒有理由不能透過醫療整合，以及在複雜的業務執行單位，審慎選擇夥伴關係，而以高效率水準，提供真正世界級的照護，給它們所在的社區。

遠距醫療方法可以強化這種地域結構。比方說，梅約醫學中心的三座院區，特殊病例的諮詢，經常利用先進的通訊和影像會議網路進行。推而廣之，遠程醫療技術有助於診斷諮商、棘手病例（連本質上屬於地方性的緊急照護也一樣）的諮商、治療之前做更好的準備，以及在另一個地點執行更好的術後照護。

聖塔羅健康照護的實例，說明了一種業務執行單位內部，遠距醫療方法的價值效益。2000年，聖塔羅開始利用遠距醫療，整合分散各地醫院的加護病房（ICUs）作業。四所醫院的九十個加護病房病床，在一個中央地點加以監控。加護病房的病人資訊不斷傳送到一個監控中心。病房內的攝影機也提供視覺觀察。一名遠距重症監護醫師負責監控所有的病人，每一個ICU都有本地護理人員駐守，實際照護病人。

遠距ICU可以彌補醫院一般的巡房和人員親自照護的不足，也更能預期病人的需求和加速反應時間。比方說，半夜送到的實驗室檢驗結果，可以立即整合到病人的治療之中。聖塔羅實施遠距ICU模式的頭九個月，每位病人的ICU成本降低2,150美元；初期投資190萬美元，獲得節省490萬美元支出的效果，投資報酬率高達155%。死亡率下降20%，住院日數減少17%。[38]

遠距醫療對規模比較小的醫院助益特別大。這也會降低重症護理人員的流動率，並且讓重症監護醫師更能掌控時間表，

而改善生活品質。實施遠距ICU之前，待命重症監護醫師的呼叫器，不分晝夜，每三十到四十五分鐘響一次。新的系統在晚上九時三十分以後，將深夜的呼叫轉接到遠距重症監護醫師，好讓本地待命醫師接到的呼叫遠比從前要少。

不過，若要從遠距醫療獲得最重要的效益，需要業務執行單位跨地展開醫療整合。少了共用的資訊、共享的業務執行結構、共用的訓練、共用的管理督導，以及團隊成員之間的個人關係，就會失去遠距醫療真正發揮效果的要素。要實現遠距醫療對病人價值具有的重大潛在效益，需要像本章所說的那樣，調整照護提供的結構，使之成為業務執行單位，並且跨越地域提供照護。擺脫現在醫療提供者仍然盛行的「我們能做一切事情」的心態，也有幫助。

我們可以透過諮商或者共用服務網的模式，獲得業務執行單位跨地域擴張的一些效益。比方說，德州背部研究所的前發展單位主管設立普瑞茲發展公司（Prizm Development），在許多州和醫師聯合執業團體合作，改善脊椎照護的臨床結果。有些個案中，他們設立專屬的脊椎照護中心。普瑞茲提供治療流程改善，以及資訊科技系統，以追蹤結果和病人的滿意度。普瑞茲在新墨西哥州、科羅拉多州、南卡羅來納州、堪薩斯州有分支機構，而且其物理治療醫師和脊椎外科醫師緊密合作的模式，現在廣為其他機構仿效。[39]這個方法的效益很大，但在真正的整合醫療單位結構中，效益可能更大。

談到品牌塑造，所有形式的地域擴張都有其涵義。醫院有個傾向，就是將品牌定位為寬廣的機構品牌，涵蓋所有的服務。其實品牌需要和特定業務執行單位的卓越表現連結起來。

醫院也有個傾向，即使在收購之後，也繼續維持傳統的醫院名
稱。在以地方區域為重的系統中，這是可以理解的。但在價值
基礎模式中，也就是跨越地域，在業務執行單位中真正整合照
護，所以一個業務執行單位的整個網路，應該以該業務執行單
位中，表現優異機構的品牌來營運（或者至少打聯合品牌）。
這可以向病人和工作人員發出正確的訊息，讓他們知道將來要
達成什麼樣的卓越標準，並且強化某個設施不是獨立機構的事
實。

　　請想像一下，我們談過的地域照護提供模式，對於醫療照
護的品質和成本可能造成的影響。如果不是每個社區的話，大
部分社區的病人也可以直接提供服務，或者經由與卓越醫療提
供者的夥伴關係提供服務。地方醫師可以在最先進的設施中提
供照護，並且享有所屬領域中，世界上最優良的專長、訓練與
管理的效益。針對照護的任何面向展開諮商，將容易且即時。
將複雜或者專業病例轉診到合適的中心，將成為常規做法。介
入會在效率和效能最高的地點執行。在其他地方治療之後，照
護會自動延續進行。醫師、護理人員、技術人員和經理人將由
真正的專家訓練、衡量和教導，而且他們在跨地域業務執行單
位中的職場生涯，將取決於他們的技術水準、經驗和績效。

　　上述提及的八個策略性要務，不只對健康照護組織來說十
分重要，對個體醫師也同樣重要。（請參考方塊文章「對個體
醫師的涵義」。）

產業結構將如何改變？

這八個策略性要務，意味著健康照護提供的轉型已在推進之中。居於領先地位的醫療提供者，已經往這些方向邁進，而且這股趨勢愈演愈烈，只是時間早晚的問題。重新定義健康照護提供之後，產業結構看起來會是什麼樣子？

競爭將轉向整合醫療單位，以成果取勝。健康照護提供的組織結構將從根本上重新調整，並且在完整的照護週期內進行整合。成果衡量和其他的比較資訊將急劇擴增。資訊科技將滲透到健康照護提供的每一個面向。

在每一種疾病的照護提供，將移向數量適當、經驗寬廣、流程較好、擁有專屬設施，以及表現卓越的醫療提供者。無法展現成果，表現低於標準的醫療提供者將逐步淘汰一些服務項目。由於成果會說話，將可藉以確定什麼行得通，以及誰應該提供照護，所以錯誤、併發症、照護過度和照護不足都將顯著下降。

價值比較低或者不需要的服務，供給會減少，因為成果資料會揭露這件事；成果資料是遠比限制供給要強有力的解決方案。各醫療提供者之間的結果差異將減少。所有美國人，包括接受照護一向不足的群體，健康照護的品質會急劇上升，因為為每一位病人取得的成果會計算得一清二楚，以確定哪些醫療提供者需要為那樣的成果負責任。

醫療提供者將顯著擴增其擅長且選擇專注的服務項目，同時淘汰其他的服務項目，或者將之移到別處。醫院各院區的空間會重新加以調整。由於縮減較不獨特的服務，以及把較不先

進的服務移到院外，空間和資源將釋放出來，重新配置到真正卓越的領域。

對個體醫師的涵義

- 醫療業務的執行，必須以**病人價值**為中心而設計，不是為了醫師的便利。

- 醫師的工作是處理**疾病**，不是執行一種專科。醫師必須了解他們執行的是什麼樣不同的業務。

- 病人價值來自醫療提供者在**特定疾病**的專長、經驗和數量。醫師必須選擇他們將參與的疾病，並且做到真正卓越的狀態，而不是嘗試什麼事情都做一點。

- 健康照護價值因為**整合團隊**而極大化，不是因為個人以自由工作者的身分去行動和思考的緣故。醫師必須知道他們屬於哪個團隊，並且確保確實以團隊的形式在運作。

- 醫師很少完全控制提供給病人的價值，卻是**照護週期**的一部分。他們需要知道自己參與哪些照護週期，以及如何和上游實體、下游實體整合照護，以確保獲得良好的病人照護結果。

- 每一位醫師都必須**為成果負起責任**。直覺和個人經驗不再足夠。

- 醫師無權在未展現優良成果的情形下提供照護。一有可靠的衡量資訊，照護成果應該提供給病人、其他醫療提供者，以及健康照顧計畫知道。

- 醫師**轉診**應該根據卓越的病人照護成果,而且被轉診的醫療提供者必須能夠分享資訊,並在照護週期中,跨越各個實體整合照護。
- **電子紀錄**和交換與分享資訊的能力,是卓越的醫療業務執行不可或缺的。醫師除非全心全意接納資訊科技,否則會使效能受到抑制。
- 每一位醫師都應該根據成果、經驗、方法和病人屬性的衡量,利用系統性方法,負責改善本身的**照護提供**流程。
- 醫師應該在其執業地區,尋求**和卓越的醫療提供者建立夥伴關係**,以取得知識和改善病人照護的整合。

病人不再認為在同一個機構尋求所有的健康照護是很自然的事。但是跨越不同的醫療提供者、跨照護週期和跨時間協調他們的健康照護,這樣的情形將顯著增加。

醫療提供者對每一種疾病都提供照護,這種情形會減少,而且它們供應的照護,價值會遠高於從前。地方性照護支離破碎的情形會減少,而且今天重複和過剩的照護容量會顯著降低。由供給推動需求的問題會大為減少。

業者之間將跨越地域展開競爭,大部分病人能夠在本地之外獲得優異的照護。由於業者競相改善相對於全國標竿的成果,結果的差異將縮減。如此一來,經過一段時間,病人就比較不需要遠赴他處尋求卓越的照護。

將來會有更多的區域性和全國性醫療提供者,透過各種夥伴關係,和地方性機構建立起關係,因而能在許多地區營運。

這些夥伴關係將因為業務執行者和病人的數量擴增，有助於經由知識管理而學習，並且加快最佳實務的散布。

社區醫院和鄉村醫院的營運焦點將更為集中，但是會和區域性中心建立起更為緊密的夥伴關係。遠程醫療和遠距諮商將成為一種常態，而且實施的方式是今天所無法想像的。社區醫院和鄉村醫院會因為所提供的服務展現價值而自然成長，財務上因此可望邁向自給自足。

基礎醫療醫師仍然將是健康照護系統的中心要角。事實上，由於基礎醫療醫師擁有遠比從前要好的資訊，以及有更多的選擇能夠轉診病人，對病人增添的價值將多於從前。基礎醫療業務將日益成為整合照護週期的前端和末端。經過一段時間，疾病管理將成為大部分醫療提供者的照護週期不可或缺的一部分，並且填補獨立的疾病管理公司目前正在處理的大洞。這些變動的淨結果，是健康照護的價值會急劇增加。

促進轉型

邁向以價值為基礎的競爭，對醫療提供者來說是個艱鉅的任務。幸好我們有三個重要的助益因素，可以協助處理這些策略上和組織上的要務。第一個是照護提供價值鏈。這是處理識別和分析的一種系統性方法。第二種助益因素是資訊科技。單單把資訊科技引進到目前的業務執行模式中，產生的效益相當有限。真正的好機會，是運用資訊以改造照護提供流程。第三個助益因素，是使用系統性流程，以發展知識，進而支援照護提供不斷改善。今天大部分的流程改善努力都是非正式的，而

且重點主要放在遵循執業的指導準則。疾病層級的系統性知識發展，將使涵蓋整個照護週期的照護提供方法，改善速度加快許多。

分析照護提供價值鏈

以價值為基礎的競爭需要改造健康照護的提供方式。業務執行單位模式需要我們採用和現行的方法非常不同的照護提供概念。照護是以疾病為中心而組織起來，並且跨越各個專科、治療方法、服務和時間，展開醫療上的整合。專屬團隊使用的設施，是為所處理的疾病，提供價值最大的照護而設計的。整個照護週期的照護，協調得十分緊密。病人的資訊廣泛分享，也分享得密不透風。醫療提供者會衡量、分析和報告成果（結果和成本）。參與IPU的所有實體都接受共同的責任，並且負起績效上的責任。

為了執行這個新的照護提供模式，醫療提供者需要在疾病的層級，以系統化的方法，描述和分析其照護提供流程。為了分析企業和其他組織的競爭，而發展出來的一種工具，稱作價值鏈，正好提供這方面的架構。[40]我們觀察到，提供任何產品或服務，都需要執行許多個別的作業。價值鏈因此應運而生。選擇如何架構和整合這些作業，會影響到產品或服務的價值。我們也應該用價值鏈來引導組織的結構。

根據我們的研究，以及和許多不同醫學領域中的醫師討論的結果，我們修改了價值鏈的想法，使之適合用在健康照護的提供上。如圖表5-5所示的照護提供價值鏈（CDVC），是設計

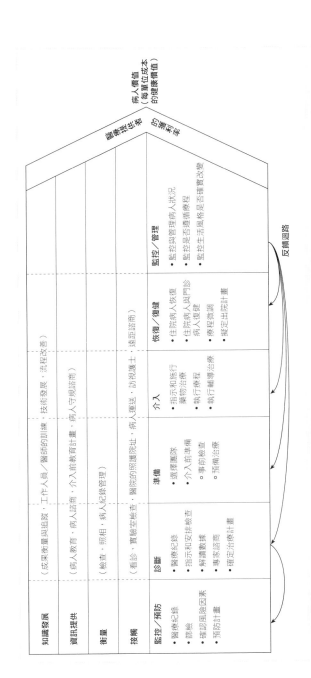

病人價值
（每單位成本
的健康價值）

醫療提供者
的獲利率

知識發展	（成果衡量與追蹤・工作人員／醫師的訓練・技術發展・流程改善）				
資訊提供	（病人教育・病人諮商・介入前教育計畫・病人守規範諮商）				
衡量	（檢查・照相・病人紀錄管理）				
接觸	（看診・實驗室檢查・醫院的照護院址・病人運送・訪視護士・遠距諮商）				
監控／預防	診斷	準備	介入	恢復／復健	監控／管理
・醫療紀錄	・醫療紀錄	・選擇團隊	・指示和施行	・住院病人恢復	・監控與管理病人狀況
・篩檢	・指示和安排檢查	・介入前準備	・藥物治療	・住院病人與門診	・監控是否遵循療程
・確認風險因素	・解讀數據	・事前檢查	・執行療程	病人復健	・監控生活風格是否值實改變
・預防計畫	・專家諮商	・預備治療	・執行輔導治療	・療程微調	
	・確定治療計畫			・擬定出院計畫	

反饋迴路

圖表 5-5
整合醫療單位的照護提供值鏈

IPU的絕佳工具。這個工具描繪了在整個照護週期，照護某種特殊疾病病人有關的作業種類。這個一般性的起點可以加以修正，使之適合某種特殊的疾病或者共現狀況的組合。（我們在附錄B將更詳細討論CDVC的架構，包括將架構運用於慢性腎臟病、乳癌和中風的照護。）

　　每一個醫療提供者都有每一種疾病的照護提供價值鏈，只是沒有明白說出而已。CDVC架構首先描述每一種疾病目前的各項作業，然後更重要的是，分析用於提高病人服務價值的各種方法。作業的組成接著應該確定IPU的組織結構如何設計才最好。

　　醫療提供者應該描述和分析一種疾病整個照護週期的CDVC，而不是特殊的介入或服務。CDVC的各項作業可以分成兩大類。我們在這裡的分析焦點，是和病人照護有關的作業。醫療提供者也參與支援性作業，例如外包、計費、採購和設施管理，[41]而且往往用掉管理階層很多的注意力。圖表5-5沒有把這些作業包括在內，但應該架構它們，以強化病人價值，而不是偏離病人價值。不過，我們把知識發展這種支援性作業包含在內。知識發展是指學習如何改善照護結果和流程的一組作業。健康照護提供者的正式知識發展依然十分少見，但是應該成為標準。知識發展是以價值為基礎的競爭十分重要的助益因素，本章稍後將討論。

　　每一個照護提供價值鏈一開始都是**監控**和**預防**。監控和預防包括追蹤一名病人的情況、評估風險，以及採取步驟以防範或者降低病情或傷害的嚴重性。CDVC會經過**診斷**、**準備**、**介入**和**復健**等階段，並且止於**監控**和**管理**。後者是指管理一段時

間內的疾病，以維持良好的成果並將復發降到最低的各項作業。

　　另外有三種照護提供作業，橫貫整個照護週期的各個階段：接觸、衡量和資訊提供。**接觸**是指接觸病人的各個步驟，包括訪視病人、在醫院內或者其他的照護環境中移動，以及其他的接觸方法，例如遠距監控和網際網路諮商。**衡量**是指衡量一名病人的疾病。**資訊提供**涵蓋通知、教育和教導病人的各項作業。

　　這三個橫貫其間的作業，在附錄B會進一步討論。它們穿越照護週期的每一個階段——也就是，監控、診斷、介入等等都包含衡量。由於橫貫照護週期，這些作業有如黏合照護週期的膠水。從整合的觀點和整個週期的觀點將之管理好，對病人價值很重要，而且是預防和疾病管理之絕對必需。

　　CDVC提供了一個架構，用於描述目前的照護提供流程、分析可以如何增進照護提供流程、檢討設施和服務地點、設計地域擴張，以及衡量成果和累計成本。（我們在附錄B更詳細說明如何對應和描繪照護週期的價值鏈，並且提出一些例子。）CDVC也是思考在何處開始和結束照護週期，以及界定業務執行單位合適邊界的工具。我們將在本章稍後和附錄B進一步討論這些問題。

　　目前的流程改善努力（例如感染控制）傾向於跨越醫療提供者處理的所有狀況之CDVC。針對每一種特定的疾病，重新思考照護提供流程，將提供價值改善的最大潛力。

業務執行的照護提供價值鏈

　　CDVC會因為每一種疾病而不同，甚至不同病人群的相同

疾病，也會因為他們的個別情形而稍有不同。部分由於這個原因，處理特定疾病的CDVC會因為不同的醫療提供者而有顯著的差異。醫療提供者會有不同的病人群，而且對於如何建立照護組織，也已做出不同的歷史性選擇。分析醫療提供者在某種疾病的CDVC差異，以及對病人產生的結果，往往能在價值改善方面給我們一些啟發。

圖表5-5強調，整個照護週期大大超越今天大部分醫療提供者組織的觀點和視野。舉例來說，就照護週期而言，出院不是週期的終點，住院也不是週期的起點。

CDVC的許多部分（例如資訊提供或準備），往往不被視為整體照護提供中的個別作業，也不從價值的觀點加以衡量和分析。這裡面牽涉到的問題，有一部分是因為缺乏資訊系統。現行的資訊系統傾向於以照護提供流程中的個別職能或者「地盤」為中心建立結構，而且很難整合。

照護週期中的各個階段往往來回反覆進行。例如初步的診斷和介入會帶出一個反饋迴路（feedback loop），在診斷更為明確之後，進一步介入。或者，一名病人在恢復期間病情惡化，可能啟動一個反饋迴路，而展開新的介入。監控病人，確認疾病（例如患有慢性腎臟病的病人）的進展，會帶出一個反饋迴路到診斷，也可能修正治療計畫。或者，如果一名病人不是很能忍受特定的治療或藥物，會有一個反饋迴路回到治療，去尋找效果更好的治療。這些來回反覆的流程，會產生成本和降低病人的生活品質，直到獲得良好的成果為止。

照護提供來回反覆進行的特性，在某種程度內是醫療內在的特性，但是審慎設計方法和降低錯誤，可以沖淡這種特質。

在任何流程或業務，來回反覆進行或重複作工，都是危險的跡
象。今天不少來回反覆的動作，是錯誤、流程不良和不注意整
體照護週期造成的。舉例來說，診斷不正確，把病人送進整個
照護週期，將無法收到效果，或甚至受到傷害，因此不得不來
回反覆進行。卓越的醫療提供者會設法把來回反覆降到最低。
分析照護過程中來回反覆的情形、特性和成因，是改善病人價
值的重要工作。

照護提供價值鏈通常包含許多不同的個人、團隊、部門，
甚至完全不同的組織執行的作業。例如，在中風照護中，有
些極為重要的作業，是由將病人送到醫院的緊急救護技術員
（emergency medical technicians；EMTs）執行的。協調和管理
跨越各項作業、各個單位和實體的連結，對病人價值極為重
要。因此，緊急救護技術員對中風病人做出確實的初步評估，
並且在運送途中將此資訊傳達給醫院的能力，對後續診斷和介
入的及時性及適當性來說非常重要。

醫療提供者內部的各個營運單位必須放眼到個別活動之
外，認清自己是更廣流程的一部分。比方說，照相並不是獨立
的服務，而是更大的照護週期裡面的一項作業。今天，參與照
護的許多實體或部門，經常只注意本身扮演的角色，和上游單
位、下游單位之間極少整合。以前面用過的術語來說，它們是
以太過狹隘的觀點來看本身的業務。因此，個別實體並沒有接
受整個照護週期的責任，或甚至看到整個照護週期的責任。如
此一來，有心協助病人走過整個週期的醫師，往往必須投入大
量時間，確保提供病人正確的照護。

卓越的醫療提供者不只在本身的組織內部，跨越整個價值

鏈進行整合，也和參與照護週期的獨立實體整合（例如基礎醫療醫師、復健診所）。安德森癌症中心是個有趣的例子，因為它的病人只有約三分之一住在醫院附近。於是安德森設計了個人化的入口網站，以加快病人的轉診速度，以及改善安德森和轉診醫師之間的溝通。轉診醫師可以瀏覽病人的約診時間表、謄寫文件、與安德森工作人員安全對話、取得安德森臨床試驗的相關資訊，並且連結到安德森的研究醫療圖書館。外地的病人回到居住地之後，便由當地的腫瘤科醫師照護。但是安德森的一名醫師會和一名專科護理師組成團隊，繼續追蹤每一名病人的治療進度。護理師會打追蹤電話，掌握持續進行的當地照護。轉診醫師也可以經由個人化的入口網站，繼續和治療醫師溝通。[42]與獨立實體的這種整合，卻因為史塔克法而製造不必要的複雜性。史塔克法需要修正，我們將在第八章討論。

醫療提供者可以藉由描繪病人在醫院或診療室內外需要執行的各項平行作業，深化他們對CDVC的了解。確認一條對應於照護提供鏈的病人作業鏈，將有助於醫療提供者得到寶貴的見解，曉得可以如何改善照護；在病人於照護週期各實體之間移動時，通知各實體協調照護作業；以及建議一些方法，協助病人加強遵循醫護人員建議的行動，對他們的照護價值作出更大的貢獻。

把CDVC描繪出來，也凸顯了我們先前觀察到的事情──今天的給付結構無助於病人價值。給付是和特定單位內部或特定專科醫師做的事有關，而不是和整體的價值有關。比方說，一個醫療提供者組織向照護週期下游或上游收取費用，或者轉移成本給下游或上游，並不需要負擔那些成本，只需要負擔組

織本身內部發生的成本。這是為什麼長期而言，照護階程和照護週期採用單一帳單，對以價值為基礎的競爭來說很重要的原因之一。此外，CDVC中一些很重要的作業根本沒有得到給付，但必須在其他的職能收費來補貼。這方面的一個好例子是提供資訊給病人，幫助他們走過照護週期。不過，即使現行的給付系統，也存有改善病人價值的大好機會。

CDVC不只是醫療提供者的架構，也是系統中其他行為人檢討扮演的角色和執行的作業之一種方式。舉例來說，供應商必須了解其產品或服務如何嵌進照護提供鏈，以及可以如何衡量和改良所提供的價值（見第七章）。健康照顧計畫同樣可以利用CDVC，加強了解可以在什麼地方增添價值，例如支援醫療提供者、向病人提供諮詢服務，或者協調各項作業和各個實體（見第六章）。

雖然好好描繪目前的作業十分重要，真正有報酬的地方卻是在規範的層面——找到改善照護的方式。我們應該用一連串根本性的問題，來引導一種疾病的CDVC之分析（見方塊文章「改造照護提供價值鏈」）。這些問題的答案，往往能在可以如何改善照護提供方面，讓我們得到寶貴的見解。

善用資訊科技的力量

資訊科技是一種強大的工具，能促使我們談過的許多策略、組織和照護提供發生改變。健康照護提供的幾乎每一個層面，都需要用到大量的資訊。照護提供價值鏈的每一項作業都能借重資訊科技的力量，加以改進和提高效率。舉例來說，開

立處方會更有效率、方便和減少發生錯誤。醫療紀錄可以更容易和更完整地產生與編纂，並且和需要用到的人共同分享。遠距醫療也因此得以進行。

改造照護提供價值鏈

1. CDVC 的作業和順序，是否與價值契合？

單單描繪病人照護涉及的作業，就會產生重要的洞見。這會揭露作業缺口、重複作工、多餘的檢查，以及由於個人執行業務的差異，而產生不一致的現象。

比方說，仔細研究 CDVC，可以發現不少努力往往對病人沒有增添價值。例如研究顯示，護理人員和醫師實際花在病人身上的時間，只占他們總時間的一小部分。[43]這主要是因為照護提供流程沒有用系統化的方法加以分析。

單單記錄 CDVC 和個別作業，就會揭露改善的機會。每一項作業都應該和已知的最佳實務相互比較。探討其他醫療提供者的 CDVC 也一樣會揭露不少機會。

描繪 CDVC 往往可以看出跨越各個實體更有效率的分工方式，以及從結合各步驟、調整各步驟的順序或者改變各步驟的位置，而提高病人價值的方法。策劃各項作業，也能凸顯遭到遺漏或者沒有以系統化方法管理的重要作業種類（例如資訊提供）。舉例來說，雇用專責病人教育工作者和代言人，即使他不能申請健康照顧計畫給付，也能改善照護結果，同時讓醫師省下許多時間。

2. 每一種作業和跨多項作業之間，是不是有合適的技能組合，以及個人是否加入團隊，共同工作？

　　一種疾病照護週期的所有階段需要多種技能和專長。以慢性腎臟病為例，基礎醫療醫師、腎臟科醫師、心臟科醫師、內分泌科醫師和泌尿科醫師等可能都需要參與。問題是，從價值的觀點來看，什麼樣的技能組合是最好的？照護的結構設計，是否將必要的高技術性個人集結組成一支團隊？

　　今天，同一種疾病參與的個人和分工方式，往往有差異存在。以乳癌照護為例，乳房外科醫師和普通外科醫師都會執行外科手術，但是乳房外科醫師比較有可能也在照護週期扮演其他的角色（見附錄B）。哪個人，或者什麼技能，應該在照護週期帶頭領導？移轉技能組合，或者將技能做更好的整合，何者能改善病人價值？

3. 照護週期的個別作業之間是否有適當的協調，交接是否緊密無縫？

　　確認CDVC中的各項作業之後，將能看出照護提供中許多需要協調的地方，包括特殊的作業之間，以及橫跨整個照護週期。例如，專科醫師需要彼此諮商和協調，同時安排時間，為病人展開一連串的治療和提供服務，務求延遲最少。找出需要的協調種類，以及了解目前執行得有多好，將可以看出改善價值的機會。延遲是協調效果不佳的一個指標，使得照護提供出現無效率現象，並且導致結果惡化。其他的危

險訊號包括需要重新產生資訊、進行檢查或者確認時間表和所作的決定，以及和不同的人展開無數的雙邊溝通。

透過比較好的流程和資訊系統，可以改善協調的品質。工作人員在同一個地點辦公，以及將設施設計得更好，也可以改善協調。比方說，在一家醫院或診所裡面，專科醫師使用的臨床設施放在一起，並且共用支援人員，將能大大改善協調的品質，也能促進跨職能團隊的正式和非正式學習。

4. 照護是否經過妥善架構，使得能夠善用照護週期不同部分之間的連結？

檢視一種疾病中的照護提供價值鏈，通常可以看出善用跨越整個照護週期連結（linkages）的重要機會。當一項作業的執行方式影響另一項作業的結果或成本，就有連結發生。比方說，增加一項作業投入的努力，或者做點不同的事，將降低其他作業需要的努力。連結會製造一些機會，藉由檢討整個照護提供鏈，而不只是分別改善每一項作業，而達到改善價值的目的。

健康照護這塊領域到處都有連結。加強監控病人，可以降低治療的成本，或者改善成果。診斷更完整，可以改善治療的價值。恢復期管理得宜，可以改善外科手術的成果。舉例來說，新英格蘭浸信會醫院已經知道，投入額外的資源，立即進行院內物理治療，可以收到復健時間縮短和整體治療結果更佳的好處。而且，由於病人比較能和物理治療師自在交談，面對醫師卻不是如此，所以院內立即治療可以製造機會，更快找出和管理問題所在。

由於今天的照護提供支離破碎，照護提供的這種連結經常遭人忽視且未能加以處理。因此，照護過程到處都存在的一個價值改善機會，是投入更多的心力，提供病人資訊，並在照護的過程中要他們共同參與。

5. 跨越整個照護週期，蒐集、整合和利用的資訊是否正確？

我們曾經強調，資訊是健康照護提供中提供價值的根本。要做出良好的醫療決策、以高效率提供照護，以及在整個照護週期追蹤成果和成本，在在需要資訊。CDVC是個基本工具，可用於定義、組織、稽查和改善醫療決策所用的資訊，以及管理照護提供流程所用的資訊。我們必須以整合醫療單位為基本單位，以它為中心，整合資訊系統。

除了定義和蒐集正確的資訊，醫療提供者也必須確保資訊送到正確的個人手中。如此一來，CDVC有一部分的評估工作，是資訊是否有效地分享，並且支援照護週期中所需的協調工作。

6. CDVC 裡面的各項作業，是否在適當的設施和地點執行？

確認CDVC，可以提供一個系統性的架構，用以檢討照護提供中所用的設施是否適當。醫療提供者利用更好的設施，展開價值改善的機會不勝枚舉。許多醫院和其他的醫療中心，都是經由緩步擴張或者裝修而出現內生性成長，而不是以照護提供流程為中心，進行系統性的設計。作業經常在比必要還昂貴的設施，以及在遠不如理想的地點執行。照護空間是以各個專科和共享的服務（例如照相室、手術室、專

科診療室)為中心而組織,而不是以疾病的照護週期為中心。共用的設施並不是為特定的疾病而量身打造,所以往往在照護流程中製造無效率的現象。移動病人和醫師是成本很高的動作,而且會產生很多的等待和閒置時間。設施的設計經常會阻礙工作人員和各種服務之間的協調,使得整個照護週期的照護整合更加複雜,並且不利工作人員的學習和創新。

CDVC允許我們從病人價值的觀點,重新檢討整個照護週期的各種設施。對每一項作業來說,哪一種空間將使提供的價值極大化?哪些專科醫師和工作人員的工作地點應該集中在一起?照護提供鏈的哪些部分,應該置於為業務執行單位量身打造的專屬設施中?診斷和檢查空間呢?手術室和治療室呢?照相和其他的檢查呢?恢復和復健單位呢?病房呢?以病人為中心,而且為某個業務執行單位的特定需求而設計的設施,通常比好幾個業務執行單位共用的設施更具生產力,但是有些高度專業化和使用次數低的設施或許可以共用。[44]

照護提供價值鏈中的服務,地點應該如何配置?在同一棟專屬大樓內?在分散各處的醫療網中?設施的成本和間接支出結構,可以如何和相關的作業需求搭配?這些和其他設施問題的答案,每一個醫療提供者和業務執行單位各不相同。前面談過的克里夫蘭診所和安德森癌症中心,是設施以疾病和照護週期為中心而設計的絕佳例子。我們迫切需要大幅度重新思考和重新架構健康照護提供的設施,不只是醫院的設施,而是跨越各種照護的設施。

7. 醫療提供者的哪些部門、單位和小組參與照護週期？醫療提供者的組織結構和價值契合嗎？

組織結構和管理上的隸屬關係，應該反映和強化照護提供的流程。我們談過，根本的組織單位，應該是專屬於某種疾病的整合醫療單位。CDVC定義了一個業務執行單位的適當邊界。一個業務執行單位應該涵蓋醫療提供者參與的照護週期所有重要的作業。應該有個人負起業務執行單位的整個責任，以及整個照護週期成果的責任。即使沒有正式的隸屬關係，特定服務的次單位必須明確歸屬於該業務執行單位。照護週期中明確的協調和交接責任，必須明白指派給某個人。每個組織單位和醫師聯合執業團體都應該加以衡量，並且為整體的成果共同負責。

8. 參與照護週期的獨立實體有哪些，它們之間的關係又如何？醫療提供者在照護週期中的服務範疇應該擴張或者減縮？

獨立的實體加進某種疾病的CDVC，會使照護的協調，以及利用照護週期中各不同部分之間連結的能力趨於複雜。在獨立的實體參與照護的地方，必須有個正式的結構，用於協調、共同衡量和負起成果的責任，以及一個結構化的流程改善機制，讓各個組織能夠協同工作，以評估成果和改進方法。參與特定疾病照護週期的各個實體，建立更為正式的夥伴關係和聯盟，可能是日益增長的趨勢。本章談過的貝斯以色列女執事和米爾頓醫院之間的夥伴關係就是個好例子。

　　每一個醫療提供者也必須檢討它在照護週期中的服務範疇。在醫療提供者努力改善與參與照護所有獨立實體的協調之際，必須確保它的服務範疇，允許它能在價值的提供上有卓越的表現。某些情況中，完全整合的單位所提供的照護，能夠得到更好的成果。舉例來說，史隆凱特林癌症中心發表報告說，當它本身的單位提供化學療法，而不是由獨立的醫療服務提供者供應，它會取得比較好的成果。醫療提供者需要用心選擇每一個IPU適當的服務範疇。它們需要注意一個事實，那就是院內控制是深化照護整合的手段，而不是目的。

　　聖塔羅健康建立起高成本效益、便利、獨立的門診復健設施，而不嘗試保護醫院本身的業務，正是在服務項目和地點方面，作必要選擇的一個例子。獨立的設施讓聖塔羅能和獨立的復健醫療提供者競爭並且取得成功。不過，它能否充分利用這個機會，需要看它是否擁有真正的業務執行單位模式，能夠密接無縫地協調，而且以整合化的觀點去看整個照護週期。

　　推而廣之，資訊科技提供一個骨幹，作為蒐集、編纂和利用整個照護週期和全部時間內每一位病人、作業、方法、成本與成果等方面的資訊。隨著照護提供從個別的介入走向照護週期，並從畫地自限走向整合化的團隊，資訊科技的重要性有增無減。

　　十多年來，資訊科技被視為健康照護的強大工具。但是直到最近，它承諾要做的事，還是遠高於實際做到的事。醫師抗

拒引進資訊科技，認為它成本太高，效益卻不明顯。發展和執行資訊科技系統的資金成本，令許多財務捉襟見肘的醫療提供者卻步不前，尤其是因為許多早期的行動方案，相對於它們所提供的價值來說太過昂貴。結果是，健康照護領域的資訊科技投資顯著不足。健康照護部門的平均單位勞工資訊科技投資金額約為 3,000 美元，而民間產業的平均值是 7,000 美元，銀行等資訊密集度類似的領域，平均值為 15,000 美元。[45]

但是今天，問題不再是有沒有需要資訊科技投資，而是如何執行。包括聯邦政府在內，每一個重要的機構都呼籲要採用資訊科技。為健康照護量身打造的資訊科技應用愈來愈多，並有無數的個案證明效益。[46]醫師現在接受某些資訊科技，抗拒遠低於從前。和資訊科技有關的無數產品、方案、計畫和委員會都紛紛出現。要追蹤所有的發展可能十分困難。

資訊科技雖然十分重要，卻不是萬靈丹。將目前的業務執行模式自動化，只會得到有限的效益。資訊科技本身不是目的，而是促使以價值為基礎的競爭實現的助力。要取得資訊科技的完全效益，將需要像本章所說的那樣，從根本改革照護提供的結構。在 IPU 界定清楚、照護提供價值鏈描繪明確，以及資訊標準確立之後，它才能運作得很好。真正的機會不只是將目前的醫囑、紀錄和時間表等紙本交易自動化，而是利用資訊科技，做為以成果為基礎的整合化管理之平台。

將資訊科技引進健康照護的領域，必須遵循的原則有許多。第一，病人必須是根本的單位，以病人為中心蒐集和儲存資訊。醫師、職能、部門或者成本項目都不是根本的單位。病人價值是健康照護提供的終極目標。所有的資訊都必須能夠和

每一位病人縱向連結。

第二，每一位病人的電子醫療紀錄（electronic medical records；EMRs），包括影像，是其中的骨幹。電子病歷有許多好處。它們能夠改善辨識力（這是發生錯誤的一大來源）、紀錄、提供臨床醫師使用的資訊，同時減少重覆檢查和蒐集資訊所投入的心力。電子紀錄有助於各醫師和地點之間進行整合，而且遠比目前用於檢索成果、經驗、方法和病人屬性資訊的方法要便宜。記錄所作的事情（電子紀錄的核心）是通向複雜的成本系統的前端。對每一個醫療提供者來說，新病人改採電子紀錄，舊病人逐漸將紀錄電子化，是策略上的優先要務。（也請參考第六章的病人醫療紀錄討論。）

第三，臨床、行政管理和財務資訊必須結合在一起。財務和行政管理資訊自動化之後，卻無法將之與臨床資訊連結，或者臨床資訊自動化，卻沒有和財務、行政管理資訊連結，則「價值是照護提供終極目標」這個理念無從實現。舉例來說，山際健康照護曾有兩次只根據成本資料展開流程改善卻失敗的經驗。每一次它都投入數百萬美元，最後卻不得不付諸東流。山際將臨床成果、服務衡量指標、成本結合在一起之後，利用資訊改善流程的努力才成功。

第四，系統中所有的資料都必須能夠分享，所有的應用都能互通，以支援照護週期的整合，而不是創造各自林立的資訊山頭。住院、排程、開立處方和其他的職能所用的系統，必須密接無縫地彼此整合。此外，選擇平台技術、資料標準和安全標準，以促成和促進各醫療提供者之間，以及和外界實體之間的紀錄交流、整合、比較，也是不可或缺的。

　　第五，彙整資訊的單位應該是整合醫療單位和疾病，而不是整家醫院、醫師聯合執業團體或職能。疾病是推升價值的基本單位，也是追蹤病人最有意義的地方。整個照護提供價值鏈的模板和螢幕，必須為每一個業務執行單位量身打造，好讓資料容易輸入和使用。醫療提供者引進資訊科技的一個常見錯誤，是沒有先就業務執行單位和流程的定義取得共識。比方說，喜達照護在某個重要的業務執行單位，執行資訊科技方案的行動叫停，直到各單位就流程的定義取得共識才繼續推動。喜達照護也在其他的服務領域學到苦澀的教訓。

　　最後，最成功的資訊科技執行行動，是根據長期的計畫，以容易掌控的緩步漸進方式推進。系統是以按部就班的方式推進，以便在整個過程中慢慢培養信心和提升使用率。[47]比方說，為醫師建立決策支援系統，在2005年深受注意。但是除非醫生接受開立處方和紀錄管理等基本的工作，否則決策支援將失敗。

　　克里夫蘭診所這家醫療提供者，在前面所說的資訊科技發展路上走得相當遠。克里夫蘭診所的資訊科技基礎設施稱作電子化克里夫蘭診所（e-Cleveland Clinic），使用單一的共同資料庫，而且依病人區分，縱向組織整理。所有的應用都借重這個共同的資料庫。這和比較常見的結構包含財務資料、排程、臨床紀錄等幾個不同的資料庫不一樣。這套系統為每一種紀錄採用接受度和穩健性最高的資訊標準：例如就診和服務的標準識別符（臨床療程用語〔Clinical Procedural Terminology，CPT4〕；評估與管理碼〔Evaluation and Management Codes，E&M〕）、國家藥品碼（National Drug Code；NDC）表，以及

國際疾病分類（International Classification of Diseases, ICD9）。為了讓資料能夠交換，克里夫蘭診所使用醫療資訊標準第七層（Health Level 7）。這個資料庫蒐集了豐富的數位資料，包括影像、檢驗值和醫生的報告。只要做得到，實驗室的電腦和醫療裝置會把資料直接送進資料庫。在數位資料無法取得的地方（例如心臟超音波掃描），則檢索和輸入數位值。

克里夫蘭診所利用共同的資料庫，執行一連串的應用。病人可以上網利用MyChart，即時取得所有的資訊，但一些敏感性資訊除外，因為醫師要先和病人溝通。MyChart可以產生有隱含意義的健康篩檢資訊，也能追蹤所有的處方用藥。最近加進的功能是自動化處方藥續開，使得網站的使用量大增。

MyPractice是給克里夫蘭診所的醫師和其他工作人員使用的網站。它把資料集合起來，供病人照護和所有的臨床與行政管理單位使用。

Dr.Connect是給轉診醫師使用的網站。轉診醫師可以上網即時取得和病人有關的所有資訊。這個網站帶來顯著的效益：減少電話次數、節省時間，並且避免重複檢查。克里夫蘭診所必須克服史塔克法構成的障礙，才能將這套軟體提供給外部醫師使用。我們將在第八章談到這個障礙應該消除。

最後，MyConsult針對醫師所作約三百種有生命危險或者改變人生的診斷，為病人（及其醫師）尋求和取得第二意見。我們曾經談過的這項服務，將院內診斷使用的相同流程，擴及全國的院外病人。

克里夫蘭診所持續不斷改善、擴延和深化其電子基礎設施。這個結構的設計，是要讓各種應用、觀點、彙整資料的

方式盡量富有彈性。比方說，克里夫蘭診所正要推出一個 eResearch網站，以支援實驗室的研究和臨床試驗。隨著更多的資料累積，歷史性資料會增加，而且將從其他醫療提供者而來的資料整合起來，利用資訊科技以改善病人價值的效益將有增無減。

每一個醫療提供者都需要全面、長期的資訊科技計畫，反映和強化它的策略與服務項目。由於資訊的價值會隨著資訊累積而增長，早起步的機構將占有很大的利益。不過，醫療提供者必須記住，資訊科技不會改造它們的組織。當業務執行單位定義明確、照護提供鏈描繪清楚，以及資訊標準確立，資訊才能促成和加快變革的速度。

知識發展系統化

每一個業務執行單位都需要正式的知識發展流程。唯有這麼做，一個組織才能真正學習，並且促進照護提供持續不斷改善。知識發展需要系統化的流程，而不是任它隨機發生。

醫療提供者以系統化的方式發展知識，這樣的做法仍然不常見。目前業者有許多流程改善努力正在進行，但它們不屬持續性管理的一部分。而且不少流程改善的重點，放在共用或者全醫院的流程（例如護理人員、檢傷、病人住院、抑制感染）。這些領域固然還有許多容易達成的事情可做，但在疾病層級，卻能得到更大的報酬。

目前在疾病層級最常見的臨床照護流程改善模式，是以業務執行的指導準則為中心。指導準則可以作為照護提供改善的

底層或者起跳點，但它們只是個起步。我們的目標不是要標準化的醫療或者一般性的醫療，而是卓越的成果。醫療提供者可以從指導準則、卓越中心的業務執行，以及它們本身如何改造和改善結構、方法和設施，以提供更好成果的種種經驗中學習。

　　系統化的知識發展包括至少三個成分：衡量和分析成果、確認流程改善、訓練人員。這方面的努力需要在積極主動的領導之下，由醫師和技術性人員組成團隊共同工作，持續不斷加以管理。[48]這需要一個結構化、以資料驅動的方法。整合醫療單位需要安排定期集會的時間，以檢討成果、檢視問題領域的成因、探討可能的解決方案，以及從所有病人照護成果的異常和差異中學習。不合標準的照護結果，必須加以討論和分析，好讓整個群體學習和改善。（這個方法在外科比較常見，但必須散播到其他的學門和疾病。）新的觀念除了在單位內部搜尋，也必須積極向外界及其他地方表現頂尖的單位搜尋。最後，醫師和其他的技術性人員必須整合到流程之中，並且根據進步情形敘酬和要求他們負起責任。

　　在規模比較大的組織中，顧問和企業資源可以增補業務執行單位團隊的實力。比方說，在山際，醫師可以進入決策支援資料庫；在安德森癌症中心，資訊團隊會協助臨床單位主管編纂資料和分析成果。

　　即使相當簡單的流程改善，也能使病人價值大為不同。比方說，新罕布夏州一個得獎的品質行動方案，設計了一種結構，讓治療相同病人的不同醫師在同一時間巡房，如此就能一起討論病人的情況。這個相當簡單的改變，改善了極為重要的溝通，並且顯著降低錯誤，把死亡率從預估的4.8%降為

2.1%。[49] 這項改變只需要醫師願意以不同的方式思考病人的照護，而且願意尋求各種解決方案就辦得到。

健康照護促進協會（IHT）也推動開創性的知識傳播計畫，把幾乎所有的醫院執行相當溫和的流程改變做法公告周知，而拯救了各醫院中的十萬條人命。以下六項流程改變，對大部分的醫療提供者來說，需要的新投資或先進的技術微乎其微，或者根本不需要。分別是：針對特定的病徵組成因應團隊、應用證據基礎流程以治療心臟病、防止後果不良的用藥方式、防止手術現場感染、防止中央靜脈治管感染，以及防止通風系統相關肺炎。雖然需要投資的金額或者使用的技術不多，這些流程改變如果廣泛採用，可望急劇降低因為錯誤而導致死亡的人數。[50]

即使以今天的系統，從知識發展得到的價值也十分巨大。例如，山際健康照護已經因為系統化的流程改善努力而名聞遐邇。這家醫療提供者努力在第一次就做對，聯邦醫療保險病人的系統成本因此比全國平均值低34%，比猶他州的其他醫院低14%。[51] 尤其令人矚目的是，山際的流程改善努力側重於改善特定疾病的臨床照護。它使用的方法是根據一個哲學：改善來自於衡量臨床和財務成果、學習行得通的事情，以及設法讓業務執行人員容易執行行得通的事情。正如山際的伯倫特‧詹姆斯（Brent James）所言：「管理式照護的意思是指（臨床醫師為病人）管理照護流程，不是（行政管理人員）管理醫師和護理人員。」[52]

許多組織提供知識和資源，作為流程標竿（process benchmarking）和改善之用。非營利的組織健康照護促進協會

是這方面的佼佼者。它協助醫療提供者改善安全與品質，以改善健康照護。它提供訓練、各種工具、文獻和討論論壇，以支持醫療提供者改善許多特定業務執行單位的一般性醫院業務和流程。

醫療提供者的執行長最重要的職責之一，是建立和督導每一個業務執行單位的正式知識發展作業。知識發展需要納入每一個醫療提供者組織文化的一部分，而且成為每一個醫療提供者組織文化中顯著的一部分。

轉型障礙

組織要如何克服幾乎不可避免會存在的轉型障礙？為了在價值上競爭，醫療提供者必須克服不少外部和內部障礙。視歷史和結構不同而定，有些醫療提供者比其他醫療提供者更容易辦到。

健康照顧計畫實務

健康照顧計畫的實務做法，一向不利於以價值為基礎的競爭。健康照顧計畫重視的是價格折扣的多寡，而不是以病人價值為念。它們設法和服務項目廣的醫療提供者簽約，導致服務重複而缺乏生產力。它們試著無微不至管理醫療提供者，而不是獎勵對更多病人提供卓越照護成果的醫療提供者。整合健康照顧計畫和醫療網，已經減輕許多這類妨礙機能正常運轉的實務，有助於這些組織十年來大幅改善價值。但是，如同前面所說，如果將健康照顧計畫和醫療提供者分離，以價值為基礎的

競爭會運作得更好。

　　第六章將討論，健康照顧計畫必須如何改變所扮演的角色和採行的實務。

聯邦醫療保險給付

　　聯邦醫療保險給付對整個系統的給付影響強大，但如同前面說過的，對以價值為基礎的競爭卻有不利的影響。比方說，聯邦醫療保險的給付水準不是和成本或價值連動，結果導致交叉補貼和產能過剩發生。給付側重治療程序，而不是改善整個照護週期的價值。給付結構也在無意間不利於追求創新，以降低治療成本。第八章會詳細說明聯邦醫療保險可以如何修改實務，以鼓勵以價值為基礎，在成果上競爭。

政府管理

　　不計其數的政府管理和法律障礙，不利於改善價值的策略和結構。需求證明（Certificate of Need）這個規定，傾向於保護既有的機構，而不是鼓勵高價值的競爭同業。史塔克法和企業執行醫療業務法，無意間不利於照護週期的整合。此外，各州的執照發放許可，不利於照護提供展開跨地域整合。我們將在第八章討論法令規定需要改革之處。

治理

　　我們談過，法令規定和醫療提供者的治理結構，在無意間不利於採行以價值為基礎的營運策略。董事會的組成以地方人士為主，以及強調提供社區服務的義務，強化了醫療提供者的

地方取向和服務項目力求完整的偏見。醫療提供者抗拒結束任何服務，關閉整家醫院幾乎難以想像，即使附近有品質更好的其他機構也一樣。「愈近愈好」的思維，在董事會、社區領導人和政治人物心中根深蒂固。有些醫院的董事會開始採行以價值為基礎的經營策略，但它們明顯居於少數。

董事會必須接納以病人價值為中心目標。一家醫院或者診所如果只提供成果卓越的服務，將對更多病人創造更多的價值。地方性的病人也將受益於區域性整合的照護，而這需要和其他的卓越機構結成夥伴關係。

態度與思維

健康照護瀰漫著古老的假設、態度和思維。服務項目求廣的偏見根深蒂固。有些醫師對於需要為成果負起責任大發雷霆。醫療領域另一個無處不在的思維，便是認為競爭是錯的，因為醫療需要協同工作，而競爭只會導致削價。在健康照護系統調整焦點於病人價值，醫療提供者執行本章所說的各種步驟，以及健康照護系統中其他行為人改變策略和方法之後，這些態度和思維會開始轉變（見第六章到第八章）。

管理能力

健康照護提供者內部的管理專長相當有限，尤其是受過醫學訓練的人。這些人數有限的管理人才，面對我們說過的那種組織結構，以及照護提供方法和流程的考驗，可能痛苦萬分，因為這些問題的管理密集程度，遠高於傳統的照護提供結構。對幾乎每一個醫療提供者來說，改善管理能力將是很大的挑

戰，尤其是因為醫療文化不把「管理」視為重要或者具有權威的東西。

　　醫療提供者需要在管理責任擴增之際，擬定策略，提供醫療工作人員適當的訓練，同時招募具有管理背景的新人才。管理學院正在擴增針對健康照護專業人員量身打造的課程。醫學教育也需要增加管理內容（見下一節）。

醫學教育

　　醫學教育並沒有教導年輕醫師必要的知識，在以價值驅動的健康照護系統中扮演適當的角色，也沒能滿足經驗豐富醫師的需求。醫學教育沒有觸碰團隊角色、整合化照護、照護週期、成果衡量、知識發展流程、資訊科技和業務執行單位管理等極為重要的問題。我們需要從更寬廣的範圍，重新思考醫學教育（見方塊文章「醫學教育的涵義」）。

醫師執行業務的結構

　　當自由工作的醫師，將流程改善視為繁瑣的事務，我們便很難改善照護提供。本書所說的內容，也和資深醫師執行巡房教學，拷問住院醫師，視為醫學教育一部分的做法大不相同。如此一來，流程改善是醫師的傳統態度和習慣需要改變的許多方式之一。

　　執行以價值為基礎的營運策略，最複雜的障礙可能來自醫療業務執行的傳統結構與組織。我們說過，醫師的傳統分類和組織方式，與病人價值並不契合。醫師組織依附在參與認證的醫療委員會和學會，以及醫學訓練之中。依照目前的建制，醫

療學會有時會限制醫療提供者轉型為新的照護提供結構和成果衡量，而不是促成這種事情發生。

醫學教育的涵義

醫學教育的內容和文化，需要以取得卓越的病人價值為中心，重新調整。醫學教育需要打破專科的緊身衣，採納整合化照護提供的觀念，並加以改善。

在以傳統的專科，設計教學內容的醫學院，修改醫學課程將是一大挑戰，因為它們的教學重點，往往放在指導學生如何應付考試，而不是執行臨床照護。從以學術證書和實驗室研究為權威來源，轉為在臨床照護表現卓越，這樣的思維改變十分重大。根據我們在學術機構重新設計課程的經驗，可能需要全新的醫學院帶頭展開一些必要的結構性改革。

臨床訓練應該在哪裡進行

受託對未來的醫師執行臨床訓練的醫療提供者，應該展現卓越的成果。今天的學生是由醫療執業群施以臨床照護訓練。這些醫療執業群擁有學術證書，但在實際的照護提供上，可能落後現狀。更糟的是，他們可能不知道自己置身於何處，因為他們不曾衡量和分析本身的照護結果。醫院或執業醫師若未能衡量照護結果，也不願意報告衡量的結果，就不應該允許他們教育學生。

不管是什麼領域，學生都應該在已經在某個領域展現卓越照護成果的地方性或區域性中心接受訓練。大學醫院或附

近其他的醫院,可能不是每一種業務執行單位臨床訓練的最佳地點。在一些醫學院中,學生感興趣的領域,若學校附屬醫院未能提供,則可以申請在其他的地點輪調接受訓練。限制學生只能在每一個業務執行單位展現卓越成果的中心接受訓練,另一個好處是:醫學院學生和其他的醫師會察覺,卓越的成果正在何處出現。

在整合醫療單位團隊中工作

今天的訓練是以專科醫師的角色為中心而進行,並由專科部門推動。這反映了醫院典型的職能式組織。醫學教育需要教導未來的醫師在多種專科的整合團隊中工作,共同處理特定的疾病。而且,許多醫師是在臨時組成的團隊中,針對一連串大致無關的病例執行業務時,學習臨床照護。沒有人教導他們如何在穩定的團隊中提供照護。這些穩定的團隊,成員一起工作,透過系統性的流程改善,隨著時間的流逝而改善對病人提供照護的成果。

醫學課程已經更加重視跨專科的協同工作,以及非醫師醫療工作者的貢獻,但是課程的改變十分緩慢。隨著醫療提供者以業務執行單位為中心,來調整組織結構,將會有很大的機會改善醫學訓練模式,把醫學院學生和住院醫師納入新的整合化組織單位中一起工作。

管理整個照護週期

醫學訓練反映和強化了以個別療程和介入為中心而建立起來,支離破碎的照護系統。可是病人價值取決於橫跨整個

照護週期的照護協調和整合。理想上，學生應該在整個照護週期發展專長，包括接受篩檢、預防和長期疾病管理的訓練。他們應該了解，在他們的專科參與照護之前需要做什麼事，以及之後應該做什麼事。

今天的訓練都集中在高敏度的醫院場所。醫學教育系統也需要提供醫師學習較低敏度門診病人場所的專長，以及管理疾病或傷害等時間較長的照護工作之見解。舉例來說，訓練的安排，可以讓住院醫師參與急性充血性心臟衰竭的治療，並且繼續參與病人出院後的照護。[53]

展現臨床照護的能力

醫學院的課程，一般是安排兩年的授課式課程，之後是一連串固定的輪調實習。基礎和應用（臨床）科學之間的比重需要重新檢討。比方說，基於傳統和考試的內容，基礎解剖學的主題涵蓋很廣。有些學校教授分子藥理學，卻刪除臨床藥理學，並且希望學生在住院醫師實習期學習藥物的交互作用。

許多學校正走向能力取向的課程，強調學生實際上必須學到什麼，以及能夠做什麼，這是令人欣喜的發展。不過，能力的定義仍然偏向考試，而不注重臨床照護的實際情形。

研究所的醫學教育一向是採用「看到、做到、教到」（see one, do one, teach one）的方法。這樣的模式期望住院醫師從觀察病人和在病人身上練習，學習一種療程，直到他做對為止。[54]這在平衡病人的福祉和醫師的訓練方面引起兩難，卻不能說是有益於臨床卓越表現的系統。有些教學醫

院開始要求學生和住院醫師先接受共同療程的訓練，才准許
他們在病人身上實習。比方説，波士頓的夥伴（Partners）
醫院現在要求所有的新進住院醫師需要先接受中央靜脈導管
插入的訓練。[55]

　　有些學術中心也已經設立或者正在發展生物技能實驗
室，利用模型和大體，訓練個別醫師和團隊，之後才以實際
的病人實習。模擬器的使用也逐漸增多。只要可行，新進醫
師和經驗豐富的醫師應該在模擬器上練習和展現能力，就像
飛機駕駛員每隔兩年必須做這件事一樣。

成果衡量的訓練

　　設計成果衡量指標、蒐集臨床資訊，以及以系統化的方
式研究臨床方法和結果之間的關係，這些主題目前都不在醫
學課程之內。可是明天的醫師需要知道有哪些最佳方法，可
用於衡量臨床成果，以及那些數字代表什麼意思。每一次的
臨床輪調都應該注意結果和流程的衡量。醫師需要知道如何
找到成果最佳的全國性和區域性中心。他們需要知道如何找
到各專業領域經驗最深厚的醫師，以及如何利用結果資料，
以證據為基礎，轉診病人。

　　醫師也必須接受教育，曉得自我衡量，並和同儕比較，
是專業發展正常的一部分，更別提是他們對病人負有的義
務。如果衡量成為一種常態和期望，這將在減輕害怕評估的
心理方面踏進很大的一步，並且創造誘因，鼓勵每一位醫師
持續不斷改善。[56]

改善臨床流程

每一位胸懷大志的醫師，都應該接受系統方法的訓練，以改善照護提供。系統方法的訓練包括利用各種工具將流程定義清楚、分析業務執行的差異和異常、相對於其他醫療提供者比較照護提供方法，以及運用組織和管理團隊問題解決流程的最佳實務。醫師的工作應該包括參與正式的照護提供改善。這不能視為是異常的做法。

進修教育的新模式

要求接受醫學進修教育的歷史由來已久，但是目前的實務和實際需要的教育差之甚遠。醫師需要的是最新臨床業務執行的結構化訓練，以及精通最新照護提供方法的指導。訓練的安排方式，應該顧及醫師面臨時間壓力和資訊負荷過重的現實。

醫師起初是在三級醫院的環境中學習臨床照護，身邊有許多同事。可是不少醫師實際上是透過自身在初級或者次級門診照護的環境中治療病人而執行業務。一旦醫師的正式訓練結束，他們很少有機會觀察同事，或者取得同事對他們本身績效的意見反映。醫師往往缺少寶貴的機會，在沒有供應商介入的支持性環境中，精通新的照護提供技術。[57]

大部分的醫學會議，目前的設計都不恰當。這些會議由結構寬鬆的簡報和研究論文組成，醫師必須自行整理出一番頭緒來。雖然心外科醫師和骨科醫師能在專業會議上看到新的手術技術展示，這種以照護提供為取向的實務課程卻不常見。

　　進修教育應該以疾病為中心而設計。醫學院、醫療學會
和醫療提供者團體需要設計和提供以業務執行者為取向的課
程，重點放在照護提供上。這種課程需要將從研究發現和臨
床照護學習的知識，綜合和整合成結構化的課程，教導最新
的臨床照護方法，以及如何衡量成果。

　　山際健康照護已經往這個方向邁進。山際的每一個臨床
計畫（例如心血管、預防照護、婦女和嬰兒）都有一支經驗
豐富的醫師團隊，專注於分析工作，以及從醫學文獻和山際
本身的成果和臨床照護資料中學習。這些團隊會訓練直線臨
床醫師，學習新發現的事情，以及協助他們執行、改善和更
新最佳實務的處理準則（treatment protocols）。他們希望
掌握最新知識變得容易，也成為一種期待和正常該做的事。

　　醫師的決策支援系統，正以電子醫療紀錄行動方案一部
分的形式引進。這種系統如果設計來改善醫師做判斷所用的
資訊，而不是以流程指導準則綁住他們，用處會最大。如何
使用決策支援系統，在醫學院就需要教導。

　　最後，模擬器和不需要真實病人參與，也能邊做邊學的
其他工具，在臨床進修教育中，占有一席之地。即使沒有全
身模擬器等高成本的技術，生物技能實驗室也能讓臨床醫師
在親自動手做的環境中，學習新的外科技術。比方說，伊利
諾州羅斯蒙特（Rosemont）的整形學習中心（Orthopaedic
Learning Center）有一座生物技能實驗室，裡面有二十五個
手術站，能讓醫生以大體或者模型展開實習。[58]新英格蘭浸
信會醫院的生物技能學習中心（Bioskills Learning Center）

有兩間手術室,具有多媒體和舉行遠距會議的能力,醫師可以練習各種技術,以及舉辦展示教學。雙向的通訊技術不只允許學員觀察一流的外科醫師如何執行最新的療程,也能問一些問題,並且就自己的表現立即得到回饋。[59]

發展業務執行單位的管理技能

醫師早在住院實習期間,就必須執行檢傷分類和排程等任務,但之前並沒有給他們任何管理方面的訓練。他們在事業生涯的稍後,擔任部門主管和醫院領導人時,會被期望精通設計照護提供流程、管理跨學門團隊、執行策略規劃、編訂預算、進行人力資源管理,以及負起指導之責,但是同樣地,他們不曾受過這些方面的訓練。[60]胸腔外科醫師學會和美國家庭醫師學會等一些醫院和專業組織,[61]正開始提供機會,讓未來的領導人參加管理教育課程。但是我們迫切需要加強管理訓練,包括業務執行單位的概念和管理整個照護週期,以及流程改善、管理創新、系統分析和管理資訊科技等基礎訓練。

策略上一個很難克服的障礙,是醫療業務中,自由工作者模式十分常見。許多醫師大致上是獨立的執業者,和醫院、醫師聯合執業團體的關係相當寬鬆。每一個自由工作者實際上執行個別的業務,往往發出個別的帳單和負擔個別的行政管理成本。如此一來,就有好多張帳單、工作人員疊床架屋,協調不良的情形發生。[62]自由工作者模式也造成支離破碎的狀態,我

們很難要求自由工作者在同一個團隊內工作，並且往相同的方向邁進。自由工作者想要處理許多病例，並且按照自己的方式做事，而不是就標準的流程達成共識。

推而廣之，自由工作者模式意味著健康照護提供是以醫師為中心，不是以病人和價值為中心。沒有衡量成果和在成果上競爭，流程與結構是以醫師想要的方式加以設計。許多醫師仍然視病人想要得到更充分的資訊，或者轉診到其他卓越的醫療提供者，是不忠的表現，不應該鼓勵。

這些問題在學術醫學中心尤為嚴重。醫學中心的醫師經常同時執行業務、教學和進行研究。病人照護只占醫師執勤時間的一小部分，因此他們並沒有把注意焦點放在照護提供流程上。一個醫療群或者部門的主管，管的是每一件大小事情，而不是特別負責改善對病人的照護。將醫師集合在整合醫療單位、以照護週期為中心安排照護工作，以及嚴謹地蒐集資訊和改善流程，這些挑戰在學術醫學的環境中更加複雜，因為這個地方負有研究和教學的使命，所以更為重視傳統的專科。

學術醫學中心也以服務項目多著稱，連不需要什麼專業技能或技術的領域也提供服務。學術醫學中心振振有辭地表示，需要多種服務項目才能滿足教學使命，可是它們卻沒有要求展現卓越的成果，讓人知道它們有資格訓練未來的醫師。傳統的照護提供結構和流程因此進一步故步自封。

有些醫療提供者，包括克里夫蘭診所和梅約醫學中心等學術中心，採用的模式中，醫師是支薪員工，訂有明確的報告關係。在邁向以價值為基礎的營運策略時，這個模式享有顯著的優勢。支薪模式通常比較容易調整組織結構為業務執行單位、

蒐集正確的資訊，以及實施系統性的流程改善。此外，在支薪模式中適當地設計薪酬結構，可以減輕過度治療或者接受過多病例的誘因。

不過，雖然這種專職模式在邁向以價值為基礎的方法時享有優勢，卻絕對不是萬靈丹。除非組織結構、照護提供結構和衡量實務加以修改，否則單單專職模式無法建功。由於醫院可能只會雇用到能力較差的醫師（即逆選擇〔adverse selection〕），以及醫師沒有自行執業時會有的生產力問題等潛在的誘因問題，使得邁向專職模式更加複雜。[63] 克里夫蘭診所和梅約醫學中心等有名望的機構，已經克服這些誘因問題，但它們可能是一般醫療提供者需要處理的挑戰。

走向整合醫療單位結構，需要用新的方式簽約和建立新的誘因結構。有些醫院和醫師聯合執業團體會支付津貼，補貼醫師管理業務執行單位和改善流程，所投入的行政管理時間。比方說，貝斯以色列女執事支付轉診醫師一部分費用，以支持他們參與這種努力。

山際健康照護處理這個問題的方式，是在它的獨立醫師中，挑選在本身的領域表現傑出，而且願意負起領導責任，協助他們的業務執行單位達成臨床目標的人。這些醫師投入的時間有四分之一獲得補貼，而院方所用的補貼量表，會注意各專科之間的所得差距。這些醫師要負責研究文獻、和其他執業者開會，並且選擇合適的山際委員會和董事會議出席。

許多醫療提供者也正在修改醫院和附屬醫師之間的傳統關係。醫院和醫師的合約內容一向主要放在財務協議上。不過雙方的合約正開始納入目標和成果衡量。在喜達照護，骨科醫師

現在需要衡量髖關節和膝關節手術的SF-36績效。[64]在田納特醫療保健公司，想要執行減肥手術的醫師，必須同意達成或者超越執業標準，才能獲准使用醫院的設施。這些以及其他需要發展的條件，將把注意力集中到價值、資訊和執業的改善上。這些條件應該是相互的，醫院和醫師都要致力於達成高標準。

學術醫學中心在醫界扮演實際和象徵性的角色，應該帶頭走向以價值為基礎的競爭。許多學術醫學中心的競爭需要更著眼於策略，取消一些服務項目，並和其他的醫療提供者結成夥伴關係，以提供更高的病人價值。在這方面，貝斯以色列女執事和米爾頓醫院的夥伴關係，以及克里夫蘭診所和羅契斯特綜合醫院心臟手術業務的管理協議等模式，特別具有啟發性。

學術醫學中心必須認清研究、教學和病人照護是不同的業務，而且管理時必須視之為不同的業務。在病人照護方面，學術中心必須負起創造成果的責任。教育訓練和實驗室研究不能導致病人的照護打折扣。醫師的訓練應該只在已經展現卓越照護成果的業務執行單位執行。醫學教育也需要顯著調整，力求訓練和卓越的照護提供兩相契合。

早行動的好處

整個流程應該如何開始？由誰來領導？事實上，健康照護提供者的轉型已經展開。儘管面對無數的障礙和挑戰，有些醫療提供者正迅速行動，發展以價值為基礎的營運策略；重新調整結構，以業務執行單位為中心；整合整個照護週期；蒐集、分析和發布成果；以及跨地域提供整合化的照護。這些行動愈

多，價值上升得愈快，因為各項行動彼此有相互強化的作用。

　　即使系統沒有什麼變動，在價值上競爭也會使醫療提供者和病人同蒙其利。以價值為基礎的競爭是正合競爭。醫療提供者獲益，病人、雇主和健康照顧計畫也同蒙其利，因為品質和成本會顯著改善。我們所主張的行動，沒有一種算是激進或者風險很高；居於領先地位的醫療提供者已經開始做這些事情。

　　及早行動的醫療提供者會得到很大的好處，因為這可以促使健康照護提供展開良性循環。及早行動的醫療提供者，將率先建立更強的策略性焦點，以及打造出卓越的領域。它們將在比較少有同業參與的領域建立聲譽。及早行動的醫療提供者將更早開始學習適當的組織結構和執業標準，並且累積臨床資訊。及早行動的醫療提供者將有機會搶先和其他的醫療提供者建立策略性夥伴關係與新型態的關係，而且更有機會對正走向更重視價值模式，以及將更重視價值模式的健康照顧計畫提供服務。

　　在臨床資訊方面，及早行動格外重要。更多的資訊不只能夠改善業務的執行，表現出來的卓越行為也更叫人信服，同時對成本會有更深入的洞見。及早且積極蒐集與分析成果資訊的醫療提供者，也將站在很好的位置，影響醫界採用的衡量指標，以及訂定其他醫療提供者不得不接受的標準。

　　我們不需要等候一切完美才行動。幾乎每一個醫療提供者都可以採取行動，大幅改善它提供的健康照護價值。一旦開始行動，就會自我強化。

06
對健康照顧計畫的涵義

　　健康照顧計畫在以價值為基礎的健康照護競爭中，扮演獨特且不可或缺的角色。一些放眼未來的健康照顧計畫正開始證明這一點。但是，大部分健康照顧計畫沒辦法實現這個潛力。相反地，許多健康照顧計畫的行為方式，強化了零和競爭，無法為顧客提供最多的價值。健康照顧計畫的思維、態度和營運方式，都需要大幅改弦易轍。

　　健康照顧計畫以往的策略和實務偏離價值，原因出在官僚習氣、行政管理成本、限制醫師和病人的選擇、限制服務、試圖無微不至管理醫療業務的執行，而且通常是在和醫療提供者、會員對立的情形下把事情搞砸。這樣的實務，從健康照護的觀點來看，不但未能增添價值，也未能達成原先希望控制成本迅速上升的結果。事實上，健康照顧計畫普遍為人所詬病，也許成了健康照護系統中最不受信任和最不受稱許的參與者。投保人、醫療提供者和政策制定者對健康照顧計畫普遍持有負面看法，許多人質疑健康照顧計畫是否能夠增添價值。

　　我們相信健康照顧計畫能夠增添價值，但是它們必須重新思考且重新導向整個做法，把重心放在以價值為基礎的競爭上。健康照顧計畫必須成為健康維護組織，而不只是保險組織。它們必須是健康照護的參與者，不只是付款人或保險人（payer）。我們相信付款人或保險人一詞有弊無利。健康照顧計畫如果以病人的健康價值為焦點，將能贏回病人、醫師和其他系統參與者的尊重。

　　本章首先描述健康照顧計畫的角色需要如何轉變，接著說明哪些策略、組織和營運實務，將能讓健康照顧計畫真正為病人增添價值。從強調零和競爭到促成以價值為基礎的競爭，不只將使病人大受其利，也會為健康照顧計畫開啟更多的機會；不但能夠與眾不同，也能創造扎實的競爭優勢。我們在第五章談過，由於醫療提供者也在自我改造，健康照顧計畫和醫療提供者的轉型將相互強化。病人價值將扶搖直上。

　　許多健康照顧計畫將必須克服巨大的障礙，才能扮演這些新的加值角色。有些健康照顧計畫將很難擺脫要求折扣的思維、需要由上而下無微不至管理醫療提供者和會員的態度，以及否定的文化。不過愈來愈多健康照顧計畫正開始處理這些挑戰，成果可期，令我們感到鼓舞。和醫療提供者一樣，健康照顧計畫及早迎接以價值為基礎的競爭，將坐收持久的利益。

　　本章將同時討論完全保險（fully insured）和自我保險（self-insured）的健康照顧計畫。雇主的健康保險有約一半屬於自我保險，意思是指由雇主負擔財務風險，但自我保險計畫通常仍由健康照顧計畫公司管理。自我保險計畫在界定保障範圍、條款和條件方面，彈性大得多，因為它們不像保險公司那

樣受到規範。

　　本章一併處理這兩種計畫，是因為我們所說的原則和角色，一體適用於兩者。健康照顧計畫過去的做法，不只反映了健康照顧計畫及其管理者所作選擇的組合，也反映了雇主的選擇（例如，訂定福利上限、缺乏疾病管理）。所以說，改變健康照顧計畫扮演的角色，也需要雇主採用新的方法。雇主將需要擺脫成本方面的短期考量，改採能夠具體呈現價值原則的計畫（見第七章有關雇主涵義的討論）。

健康照顧計畫過去和未來的角色

　　以前健康照顧計畫扮演的角色，是用移轉成本的零和心態加以定義，而且被一個錯誤的假設引導，認為可以把健康照護服務視為一種商品，成本應該極小化。但是我們說過，移轉成本是一條已經失敗的死胡同，而且健康照護絕對不是商品。事實上，我們愈是把健康照護視為商品、愈是努力移轉成本和無微不至管理醫療提供者，成本反而推得更高。

　　系統參與者——尤其是單一保險人制度的鼓吹者——經常把健康照護的幾乎所有問題，怪罪到健康照顧計畫及其採取的實務做法。我們不同意這樣的看法。健康照顧計畫擁有獨特的潛力，能夠大幅增添價值。但是要做到這一點，它們必須在五大領域調整角色，如圖表6-1所示。許多健康照顧計畫已經從舊角色走出來。不過，完全扮演新角色的健康照顧計畫少之又少（如果有的話）。相反地，今天大部分健康照顧計畫的運作方式，都稱不上是以價值為基礎的競爭。

舊角色：否定的文化		新角色：以價值為基礎，在成果上競爭
限制病人選擇醫療提供者和治療方法	➡	促使病人和醫師在掌握充分資訊的情形下作出選擇，以及實施病人健康管理
無微不至管理醫療提供者的流程和選擇	➡	根據成果，衡量和獎勵醫療提供者
把每一項服務或治療的成本降到最低	➡	追求整個照護週期照護價值的極大化
和醫療提供者、投保人以複雜的文書作業與行政管理交易，控制成本和結算帳單	➡	把行政管理交易的必要性降到最低，以及簡化計價程序
互相競爭，將保費增幅壓到最低	➡	互相競爭，為投保人創造健康成果

圖表 6-1
改造健康照顧計畫所扮演的角色

增進選擇和健康的管理

　　一九九○年代，健康照顧計畫限制病人和轉診醫師只能選擇醫療提供者經核可的醫療網，試著藉此控制成本。這些醫療網的決定，是根據對健康照顧計畫有利的合約，而不是有證據顯示醫療提供者能夠提供高品質或高價值。健康照顧計畫也要求轉診到專科醫師那裡接受治療需要獲得許可，即使那些專科醫師是在醫療網內服務。另外，健康照顧計畫要求治療的選擇取得許可。健康照顧計畫從事的行業，因此成了定義「醫療必需」，這往往使它們和會員、醫生處於對立的狀態。病人和醫師對這樣的做法極為不滿，十分痛恨。

　　相形之下，在以價值為基礎的競爭中，健康照顧計畫扮演

的基本角色，是協助會員改善健康，以及讓轉診醫生和病人能
夠選擇卓越的醫療提供者。長期而言，如果病人及其醫生、醫
療顧問負起選擇的責任，而不是由健康照顧計畫選擇，健康價
值將改善。[1]健康照顧計畫的思維將需要大幅改弦易轍。健康
照顧計畫必須成為專注於提供病人和醫師資訊、支援和服務的
組織，不是行政管理、稽查和財務服務的組織。健康照顧計畫
所做的每一件事情，必須首先以病人和他們的健康為念。

　　健康照顧計畫必須從敵對者，走向成為為病人創造價值的
真正夥伴，不能只是像家長監督孩子那樣的中介機構。健康照
顧計畫回應反彈的方式，是建立遠比以前寬廣的醫療網，並且
取消許多繁瑣的批核規定。但是大部分健康照顧計畫簽約時，
仍然著眼於取得折扣，並且繼續維持醫療網的思維模式。

　　健康照顧計畫也必須擺脫一種態度：認為需要限制病人的
選擇和督導醫師的業務執行，才能確保病人獲得良好的健康照
護。我們不只一次聽到健康照顧計畫的高階主管打趣說，消費
者和醫師費盡心思想要得到做出壞選擇的權利，所以健康照顧
計畫必須保護他們。相反地，健康照顧計畫應該扮演的根本角
色是促使病人及其醫生取得卓越的照護，而不是試圖限制他們
的選擇。[2]健康照顧計畫要扮演好這個角色，將需要改變根深
蒂固的假設，並且博得今天經常不存在的信任感。

　　健康照顧計畫相對於任何單一的醫療提供者，本質上居於
更好的地位，更能支援和促進醫療提供者與治療方法的選擇。
醫療提供者幾乎難免有個傾向和誘因，想在醫療提供者集團內
轉診，並且建議病人接受它們有能力提供的治療。健康照顧計
畫，尤其是獨立於任何醫療提供者的健康照顧計畫，應該只關

心哪一個醫療提供者，以及何種治療方法將產生最高的價值，因為這才符合顧客和本身的利益。而且，健康照顧計畫和任何單一的醫療提供者不一樣，應該關心一名病人的總體健康需求，而且從監控到預防，直到持續性的疾病管理，全盤觀察整個照護週期——特別是如果健康照顧計畫能夠採取更長期觀點的話。

健康照顧計畫開始衡量成果、提供資訊增廣選擇，以及認清醫療提供者處理疾病的表現是否卓越之後，它們也會鼓勵和刺激醫療提供者之間出現正確型態的競爭。醫療提供者如第五章所說的重新定義策略，以成果為中心之後，健康照顧計畫將更能協助會員和他們的醫師作出好選擇。

根據成果，衡量和獎酬醫療提供者

健康照顧計畫容易掉進一個陷阱，那就是建立起龐大的醫療網，然後利用談判力量壓低價格，同時藉由審查或者規範醫療提供者的作業，試圖無微不至地管理健康照護的提供。事後批評醫療提供者的這種方式，終究失敗了，而且因此導致行政管理成本增加，正好顯示管理式照護的執行方式有重大的缺失。

由上而下的無微不至管理，不僅成本高且需要投入很大的心力，也如同前面幾章說過的，會疏離醫療提供者、窒息創新，而且實際上可能無法滿足病人的需求。有些健康照顧計畫透過批准和流程的規範，控制昂貴的診斷檢查，正好暴露了無微不至管理的一些陷阱。舉例來說，安泰雇用放射科醫生，審

查昂貴的核磁共振造影和其他掃描的給付申請，事後檢討醫師下令執行掃描是否需要，而不是衡量和比較使用掃描的醫師所做診斷的品質和整體的成本，觀察他們是否取得良好的成果，以及診斷時使用掃描，相較於其他的方法是否增添價值。[3]

藍十字藍盾旗下的高標（Highmark）更進一步，規範臨床放射影像應該如何操作。任何診所如果沒有提供多種服務項目（包括五種不同的放射影像檢查）、一個星期沒有營業至少四十個小時或者某些週六開門營業，以及沒有至少一名全職評鑑合格的放射科醫師的話，高標拒絕理賠診斷放射影像。[4]這麼做的理由，是希望檢查是由病人多的設施執行，以避免昂貴的設備重複購置。這樣的規定反而製造誘因，每一家提供放射影像服務的醫療提供者都執行每一種掃描，結果導致重複投資更多。而且，認為服務項目多，整體病人數量高會創造價值，而不是一種特殊檢查的數量高會創造價值的觀念值得懷疑。比方說，醫師指出，肌肉骨骼受傷，找骨科醫師的效果，比由放射科醫師判讀掃描照片要好。這種情況中，骨科業務執行組織中附設規模比較小的專業放射影像中心，可以提供成本效益更高的成果，但是健康照顧計畫的政策卻鼓勵反其道而行。即使高標的本意是好的，這個例子卻顯示管理流程，而不是直接衡量和獎勵成果，有它的難度，而且徒勞無功。重要的事情是掃描的成本、準確度和實用性，而不是醫療提供者選擇如何設置放射影像的組織。

除了無微不至管理流程的哲學，許多健康照顧計畫仍然傾向於企圖全面提高醫療提供者的標準，而不是用更多的業務，獎勵表現卓越的醫療提供者。大部分醫療提供者當然都有機會

採用最佳實務，但是我們的目標並不是讓所有的照護平庸化，或者全面提高標準。拉平競技場會使健康照護服務的提供進一步支離破碎，以及阻礙價值改善。[5]相反地，我們的目標是由真正卓越的醫療提供者提供更多的照護。如此才能急劇提高系統提供的平均價值。

經濟和管理理論的一個基本信條是，設定目標和衡量成果，比規範方法和試著執行更有意義。我們應該協助病人評估某種服務中真正卓越的醫療提供者，而不是拉平卓越和平庸的表現。但是，健康照顧計畫仍然關心藉由談判的力量以控制成本；仍然關切需要大醫療網，才能相對於醫療提供者取得優勢。健康照顧計畫擔心為會員尋找最佳的醫療提供者，將推升成本。但是如同我們在第四章和第五章所說，最佳的醫療提供者，成本往往最低。往建立高品質醫療網邁進的健康照顧計畫（見本章稍後的討論）正發現，卓越的醫療提供者將經常提出更有利的費用結構，因為它們本質上效率高。

促使病人前往表現最好和效率最高的醫療提供者就醫，能夠壓低成本，並且推動如圖表5-2所示的價值改善良性循環。以病人獎勵良好的成果，是激勵每一個醫療提供者力求改善最有力的方式，也是抑制供給過剩的最佳方式。

在以價值為基礎的競爭中，醫療提供者和健康照顧計畫將需要發展全新的關係。醫療提供者將在照護提供的領域，爭相展現價值和創新，以改善病人的照護結果和效率。健康照顧計畫將以提供資訊和教育病人的方式，協助轉診醫師，以及和醫療提供者協調合作，了解什麼事情行得通。要建立這種建設性的關係（在今日看來似乎是十分激烈的轉變），將需要雙方展

開重大的文化變革。大部分醫師仍然認為，健康照顧計畫是提
供優良照護的障礙。不過一些健康照顧計畫已經接納疾病管理
服務，醫師的態度開始有了改變。

目前有許多健康照顧計畫正著手推動品質方案，想要改
採論質計酬的方式。這些努力大多不是把注意焦點放在品質
本身，而是重視流程是否符合規定。[6]雖然這種過渡步驟很有
用，但是論質計酬卻有可能成為最新的無微不至管理，試圖規
範醫療提供者必須遵守的實務做法。論質計酬也認為必須用更
高的價格，獎勵高品質的表現。但如果優良的結果，是以更多
的病人給予獎勵，那麼表現卓越的醫療提供者，將因為學習和
效率提高而使得獲利率升高。如此就能在獎勵高品質表現的同
時，不需要不斷提高價格。

整個照護週期的照護價值極大化

目前的系統中，投保人的流失率（churn rates）數字告訴
我們，高達四分之一的投保人可能在五年之內更換健康照顧計
畫。結果，許多健康照顧計畫有意無意間採取短期的觀點，把
重點放在控制每一次問診、服務、藥物或者治療的成本，以及
將這些成本壓到最低。只注意個別的介入，等於接受了健康照
護提供支離破碎的性質，也認為它是一種交易，甚至使這樣的
特質惡化，從而減損價值。今日，投保人的流失率被視為不
可避免，甚至加以鼓勵。正如我們談過的，這不符合病人、雇
主，或者甚至健康照顧計畫的真正利益。

健康照護的價值是在整個照護週期內決定的。如同我們在

前面幾章所說，合適的照護，只能在整個照護週期內加以了解。整個照護週期從頭到尾，各項要素彼此之間也有強大的關係——例如風險預防可以將介入的需要降到最低。

照護週期的觀點會改變健康照顧計畫所扮演角色的特質。正如一些健康照顧計畫經理人所說，目前的當務之急，必須從降低住院一天的給付金額，轉移到思考如何協助病人保持身體健康，根本不需要住院。

健康照顧計畫必須成為組織、評估，以及增進整個照護週期醫療照護的推動力量。健康照顧計畫也必須接受協助病人走過整個週期、支援協調、促進資訊交流，以及確保照護持續的角色。健康照顧計畫必須在編纂和分析會員整個週期的健康成果方面，扮演領導角色。這種焦點的移轉，將在照護成果、成本管理和行政管理簡化方面得到很大的利益。病人、醫療提供者和健康照顧計畫都將是贏家。從某些方面來說，健康照顧計畫比任何一個醫療提供者更適合扮演這個角色，而且這和一般的看法恰好相反。

健康照顧計畫才剛開始走向照護週期的思維方式。雖然許多健康照顧計畫提供某種疾病管理，但有時不願全力採納這種方法，以免招來「昂貴的」病人。極少健康照顧計畫會蒐集資訊，以追蹤病人在整個照護週期的照護結果。雇主保險計畫的行政管理人員，有時也沒有向計畫主辦者強力溝通照護週期方法的價值，原因可能出在他們擔心雇主短期內不可避免將採用的計畫結構，會把成本壓到最低，而這種擔憂其實空穴來風。

簡化計費，以及降低行政管理交易的需要

舊系統中，健康照顧計畫需要執行無數的文書作業，以批准轉診和治療方法、支付帳單、控制支出、限制服務，以及和病人溝通。今天往往仍然如此。與醫療提供者簽訂的合約仍然複雜。即使是一種疾病，健康照顧計畫通常也需要和無數的實體取得協議、談判不計其數的個別合約，並且執行不計其數的檢查，以確保符合合約的條款。即使是單一照護階程，也需要處理無數的帳單。計費和收款作業程序錯綜複雜且容易引起爭議。行政管理流程對投保人不透明，因為他們沒有收到整體的照護成本，而且不了解帳單裡面包含什麼。健康照顧計畫本身負擔的行政管理成本，占健康照顧計畫保費的10%左右。健康照顧計畫實施的規定，對系統內其他地方造成的成本更大。[7]在其他任何領域，以這種方式營運的公司很快就會關門大吉。

行政管理的複雜性仍然是健康照顧計畫用來控制成本的重要工具。比方說，即使許多健康照顧計畫放寬醫療網的限制，有些健康照顧計畫卻要求會員必須確定網外的醫療提供者優於合約（網內）醫療提供者，才能取得給付。可是健康照顧計畫並沒有提供網內醫療提供者的品質或經驗資訊。因此不可避免的，我們會做成結論，認為這種做法的目的，不是在為會員取得最適當的照護，而純粹是為了避免網外照護的給付。我們很難理解，為什麼一些健康照顧計畫投入那麼多努力和費用，只為了找理由拒絕付款，而不只是單純地要求網外醫療提供者向網內的合約價格看齊。控制成本的方法走錯了方向。

健康照顧計畫的整個思維需要完全顛覆。目前的系統中，就算不是大部分的行政管理交易都沒有增添價值，也有許多行政管理交易是如此。我們的努力重點，應該將它們減到最低，或者完全消除。健康照顧計畫可以如何簡化付款？健康照顧計畫可以如何從個別介入和多重計費，走向照護階程單一計費？健康照顧計畫可以如何集合和管理病人的醫療資訊，以消除過多的文書作業、重複的檢查，以及反覆提供病史？

在健康照顧計畫調整自己扮演的角色之後，目前的許多行政管理功能應該而且將過時。在它們向病人和醫師提供資訊與建議，而不是建立受到限制的醫療網；轉而衡量成果，而不是試圖無微不至管理照護的提供；以及重新導向，以整個照護週期為中心，而不是以個別的介入為中心，行政管理上的複雜性應該會降低。

大部分健康照顧計畫都知道應該降低管理成本，卻缺乏必要的思維，能夠真正取得成功。幾乎每一個健康照顧計畫都已經減少要求取得行政管理上的核准，而且前瞻性更強的健康照顧計畫，也允許採取電子交易。但是這些緩步漸進的方法，重點放在以更高的效率執行舊任務，而不是重新架構系統，以改善價值。

以會員的健康成果競爭

健康照顧計畫主要是藉由降低成本和限制保費的增長而競爭。達成這個目的的手段是零和競爭。將來健康照顧計畫需要藉由經過初期狀況調整後的會員健康成果相互競爭。它們必須

提供證據，證明會員每單位支出的健康結果十分優異。這是健康照顧計畫創造價值的終極證明。

　　健康照顧計畫應該以會員的整體健康來衡量並加以激勵。這會使焦點強力集中在會員的健康上。協助會員降低生病的風險，以及管理他們的疾病，以保持健康的身體，將成為健康照顧計畫（及其會員）符合自身利益的核心。協助病人尋找能夠提供最好價值的醫療提供者和治療方法，將成為健康照顧計畫必須做的事情。我們將談到，健康照顧計畫也會受到激勵（而且非常適合給予激勵），努力從所有的醫療提供者那裡，蒐集會員的健康資訊，並且保有和維護全面性的醫療紀錄。在會員的健康成果上競爭，也會產生額外的利益——為健康照顧計畫開啟遠多於從前的機會，使自己有別於同業。

　　健康照顧計畫抱怨雇主只知道尋找最低的保費，也只想把短期的成本降到最低。但由於健康照顧計畫沒有衡量健康成果，以及教育雇主了解，以醫療提供者卓越的表現、照護週期管理和風險預防為中心的模式，是改善價值的最好方式，它們又能期待什麼？

　　有些健康照顧計畫正開始用不同的方式衡量績效。比方說，信諾（CIGNA）2004年在同行評審的一本期刊上，發表它的疾病管理計畫中，糖尿病病人照護結果和成本的改善資料。[8]明尼蘇達藍十字藍盾已經發表綜合疾病管理和風險管理的成果與成本改善證據。[9]這些例子中，會員健康成果的證據，不是直接行銷給投保人或計畫主辦者。但是居於領先地位的健康照顧計畫正往這個方向邁進。2005年，有些健康照顧計畫不只宣傳會員滿意度的評等，也開始宣傳國家品質保證委員

會（NCQA）編纂的流程和品質衡量評等。[10]比方說，新英格蘭的哈佛朝聖者健康照護（Harvard Pilgrim Health Care）可以宣傳自己在2004年NCQA評比的二百六十個健康照顧計畫中奪冠。[11]一段時間之後，用於評估成果的衡量指標，必須從流程衡量指標轉移到每1美元的保費獲得的真正健康結果。有些居於領先地位的健康照顧計畫，已經開始為會員分析他們相對於總人口的健康衡量指標。到目前為止，這個會員健康資料並沒有公開。不過，最具前瞻眼光的健康照顧計畫，最後會開始發表會員健康結果的資料。有一個居於領先地位的健康照顧計畫將在2006年開始發表會員綜合健康指數，包括照護結果、安全和預防等方面的衡量指標。

健康照護系統中，如果健康照顧計畫爭相為會員提供優異的健康成果，將遠比單一保險人制度推動更多的價值改善和創新。[12]相互競爭的健康照顧計畫將和沒有競爭對手或者不負責任的單一保險人不同，會努力提供最實用的資訊、促進最好的照護，以及讓病人和醫療提供者的交易變得簡單。這個模式將使病人價值改善的速度加快許多，同時維持競爭的相互制約和平衡。

今天有些健康照顧計畫和醫療提供者垂直整合成單一的組織。我們說過，單一的整合化組織可以改善健康照顧計畫和醫療提供者之間的工作關係、降低移轉成本的誘因，以及簡化合約和文書作業，而緩和目前系統中一些妨礙機能正常運轉的層面。山際健康照護和凱薩普門等整合化組織已經實現可觀的利益，而且到目前為止能夠更快地改善照護提供方法。

不過，整合保險人和醫療提供者，會在封閉式的醫療網中

選擇醫療提供者時，本質上發生利益衝突的現象。於是這會出現第二章和第五章談過的，在疾病的層級，產生阻礙競爭的風險。系統對系統的競爭，效果最後會打折扣。整合化組織也必須處理無法逃避的誘因，也就是想要限制醫療提供者的服務和限量配給照護，因為整個組織從每位會員獲得的給付是固定的，卻涵蓋所有的健康照護需求——稱作論人計酬。獨立的健康照顧計畫由於缺乏醫療提供者的基礎設施或照護容量，和擁有固定醫療提供者基礎和成本結構的整合化醫療網比起來，將有更大的自由，把服務移轉到表現卓越的醫療提供者，以及讓病人接受效果更好的新治療，而改善價值。在以價值為基礎的競爭中，獨立健康照顧計畫的這種彈性，應該會使它們相對於保險人和醫療提供者整合的健康照顧計畫，更能在特定的疾病照護，取得更大的價值改善。保險人和醫療提供者整合的健康照顧計畫，必須依賴固定一群醫療提供者的流程改善或者成本控制才能改善價值。

整合化組織在未來的健康照護系統中，應該占有一席之地，而那一席之地，最後是由成果所決定。不過，我們相信一個系統中，如果大部分健康照顧計畫都獨立於醫療提供者之外、服務的支付是針對疾病層級的整個照護週期（而不是整個系統的論人計酬），以及相互競爭的健康照顧計畫善用醫療提供者之間的競爭以改善價值，最能提升病人價值。

隨著經風險調整後的照護結果資訊之發布成為一種常態，開放式的競爭和不受限制的選擇將愈來愈重要，特定疾病的優良成果，將因為病人流量增加而得到獎勵。現行系統中的不當誘因、受到限制的競爭，以及高行政管理成本等種種缺失經矯

正之後,垂直整合的優勢之重要性將減退,而開放和無偏見的轉診,價值則會增長。

走向以價值為基礎的競爭:
健康照顧計畫的要務

為支持這些新的加值角色,健康照顧計畫必須改變策略、組織結構、營運實務,以及與醫療提供者、會員往來的方式。這些做法將需要大幅改弦易轍,但我們知道有可能做到,因為這些事情正在發生之中。就與醫療提供者的往來而言,我們針對健康照顧計畫建議的每一點,有些健康照顧計畫或服務提供者都正在執行,或者在發展之中,只是沒有一個健康照顧計畫全盤接納。圖表6-2彙總了健康照顧計畫在這些廣泛的領域能夠採取的行動。

對病人和醫師提供健康資訊與支援

健康照顧計畫的策略轉型中心要務,是重新定義業務,從管理健康給付和控制成本,轉為提供健康資訊、諮詢服務,以及對會員持續提供支援。首要的顧客必須是會員╱病人,而非計畫主辦者。醫師必須視為健康照顧計畫的盟友,不是敵人,要和健康照顧計畫合力增進會員的健康。我們十分確定,相信如果健康照顧計畫為投保人創造價值,計畫主辦者的支持和忠誠就會隨之而來。

對病人和醫師提供健康資訊與支援
- 組織結構的設計，是以疾病，而不是以地域或行政管理職能為中心。
- 發展醫療提供者和治療方法的衡量指標，以及蒐集成果資訊。
- 以資訊和一視同仁的諮詢服務，積極支援醫療提供者和治療方法的選擇。
- 以整個照護週期為中心，設計資訊和支援病人的組織結構。
- 對所有的會員，甚至健康的會員，提供全面性的疾病管理和預防服務。

調整健康照顧計畫和醫療提供者之間的關係
- 改變與醫療提供者分享資訊的性質。
- 獎勵醫療提供者的卓越表現，以及為病人增進價值的創新。
- 對於照護階程和照護週期，改採單一帳單和單一價格。
- 簡化、標準化，以及消除文書作業與交易。

重新定義健康照顧計畫和投保人之間的關係
- 改採多年期的投保人合約，並且改變健康照顧計畫契約簽訂的性質。
- 結束成本移轉的做法（例如重新核保），以免傷害人們對健康照顧計畫的信賴，並且招來冷嘲熱諷。
- 協助管理會員的醫療紀錄。

圖表 6-2
健康照顧計畫的要務

以疾病為中心，設立組織結構

　　健康照顧計畫和醫療提供者一樣，組織結構需要向創造價值的核心動因看齊。我們說過，健康照護的價值是在處理整個照護週期的特殊疾病時創造出來的。健康照顧計畫組織的首要單位，應該是以健康狀況群組加以定義，再加上有個單位，專門處理初級照護。為了說明容易，我們將把這些組織單位稱做「健康狀況管理單位」（health condition management units；HCMUs）。這些單位和我們第五章所說的醫療提供者整合化業務執行單位類似。單單要健康照顧計畫和醫療提供者的組織結構以疾病為依歸，這件事就會產生無數的價值創造機會。全新

的對話和工作關係就會因此創造出來。

HCMUs應該負起責任，蒐集和它們所處理的健康狀況有關，最佳的預防、診斷、治療、長期管理等醫療知識。它們應該衡量，以及與醫療提供者簽約；編纂和解讀會員整個照護週期的資訊；與轉診醫師互動；支援投保人／病人選擇醫療提供者和治療方法；以及協助會員走過照護週期。[13] 分析每一種疾病的照護提供價值鏈（在第五章和附錄B討論），可以提供健康照顧計畫一種工具，用於了解和有效扮演這些角色，以及促使照護整合得更好。有些情況中，HCMUs會發展出次單位，在照護週期的某些層面擁有特殊的專長，例如風險評估和預防、診斷、治療和長期的疾病管理。我們應該根據會員在HCMUs所督導的疾病取得的健康成果相對於照護成本，以及根據HCMUs相對於其他健康照顧計畫取得的健康成果，來衡量HCMUs的表現。

信諾等一些健康照顧計畫正開始往這個方向邁進。這類計畫有一些單位負責許多疾病急症照護的個案管理，也有其他一些單位負責某些慢性狀況的疾病管理。這樣的結構是個好的開始，但可以延伸到所有重要的疾病。這種結構最後需要採納照護週期模式，而不是用人為的方式，區分急性和慢性照護。

當健康照顧計畫在許多地區營運，HCMUs應該橫跨地域。這除了能夠提高資訊蒐集、病人諮詢服務，以及跨區域的醫療提供者衡量與關係管理的效率，也有助於深化專長。相形之下，依地區設計組織結構，只會使照護提供的地方性思維持續存在，並且保護地方性的醫療提供者不必符合表現最佳同業的標準。區域性模式也能促使組織傾向於與少數大型實體簽訂

合約，而不是根據卓越的表現，各業務執行單位逐一簽約。

除了HCMUs，健康照顧計畫需要一個共同的單位，專門蒐集、驗證和分析全面性的會員健康資訊、與每個HCMU密切合作，以編纂正確的資訊，以及利用這些資訊，增進會員的健康和治療效果。這個單位或許可稱之為「會員資訊管理單位」（member information management unit；MIMU），應該負責尋找富有創意的方法，與會員、醫師合作，務必將所有必需的會員健康資訊提供給會員和醫師、避免重複檢查、會員和醫師了解健康風險，以及蒐集和交換來自所有參與的醫師和醫療提供者的資訊。最後，為會員蒐集和驗證完整的病人醫療紀錄的流程，也應該由這個單位負責督導（本章稍後討論）。我們應該根據這個單位所提供資訊的品質，衡量它的績效。

健康照顧計畫的其他行政管理職能，例如資訊科技、交易處理、行銷、會員服務、會計，以及與雇主、計畫主辦者維持關係，屬於支援性的職能。這些單位的組織結構應該設計成服務性組織，工作是促成居於核心地位的HCMUs和MIMU達成其健康價值目標，並與各個組成部分溝通。它們若能提供卓越的服務和達成特定的職能目標，應該給予獎勵。

發展醫療提供者和治療方法的衡量指標，以及蒐集成果資訊

健康照顧計畫能夠增添價值的一個重要方式，在於它們有能力蒐集和彙整客觀的健康資訊，以利病人和轉診醫師參考使用。健康照顧計畫和任何一個醫療提供者不一樣，擁有整個照護週期、幾乎所有的疾病、橫跨許多會員、醫療提供者、個別醫師，以及許多治療方法的經驗和資料。健康照顧計畫透過

HCMUs，應該能夠在疾病的層級，衡量和比較醫療提供者。它們也應該能在各種治療方法的效果方面，蒐集外部的證據和發展本身的資料。健康照顧計畫最後應該成為各醫療提供者根據成果展開競爭，不可或缺的推手。健康照顧計畫將來不需要事後審查治療方法是否合適，因為醫療提供者的成果會揭露出來。

如同前面幾章所說，有四類醫療提供者的資訊特別重要：成果、經驗、方法和病人屬性。其中最重要的是醫療成果（medical results），由結果（outcomes）、成本和價格組成。我們說過，結果有多個面向，包括病人機能、生命長度、生活品質、恢復時間、痛苦、併發症和醫療錯誤等衡量指標。和病人個人價值有關的結果，在副作用、治療的侵襲性，以及在機構場合中治療的必要性等領域也很重要。[14]結果相對於價格，決定了價值。

雖然病人服務（例如提供便利的設施和親和性）相當重要，而且應該加以調查，醫療成果終究還是比較重要。因此，病人調查需要考慮病人對醫療結果的看法，而不只是大部分投保人反應意見時，所重視的各類顧客服務指標。

許多照護領域的結果資料目前受到種種限制，所以太多的健康照顧計畫只觀察短期的成本和照護折扣優惠的高低。這強化了舊模式，只重視個別的服務，並且將病人導向願意提供低價的醫療提供者，而不是提供資訊給病人，讓他們能夠根據整個照護週期的價值作選擇。

病人和健康照顧計畫需要的資訊不只是治療方法，也需要照護週期其他部分的資訊：診斷、疾病管理和疾病預防。有些

健康照顧計畫在這些領域的衡量方面上已有進展，但目前的實務只觸及皮毛而已。衡量醫療提供者的診斷效果（例如準確性和全部的成本，包括檢查和是否需要重複看診）對價值來說極為重要，因為不僅有助於取得良好的病人照護結果，也可以避免不需要，甚至有害，會使成本大增的治療。健康照顧計畫必須視這一部分的照護有別於治療，並且知道誰是卓越的診斷醫師。

　　健康照顧計畫也需要疾病管理方法方面的專長，以及各疾病管理醫療提供者或者健康照顧計畫本身所做努力成效的衡量指標。健康照顧計畫最後必須成為專家，協助會員了解，影響一名會員產生各種疾病風險的因素、預防疾病的最好方法，以及疾病預防服務供應者的成功率（可能包括健康照顧計畫本身）。

　　為了衡量價值，健康照顧計畫將需要帶頭彙整多種介入的病人資訊，最後則是整個照護週期的病人資訊。這包括比較長期的結果資訊，以及總費用的資訊，包括重複或者再次進行的治療在內。健康照顧計畫將需要蒐集和整合個別介入的資訊。這些資訊現在通常分開來蒐集、分析和採取行動。長期而言，在醫療提供者改變其照護提供結構之後（見第五章），我們應該期望醫療提供者以這種方式展現成果和成本資訊。

　　健康照顧計畫可以借重許多資訊來源（每個資訊來源都還不完整或者不完全令人滿意），而展開成果衡量的流程。第一，健康照顧計畫能夠取得目前和過去會員的資訊，以及治療會員的醫療提供者和治療方法的資訊。這些資訊極少在疾病的層級和整個照護週期進行系統性的分析。可是這麼做，有很大

的潛力，可望告訴我們價值改善的情形。舉例來說，信諾最近結合實驗室檢查成果和用藥資料，以及疾病管理計畫參與會員的醫療理賠資料，發現它更能查出病人照護方面的錯誤、缺口或疏漏，也更能衡量不同的疾病管理供應商和方法產生的效果與投資報酬率。

第二，聯邦醫療保險的理賠資料是在成果方面得到寶貴的見解，以及比較成果的重要來源。如果能夠取得集中給付的資料（包括非聯邦醫療保險病人），它也是重要的來源。這些資料讓我們能夠比較各個醫療提供者和跨地域特定狀況的個別介入或治療的成本。這些資料也揭露了治療型態和死亡率這個成本構面的差異。雖然這些資料還不容易支援更廣泛的結果衡量，或者比較整個照護週期的病人，借重複雜的分析，但還是能夠利用代碼，推論併發症的發生情形，或者根據病人的初期狀況而調整。[15]有些健康照顧計畫的高階主管相信，利用現有的集中給付資料，進行複雜的分析，可以做為不錯的起點，用於比較許多醫療提供者治療特定狀況的成果資料。不過，他們指出，個別醫師和醫院外提供的照護，資料仍然十分稀少。

第三，第四章談過，一些疾病領域已經蒐集了客觀和系統性的結果資料，包括某些複雜的疾病（見第四章的方塊文章「照護結果資訊有多好」）。比方說，聯邦政府已經蒐集末期腎臟疾病的資料，而且美國每一座血透析中心十九歲以上病人的照護成果衡量指標也能取得。雖然透析病人經常有其他許多健康上的問題，但是其中不少問題是從這些資料的分析得知的。比方說，資料揭露病人腎衰竭之後，生存年數有很大的差異。而差異的產生，和受到的照護有很大的關係。約20%的病人在

一年內死亡，約50%在三年內死亡，約30%生存超過五年。過濾率（filtration rate；衡量透析效果的一種衡量指標）的差異也很大。不過，即使是這個資料，也還沒有使用到接近它的全部潛力。雖然聯邦醫療保險會檢討成果不佳的醫療提供者，以及在流程改善方面督導它們，卻沒有使用這個資訊，促使病人前往卓越的醫療提供者就醫。如果能夠這麼做，不僅能帶來更好的健康成果，也會刺激成果低於平均水準的醫療提供者力求改善。

目前已有結果資訊的另一個例子，是移植成果科學登記處（Scientific Registry of Transplant Results）蒐集的全國性資料。這些資料也揭露了移植結果的差異很大。似乎很少轉診醫生知道這些有用的資料。他們根據的是個人的經驗，以及轉診時的關係。但是就移植來說，有些健康照顧計畫及其承包服務供應商正開始使用可用的資料，好讓病人和轉診醫師能夠選擇更好的醫療提供者。即使醫師遲遲才尋找和利用成果資料，健康照顧計畫還是可以扮演助導的角色。

第四，許多獨立的組織已經蒐集了醫院和一些醫師的品質相關資訊，其中不少仍然是透過聲譽調查，或者流程指標的資料而取得。聲譽調查是個起步，但遺憾的是，它們往往強化人們的印象，更加覺得這些資料並不是根據客觀的結果而得。

最後，每一個健康照顧計畫都可以單純地要求醫療提供者，以最有意義的可能方式，提交它們在疾病層級的成果和價格資料。我們不需要等候標準衡量指標發展出來，或者開始蒐集全國性的資料。如果健康照顧計畫要求醫療提供者在疾病和照護週期的層級衡量成果，並且獎勵表現卓越的醫療提供者，

這會加快現狀的改善速度。

結果資料的數量和範圍肯定會急劇增加。健康照顧計畫憑一己之力，或者與其他的健康照顧計畫、雇主、醫療提供者合力扮演催化劑的角色，以改善成果資訊的供應，是它最重要的工作。其實，健康照顧計畫業者應該集體投資於成果衡量的研究，以及探討成果和臨床業務執行之間的關係。我們找不到一個領域，比健康照顧計畫業者提供長期的價值更為重要。

為了像第八章所說的那樣，所有疾病的成果都公開報告，政府或醫學研究所等準公共組織可能需要擁有公權力，批准各種衡量指標和風險調整後的模式、督導資訊的蒐集，以及發布成果資訊。不過，健康照顧計畫必須積極利用今天已經能夠使用的資訊，正如一些居於領先地位的健康照顧計畫和服務公司所做的那樣。

健康照顧計畫的許多資訊蒐集和分析職能，應該在內部執行，因為醫療資訊絕對是健康照顧計畫所負使命和競爭優勢的核心。不過，將若干資訊蒐集和分析職能外包出去，例如一些專業疾病責任，請外界機構代勞，可以提升效率，也能借重更深入的專長。

一段時間之後，健康照顧計畫會在資訊蒐集和病人諮詢職能等方面，發展出許多內製和外包的做法。某些領域中，由專科醫師執行，一些資訊職能的規模經濟將十分吸引人，尤其是比較不常見的疾病，特定的健康照顧計畫缺乏數量足夠的案例。健康照顧計畫也可以策略性地選擇在某些疾病，培養深入的內部能力，成為其他健康照顧計畫的服務供應商。這只是邁向以價值為基礎的競爭，將使健康照顧計畫更有能力卓然不群

的一種方式。健康照顧計畫如果及早開始蒐集和了解各醫療提供者在疾病層級的成果資訊，將取得極為重要的競爭優勢。

以資訊和一視同仁的諮詢服務，積極支援醫療提供者和治療方法的選擇

健康照顧計畫的根本角色，是協助病人和轉診醫師在處理病人特殊的疾病表現卓越的醫療提供者那裡，獲得正確的照護。健康照顧計畫太常假設，病人不會或者無法對本身的健康照護做出好決策。更糟的是，許多健康照顧計畫假設病人總是會選擇接受更多的照護。可是如同我們在第二和第四章所說，審慎的研究並沒有支持這樣的看法。掌握充分資訊的病人，往往選擇比較少的照護和比較不昂貴的照護，因為他們握有資訊，能夠針對本身的健康照護做出好選擇，而且會想避免接受風險高、痛苦和耗費時間的療程。

有更好的成果資訊可用時，許多健康照顧計畫會員及其醫生會做出更好的選擇。但是健康照顧計畫單單把資訊貼在網路上，然後期待會員（和轉診醫師）會看到，是不夠的。它們有必要採取主動諮詢和決策支援的方法。健康照顧計畫如果能夠及早讓病人知道各種選項，並且協助病人取得卓越的照護，將增添很大的價值，特別是在複雜或慢性疾病中。

舊模式會透過醫療網的限制或許可，控制病人的選擇。相反地，病人和轉診醫師必須獲准（事實上應該得到鼓勵）尋找卓越的醫療提供者。健康照顧計畫必須培養能力，積極支援這個流程，而且了解每一個醫療提供者的獨特專業領域（見第五章）能否滿足病人特殊的需求。這麼做，不僅能夠改善健康結

果,也能抑制成本。經驗豐富且擅長利用最有效和最低侵襲性方法的醫療提供者,將在第一次就做對、避免發生代價高昂的併發症和錯誤,而且會使病人更快和更完整地恢復健康。病人如果是從卓越的醫療提供者獲得照護,那麼不僅結果會比較好,而且長短期成本也會比較低。成果和價值成了首要的考量因素,醫療提供者是否屬於地方性機構,或者健康照顧計畫是否已經和那家醫療提供者簽訂某種服務的最低價格合約,便不是那麼重要。

病人將繼續依賴醫師的建議,也應該繼續這麼做。主張病人可以或者應該成為醫療專家,並且引導本身的照護,這樣的觀念既產生誤導作用,又不切實際。醫師不可避免將是這個流程的一部分,而以資訊支援轉診醫師,將是健康照顧計畫扮演的重要角色。不過,健康照顧計畫本身應該在提供資訊和建議方面扮演某種角色,因為它們是獨立機構,而且和病人有關係,不是和任何醫療提供者或治療方法有關係。健康照顧計畫沒有和任何醫療網發生關係時,應該能夠比任何醫療提供者更為客觀,而且會在理由充分時,居於更好的地位,建議病人前往區域性中心就醫,而不是找地方性的醫療提供者。健康照顧計畫把成果資訊告訴病人和醫師,並且提供支援,將成為極重要的市場創造者(market makers),以及以價值為基礎的競爭之促成者。

要扮演這些角色,健康照顧計畫將需要取得病人和轉診醫師的信任和建立起信譽。當選擇受到限制,而且醫療網是以成本來定義,不管價值高低,信任就會遭到摧毀。會員根據多年的經驗,會懷疑健康照顧計畫唯一的動機,是限制治療和引導

他們前往健康照顧計畫能夠得到最大折扣優惠的醫療提供者那裡就醫。健康照顧計畫只要繼續實施醫療網限制,並且使病人到網外就醫負擔很高的成本,其客觀性和公信力就會打折扣。

許多健康照顧計畫正開始試著將它們和會員、醫師之間的關係,改為當健康顧問或者健康代言人。包括哈佛朝聖者和聯合健康集團(UnitedHealth Group)在內,愈來愈多健康照顧計畫正往這個方向邁進,由此可見健康照顧計畫和投保人之間的關係有可能改變。但是,需要持續不懈的努力,才能贏得投保人的信任,更別提贏得醫師的信任。

聯合健康集團旗下的聯合資源網(United Resource Networks;U.R.N.)所做的努力,說明了讓病人能夠選擇,可以帶來什麼樣的機會。U.R.N.本身不是健康照顧計畫,但提供服務給健康照顧計畫,包括提供給它的母公司。U.R.N.利用全國性的資料,專業服務對象是器官移植病人,表現優異。除了聯合健康,其他的健康照顧計畫也和U.R.N.簽約,對器官移植病人提供服務。整體而言,U.R.N.每年管理超過七千個案例。其器官移植計畫幫助病人尋找卓越的醫療提供者、取得良好的結果,以及透過照護的改善而降低成本。有時這表示病人得以順利進行器官移植,但在其他的案例中,卻能將病人引導到某家醫療提供者,以其專長成功治療病人,而不需要移植器官。

U.R.N.為了找到卓越的中心,會利用全國性的器官移植結果和經驗資料,以及其本身的認證流程。認證流程是U.R.N.與無數卓越的醫療提供者深入互動產生的。U.R.N.分別找出移植每一種器官的卓越中心;例如,骨髓移植的最佳中心,可能不是肝臟移植的最佳中心,因為每一種器官移植,都需要不同的

照護提供價值鏈。U.R.N.只和經驗最豐富，以及已經展現優異結果的中心磋商簽約事宜。

U.R.N.並不會指示病人如何選擇醫療提供者；它的病人客戶不受健康照顧計畫和醫療網關係的限制。相反地，U.R.N.提供資訊給醫生和病人，讓他們知道每一個醫療提供者的照護結果、其他病人對醫療提供者的服務經驗所做的評等，以及在病人的健康保險理賠範圍之外，病人接受醫療提供者照護需要自行負擔的費用。每位病人都由一位技術熟練的護理人員引導走完流程。護理人員不僅協助進行初步的醫療提供者選擇，也在治療的過程中擔任顧問。最後的決定仍然掌握在病人自己手上。U.R.N.發現，器官移植領域可用的絕佳結果資料，雖然在網站上免費供應，但以其目前的形式，根本不可能為大部分病人所了解。而且，如同我們前面所說，轉診醫師沒有持續一致地使用這個資料。[16]因此，在向病人，以及初級照護醫生或者轉診醫師解釋資料和可用的選擇時，受信任的顧問扮演的角色不可或缺。

U.R.N.交出了卓越的成果。它的病人以更低的成本，獲得更好的照護結果。舉例來說，強鹿（John Deere）1993年和U.R.N.簽約。1999年，129名承保病人接受器官移植。每一個案例，在不限制選擇的情形下，病人都選了品質很高的醫療提供者。強鹿每一次的器官移植照護階程，平均節省35%的標準器官移植費用。[17]U.R.N.發現，節省下來的成本約有四分之一來自併發症減少，其餘來自卓越的醫療提供者願意降低費率以吸引更多的病人。這和卓越醫療提供者的效率比較高有關係，而這正是我們在第五章所說，照護提供良性循環的結果。而

且，在提供結果資料的情形下，必須不限制醫療網，才能促使病人前往比較好的器官移植中心就醫。病人不會單純選擇最便利的附近醫療提供者。

U.R.N.乘勝追擊，正在擴張服務，踏進品質證據足資信賴，或者能夠建立可信賴品質證據的其他照護領域。比方說，不到3%的成人癌症是以研究準則加以治療，而且成人的治癒率遠遠落後兒童。[18]U.R.N.正在努力改善成人癌症患者的照護成果，方法是蒐集一些癌症種類的結果資料；這些癌症，已有同行評審的研究，證明在經驗豐富和數量高的醫療提供者，取得更好的臨床成果。當U.R.N.的資料顯示，某個經驗豐富的中心有比較好的臨床結果，U.R.N.就會設法與該中心建立關係，並且磋商合約，以服務病人。U.R.N.同樣不會限制病人或轉診醫師的選擇，而是藉由提供成果資訊和建議，讓他們能夠做出更好的選擇。

在某些案例中，一種疾病受人喜愛的治療方法和醫療提供者將位於本地之外。健康照顧計畫在這方面，可以協助約診和交通問題。U.R.N.發現，有比較性的資料可用時，搭乘交通工具前往外地取得真正的專家照護，病人望之卻步的程度遠比許多人想像的要低。比方說，在U.R.N.將其服務延伸到新生兒先天性心臟病之後，設法確保預期新生兒將有心臟異常問題的夫婦，前往正確的地方，好在孩子誕生時能有專家執行手術。先天性心臟缺陷的手術和心臟移植一樣（見圖表2-4），在美國各地許多醫院執行，但成功率差異很大。卓越的醫療提供者能夠降低造成身體和認知障礙的風險，對病人可說有其終身的差異。U.R.N.發現，準父母如果獲得充分的資訊，都十分願意前

往外地的醫療提供者就醫。

　　為了促使病人選擇卓越的醫療提供者，當價值存在顯著差異，健康照顧計畫應該支付交通費用（和我們對健康照顧計畫的建議一樣，這也適用於雇主的自我保險計畫）。U.R.N.發現，補貼病人和一名隨行人員的交通費用，將鼓勵病人選擇最佳的醫療提供者，而且許多時候反而能夠節省支出，因為最佳的醫療提供者在整個照護週期，所花成本實際上比較低。許多雇主陷在成本極小化的思維框框中，不願將交通給付包含在健康照顧計畫中。有些健康照顧計畫也不願給付交通費用，因為害怕這麼做，將傷害地方性醫療提供者之間的競爭。其實影響效果恰好相反。病人如果開始拿地方性的醫療提供者和全國的最佳醫療提供者比較，將因為激勵地方性的醫療提供者達成更高的標準，而急劇增進地方性的競爭。

　　U.R.N.是如何協助病人尋找最佳醫療提供者的一個好例子，但同時我們也看到有其他各式各樣的模式引進。有些健康照顧計畫遵循我們說過的基本原則，正開始定義新種類的醫療網，不包含限制選擇。它們是根據品質和價值，而不是地點來建立各個層級的醫療提供者。健康照顧計畫藉由鼓勵病人考慮高品質的醫療提供者，卻不限制他們的選擇，因而進一步利用競爭以改善醫療提供者的品質。

　　舉例來說，信諾已經為有資料可用的幾種疾病，發展出「品質網」。它的引導準則是，這些醫療網不應該限制病人的選擇，而是以提供資訊、由健康顧問提供諮詢服務，以及提供經濟誘因的方式，鼓勵病人做出更好的選擇。這些誘因是以降低病人在卓越醫療提供者接受照護，分攤成本的形式呈現。和

U.R.N.所用的方法類似，卓越的醫療提供者應該在健康照顧計畫傳達其優良照護成果之後，以更高的病人數量做為獎勵。信諾和這些中心磋商更好的費率，並將節省下來的支出回饋投保人。

信諾也發現，品質和效率有相關性。比方說，心臟科醫師的成果衡量指標如果比別人要好10%或者更高（視何種衡量指標而定），那麼平均而言，效率高約10%。整個來說，信諾發現最高層的醫師，成本低8%到10%，而這包括所有的住院和門診照護之醫療與藥物成本。信諾的資料指出，國家品質保證委員會（National Committee for Quality Assurance；NCQA）所認可的醫師，超過80%也比未認可的醫師效率要高。[19]遺憾的是，NCQA的認可只限於心臟、中風和糖尿病照護，因為這些疾病有客觀、高品質的全國性成果資訊可以參考。

信諾已將這個方法往前推進一步，根據其他許多資訊來源，找出十九種特定入院（對應於疾病）的卓越醫院中心。使用的資訊來源包括：來自集中給付資料（在有蒐集資料的各州）經風險調整後的成果資訊、醫療照護提供者分析與審查（Medpar）資料（沒有集中給付資料各州的聯邦醫療保險資料）、飛躍（Leapfrog）資料，以及信諾內部的每個階程院內照護總成本資料。整體而言，這些卓越中心的照護，不僅品質較好（以更好的生存率或更少的併發症，或者兩者兼具來衡量），成本也較低。[20]

品質網或卓越中心等方法，務必是以成果，而不是靠折扣來取勝。同時也必須真的可以自由選擇，而不只是把舊有的醫療網限制重新包裝而已。如果參與醫療網的唯一標準是比較低

的成本，那麼所謂品質網的公正性會招來質疑。投保人和轉診醫師需要十分清楚地知道，當醫療網以品質和成本衡量指標著稱時，某個醫療提供者如何有資格成為醫療網的一員。如果健康照顧計畫故態復萌，使醫療網外的照護變得極其昂貴，則品質網模式會式微。利用醫療網限制病人就醫是不必要的拐杖。少了醫療網，但擁有資訊，健康照顧計畫和醫療提供者改善價值的誘因會十分吸引人。

有些觀察者質疑，病人是否真的會使用資訊，以改變選擇。他們列舉克里夫蘭和賓州所做的實驗，表示已經發表的資訊，對病人的行為沒有什麼影響。[21] 我們相信，病人和轉診醫師的接受性很強，但是健康照顧計畫必須扮演促成的角色，而這在今天仍然相當罕見。在早先的實驗中，沒有人擔任資訊充分、備受信賴的顧問，而這是健康照顧計畫放棄的角色。

健康照顧計畫需要以病人能夠理解的形式，蒐集、包裝和溝通資訊。正如U.R.N.的例子告訴我們的，需要護理人員，甚至醫師等高技術性專業工作人員，督導健康照顧計畫的資訊蒐集，並且扮演顧問／諮詢者的角色。健康照顧計畫將學習如何以高成本效益的方式，建構和提供這些服務，包括慢性照護的管理。近來有證據顯示，健康照顧計畫或承包商在診斷、治療和疾病管理等方面扮演諮詢顧問的角色，這樣的發展令人感到鼓舞。

健康照顧計畫也可以將額外的諮詢做為加值服務，提供給想要利用這種服務的投保人（或者計畫主辦者）。舉例來說，信諾正提供一種護理人員健康顧問計畫。護理人員和病人可以利用電話、電子郵件和信件彼此溝通。護理師顧問會在住院之

前和之後提供延伸教育、引導健康風險評估,以及在病人要求協助時,提供健康指導和轉診協助等服務。健康顧問計畫到目前為止有一些雇主採用,會員總數達一百萬。

　　健康照顧計畫將需要發展內部的能力,提供許多疾病的資訊和諮詢服務,因為這是他們的價值主張,以及能夠有別於競爭同業所不可或缺的能力。但是對高度專業化的狀況來說,那些職能可以外包給U.R.N.等專門組織去執行,因為這些組織彙總了許多健康照顧計畫的病人資料。這些專門組織將有能力投資於深厚的專長和專業化的醫療人員,以及追蹤全國性的成果。它們也將擁有所需的病人數量,以形成有意義的關係,並且對最佳的醫療提供者發揮影響力。有些疾病十分罕見,所以需要衡量和評估許多地區的醫療提供者,而專門組織在這些疾病的成本效益也可能特別高。

　　U.R.N.是器官移植、末期腎臟疾病、不孕症治療和新生兒心臟手術等領域中,專門服務供應商的例子。普惠全球健康(Preferred Global Health)是另一個例子。這家病人服務組織提供決策支援,並且讓歐洲和中東地區罹患十五種重病的病人能夠接受世界一流的照護。[22]病人疑似罹患其中一種疾病時,普惠會提供專業協助,確認診斷是否正確,以及了解各種治療選項及其涵義。和U.R.N.一樣,普惠會有一名該種特殊疾病的專業護理人員和病人合作,並確保所提供的資訊為病人充分理解。普惠也提供支援,確認病人選擇的治療方法有哪些世界一流的醫療提供者提供,並且設法取得照護。

　　有些健康照顧計畫可能選擇特殊的疾病,發展能力。不僅服務本身的投保人,也服務其他健康照顧計畫的投保人。這種

服務可能針對特殊的病人群體之需求量身打造。比方說,和老人有關的專長包含提供諮詢,以及追蹤疾病、傷害和晚年經常遇到的共現狀況。這種服務也可能包括協助會員了解聯邦醫療保險的保障範圍、提供療養院或者退休社區照護品質的資訊,以及協助追蹤多種疾病和藥物治療的效果。這些服務可以在地區或者全國行銷。提供這種服務給其他的健康照顧計畫,是健康照顧計畫在以價值為基礎的競爭中,卓然有別於其他業者的另一種方法。

以整個照護週期為中心,設計資訊和支援病人的組織結構

健康照顧計畫提供資訊、建議、諮詢和病人支援的角色,必須涵蓋整個照護週期,而不只是個別的看診、檢查、手術或者治療。我們在本章和前面各章,以很大的篇幅討論聚焦於照護週期的理由。目前的思維,是試著降低各項成本(藥物、檢查、看診,或者各療程的成本),鼓勵成本移轉,而不是真正創造價值。這樣的思維,未能善用照護週期各個部分之間的強大連結,以降低整體的成本。同時也忽視了疾病預防和長期疾病管理的根本重要性。

以照護週期為中心,建立組織的挑戰性很大,因為健康照顧計畫和醫療提供者目前都不是以這種方式管理。它們很少蒐集和彙總長期的全面性病人資訊,因為大部分的醫療照護都是為了因應某種病症或狀況出現,而且大部分的給付和支付,是以就診、療程或者治療的種類加以安排。健康照顧計畫只在處理付款時,才取得與會員健康有關的大部分資訊,而且,保險紀錄是根據已編碼的個別介入編製。病人一向不希望與未來的

醫療問題風險有關的資訊曝光，以免失去健康保險項目，或者在零和系統中必須多繳保費。如同我們在第五章說過的，醫療提供者是以個別的介入，而不是照護週期為中心建立組織。許多不同的單位和實體都參與照護。所以整個照護週期的照護和交接協調，仍有很大的改善空間。

健康照顧計畫可說是彙總病人整個照護週期（包括後續照護）的資訊，居於最佳位置的實體，因為各個不同實體的醫師、藥劑師、治療師和其他的健康照護專業人員很可能都參與照護。健康照顧計畫可以對照整個照護週期，畫出照護提供價值鏈（在第五章和附錄B討論）；找出和增進參與照護的各個不同醫療提供者、實驗室和服務組織之間的連結；以及研判協調時可能出現的斷層。

健康照顧計畫也站在最好的位置，能夠協助病人走過照護週期。這包括確保作業交接順利、照護需要的資訊已經移轉、照護不致中斷，以及後續的照護繼續進行。任何一個醫療提供者扮演這個角色可能不切實際或者不可行，但醫療提供者需要大刀闊斧扛起責任。健康照顧計畫的組織結構，如果能以疾病為中心，涵蓋整個照護週期，對於增進扮演這些角色的能力將大有助益。

U.R.N.的器官移植服務，是健康照顧計畫橫跨整個照護週期扮演角色的好例子。如同第五章所說的，器官移植包括長達好幾年、多面向的照護流程。U.R.N.從確診到選擇醫療提供者和等候器官，再到手術和長期的後續照護，研究和支援整個週期。照護價值取決於所有階段整體的卓越表現，而不只是手術成功而已。最後的照護成本也是如此。

　　管理整個照護週期的時候，務必將診斷區隔開來，視為獨立的一組作業，有別於治療。我們說過，診斷正確會帶來巨大的成本和價值效益。管理一個流程，以取得準確和完整的診斷，是健康照顧計畫的根本責任。健康照顧計畫可能發現，有些醫療提供者特別長於診斷，但後續的治療是在其他地方執行。我們在第五章談過，獨立的診斷對於消除治療偏差也很重要。

　　第五章說過，醫療提供者整合整個照護週期的照護才剛起步而已。健康照顧計畫可以藉由彙總和分享本身的照護週期資訊，鼓勵這種整合，並與醫療提供者合作，確認有哪些機會，能夠改善作業的協調。強大的照護週期整合，應該成為健康照顧計畫所推薦的卓越醫療提供者的正字標記之一。我們會進一步說明，有些刺激或誘因，也能鼓勵醫療提供者加快行動。

　　以疾病的照護週期為中心設計組織結構，彙總會員的健康資訊，應該是先前所說健康照顧計畫的會員資訊管理單位之核心角色。健康照顧計畫將需要新型態的資訊系統，以支援照護週期的管理。今天，大部分健康照顧計畫只有就診和承保治療的紀錄，而不是成果紀錄。愈來愈多健康照顧計畫正在編纂處方資訊，可以用於協助個案管理。某些情況中，健康照顧計畫也能取得實驗室的成果。但是龐大的資訊缺口限制了健康照顧計畫綜觀整個照護週期的能力，更別提衡量整體的成果和成本。即使以今天可用的技術，也能彙總一段時間內，以疾病為中心的病人資料。健康照顧計畫不應該等候電子醫療紀錄全面實施才開始行動。

對所有會員，提供全面性的疾病管理和預防服務

照護週期思考的根本涵義，是健康照顧計畫必須擴大營運範疇，接受整個週期的責任。正如之前所說，這表示需要衡量罹患疾病的風險和將罹患疾病的風險降到最低（所謂的預防或風險管理），以及需要長期管理疾病，以改善照護成果和預防疾病，或者將復發的可能性降到最低（所謂的疾病管理）。

體認疾病管理的價值，可能是更為先進的想法。無數且迅速增加的證據顯示，疾病管理（不只是一種疾病的初步診斷和治療）對健康照護的價值貢獻很大。醫學研究所探討過歷年文獻之後，做成如下結論：「大量證據顯示，提供諮詢、教育、資訊回饋和其他支援給罹患常見慢性疾病病人的辦法，照護成果有改善。」[23]疾病管理獲有不錯的投資報酬率，已有愈來愈多的研究證實。[24]比方說，麻州的藍十字藍盾在充血性心臟衰竭、糖尿病、冠狀動脈疾病，以及多發性硬化症和戴薩克斯症等罕見疾病的疾病管理辦法，改善了照護結果，同時降低成本。信諾在糖尿病、充血性心臟衰竭、慢性阻塞肺部疾病、氣喘和下背痛等方面的照護結果和效率都有改善。[25]富點（Wellpoint）的資料顯示，參與氣喘、糖尿病和心臟病等疾病管理辦法的會員，臨床結果有改善，成本降低，包括急診室就醫人次減少27%，參加辦法三年的糖尿病病人平均血糖值降低15%。[26]

在該領域居於領先地位的明尼蘇達藍十字藍盾，已經將其疾病管理辦法擴大到影響12%到15%會員的十七種疾病。[27]要建立這種規模的辦法，需要蒐集幾百萬筆的醫療紀錄、雇用一百二十名護理師、設立話務中心，以及和美國健康路

（American Healthways）簽訂十年的合約。美國健康路專門經營疾病管理服務。明尼蘇達藍十字藍盾利用理賠申請資料、處方資料、轉診，找到合乎資格的會員。接著邀請每一位合格的會員參加，除非選擇不參加。結果，合格會員有97%參加。由於明尼蘇達藍十字藍盾並沒有將這項辦法用於雇主出資辦理的計畫（它們必須花錢才能參與辦法，也懷疑它的價值），明尼蘇達藍十字藍盾自然而然就有了一組控制組，可用來比較成果。相對於控制組，每位會員第一年的照護結果比較好，成本降低500美元。[28]明尼蘇達藍十字藍盾報告，相對於沒有參與辦法的類似會員，第一年的住院率下降14%，急診人次減少18%，每投資1美元的報酬率是2.90美元（總節省金額超過3,600萬美元）。[29]明尼蘇達藍十字藍盾更上一層樓，將這項辦法擴大到九種癌症、慢性腎臟病、憂鬱症。[30]由於有些專家指出，疾病管理的效益是在辦法展開後約六個月才顯現，以及辦法的效益會持續很長的時間，所以這些成果令人非常振奮。

對慢性狀況來說，疾病管理尤其重要，因為慢性狀況占健康照護總支出的75%之多，而且預估未來數十年會影響更多病人。[31]目前罹患一或多種慢性狀況的45%人口，占住院人次的69%、占住院天數的80%，以及占急診室診療人次的55%。[32]雖然65歲以上的人經常患有慢性狀況，75%罹患慢性狀況的人卻不到65歲。改善慢性狀況健康照護提供的價值，對聯邦醫療保險和醫療補助計畫造成的影響很大，因為聯邦醫療保險和醫療補助計畫的醫療照護支出有40%用於慢性狀況（不含療養院費用）的支出，而急性照護支出只占20%。雖然慢性病不能治癒，但若能提供正確照護的話，生活品質卻能大為改善，

醫療服務的需要也可以顯著降低。

　　風險評估加上能夠減低傷病的風險，或者防止傷病的照護，也是以價值為基礎的競爭之根本。風險評估，再加上提供資訊和諮詢，將能因人而異，促使每個人了解自己需要改正的行為，並且遵循預防性治療方法。這是思維上另一個極為重要的改變：從花錢治療急性階段的疾病，到以早期的介入，將疾病降到最低或者防止疾病發生。針對這種預防方法所作的學習，知識正迅速累增，而且在基因和個人化醫療進步的情形之下，只會愈來愈重要。比方說，醫藥界正在發展預測模式，用於研判哪些人發生特定醫療問題的風險最大。明尼蘇達藍十字藍盾除了我們先前說過的疾病管理辦法，也提供一個辦法，供尚未發生急性狀況的高風險會員使用。

　　健康照顧計畫接納風險管理和預防的一個例子，是麻州藍十字藍盾。麻州藍十字藍盾正針對本身的員工試驗一項辦法：員工自願提供資訊，用於預測將來發生疾病的風險，特別是冠狀動脈疾病。雖然雇主計畫主辦者還沒有接納這種方法，這個健康照顧計畫本身的員工卻非常樂於提供資訊，協助降低他們的醫療風險。參與這項辦法的人數遠多於預期，而就病人的滿意度來說，初步的成果是正面的。

　　病人發生疾病的風險確認升高之後，麻州藍十字藍盾會指派一名藍健康教練（Blue Health Coach）。起初幾個月，每個星期打電話（稍後頻率降低），針對是否遵循醫囑服藥、體重、運動、如何看醫生，以及檢查結果的真正意思，提出建議和回答問題。根據一小群罹患冠狀動脈疾病之前的病人樣本，發現健康結果有所改善，成本也降低。

　　前面提過的信諾健康顧問服務，也讓會員有機會自願參與風險評估以及後續的風險降低輔導。這種服務正透過自我保險雇主計畫提供，吸引的參與人數多於原先的預期。

　　安泰把重點放在高風險妊娠的辦法。這是風險管理能夠帶來效益的另一個例子。這個辦法設有週產期醫師（perinatologist）提供諮商服務，也有護理師到府訪視，教育高風險的準媽媽了解早產的跡象。雖然安泰曾經有一種總括保險單，希望所有的懷孕婦女都來參加整體的健康照顧計畫，現在卻只將重點放在高風險群。安泰報告，母親如果在懷胎頭三個月加入這個辦法，孩子待在新生兒加護病房的時間減少20%。這樣的減幅，相當於嬰兒更加健康，並且省下一天4,000美元的照護費用。[33]

　　U.R.N.的健康妊娠辦法，也顯示風險評估和管理的價值效益。這個辦法是用來改善早期確認將罹患複雜疾病的新生兒，和本章稍早提到的先天性心臟病服務有互補的作用。[34]U.R.N.發現，適當和及時的照護，可以改善高危險嬰兒的健康結果，同時降低成本高達50%。承保嬰兒如果是在擁有適當設施和有能力治療他們的醫療提供者處誕生，醫療成果會好得多。這種案例的風險評估十分重要，因為在嬰兒誕生之前，尋找和確保由這種醫療提供者提供治療，比用緊急方式處理往往要容易且便宜得多。

　　上面所說的每一個風險管理實例中，健康照顧計畫都沒有試著管理醫療提供者如何照護病人，也不在事後判斷提供的照護是否適當。相反地，它們設計的風險管理，是在需要的時候，提供容易理解、值得信賴的資訊給病人（和轉診醫師），甚至在病徵出現之前就提供資訊。這有助於做出選擇，把罹患

疾病的機率降到最低，並且有助於妥善規劃照護，以免發生緊急的狀況。

把這種預測性的思維運用在許多醫療或疾病的領域，以及健康照顧計畫的全部投保人身上，潛在的價值利益很大。風險管理不僅對病人有利，也強化醫療提供者之間取得卓越醫療成果的競爭——這種競爭符合醫師的專業和倫理義務。

每一個健康照顧計畫都需要各種周延的辦法，用於風險評估，以及預防和疾病管理，而且有許多投保人參與。大部分健康照顧計畫目前提供的疾病管理領域少之又少（通常一到四個），但人們對它們的興趣逐日增加。隨著健康照顧計畫日益在健康成果上競爭，以及拉長視界，預防和疾病管理計畫將是健康照顧計畫策略核心的要素。由於健康照顧計畫有能力接納整個照護週期和彙總會員的資訊，所以擁有別人所沒有的獨特能力，能以這種方式添增價值。

許多健康照顧計畫表示，他們沒有提供更多的疾病管理（以及預防）辦法，原因之一是如果投保人改買其他的健康照顧計畫，那麼先前的努力只會讓競爭同業受益。但是，預防和疾病管理辦法很可能提高投保人的忠誠，減少換購健康照顧計畫的次數。健康照顧計畫有時也把罹患慢性病（因此相當昂貴）或者其他的高風險會員視為應該避免承保的對象，所以過去十年預防和疾病管理計畫的散播速度相當緩慢。不過，這些辦法能夠創造價值，而且每一位投保人和計畫主辦者將從中受益。沒有推出這些辦法的健康照顧計畫，將在新的競爭中失去市場地位。

雇主（以及一些健康照顧計畫）只看到短期成本，有時會

在預防和疾病管理之類的事情上拖拖拉拉。其理由是：從這些辦法獲得的利益很難衡量，而且很難從其他的因果變數獨立出來。從本節談到的許多研究可以得知，這是落伍過時的想法。不過也有跡象顯示，愈來愈多的雇主正開始接納疾病管理，並且拿出錢來。在企業界衡量其健康福利計畫的價值和健康結果，而不只注重短期成本之際，這個趨勢會加速展開。我們將在第七章進一步討論。

風險評估和預防辦法的成敗，取決於不再與投保人、醫師維持敵對的關係和進行零和競爭，而是以信任為基礎，並且努力創造價值。少了信任，病人根本不會參與。此外，風險管理和預測醫學令人擔心的一點，是健康照顧計畫將利用它們做為重新核保和歧視的理由，而兩者都構成零和競爭。健康照顧計畫必須讓病人相信，這既不是這些辦法的動機，也不是希望得到的結果。在彼此信任和結成夥伴關係的系統中，會員將自願提供資訊，以協助管理他們的健康。

所有的健康照顧計畫都需要發展內部的預防和疾病管理能力，因為這些是改善健康和健康照護價值的核心職能。大部分預防和疾病管理辦法都包含技術性人員與會員互動。他們的職銜有健康教練（例如麻州藍十字藍盾）、生活教練、病人顧問。一段時間之後，會有愈來愈多的健康照顧計畫員工需要具備這些技能。

健康照顧計畫可以把預防和疾病管理角色的一些工作外包給專業組織。2005年有約160家疾病管理供應者。未來也會有醫療提供者開始將預防和疾病管理服務納入營業項目，做為無縫密接照護週期提供模式的一部分。

調整健康照顧計畫和醫療提供者之間的關係

　　健康照顧計畫要靠價值競爭，以及對病人扮演起新的支援角色，將需要和醫師、醫療提供者發展出非常不一樣的關係。有些醫師形容，他們今天和健康照顧計畫的互動有如「戰爭」。[35]這種敵對的思維必須去除，一些健康照顧計畫也已經開始採取行動。取而代之的應該是發揮協同工作精神，為病人創造價值。當健康照顧計畫和醫療提供者一起為價值和健康成果而努力，效率就會急劇提升，行政管理成本則會下降。

　　醫師提供支援，攸關健康照顧計畫的成敗至鉅，因為大部分的病人將（而且應該）在醫生的建議之下，做出醫療上的決定和行為上的選擇。健康照顧計畫與醫生提供的資訊和建議發生衝突時，病人通常會信任醫生。相反地，如果健康照顧計畫和醫生的看法一致，促使病人做出好決定和確保病人表現適當行為的能力就會擴大。

　　調整健康照顧計畫和醫療提供者之間的關係，需要在兩個領域著力：改變資訊分享的性質和種類，以及改變存在於病人流動和給付中的誘因。

改變與醫療提供者分享資訊的性質

　　健康照顧計畫高階主管經常備感挫折，表示醫師不聽也不利用他們已經知道的事情。回顧歷史，這沒什麼好驚訝的。兩者之間一向未曾以病人價值為中心，建立起協同工作的關係。

　　健康照顧計畫需要認清一件事：醫生現在是，將來也是病人做出醫療選擇的重要貢獻者。健康照顧計畫可以協助病人及

其醫生蒐集資訊、了解他們的治療選擇、尋求最好的醫療提供者以處理他們的狀況、確保參與照護的醫療提供者獲得最新的病人資訊,並且協助整個照護週期的各項作業交接順利。

健康照顧計畫也能提供其他許多種類的資訊,以支援醫生。對醫師或甚至任何醫療提供者來說,這些資訊很難蒐集,或者實務上不可行。比方說,處方藥給付申請讓我們有機會發掘和分享病人是否遵循醫囑的資訊。有位健康照顧計畫經理談到一個案例,表示一名會員罹患糖尿病,血糖值卻一直無法控制。健康照顧計畫的系統檢查了病人是否遵循醫囑服用處方藥,發現醫師開給這名會員的處方藥,必須一天服用兩次,但病人繼續領藥的頻率,卻只及應有水準的一半。經過了解,他們發現,雖然醫師曾經詢問病人是否按時服藥,病人卻誤解了用藥的頻率。服用藥物的頻率改正後,這位會員的血糖值已經受到控制,健康上的風險隨之降低。以分享資訊的方式,建立協同工作的關係之後,醫生能夠提供更好的照護,病人的身體更健康,而且成本比較低。

健康照顧計畫也能協助醫生在轉診之前蒐集成果資料。在今天的系統中,轉診有如例行公事,根本不看實際的證據。唯有和醫師分享可靠、相關的資訊,才能改變這些型態,並且促使轉診醫師為病人改善照護成果。

健康照顧計畫也應該和醫師持續分享轉診的成果,讓他們知道病人的照護結果。如果醫生能夠比較他們的轉診病人和其他醫療提供者病人的照護結果,他們就會以正確的方式,對轉診展開調查和檢討。

健康照顧計畫也能提供資源,在診斷和治療方面支援醫

師。舉例來說，約五十個健康照顧計畫和再保險公司利用最佳
醫師（Best Doctors）的服務，幫助狀況複雜的病人取得正確
的診斷和最佳的治療計畫。最佳醫師有一支內科醫師團隊，專
門檢討困難的個案，並且找出需要參與的專科醫師種類。這支
團隊也能藉由檢討診斷和治療計畫，而與居於領先地位的專家
簽約，以協助治療的醫生，有時也會聘請居於領先地位的專家
參與治療。最佳醫師的檢討，使22%的個案診斷得到修正，
並且改變超過60%個案的治療計畫。美王再保公司（American
Re）回溯分析這些服務，發現診斷更為準確、永久性殘障減少
27%、有63%的病人避免一或多次的侵入性手術療程，而且每
個個案的復健費用節省44,000美元。[36]這些資訊分享，只在極
端的個案中才會更換醫生，結果不僅改善了照護，也有助於醫
生改善他們提供的價值。

　　複雜的創傷個案中，當病人送到醫院，保險公司便會連絡
最佳醫師，並且派出一名護理師到病人所在的地方，擔任個案
經理，以及負責協調溝通。最佳醫師很快就組成一支團隊，對
照護病人的醫生提供專業知識和電話諮商。這樣的方法顯著降
低不必要的併發症，美國再保公司估計每個創傷個案節省25
萬美元。

　　隨著以價值為基礎的競爭不斷成長，更多的病人會轉診到
卓越的醫療提供者接受照護，而醫療提供者本身也會和專家建
立起關係網，在困難的個案上聽取專家的意見。但是健康照顧
計畫會因為其獨立性，以及和無數醫療提供者之間的關係，而
使提供的資訊和專長能夠持續發揮重大的影響。只要這個流程
採取協同工作的方式，並且以病人的照護成果為重，而不是限

制提供服務，就會對價值有所貢獻。

最後，健康照顧計畫可以設法克服醫療提供者對成果衡量的疑懼。由於投保人對其醫療提供者展現忠誠的行為，健康照顧計畫擔心受到反彈，有時在比較醫療提供者時會十分小心。這樣的做法，反而強化了將所有的醫療提供者一視同仁的傾向。健康照顧計畫如果想要更密切地探究醫療提供者的照護成果，所用的嚴謹流程必須被視為客觀公正才行。這也需要運用切實相關的衡量指標，以及有意義的醫療成果指標。卓越的醫療提供者將歡迎這種衡量，尤其是如果提供的價值能夠獲得更多病人和更高獲利率的獎勵。一旦醫療提供者了解成果衡量是不可避免的趨勢，便會貢獻一己之力，使之做得更好。

如果健康照顧計畫找來醫療提供者參與，共同針對每一種疾病，建立起有意義的臨床衡量指標，成果衡量指標的發展步調會更快。安頌（Anthem；維吉尼亞州，現在屬於富點）等一些健康照顧計畫，正要求特定照護領域的醫師聯合執業團體發展衡量指標，以評估績效。這有助於確保所用的量尺有其意義，並且鼓勵醫師聯合執業團體接納。醫師也需要參與檢討和改善相關的衡量指標。

健康照顧計畫應該和醫療提供者溝通成果資料，且容許有時間矯正。這會改善資料的準確性，並且提高醫師對流程公平性的信心。醫師根據證據而轉診的傾向會強化，因為他們知道自己和同行已經檢查過相關的資料。

獎勵醫療提供者的卓越表現，以及為病人增進價值的創新

目前的健康照顧計畫合約簽訂和付款實務，並非著重在價

值上。一種服務的所有醫療提供者，都得到相同的給付，或者依議價力量的高低，訂定契約費率。費率結構通常緊緊追隨聯邦醫療保險，而聯邦醫療保險有問題的給付結構並沒有和成本、照護結果或者價值契合。健康照顧計畫的給付是視交易、個別的服務而定，而非照護階程或整個照護週期。每位醫師、設施的使用、藥品都分開計費。

醫療提供者並沒有因為卓越的表現而獲得獎勵。更糟的是，他們是因為治療而得到給付，不是因為設計更好或者更便宜的方法。事實上，醫療提供者反而會因為績效更好或者利用侵襲性較小的治療等創新方法而遭到懲罰。減少治療和病人就診的次數，或者避免發生嚴重的併發症，反而會使醫療提供者的收入減少。收入減少的幅度大於成本下降的幅度，價值改善因此遭到懲罰！在目前的系統中，醫療提供者在疾病管理或預防方面，對病人提供諮商服務，除了專業上的滿足，什麼獎勵也得不到。我們目前仍然缺乏發展良好的機制，以補償醫療提供者在這些領域提供的服務。

整體而言，目前的系統缺乏收益分享，不管是取得更好成果的醫療提供者，還是與時俱進改善成果的醫療提供者，都是如此。就病人價值來說，這種情形根本沒有意義。健康照顧計畫必須尋找新的醫療提供者給付方法，獎勵而不是懲罰價值與價值改善。健康照顧計畫不能再只是採取簡單的解決方案，跟著聯邦醫療保險走，而是必須以其能夠發揮影響力的方式，協助領導給付往以價值為基礎的競爭方向邁進。

獎勵醫療提供者的卓越表現

首先最重要的是，健康照顧計畫需要獎勵醫療提供者的卓越表現。如同我們在前面幾章談過的，有些健康照顧計畫正採取行動，透過論質計酬計畫往這個方向邁進。例如，哈佛朝聖者和群醫照護系統（Partners HealthCare System）在2001年簽署的論質計酬合約，推出第一個合作績效獎勵契約。哈佛朝聖者已將論質計酬系統大幅擴張，並且在其榮譽榜公開表揚表現卓越的醫療提供者。

麻州藍十字藍盾已經為基礎醫療醫師、專科醫師聯合執業團體和醫院建立起和品質有關的訂價模式。但是可用的成果衡量指標仍然相當原始，所以藍十字藍盾和類似的方案，將其獎勵主要放在流程衡量指標上。對於基礎醫療醫師，藍十字藍盾觀察全國品質改善委員會的HEDIS[37]衡量指標之改善情形，例如乳房攝影接受率和糖尿病治療準則。[38]此外，它也獎勵醫師開出的處方藥使用抗生素的學名藥，以及獎勵使用醫療決策支援工具（由他們自行選擇，而不是藍十字藍盾規範的特定工具）。所有這些都是流程衡量指標。藍十字藍盾的最終目標，是根據公開報告的成果衡量指標給予獎勵。

至於醫院，藍十字藍盾是以它和每一家醫院共同建立的績效改善目標為獎勵的依據，而不是所有的醫療提供者都使用相同的目標。在選定的改善領域，使用的是健康照護研究與品質署（Agency for Healthcare Research and Quality；AHRQ）發展出來的廣泛成果衡量指標，例如手術後的感染率和急性心肌梗死發生率。超越特定改善目標的醫院，給付可以增加2%。這

對中型的醫院來說，給付增加的金額高達數百萬美元。比較長期的目標，一樣是依據照護結果（而非流程）給予獎勵。

從流程到成果

　　我們談過，強調流程符合規定的現行論質計酬方法只是個起步而已。論質計酬實際上並沒有獎勵卓越的表現。比方說，雖然麻州藍十字藍盾計畫獎勵改善的領域，卻不可能在醫療提供者已經非常好的領域，設定改善目標。如果藍十字藍盾更進一步，獎勵醫院的最佳服務能更進一步加強與創新，則表現真正卓越的誘因會更強。

　　最後，我們應該鼓勵醫療提供者不僅改善明顯低於標準的流程，更要取得明顯優異的成果。從價值的觀點來說，最好是在疾病的層級衡量和獎勵照護成果，而不是根據死亡率或普通的併發症等整體的照護結果。論質計酬獎勵應該是針對疾病，而不是全面性的給予。獎勵改善應該一體適用於所有的醫療提供者。健康照顧計畫應該鼓勵醫療提供者強化已經做得非常好的領域。

　　目前的論質計酬方案是以流程為焦點，希望促進醫療安全。不過，如果衡量安全成果，例如術後感染或呼吸器相關肺炎病人的人數，則業務執行者對安全實務的注意會大為提高。健康照顧計畫不需要監視醫院所做的每一件事，但應該確保醫師和病人，以適當的態度注重成果。

爭取病人

　　雖然提高給付率以獎勵卓越的表現，對醫療提供者有益，

但是對卓越的表現和價值最強有力的獎勵，也許在於病人增多。表現卓越和效率高的醫療提供者，即使價格和其他醫療提供者相同，獲利率也會比較高。對醫療提供者來說，真正重要的是獲利率（收入減去成本），而不是價格。我們談過（見圖表5-2），醫療提供者某種疾病的病人數量增加，應該會使價值和獲利率大為改善。

健康照顧計畫應該抗拒想要拉平競技場的誘惑，提高所有的醫療提供者到可接受的水準。相反地，在一種疾病表現最好的醫療提供者，應該以病人數量加以獎勵。此外，表現較差的醫療提供者藉由改善成果以贏回病人的動機，會遠比增幅不是很大的論質計酬獎勵要強。

收益分享

給付結構必須逐漸改變，以獎勵改善價值的醫療提供者。今天，健康照顧計畫的做法卻是懲罰它們。由於目前的給付是與提供服務習習相關，而且一種服務的價格反映其複雜性，所以如同我們在第四章所說，改採侵襲性較小的治療，或者將需要住院或者看診次數降到最低，會使收入下降得比成本下降的速度要快。舉例來說，山際健康照護發現，社區感染型肺炎照護改善，會使成本降低12.5%，但是收入減少17%。山際開始指出這些異常情形，並且設法定義成本節省的分享模式。[39]理想上，健康照顧計畫也應該以更多的病人獎勵流程創新。

鼓勵價值改善的另一個方法，是允許醫療提供者維持價格穩定一段時期（同時要衡量結果），讓它們獲得效率改善的利益。如此一來，醫療提供者就會有改善效率的動機（而不犧牲

被衡量的品質），因為它們會保有那段期間的效率改善利益。

以價值為基礎的訂價法

在真正以價值為基礎的競爭中，價格應該根據健康價值而訂定，不是依據所做的努力、服務的複雜性或者整體的成本。舉例來說，採用以價值為基礎的訂價法時，是把診斷視為一種個別的服務，並且據此加以衡量和獎勵。價格將反映診斷的整體效率和效能，因為正確的診斷會對後續的成本和成果產生很大的影響。

目前訂價系統的一個很大的缺點是，和執行療程相較之下，諮詢服務的價值遭人低估。以價值為基礎的訂價法會改變這樣的現象。以諮詢為基礎的服務，如果對健康產生明顯的影響，或者可以因此不需要施予昂貴的治療，應該以誘人的給付加以獎勵。這也有助於避免醫療提供者過分著重於治療。

以價值為基礎的思考，一個令人欣慰的例子是，鼓勵醫師和病人透過電話或電子郵件溝通。這種諮詢服務通常不給付，因此就會產生一種偏差，增加病人的看診次數，或者不及早處理問題，而致成本升高。有些健康照顧計畫開始支付醫生和病人之間以電子郵件溝通。包括加州、紐約州、佛羅里達州、麻州、新罕布夏州、科羅拉多州和田納西州的藍十字和藍盾計畫，以及安頌藍十字（Anthem Blue Cross，現在為富點所擁有）、信諾、哈佛朝聖者和凱薩普門。醫師通常獲得24到30美元的給付，病人通常自行負擔5到10美元，以防止不必要的通訊。聯邦醫療保險也開始實驗醫病線上溝通方法，美國眾議院則準備立法允許聯邦醫療保險對實施電子郵件諮詢的醫師提

供「獎勵給付」（bonus payments）。這些行動進一步承認諮詢服務的重要性，但也製造了付款極其支離破碎的另一個例子。我們需要對預防照護和疾病管理等服務，建立起更為周延的訂價模式。

風險評估、預防和疾病管理服務也需要以價值為基礎的訂價模式。價格應該反映病人的健康結果和成本節約等方面所提供的價值。醫療提供者應該負起證明價值的責任，而這將改善結果資訊和全面性成本資料的供應。每一個服務領域中，最佳的醫療提供者也應該以病人數量增多加以獎勵。

理想的情況是，醫療提供者終有一天會根據價值訂定價格，而不是根據給付金額。不同的醫療提供者很可能根據所處理的個案和交付的成果，而尋求不同的價格。但是正如前面說過的，成果較好的醫療提供者往往更有效率，因此即使收費和競爭同業相同，也會賺取更高的獲利率。以價值為基礎的競爭明白告訴我們，最強而有力的獎勵是病人。如果健康照顧計畫鼓勵和支持根據疾病的處理成果而競爭病人，這將不只能讓卓越的醫療提供者（經由良性循環）進一步改善價值，也會促使低於標準的醫療提供者追求改善或者失去業務。

對於照護階程和照護週期，改採單一帳單和單一價格

給付如果要向病人價值看齊，最後需要以整組服務、照護階程，以及整個照護週期收取單一價格的系統，取代每一位醫師、每一家醫院、每一次費用和每一次服務分別給付的現行模式。目前的系統引進不必要的交易和複雜性，根本沒有為病人帶來健康效益。目前的系統也模糊了價值。改採單一、統一價

格的最重要理由，是使價格透明化，以及根據價值訂定價格。

　　前面幾章談過，價值和成本只能在照護階程和完整的照護週期內衡量。所有的介入合在一起，產生的照護成果才重要，個別的服務並不重要。只有將所有的成本（包括後續照護、重複治療的成本，以及處理任何錯誤和併發症的成本）加總起來，才能衡量真正的成本。改採整個照護週期單一價格的做法，將鼓勵醫療提供者建立起適當的照護提供結構，以及在各種治療種類（例如藥物治療相對於開刀；比較新、侵襲性較小的手術相對於比較老的方法；更多的準備相對於治療；以及更注意後續照護）之間做適當的權衡取捨。

　　改採單一價格，也使價格透明化往前邁進一大步。少了單一的總括性價格，個別服務的許多價格就算透明，對病人、健康照顧計畫和其他系統參與者的實用性也會低得多。我們應該關心的是總費用，而非幾百項個別項目的價格。採用單一價格法，則計費和給付的解釋將大為簡化。

　　醫療提供者已經開始邁向照護週期訂價法。比方說，在器官移植方面，U.R.N. 和每一個醫療提供者磋商單一價格，涵蓋治療病人的整個週期。同時仔細定義整個照護週期，包括移植後九十天的早期階段，以及三百六十五天後結束的延伸追蹤階段。如同前述，U.R.N. 只和高品質的醫療提供者簽約。U.R.N. 的客戶（健康照顧計畫）同意在極為複雜的個案中，降低醫療提供者的財務風險，對有利的價格作出回饋。如果病人的治療成本超過預先同意的上限，額外的費用會依成本給付。由於醫療提供者不必負擔成本超過的風險，因此壓低了大部分病人的合約價格。

　　反對照護週期單一價格的一個有力論點，是病人之間的差異很大，必須提高價格以涵蓋非預期照護的風險。但是如同U.R.N.的例子所示，以預先同意的費率給付醫療提供者處理併發症，那就不需要調高所有病人的價格。當然了，老是發生併發症的醫療提供者，品質和價值的比較一定不如其他業者，上門的病人勢將減少。

　　請注意我們所說的單一價格，和論人計酬非常不同。論人計酬是指任何需要的醫療服務，醫療提供者組織都獲得固定的給付金額。論人計酬是在錯誤的競爭層級——醫院或整個醫療提供者組織——處理問題。它產生了強大的誘因，促使醫療提供者不顧品質，只努力降低成本，而非致力於改善某個界定清楚的疾病之照護價值。

　　診斷也可以採用單一價格，涵蓋所有的諮詢、檢查與分析。診斷價格的設計，也可以包含最佳療程的建議。這將凸顯診斷的效能與效率，同時將診斷和治療分離開來，把發生偏差的風險降到最低。雖然診斷和治療可以交叉反覆進行，診斷醫師小組還是可以在單一價格之下，繼續負責提供診斷服務，直到診斷完成。這麼做，可以凸顯診斷的完整成本，而且把注意力導向於改善相關的流程。

　　改採照護週期單一價格法，會使健康照顧計畫和醫療提供者在其他方面都發生重大的變化。健康照顧計畫的簽約會更有效率，因為較不需要詳細規範照護本身，以及說明哪些照護才會支付。相反地，它們將衡量醫療提供者的照護成果。單一訂價法也會使醫療提供者產生有利的變化。醫療提供者會有誘因去衡量整體的成本，而不是零碎片段的成本。醫療提供者最後

會有強大的誘因，在醫療上跨越各種設施和專科醫生而整合照護的過程。病人因此得到的健康和經濟利益將十分驚人。

走向單一價格的過程中，中間會有一步是要求醫療提供者對一個照護階程採取單一計費，列出所有的成分費用，然後提出一個總額。如同第五章所說，我們可以指定一個實體（例如一個主醫療提供者〔lead provider〕）彙總帳單。如果醫療提供者不願執行，可以由健康照顧計畫初步彙總個別費用的單一帳單。健康照顧計畫可以對每一個照護階程支付一次款項，指定醫療提供者或其他的實體，接著負責和每一位醫師或相關的組織結算。隨著單一帳單的資料累增，健康照顧計畫和醫療提供者就比較不會對單一價格感到畏懼。

由於文書作業減少而節省成本，健康照顧計畫能給醫療提供者改採單一帳單的誘因。但是交易簡化絕對不是最重要的效益。健康照顧計畫和醫療提供者會因為增進更好的健康成果，而從帳單簡化獲得利益。先從整體帳單，以及可以如何減少帳單談起，光是如此就能產生效益。

簡化、標準化，以及消除文書作業與交易

目前的系統鼓勵行政管理趨於複雜，因為它是以個別的服務和參與照護的多個不同實體為基礎。限制服務、移轉成本和爭論計費的內容，也使得行政管理日趨複雜。相反地，以價值為基礎的競爭，希望把對病人價值沒有直接貢獻的任何成本降到最低。健康照顧計畫將需要急劇簡化和精簡行政管理流程。可是根深蒂固的官僚習氣和思維將從中作梗，因為健康照顧計畫和醫療提供者經年累月下來，都已經建立起本身的防衛性官

僚結構。

要減低行政管理的複雜性，交易的數目必須一次大幅減少。走向單一帳單、單一價格，以及根據照護週期簽訂合約，一次避免許多交易，將產生很大的影響。以衡量成果取代要求記錄流程和檢討治療方法，也將急劇降低行政管理成本。將資訊要求標準化，以及跨越各個健康照顧計畫建立起資訊標準，可以避免平行的資訊蒐集和報告系統，這麼一來，與醫療提供者的互動也能進一步簡化。

領先業界的健康照顧計畫最近引進線上交易。電子交易在成本、準確性和理賠爭議減少等方面，帶來重大的效益。引進電子醫療紀錄將消除更多的文書作業，進一步簡化交易，而且重複性的資訊需求也會大為減少。病人主動使用資訊科技，也會讓病人更容易要求醫療提供者、疾病管理服務供應者分享它們的紀錄。（我們將在本章稍後進一步探討電子紀錄的問題，以及資訊科技扮演的角色。）

標準化、能夠互通和開放式的系統，對於降低整個系統的管理成本至為重要。健康照顧計畫作為一個行業，迫切需要在定義、表格和介面的標準化方面取得協議。健康照顧計畫現在仍留有成本移轉的舊思維，繼續使用無數不同的理賠申請和給付表格。標準化會帶來價值改善的重大機會。健康保險可攜性與責任法案（Health Insurance Portability and Accountability Act；HIPAA）在標準化方面往正確的方向邁進一步，但細節仍有待確定。

資料定義和格式標準化更上一層樓，不僅提高價值，也有助於健康照顧計畫將處理作業交給外界供應商代勞。其他許多

產業的經驗告訴我們，把特定的資訊服務外包給專門公司去做，不但能夠收到規模經濟的利益，更能受益於這些公司更強的管理焦點和專長。選擇性外包若干作業，也能讓健康照顧計畫將更多的心力，轉移到為病人增添價值的功能上。

　　以設立健康儲蓄帳戶的高自負額健康照顧計畫，為絕大多數的計畫會員提供降低行政管理文書作業的另一個重要機會。這些計畫的會員，醫療費用通常相當低。許多病人每年花在健康照護上的支出，不超過健康儲蓄帳戶的1,000到5,000美元門檻。因此，這些投保人的醫療提供者帳單處理，可以省下不少文書作業和一般性費用，而直接收致節省成本的效果。對健康儲蓄帳戶持疑慮態度的雇主表示，處理成本就算有節省，也可能被轉移到健康儲蓄帳戶模式的成本給抵銷掉。但是轉移成本不是不想改變的好理由，因為改變之後，在行政管理效率提升，以及鼓勵消費者掌握資訊、追求價值的行為方面，具有潛在的龐大效益。

重新定義健康照顧計畫和投保人之間的關係

　　在價值上競爭，也需要健康照顧計畫和投保人形成新的關係。健康照顧計畫簽訂合約的傳統形式必須改變，把時程拉長，以及將健康照顧計畫和投保人的利益契合得更好。和投保人有關的成本移轉實務必須捨棄，取而代之的是設法增添價值，以及為個人的健康共同負起責任的關係。最後，健康照顧計畫必須為會員的長期整體健康負責。協助會員蒐集和管理完整的醫療紀錄，是健康照顧計畫必須扮演的角色，也是健康照

顧計畫應該提供的服務。

改採多年期的投保人合約

健康照顧計畫每年和投保人簽約，是零和競爭的人為現象，也與健康照護的價值不符。從病人的觀點來說，選擇有效的治療，更別提預防和疾病管理，在在需要多年的時程。我們說過，價值只能在整個照護週期加以了解。而且，許多疾病發展的速度相當緩慢，需要時間充分處理。早期診斷往往能夠帶來有利的結果，因此以比較長期的觀點執行診斷作業會增添價值。

改採自願性的多年期合約，會使健康照顧計畫、病人和雇主的誘因更加契合。健康照顧計畫會有更大的誘因和更有能力考慮長期的病人健康價值，而不是短期的成本。病人會更有誘因，和健康照顧計畫、醫師建立互相支持的關係，以及參與本身健康的照護。多年期的合約也會因為省下行銷成本、簽約成本和相關的資訊科技成本（這些對病人都缺乏健康價值），而能節省可觀的交易費用。

投保人一向希望保持彈性，能夠隨時捨棄表現不好或保費急升的健康照顧計畫。在根據敵對關係和成本移轉而建立起來的系統中，這樣的期望是可以理解的。但是對會員和健康照顧計畫而言，有必要以多年為期，才能取得良好的成果。

健康照顧計畫應該經營忠誠的長期會員。投保人和雇主應該與表現卓越的健康照顧計畫建立起長期的關係（見第七章）。目前的投保人流失率暴露現有系統的缺失多於長期關係的價值。其實健康照顧計畫有時巴不得投保人流失，以汰換對

它們來說昂貴的會員，而不是把注意焦點放在健康價值上。隨著健康照顧計畫改變與會員的關係，流失率應該會顯著下降。但是多年期的合約會增進效益。

多年期的承諾應該是自願的，但是健康照顧計畫可以提供一些誘因，說服投保人和計畫主辦者採用多年期合約。單單從多年期合約節省下來的交易成本，就能投入有意義的計畫改善（對會員來說這是個利益）或者可望降低保費（對會員和計畫主辦者來說都是利益）。在一段固定的期間設下保費上漲的上限，也能鼓勵簽署多年期合約。

健康照顧計畫也需要設計可攜性產品，好繼續留住投保人。健康照顧計畫可以允許和鼓勵失去雇主保險的投保人，移轉到條款相近、全額保險的類似健康照顧計畫。[40]

即使是一年期的合約，健康照顧計畫也能扮演遠比從前具有建設性的角色，提供成本效益更高的計畫結構，以及協助投保人為家人選擇正確的計畫結構。提供包含健康儲蓄帳戶在內的健康照顧計畫結構，可以鼓勵病人做出更好的選擇，同時建立起儲蓄結構，以滿足未來的醫療需求。我們在第三章談過，研究顯示，當病人認為自己必須在健康照護的選擇方面負起更大的責任，行為會有顯著的改變。但是，在照護的選擇上，加進財務利害，並不是萬靈丹。少了我們說過的健康照顧計畫的其他角色，部分負擔和自負額能夠添增的價值很少，而且只會導致自行限量配給和成本移轉（見第七章）。

健康照顧計畫產品的供應不斷在變化，而且健康照顧計畫的數目和自負額、部分負擔、彈性支出帳戶、健康儲蓄帳戶等健康照顧計畫的替代性選擇不斷增多。許多投保人缺乏資訊

或專長，無法選擇對他們來說成本效益最高的健康照顧計畫結構，並且了解他們的健康照顧計畫的實際保障範圍，以及如何利用它的服務。健康照顧計畫在這些領域可以扮演重要的角色。舉例來說，哈佛朝聖者引進一種新的投保人簽約方法，提供投保人過去的醫療支出資訊（雇主和員工的負擔金額），以及簡單的理財工具，協助投保人挑選健康照顧計畫。但是這個新方法，初期只對本身的員工展開測試。哈佛朝聖者發現，許多投保人認為自己買的保險多於實際上需要的。隨著投保人轉向比較便宜、自負額較高的健康照顧計畫，保費的成長已經顯著減緩。

結束成本移轉的做法（例如重新核保），以免傷害人們對健康照顧計畫的信賴，並且招來冷嘲熱諷

零和競爭不但造成缺乏效率的健康照顧計畫投保人流失，也使健康照顧計畫和會員產生敵對的互動關係，並且採取重新核保等做法，急劇提高疾病昂貴的會員的保費，從而把他們從健康照顧計畫排擠出去。許多健康照顧計畫使用這種方法，試圖提升利潤。連以價值為取向的健康照顧計畫，也繼續採取這些成本移轉的做法。[41]

這些做法不只導致病人發生財務困難，也打破照護的持續性，而持續照護對健康成果往往缺之不可。這些做法也使投保人對健康照顧計畫大為不滿和冷嘲熱諷。即使投保人不曾遭遇這些做法的對待，也經常聽到有朋友或是鄰居受到影響。

法律已經禁止健康照顧計畫直接排除病人。法律也應該禁止健康照顧計畫重新核保（有一些州已經這麼做了）。我們將

在第八章提出建議。這兩種做法都不公平，而且一開始就有
違保險的理論依據。健康照顧計畫應該捨棄自動重新核保的
做法，即使那是合法的行為。排擠沒有受到大型集團會員保護
的投保人，這有損健康照顧計畫和投保人、醫師之間的信任關
係。

　　重新核保和其他的敵對實務也強化了錯誤的內部思維。真
心誠意接納我們所說方法的健康照顧計畫，不能以違反這些核
心原則的方式對待任何會員。這樣的做法只會損壞它服務所有
顧客的效能。相反地，健康照顧計畫應該追求低投保人流失率
和多年期合約，使雙方的利益契合得更好，並且更加強調風險
降低、預防和疾病管理。處理高風險會員或生病的會員，這是
遠比其他方法要好的做法。

　　我們的研究結論是，美國必須要求每個人都有健康照顧計
畫，我們將在第八章討論這一點。除了強制保險，應該配套實
施風險共擔（risk pooling），也就是每個健康照顧計畫都必須
公平分擔昂貴會員的成本。實施這種政策有許多好處，其中之
一是排擠高風險病人的誘因會急劇降低，因為另一個昂貴的病
人會遞補被排擠出去的病人。健康照顧計畫將必須轉而聚焦於
它們適合擔任的角色：增添價值。

協助管理會員的醫療紀錄

　　病人授權醫療提供者或者顧問，能夠容易、迅速取用完
整、經過整合和驗證的病人醫療紀錄，有其健康價值方面十
分吸引人的理由。[42]這會改善提供給醫師的資訊、改善決策和
降低未知過敏或者始料未及藥物交互作用產生的錯誤。完整的

紀錄可以降低資訊蒐集和檢查重複的成本，以及減少等候紀錄時，延誤診斷和治療的時間。今天，許多診斷和其他的醫療決策，是在沒有取得完整（或甚至任何）醫療紀錄的情況下進行。

少了完整的醫療紀錄，病人很容易忽視與他們目前的狀況有關的重要事實。即使病人特地帶來本身的紀錄，內容也缺乏整理，而且下一位醫師無法驗證過去的照護品質或檢驗結果的準確性。少了驗證，過去的紀錄就會被丟到一邊去——而有時這麼做是合適的。

完整的醫療紀錄不僅能夠改善每一個照護層面，也有助於橫跨整個照護週期，展開醫療照護整合。完整的紀錄是風險管理、預防和疾病管理不可或缺的資料。最後，完整的紀錄有助於醫療提供者之間的正和競爭，降低轉換醫療提供者和利用多個醫療提供者的服務之成本。

完整醫療紀錄的重要性大家都很清楚，但是美國對於如何執行這個觀念卻跌跌撞撞。美國人關切隱私是可以理解的，所以中央政府的個人醫療紀錄資料庫即使實務上可行，也不會是個選項。HIPAA立法給予病人取得和添增本身醫療紀錄的權利，而那些醫療紀錄存放在參與照護他們的每一個醫療提供者那裡。這使得累增個人醫療紀錄在理論上可行，但實務上，蒐集和維護完整的醫療紀錄仍然很難辦到。

今天，醫療紀錄散置各處。個體醫師執業的場所，以及各個治療設施都有各自的紀錄。專科醫師通常只把紀錄彙整，送到病人的初級照護醫療提供者或者家庭醫師那裡，而不是將他們提供照護時的完整紀錄都交出去。而且，保存紀錄的形式，

不容易整合。

　　目前針對醫療紀錄管理提出的立法案，目標是在各醫療提供者需要時便於申請取得醫療紀錄（所謂的指向系統〔pointer system〕）。但是這種方法十分繁瑣、在技術上有問題，而且本質上很花錢。病人需要擁有本身的醫療紀錄。他們需要一份安全、完整的個人醫療紀錄，全部放在一個受信任的場所（但是不需要將每一個人的醫療紀錄都放在同一個地方）。有了電子醫療紀錄（需要獲得許可），將能及時且在緊急狀況中取用。

　　我們需要第三者來維護、累積和驗證病人的紀錄，並且只在病人許可時，提供給人使用。雖然初級照護醫師是受信任的人，而且了解病人的整體狀況，卻不適合為他們的病人蒐集和維護完整的醫療紀錄，以及每當有人請求的時候，就提供完整的紀錄。要初級照護醫療提供者扮演這個角色，實務上根本不可行。

　　健康照顧計畫處於獨特的地位，能在這個領域增添價值。健康照顧計畫是系統中應該聚焦於所有的病人，跨越醫療需求，以及跨越所有醫療提供者的另一個實體。

　　我們所提的觀念十分激進，以人們對健康照顧計畫一向抱持的態度，以及健康照顧計畫扮演的傳統角色來說是不可思議的。如果健康照顧計畫能夠取得病人的信任，並且和病人成為夥伴，將能處於很好的地位，能夠做為病人醫療紀錄的保存處所和整合者，而這樣的做法，沒有一個醫療提供者（包括初級照護醫師）能夠望其項背。

　　隨著健康照顧計畫改變扮演的角色，如同我們說過的，它們將需要累積更多的會員健康資訊。維護完整的紀錄是合理的

下一步。經過整合、容易取用、獲得驗證的紀錄能夠產生健康價值效益，非常符合健康照顧計畫的利益，也能支援它的其他角色。在整個照護週期進行醫療整合、改善疾病管理，以及提高預防疾病的效果，都是健康照顧計畫的核心職能。事實上，健康照顧計畫維護完整的紀錄，會產生很大的綜效，因為健康照顧計畫無論如何都需要用到其中的不少資訊，才能扮演我們說過的加值角色。而且，因為健康照顧計畫也需要衡量醫療提供者的成果，所以確認紀錄的品質有其綜效。不過，個人的紀錄必須由會員擁有，如此隱私權的歸屬才清楚，而且，如果投保人移轉到另一個健康照顧計畫，整合化紀錄也會在透明的規定和指導原則之下及時移轉。

　　健康照顧計畫的許多聯合組織或者獨立的服務供應者，正開始透過健康照顧計畫、醫療提供者，或者直接針對個人，提供個別病人的健康紀錄。[43] 舉例來說，安泰健康資訊管理（Aetna Health Information Management）正努力根據診斷、檢驗室結果，以及尋求給付的處方藥資訊，為安泰的會員蒐集個人健康紀錄。其他如電子健康信託（eHealth Trust）等服務公司正透過醫療提供者，行銷各自控制的醫療紀錄；醫療提供者在電子健康的系統上輸入紀錄可以得到酬賞。病人在看醫生之前，可以利用紀錄，並在網路表格上輸入自己的醫療史。病人指令公司（Patient Command, Inc.）正在發展另一種方法，建立經過驗證，由個人控制的紀錄。健康照顧計畫或者雇主可以為會員辦理這項服務。投保人可以授權在電子線路上，傳送完整的紀錄給醫療提供者。醫療提供者可以相信資料的準確性。重新檢查的需要因此降低，而且醫療提供者能夠在治療病人之

前，察知病人是否對藥物過敏、有無服用其他的處方用藥，以及目前的疾病，從而減低錯誤。

人們對醫療紀錄管理的信賴極其重要。健康照顧計畫必須讓會員相信紀錄絕對保密而感到放心，而且相信健康照顧計畫不會使用紀錄中的資訊，去訂定費率或者提出要求。如果如同我們在第八章將建議的，將重新核保和選擇性條款與條件訂為非法行為，這方面的風險就會下降。

對健康照顧計畫來說，提供醫療紀錄彙整服務不但能夠增進我們所說的加值角色，也會提升會員對健康照顧計畫的忠誠。這會強化病人福祉的共同利益，並且鼓勵建立長期的投保人關係。

完整的醫療紀錄管理（由健康照顧計畫或者獨立的承包商提供）理想上可以成為健康照顧計畫的一種標準服務，將成本納入健康照顧計畫的保費之內。因此直接節省的支出，很可能彌補一部分或者全部的成本。某些健康照顧計畫也可以將醫療紀錄管理職能當作加值服務而提供。健康照顧計畫在過渡期間，可能想要實驗或者設計醫療紀錄管理模式，在會員的許可之下，用於多重慢性病、複雜的急性狀況、潛在危險過敏，或者醫療需求複雜的其他病人。在這方面，改善紀錄的存取，可能立即產生成本和價值上的效益。健康照顧計畫可能也想要先向本身的員工提供醫療紀錄管理服務，因為較容易獲得員工的信賴、學習可以日積月累增多、威信也能逐步建立起來。

如何贏取病人的信賴，好讓健康照顧計畫能夠執行醫療紀錄的管理，將是很大的挑戰。健康照顧計畫如果希望在健康照護系統中扮演好這個加值角色，將需要急劇改變它們與會員、

醫師之間的關係。不過,由於健康價值效益如此龐大,當然值得大費周章,努力克服信賴方面的障礙。至少在過渡期間,健康照顧計畫可能需要和代表投保人的獨立醫療紀錄服務公司簽約。

不管由誰執行紀錄管理的角色,都必須把清楚明白的隱私標準和存取安全防護建入流程。此外,不管醫療紀錄的儲存和存取如何安排,資訊標準和紀錄驗證的公認程序顯然將十分重要。最後,能夠輕而易舉,確實將紀錄移轉給另一個健康照顧計畫或者獨立承包商有其必要,所以健康照顧計畫必須設計相關的服務,讓會員擁有醫療紀錄。

克服健康照顧計畫轉型的障礙

想要改變健康照顧計畫扮演的角色,當然得面對種種挑戰。為了展開轉型的過程,健康照顧計畫勢必面對無數的障礙,而這在許多方面,和第五章所說的醫療提供者所面對的障礙類似。

建立信賴

許多投保人如果不是完全不信任健康照顧計畫,就是投以半信半疑的眼光。無數病人和醫生都認為,健康照顧計畫是健康照護系統中的最大壞蛋。這樣的態度,是經年累月養成的,想要消除將十分緩慢。任何健康照顧計畫如果希望在改造角色方面取得全面的成功,建立投保人的信賴將極為重要。改變需

要讓人看得到，才能說服投保人和醫生。

　　健康照顧計畫和病人、醫生之間必須開誠布公。病人需要信任健康照顧計畫不會以「品質」為煙幕，掩飾相同的舊行為——限制服務，並且把病人引導到對其有利的醫療提供者就醫。健康照顧計畫必須努力，確保臨床結果資料的準確和可靠，並且仔細區辨哪裡有有效的資訊，以及哪裡的資訊尚未發展良好。

改善資訊

　　我們說過，和成果有關的資訊仍然不足，而這會限制健康照顧計畫無法扮演某些加值角色。我們需要走每一條路，包括協同工作，以改善這種狀況。我們會在第八章談到，政府可以設法確保蒐集和發布合適且前後一致的結果與成本資訊。

培養健康照顧計畫的能力

　　健康照顧計畫為了成功扮演這些加值角色，將需要改善內部能力。有兩個領域特別引人注目：人力資源與資訊科技。健康照顧計畫要扮演好新的角色，將需要新的技能和新種類的人員。健康照顧計畫將從負責行政管理和資訊處理的組織，轉為真正的健康組織。我們將需要更深厚的醫療專長。健康照顧計畫將雇用更多的醫生、護理師和其他的醫療專業人員。健康照顧計畫不再事後判斷醫療提供者的所作所為是否合乎規定，而是把我們說過的各種加值角色扮演好。健康照顧計畫和投保

人、醫師的互動要更重視實質，所以將需要遠多於從前的知識。

相反地，健康照顧計畫若少了正確的專長和人員，則以價值為基礎的競爭就會遭遇挫折。我們遇過醫療提供者試著走向成果競爭，卻大嘆健康照顧計畫經理人有時缺乏專長，無法評估經驗和成果資料。於是，雙方的互動變成討價還價的討論，幾乎只談折扣問題。即使健康照顧計畫正開始將若干行政管理職能外包出去，員工組合的轉變將是十分急迫的優先要務。

資訊科技也是我們談過的許多價值改善的重要助益因素。資訊科技有助於行政管理交易自動化和減低成本。但這只是個起步而已。健康照顧計畫的新角色，資訊密集度很高，需要為會員蒐集和整合資訊，也要追蹤無數疾病的結果和成本。用來支援這個活動的資訊系統，將需要遠比目前的系統更為先進。

雖然詳細討論醫療提供者和健康照顧計畫的資訊科技問題超過本書的範疇，但從健康價值的觀點來看，電子醫療紀錄（electronic medical record；EMR）居於中心且不可或缺的位置。設計良好的電子醫療紀錄對醫療提供者、健康照顧計畫，以及對病人，具有無數吸引人的健康價值效益：

- 減低交易成本和消除文書作業。
- 降低為病人和所有利用的設施採取的所有行動，維護完整紀錄的成本。這不只支援醫療決策，也有助於詳細了解作業層級的成本。
- 讓醫生容易且立即取得病人的資訊。
- 允許在醫生和機構之間即時分享資訊，以改善決策和消

除多餘的檢查與作工。

- 促進跨越各個照護階程和跨越時間的病人資訊彙總。
- 在醫師下醫令和指示治療方式時,將決策支援工具整合到照護提供的流程,以降低錯誤,並且讓醫療提供者有機會學習診斷和治療的最佳實務。
- 創造一座資訊平台,擷取醫療提供者的成果、流程和經驗衡量指標。這種做法,相對於用人力從圖表輸入資料,成本非常低。

健康照顧計畫迫切需要扮演起領導的角色,以實現電子醫療紀錄,並且善用它帶來的效益。它們也有強大的經濟誘因做這件事,而且這些經濟誘因和醫療提供者一樣強或者更強。健康照顧計畫應該和其他的健康照顧計畫,以及健康照顧計畫所在地域的整個健康社群協同工作,支持醫療提供者邁向電子醫療紀錄普及所做的努力。舉例來說,麻州藍十字藍盾在所在州的電子協同工作組織(eHealth Collaborative)行動計畫負起領導的角色,協助召集三十三個組織,共同發展在全州推行電子醫療紀錄的計畫。麻州藍十字藍盾認為,電子醫療紀錄是其經營業務的基礎技術,已經提撥五千萬美元支援這項先導性計畫。

健康照顧計畫應該作好準備,對於率先採用電子醫療紀錄的醫療提供者提供財務獎勵。安排的方式有幾種。其中一種,是對電子醫療紀錄涵蓋的服務所有的給付加上小幅度的溢價。另一種方法是預付安裝電子醫療紀錄系統的一部分資金成本,再從給付金額小幅扣除回收。聯邦醫療保險同意提供免費的電

子醫療紀錄軟體給執業醫師，是往正確方向邁進的一步。不管採取什麼方法，健康照顧計畫都應該堅持採用開放式的系統和資料標準，以保持資訊的一致性，以及不同供應者的系統之間容易交換。否則，電子醫療紀錄最重要的效益將付諸東流。

克服醫療提供者的疑慮

有些醫療提供者會抗拒健康照顧計畫進一步參與成果的衡量、對病人提供諮詢服務，以及協調前後不同時間的照護。它們認為這些是醫療提供者扮演的角色。有些醫療提供者會因為蒐集成果資料而飽受威脅，並且抱怨報告資料的成本太高。有些醫療提供者固守老舊的簽約實務，並且抗拒和其他醫療提供者協調收費和出帳方法，勢必拒絕採用照護階程單一帳單法，更別提接受單一價格。我們會看到擁有談判力量的一些醫療提供者，至少初期會選擇不參與價值競爭。

健康照顧計畫需要保持很高的敏感度，但是堅定地和醫療提供者共同轉型到以價值為基礎的競爭。在改善病人健康方面，必須將醫師視為尊敬的夥伴。和醫療提供者之間的關係，必須轉移到重視成果，並且聚焦於照護週期，而不是個別的介入。收益分享必須實現，好讓醫療提供者從改善結果和效率而得到財務利益。在需要什麼資料以及使用哪些衡量指標方面，應該讓醫療提供者有置喙的餘地。我們需要定義共同的衡量指標，好讓醫療提供者不必因為不同的健康照顧計畫有不同的要求而加重負擔。資訊一旦分析和編纂之後，醫療提供者應該有機會先檢查和回應資料，之後才使用。這將改善資料的準確

性，以及提高醫療提供者的誘因，努力改善落後他人的照護成果。

但是健康照顧計畫需要向醫療提供者明白表示無法接受現狀。無論是個體，還是集體，健康照顧計畫都需要強力表示，系統必須改變。力量比較大的大型健康照顧計畫，應該運用先下手為強的優勢。健康照顧計畫應該要根據品質和成果獲得報償。一旦大家都很清楚，知道問題在於使用什麼衡量指標，而非是否必須提供資訊，變革的腳步就會加快。一旦大家都很清楚，曉得需要採用單一帳單才會獲得付款，醫療提供者會很快就學會如何彙整帳單。

和任何變革一樣，健康照顧計畫應該先找想法最開明進步的醫療提供者。一段時間下來，不願改變的醫療提供者將必須學習如何吞下聲譽不佳和病人流失的苦果。初步的努力可以集中在少數疾病。一段時間之後，實施成功和病人的熱情將推動這股運動擴散開來。

走在聯邦醫療保險之前

民間部門在給付和其他政策方面能做的事，會因為聯邦醫療保險而遭到實務上的限制。健康照顧計畫再大，和聯邦醫療保險比起來，仍屬小巫見大巫。（比方說，麻州兩大健康照顧計畫占一般醫療提供者收入的30%到50%之間，而聯邦醫療保險和醫療補助計畫卻占50%。）醫療提供者必須維持行政管理設施，以支援不斷成長的聯邦醫療保險和醫療補助計畫業務。

但是聯邦醫療保險的實務並沒有阻礙進步。居於領先地位

的健康照顧計畫每天不斷做出很好的示範，告訴我們，不管聯邦醫療保險和醫療補助計畫怎麼做，本章建議的所有事情都能執行。每一個健康照顧計畫都應該在每一個領域不斷往前推進。

如果聯邦醫療保險的實務往我們鼓吹的方向邁進，那會有重大的效益產生。其他的健康照顧計畫也會跟進，正如過去二十五年一再發生的那樣。我們將在第八章討論聯邦醫療保險和醫療補助計畫的行動方向，包括目前正在推動、前景看好的一些實驗。健康照顧計畫不管是個體，還是集體，都應該力促聯邦醫療保險往正確的方向走。

培養新思維

健康照顧計畫扮演新角色所面對的最大障礙，或許在於根深蒂固的內部思維。其中之一是認為消費者不夠精明，無法做出良好的照護決定。我們在第二章談過，也將在第七章深入討論，說明消費者已經證明這個假設站不住腳。與其找藉口維持現狀，健康照顧計畫不如設法接納和鼓勵更具建設性的消費者角色。

金融服務業的經驗非常值得借鏡。當員工的退休金委託其他組織管理的時候，員工掌握的資訊相當少，也相當消極被動。現在，許多個人都必須管理自己的基奧計畫（Keoghs）、401(k)帳戶和個人退休帳戶（IRAs）。他們必須尋求建議，結果比從前更了解理財。一般來說，個人很少管理自己所有的資金，而是請人幫忙管理。在做這種轉變之前，一般普遍相信，

金融市場太過複雜，個人無法蒐集資訊、尋求建議和做出良好的決定。事後來看，這樣的想法顯然低估了個人遇到攸關本身福祉的選擇時，會起而扮演積極角色的能力。[44]

健康儲蓄帳戶早期的經驗也令人振奮。正如我們在第三章討論過的，證據顯示健康儲蓄帳戶改變了購買型態和降低成本，[45]並且鼓勵病人尋求醫療照護方面更多的資訊，也花更多錢在預防照護上。[46]隨著競爭轉向以價值為重，健康儲蓄帳戶的效益只會增加。病人將有更多的資訊和更多的支援服務，與醫生聯手，在面對該在哪裡取得照護時，做出以價值為基礎的選擇。[47]

會阻礙變革的第二種健康照顧計畫思維，是假設病人總是選擇更多的照護，或者更昂貴的照護。在目前極少成果資訊可以利用的系統中，病人很難知道哪些治療和醫療提供者的成效比較好，以及另外有什麼選擇。在缺乏其他資訊的情況下，病人經常將價格更高視為品質更好的代名詞。一般普遍認為，學術醫學中心提供的照護比較好。

我們將在第七章談到，疾病層級的成果資料，對人的行為影響很大。一般相信消費者對健康照護的需求永不饜足，結果把人體更健康和接受更多的健康照護混為一談。大部分消費者想要的是更有效的照護，而非更多的手術、更長的住院天數或者更多的併發症。證據顯示，資訊充分和參與更多的病人，會選擇侵襲性較小的照護、更遵循醫療指示，以及對他們受到的照護，滿意度更高。[48]

影響健康照顧計畫另一個危險的思維，是認為病人不會長途奔波，外出求醫。可是目前的系統中，極少資訊能夠顯

示遠距求醫有其道理，也很少有人詢問本地以外的醫療提供者選擇，就算真的想到外地就醫，也會遭遇不計其數的障礙。比方說，轉診醫師往往擁有本地的健康照護關係和知識，而且可能十分抗拒非本地的轉診，認為那是病人不忠誠的表現。U.R.N.在管理器官移植病人時，經常遇到一些患者，被醫生轉診到附近成果低於標準的中心。一旦病人了解相關的結果資料，便有可能克服不願長途尋求卓越照護的心理。我們說過，健康照顧計畫可以發揮很大的影響力，鼓勵病人在本地之外尋求卓越的照護。

最後，因為健康照顧計畫和雇主之間普遍持有一種心態，相信折扣和限制照護是省錢之道，結果綁手縛腳，施展不開。健康照顧計畫必須丟掉醫療網那根拐杖，轉而專注於支援以成果為基礎的選擇，並且參與醫師和病人的照護工作。

重新定義文化和價值

健康照顧計畫扮演的新角色，不但需要急劇改變其與投保人、醫療提供者之間的關係，也要急劇改變所需的內部文化。許多健康照顧計畫傳承下來的是否定的文化：否定理賠申請、否定服務、否定選擇、否定醫師自主、否定為會員的健康成果負起責任。雖然健康照顧計畫正試著擺脫這種文化，大部分健康照顧計畫仍然以為自己是家長，需要以論質計酬的方式，督導醫療提供者的作業流程，並且繼續透過醫療網，限制會員的醫療提供者選擇。

健康照顧計畫必須以病人健康的文化，取代否定的文化。

健康照顧計畫不只要坐而言，更要起而行，溝通這些價值。每一次與每一方互動，都需要以回應、公平、一致、可信、誠信，以及傾聽能力去處理，以消除日積月累的不信任感。

　　健康照顧計畫如果往我們所說的方向成功邁進，員工會遠比從前士氣高昂和更為專注。健康照顧計畫為病人創造價值，並且和以成果為中心的醫療提供者攜手共事，而不是限制和事後批評它們所做的決定，各方得到的滿足都能明顯感受到。

及早行動的利益

　　健康照顧計畫和醫療提供者一樣，如果能夠及早行動，推動上述所說的各種改變，將獲得極其誘人的好處。它們將開始蒐集資料、學習如何彙整資訊、發展與最佳醫療提供者的關係、招募最優秀的人員、執行正確的資訊系統，以及搜尋最優秀的專業組織和外包夥伴。它們在病人和計畫主辦者心目中的聲譽效益將十分驚人。健康照顧計畫不需要同時往所有這些新方向邁進。不過，採取的行動愈多，效益愈大。每一步都會使其他各步走起來更為簡單，效果更好。

　　及早行動的健康照顧計畫將開啟無數的機會，卓然不同於競爭同業，同時會發現許多不同的策略立場能夠迎合不同的顧客群體。健康照顧計畫將能建立令人振奮且維持長久的競爭優勢。

　　不妨設想終有一天，健康照顧計畫被視為健康專家，也是會員最大的代言人。不妨設想終有一天，健康照顧計畫掌握充分的資訊，並且向會員提供建言，也降低病人對罹患疾病的焦

慮。不妨設想終有一天，會員知道他們的健康照顧計畫，正努力針對他們的疾病尋找最好的醫療提供者，以及效果最好和最新的治療方法。不妨設想終有一天，健康照顧計畫負起責任，協助病人走過整個健康照護系統。不妨設想終有一天，會員和健康照顧計畫共同努力維持會員的健康。不妨設想終有一天，健康照顧計畫、病人、醫療提供者和計畫主辦者的利益從根本上契合。如果健康照顧計畫真正致力於維護會員的健康，從創意、創新和健康照護價值等方面來看，成果將十分巨大。

07

對供應商、
消費者和雇主的涵義

醫療提供者和健康照顧計畫是健康照護供應的中心要角，我們已經談過它們的策略和營運實務需要改變，以開啟以價值為基礎的競爭。供應商、消費者和雇主也在催化和支援這種競爭方面，扮演重要的角色。供應商、消費者和雇主走向以價值為基礎的想法，也將受益，同時會加快整個健康照護系統的轉型。它們不需要等候法令改革或者其他系統參與者採取行動才動作。

供應健康照護部門產品、技術和服務的廠商範圍很廣。它們生產和提供各式各樣的產品與服務，例如藥物、診斷檢查、醫療裝置、放射影像設備、醫療器材、藥品給付管理及醫療資訊技術。每一類供應商都有其本身的特性。本章將從高層次的觀點來看供應商這整個群體，可以如何促進和支援這種競爭。

消費者做為健康照顧計畫的投保人和病人，應該是整個系統提供價值的最終受益人。但是消費者往往因資訊不足和消極

被動，無法積極參與自身健康的照護。消費者做為系統變革催化劑的潛力，早為人們所了解。專談消費者主導的健康照護，著作不勝枚舉。[1]但儘管消費者已經掌握更多的資訊，也有更多的選擇，健康照護系統卻仍未轉型。

消費者主導健康照護的概念，過度簡化了問題。消費者永遠不會是醫療專家，也不應該期待他們成為醫療專家。我們不應該強迫消費者扮演健康照顧計畫放棄的角色。消費者不必在支離破碎的照護週期，管理和協調本身的健康照護。此外，不管消費者試著如何掌握充分的資訊和對價值保持高度敏感，他們將無法有效地影響本身的健康照護，除非將成果資訊提供給他們使用，以及醫療提供者真的在疾病的層級上競爭。本章將說明，消費者在以價值為基礎的系統中應該扮演的角色，以及他們應該對健康照顧計畫和醫療提供者抱持什麼樣的期望。

本章探討的第三種行為人是雇主。雇主有動機，也有力量去影響健康照護系統中的其他行為人，包括本身的員工。雇主是獨立的健康照顧計畫的大買主。此外，美國約半數的雇主提供的健康照顧計畫屬於自我保險計畫，所以在這種計畫如何設計和管理上，雇主擁有更大的發言空間。雇主可以強力影響醫療提供者，尤其是可以和其他的雇主協同合作。最後，雇主可以影響員工對本身健康和健康照護的看法。本章將討論，為什麼雇主錯過了在健康照護系統推動價值改善的機會，以及可以如何強化轉移到以價值為基礎的競爭的趨勢。

對供應商的涵義

醫療產品、技術和服務的供應商，在健康照護供應的價值和健康照護實務的創新方面，扮演十分重要的角色。儘管如此，許多供應商的作為，不但使零和競爭揮之不去，甚至變本加厲。供應商可以為健康照護提供添增的價值，遠高於它們的想像。

機會失之交臂

我們看到供應商以多種方式，具體展現了零和競爭。第一，供應商面對力量愈來愈強的顧客和價格壓力，傾向於以合併和擴大產品線的方式，增進談判力量。有時這表示要在許多產品區隔推出競爭性產品，即使那些產品和競爭同業的產品類似，或者病人效益增加的幅度微不足道也不管。它們的注意焦點，似乎只放在提供更多產品讓銷售員去推銷，以及相對於配銷商、採購團體和顧客取得議價能力，而不是提高病人的價值。比方說，在製藥業，幾乎沒有什麼療效差異的「我也有」藥物十分常見。這些產品如果能以低廉許多的價格供應，的確是有改善價值的潛力。但實際上通常並非如此。即使仿製藥品以較低的價格推出，市場上已有的藥物也很少以降低價格的方式回應。在一段敲鑼打鼓的引薦期過後，仿製產品往往調高價格，向已有的藥物看齊。[2] 這樣的做法提高了供應商的獲利率，卻也表示競爭性產品並沒有創造什麼病人價值。

第二，供應商的銷售和行銷努力，似乎往往集中在數量

上，而不是以病人價值為重。藥品、裝置、器材和設備的供應商，總是設法透過折扣、回扣和數量獎勵，好在處方集或者批准清單上搶到有利的位置。供應商付款給採購集團，以確保地位，行為舉止好像產品是可以互換的商品，而不是設法確定產品對特定的病人群有其價值。供應商彼此競爭的方法，是提供誘因給醫師使用產品，而不是證明產品有優異的成果或者價格低廉許多。比方說，供應商有時和醫生簽署有問題的諮詢協議，以確保病人使用他們的產品。

在銷售方面，許多供應商採行的是「覆蓋率和頻率模式」（reach and frequency model）。運用該模式時，需要部署龐大的銷售人力，盡可能拜訪數量很多的醫師，而且盡可能常去見這些醫師。他們的想法是，喚起最大的知覺和醫師的忠誠，以確保藥品、裝置或者檢查能有最大的用量。供應商只顧盡可能增加病人使用產品，而不是集中全力，把產品賣給會因此而得到最高價值的病人。這種做法助長了一個不幸的狀況，也就是許多治療方法對太多病人產生令人失望的成果。以癌症照護為例來說，爾必得舒（Erbitux）、賀癌平（Herceptin）、得舒緩（Tarceva）和艾瑞莎（Iressa）等藥品，各自只對約10%的病人具有療效。因此，醫師經常嘗試連續用藥，而這提高了供應商的整體收入；但是一再失敗，表示治療成本遭到浪費，而且病人暴露在發生副作用的危險當中。價值因此大打折扣。

在製藥業，有些公司暗示醫師開立處方不必遵照藥品仿單的指示說明內容，給只能獲得些微效益的病人服用，而招致批評和爭議。同樣地，設備供應商鼓勵醫療提供者競相投資於昂貴的技術，即使設備的利用率很低也不管。這些做法提高了供

應商的營業收入，卻損壞健康照護系統中的病人價值。

同樣的思維也影響供應商的廣告。供應商砸大錢直接針對消費者展開猛烈的廣告攻勢，以提高許多病人的期望，而不是更集中打擊面，把有意義的結果和價格資訊提供給最能從產品獲益的病人。

第三，供應商和醫療提供者、健康照顧計畫一樣，傾向於太過狹隘地只注重本身生產的產品、裝置或者診斷檢查，而不是看病人疾病的整個照護週期。這和醫療提供者的思維很像，因為醫療提供者總是根據療程採取行動，組織結構以個別的介入為中心而設計，根本不顧整體的照護提供流程。供應商也傾向於重視選擇性的病人效益指標，而不看長期價值的整體衡量指標。

供應商有時未能充分注意產品實際使用的照護提供流程，結果錯失改善價值的機會。例如奇異（General Electric）、西門子（Siemens）和其他的放射影像設備製造商，都忽視了透過改善照護週期中，其所生產機器的利用率，以改善價值的機會。舉例來說，以目前的技術而言，電腦斷層掃描只需要花二到三分鐘時間，卻需要用上十五分鐘或者更長的時間，將病人扶上或者扶下機器的躺床，尤其是如果病人被許多電線纏繞或者正用機器監控的話。核磁共振造影機器在掃描前後，花的時間更長。這些延誤，不僅浪費治療週期的寶貴時間，也需要額外的工作人員移動和攙扶病人。任何一天或者任何一個小時，昂貴的影像機器大部分時候都被閒置。

放射影像設備供應商一直未能用心找出提高產品價值的方法。例如，供應商根本不在意如何設計躺床，以方便病人簡單

和迅速地上下床。同時也錯失機會,沒有設計和製造與電腦斷層掃描、核磁共振造影機器相容的模組化躺床,以加快重病患的放射影像處理。放射影像設備製造公司也沒有領先設計多用途或者模組化的躺床,用於病人的推送、治療和射照影像,而這也有巨大的價值利益。

照護提供流程中,這一類錯失添增價值機會的情形十分常見。之所以會發生,乃是因為供應商的利益不見得總是和整體的病人價值契合(例如機器的利用率提高之後,需要的機器數量會減少)。這些事情會發生,也是因為各自為政的產品組織(例如電腦斷層掃描和核磁共振造影業務單位)沒有彼此溝通的緣故。最後,供應商忽視價值改善的機會,是因為組織設計以個別的產品為中心,而不是根據整個照護週期。

由於上面所說供應商的種種實務做法,難怪製藥公司和技術供應商經常被視為健康照護成本問題的主要原因。研究人員經常報告新技術的供應和支出增加之間的關聯性,而不是探究新技術對長期的成本和病人價值具有的整體涵義,從而強化了這個簡單的觀點。[3] 例如植入式心臟整流去顫器可以降低藥物治療的數量和成本,同時減少看診次數、掛急診和住院的天數。只注意裝置的成本,將會模糊焦點,但是這種狹隘的觀點相當普遍。

不過,供應商難辭其咎。供應商理該針對整體的價值改善,提出令人信服的證據。可是和醫療提供者、病人最有關係的研究,根本沒人去做。

為什麼供應商捲進了這類競爭之中?平心而論,供應商的價值競爭,一直因為我們談過的種種理由,導致實證醫療

實務的採用遲滯不前。當藥物、裝置或者檢驗改善病人價值的能力，不是醫療提供者採用的明顯動因，供應商就會轉向其他的競爭方式。健康照護提供者的結構，也扮演著某種角色。四分五裂的醫療提供者只關切照護提供週期屬於自己的那一小部分，所做的選擇只顧提升本身的獲利率，卻沒有考慮整體的病人價值。醫院或門診中心的主管，關心的是本身的預算，也沒有充分了解整個組織將面對的後果，以至於在採用治療方法時，做出不明智的選擇。

此外，供應商的實務做法，也是健康照護系統中，零和競爭特質產生的合情合理結果。在健康照顧計畫和醫療提供者只顧移轉成本、壯大談判實力和限制服務的時候，供應商傾向於採用反映這種現實的策略，應該不足為奇。比方說，當健康照顧計畫根據折扣優惠的多寡，購買藥品或裝置，而不是以病人的健康[4]和長期照護的總成本來衡量價值（每1元的成本所獲得的成果），供應商自然而然就會設法取得必要的力量和關係，去玩這種成本移轉的遊戲。供應商耗費巨大的資源，走過有如迷宮般的談判和批准流程，並且使盡全力，擠上數以百計的處方集清單，而不是投資於能夠為病人增添價值的事物。

最後，有瑕疵的醫療提供者給付結構，傷害了供應商在價值上競爭。例如，電池壽命比較長的去顫器，更換的頻率比較低，這對成本和病人的不舒服程度而言，效益很大。但是如果醫療提供者植入任何去顫器都收到相同的給付金額，那麼選用壽命比較短且便宜的去顫器，可以提高獲利率，也會因為執行更多的植入手術而增加收入。

諷刺的是，我們談過的那種供應商實務做法，不僅未能對

病人價值作出貢獻，到頭來對供應商本身而言也是個壞策略。零和競爭強化了旨在追求數量最大化的價格競爭和戰術，因此傷害供應商追求差異化的能力。

走向以價值為基礎的競爭：供應商的新機會

供應商可以如何支持以價值為基礎的競爭？我們把一些最重要的行動彙整在圖表7-1。

在整個照護週期競相提供獨特的價值
- 策略的基礎必須是為病人創造獨特的價值。
- 重點放在照護週期，而不是狹隘的產品用量。
- 不只銷售產品，更要支持醫療提供者和病人。

根據審慎的長期成果與成本研究，展現相對於其他治療方法的價值
- 利用長期的臨床結果和成本證據，證明相對於其他治療方法所擁有的價值。
- 和醫療提供者、病人攜手合作，執行新種類的長期比較研究。

確保正確的病人使用你的產品
- 提高成功率，而不是追求最大的用量。
- 採行定向行銷和銷售，把不必要或無效的治療減到最低。

確保產品用在正確的照護提供流程
- 協助醫療提供者把產品用得更好，將錯誤降到最低。

根據價值、資訊和顧客支持，打造行銷攻勢
- 集中行銷努力於價值上，而不是只重數量和折扣。

提供能夠增添價值的支援服務，而不是強化成本的移轉
- 支持醫療提供者在疾病層級衡量和改善成果的努力。

圖表7-1
供應商的新機會

在整個照護週期競相提供獨特的價值

對供應商來說，最根本的涵義是：策略的基礎必須是為病人創造獨特的價值。價值則是在整個照護週期衡量。產品必須提供真正更好的成果，或者以更低的成本達成相當的成果。模仿其他廠商的產品必須改善、重新訂價或者逐步淘汰。

只有檢視整個照護週期，以及衡量更長期的成本和病人成果，才能準確衡量價值。第五章所說的照護提供價值鏈（CDVC）是檢視產品在整個照護週期所扮演角色的強力工具。供應商可以利用CDVC，了解產品如何影響其他的作業，或者被其他的作業影響。前面討論過的一個好例子，是放射影像機器對照護提供流程整體價值的影響，包括閒置時間，以及推送和移動病人的全部成本。分析一部機器如何影響CDVC，將會顯現它對整體價值有所貢獻的一些機會。此外，CDVC能讓供應商找到和醫療提供者、病人的其他接觸點，因而浮現增添價值的更多機會。比方說，供應商可以提供流程諮詢之類的服務，幫助醫療提供者善用其產品價值。

為了在整體的價值上競爭，許多供應商的產品開發想法需要大幅改弦易轍。供應商必須了解和處理其產品或服務在照護提供價值鏈中使用前後所發生的事情。同時也必須了解橫跨照護週期，影響總成本和病人長期健康結果的聯結關係。這種思考方式，不但能改善產品的性能，也會開啟差異化和提供附屬服務的新可能性。

供應商也可經由直接接觸病人而增添價值，方法是在CDVC的「資訊提供」部分協助病人。供應商可以製作病人

宣導小冊、設計網站，以及設立話務中心。舉例來說，諾和諾德（Novo Nordisk）設有線上病人社群，以及提供葡萄糖紀錄、食譜和糖尿病的文章給病人參考。所有這些內容都對照護提供流程的價值有貢獻，也對更好的長期病人成果有幫助，因此使得諾和諾德卓然有別於其他同業。供應商也可以和提供資訊與支援特殊疾病（尤其是複雜和罕見疾病）的病人組織合作。例如健臻生技（Genzyme）和高雪氏症基金會（Gaucher's Foundation）密切合作，以改善這種罕見疾病的照護和協助病人。與病人組織、醫師協同建立網站，也能進一步對病人和醫師提供教育。

這些例子都包含慢性疾病，也許可以明顯看出需要思考長期的照護週期。不過，幾乎每一種藥物、裝置或者診斷檢查，都存在於更廣泛的照護週期內。了解影響一種產品真正價值的因素，對每一家供應商來說都很重要。

根據審慎的長期成果與成本研究，展現相對於其他治療方法的價值

價值只能經由複雜的臨床和成本證據，用令人信服的方式展現。供應商一向是以狹隘的方式，證明其產品的效力，所以只要符合食品藥物管理局（FDA）的最低要求就已心滿意足。十五年來，這樣的事情已經開始改變。舉例來說，製藥公司已經大大提高「藥物經濟學」（pharmaeconomic）分析的數量，探討藥物的醫療效益相對於成本的關係。但是這些分析一向側重於主管機關的批准流程，而不注重健康照護提供的決策支援。此外，供應商很少提供病人長期的成果資訊；比方說，如

果一種新裝置有助於糖尿病病人管理自己的血糖值，但需要更常接受基礎醫療，那就需要有可靠的長期證據，顯示由於長期的併發症減少，而能節省成本。

供應商必須蒐集整個照護週期的成果和成本資訊，負起證明價值的責任。[5]我們需要新一類的批准後臨床研究。病人、他們的照護，以及照護成果，需要在遠比從前要長的期間內追蹤。如果能夠注意資訊的私密性，同時供應商廣泛發布研究發現，我們深信病人會參與這樣的努力，因為這些研究將對產品的改善有所貢獻，並且幫助其他的病人。由於需要花時間去做，而且較長期研究的成本來得高，供應商將需要重新思考如何設計批准前的測試，以利持續追蹤自願參加計畫的病人，而不必從頭展開新研究。

最有用的研究，將是調查相對於其他治療方法的長期價值。對健康照護價值來說，真正重要的是比較性資訊，不是研究終點的絕對改善值。我們不僅需要在單獨的治療中檢視價值，也需要合併其他的治療或者依序檢視價值。此外，我們認為重要的資訊，不只是一種產品的平均效能，更要看可確認的不同病人群，效能會有什麼樣的變異。供應商應該投入遠比從前要多的注意力，描述將從某種治療獲益最大（或者副作用最小）的病人特性，以提高對病人價值產生的整體影響。

有些供應商正透過批准後測試，往蒐集這種證據的方向邁進；這應該是一種常態性的做法。為了取得信任，這種調查可能需要由獨立的研究工作者或第三人組織（例如病人贊助的團體）執行。國家衛生研究院已經資助病人長期照護結果的若干研究，例如小兒心臟手術病人術後立即成果之後的長期

發展結果。[6]不過，國家衛生研究院並不常做這些評估，更別提供應商。最後，聯邦醫療保險計畫與醫療補助計畫服務中心（CMS）也在促進長期成果和成本資訊的蒐集上，扮演更多且受人歡迎的角色。

供應商必須走在這股趨勢之前，而不是等到要求強制執行這方面的研究再動作。不過，為了鼓勵和促進更長期的研究，業界和主管機關需要設定合理的科學標準與法律標準，以管理這種研究和發現的使用。不這麼做的話，供應商將缺乏把自己暴露在額外風險中的動機。

供應商研究自己的產品在整個照護週期扮演的角色，將有機會更了解其產品如何創造價值，以及其他的照護層面如何顯現其重要性。供應商也能得知哪些病人將從產品受益最多，而這是做好行銷的根本工作（本章稍後將討論）。供應商也應該會喜歡有機會與醫療提供者合作，改善使用產品的照護流程，因為這提供了強而有力的機會，能使供應商卓然有別於同業。相反地，未能在整個照護週期執行穩健性研究的供應商，將失去能夠幫助加強產品差異化的寶貴洞見。

供應商也需要直接追蹤使用產品，且同意接受研究的病人之經驗，蒐集價值方面的資訊。許多供應商已經往這個方向走，例如美敦力（Medtronic）和健臻。健臻1991年至今設有一個病人登記中心，追蹤高雪氏症病人使用的治療方法，以及使用雪瑞素（Cerezyme）產品和其他治療方法所獲得的成果。

持續接觸同意進行研究的病人，是蒐集一段長時間內使用型態與照護成果的證據，十分寶貴的做法。尤其是在少數病人罹患罕見疾病的案例中，和許多病人互動，而不只是和參與試

驗的病人互動，對價值的了解會快得多。直接接觸病人，也是
得知他們是否遵守治療方法，以及改善他們遵守治療方法的一
條管道。所有這些例子告訴我們，有些最重要的研究，應該在
產品批准之後執行，而這和一般的看法恰好相反。

　　往衡量價值的方向邁進，不只需要新種類的資料和分析，
也需要供應商和醫療提供者、健康照顧計畫、病人建立起新型
態的關係。供應商和一群醫療提供者共同蒐集與分析照護週期
資訊，有它的好處，因為如果不這麼做，供應商很難取得這種
資訊。蒐集資訊的成本可以分攤，而且參與的醫療提供者也會
因為提早蒐集和深入取得臨床相關資訊而受益。供應商利用病
人資料，以及能和轉診醫師互動的事實，與健康照顧計畫合作
共同執行專案，也能受益。

　　供應商不只應該在研究上，積極與醫療提供者、醫療機構
合作，在發展特殊業務執行單位的結果和成本衡量指標方面也
應該十分積極。前面幾章談過，我們迫切需要在每一個疾病發
展客觀、可以量化的成果衡量指標，以用於長期的研究。山際
健康照護、波士頓兒童醫院、克里夫蘭診所、達特茅斯希區考
克醫學中心等醫療提供者，已經非常努力展開成果的衡量。它
們的努力給供應商帶來大好機會，可望以合作夥伴的方式，貢
獻一己之力。

確保正確的病人使用你的產品

　　一種產品如果被正確的病人使用，所提供的價值會是最高
的。供應商的產品開發計畫和銷售努力，應該致力於找到和接
觸使用產品效果最好的病人。它們也應該確認哪些病人群得

到的效益有限，或者哪些病人群反而造成不良的副作用。和對許多病人產生不良成果，以及對整個系統造成成本及努力浪費的治療比起來，這種方法創造的價值高得多，而且價格高得有理。

前面說過，我們需要新種類的臨床調查。臨床試驗必須少將心思放在確認能有最大的整體市場，而應該多注意會對某種特殊的治療方法產生最好的反應，或者副作用最少，或者兩者兼而有之的病人，並且描述他們的屬性。供應商如果能夠協助病人、醫療提供者和健康照顧計畫避免不必要或無效的治療，將取得巨大的競爭優勢。

如果我們想把產品送到正確的病人手中，並且支援病人照護成功，那就需要供應商的銷售員扮演新的角色。新的模式不使用傳統的覆蓋率和頻率法，每一位業務代表接觸的醫師應該比較少、實質性卻比較高。業務代表的工作將是增添每一位醫師執行業務時的價值。他們要做的事，是幫忙找出最能從他們的產品獲益的特定病人。供應商針對健康照顧計畫、醫院處方集和其他採購者訂定的銷售計畫，將不再能夠全面提高產品的使用量；相反地，它們將以定向、多階段的計畫，為特定的病人區隔創造價值。利用這種方法，成本較低的一般性產品，可能成為治療的第一線。只有在成本比較低的產品對特殊的病人產生不好的成果之後，才指示執行比較新和比較貴的治療方式。這種定向行銷將為供應商省下很多成本，更別提病人價值會大為提升。

確保產品用在正確的照護提供流程

一種產品能不能發揮價值，非常需要看它的使用是否正確和有效。此外，如果照護週期的其他面向傷害成果，產品即使使用正確也不能發揮效果。供應商如果協助醫療提供者和病人處理這些問題，就能增添價值。舉例來說，健臻和治療高雪氏症的醫師合作，確定病人服用雪瑞素的正確劑量是多少。由於這種疾病非常罕見，大部分醫師的經驗有限，而健臻的專長和廣泛的經驗，在協助醫療提供者取得更好的成果上非常寶貴。

我們說過，供應商如果長期追蹤其藥物、裝置和其他設備的使用情形和價值，便有機會比較各醫療提供者的照護提供流程之效果，並從這種比較，得到寶貴的洞見。由於供應商服務許多醫療提供者，所以居於絕佳的位置，能對醫療提供者的流程改善有所貢獻。在散播效果最好的照護提供價值鏈知識方面，供應商可以扮演重要的角色。

要對照護提供流程負起責任，供應商也需要了解其產品可能如何遭到誤用，並且協助將錯誤降到最低。我們將在第八章談到，美國麻醉醫學會（American Society of Anesthesiology）必須帶頭調查施行麻醉時發生錯誤的原因，以及找出改變哪些事情，可以將錯誤降到最低。因此而產生的新衡量能力、鬆脫警報、轉盤設計、軟管大小標準和藥物容器改變，供應商早就應該加以處理，做為他們持續性努力的一部分，以確保產品在實際執行業務時能有效地利用。

對供應商的銷售員來說，在照護提供流程中負起產品有效使用的責任，也具有重要的涵義。銷售員應該對產品懂得更

多，並且深入了解醫師執行業務的特性。銷售員將最新的知識移轉給醫師、他們的工作人員，以及他們的病人，讓他們了解診斷、治療和有效的遵循方法，可以增添價值。

默克（Merck）2004年12月採用這種新的銷售人力模式，調整約七千位業務代表的責任和負責地域。每位業務代表負責推銷的產品數目急劇減少，而且每位業務代表拜訪的醫師人數調低約20%到25%。任何一位醫師見到的默克業務代表減少很多。業務代表將他們的工作重心，移轉到協助尋找適合接受治療的病人、傳播疾病和治療的資訊、協助醫師追蹤哪些處方集和計畫已經批准使用他們的產品，以及協助教育病人。他們設立一座網站，讓醫師和其他有興趣的人能方便瀏覽專業治療和風險評估資訊。

默克也著手與健康照顧計畫合作，協助扮演我們在第六章說過的一些加值角色。它的目標是支援健康照顧計畫強化對醫師提供的適當治療指導準則，並且督導病人遵循治療指示。默克和加州藍十字藍盾的氣喘計畫，就是其中的一個例子。根據這項計畫，默克和藍十字會找出高風險會員，要醫師特別注意，並且提供風險評估工具、治療資訊和病人的資料給醫師。

根據價值、資訊和顧客支持，打造行銷攻勢

能夠增添價值的行銷，是指溝通臨床和成本證據，協助醫療提供者做出更好的選擇，並且改善其照護提供流程與方法。加值行銷也幫助病人更有效地選擇和使用產品。供應商需要調整行銷預算，重視這類活動。

以目前許多醫院和執業醫師支離破碎的照護提供組織來說，供應商有時需要教育它們，並在醫療提供者組織各個單位或者部門之間建立起橋樑，協助它們了解一種產品對該機構的整體價值衝擊。供應商也可能需要教育各個利害關係人，並且提供具有說服力的證據，將各個不同的利害關係人集合到一種治療方法上：醫療提供者、健康照顧計畫、家屬和病人。隨著競爭轉向價值，供應商扮演這些角色的需要應該會減低。

提供能夠增添價值的支援服務，而不是強化成本的移轉

對服務供應商來說，最基本的問題是，其所提供的服務是否對病人價值有所貢獻，或者是否令整個系統引以為苦的零和競爭變本加厲。許多傳統的服務供應商未能通過這個考驗。業內仍然有太多的服務供應商支持老式的成本移轉做法。服務公司如果只注意控制使用量，而不是改善病人的照護成果，則無法增添價值。服務供應商唯一的職能如果是取得折扣，則會強化成本的思維，而不是價值的思維。舉例來說，許多藥事給付管理公司（pharmacy benefit managers）一心一意想的仍然是談判的力量、回扣和折扣。他們遲遲未能利用豐富的處方和藥品使用資料，以增添價值。

服務公司如果協助醫療提供者以巧妙的計費方法，提高給付金額，這樣的做法是在協助系統參與者投機取巧，不是增添價值。軟體公司賣的套裝軟體如果只用於個別職能（例如排程），或者供單一部門使用，會使資訊林立的情形持續存在，並且強化照護支離破碎的現象，而沒有增添真正的價值。調查

研究公司如果調查病人的服務經驗，卻忽視醫療結果，也會強化舊的思維。

正如我們在第五章和第六章談過的，一種新型態的健康服務公司正在現身。日益增多的資訊公司、軟體公司、決策支援公司和疾病管理公司已經出現，促進和支援整個照護週期疾病層級以價值為基礎的競爭。這些新的服務供應商，正和醫療提供者、健康照顧計畫，以及雇主、消費者合作，衡量成果和支援以價值為基礎的選擇。例如，U.R.N.、普惠全球健康、最佳醫師等公司，都在尋找和發布可用的最佳成果資訊，以協助醫療提供者、健康照顧計畫、雇主和消費者。

服務公司將在以價值為基礎的競爭中找到爆炸性增長的機會。既有的服務公司，和醫療提供者、健康照顧計畫一樣，將需要改變想法，重新定義它們的角色和供應的產品。

開始去做

隨著時間的流逝，供應商往這些方向走，可能急劇加快健康照護價值改善的流程。居於領先地位的供應商已經開始順應潮流：重視價值，而不只是折扣；衡量長期的成果；實施定向行銷；以及和醫療提供者協同工作。隨著健康照護系統的競爭改變，以及其他的系統參與者接納新的角色和新的策略。供應商改變策略和營運實務，將不再是選項而已。供應商如果能夠及早邁向我們所說的方向，將在知識的深度、臨床專長、更佳的聲譽，以及發展更具差異性產品的能力等方面獲得獎勵。

對消費者（投保人和病人）的涵義

在以價值為基礎的競爭中，病人及其家屬不再受到健康照顧計畫的限制。而且，有了更好的資訊而更能掌握自己的命運之後，他們將在自己的健康照護選擇和本身的健康上負起更多的責任。消費者從消極被動，搖身變成積極主動的顧客，重要性早為人熟知。事實上，有些人更且主張消費者主導的健康照護為解決健康照護系統問題的方案。[7]可是掌握更充分資訊的消費者，以及健康照顧計畫更多的選擇，並沒有帶來鼓吹者所期待的系統轉型。

消費者主導模式受到的限制

因為兩個問題，消費者主導的健康照護沒有兌現承諾。第一，消費者角色的概念被過度簡化。第二，即使消費者改變行為，但若醫療提供者和健康照顧計畫未能在競爭的性質方面顯著改變，要獲得效益也會遭遇重大的障礙。

消費者主導的健康照護，大部分文獻和注意力都把重點放在健康照顧計畫的選擇上。雖然能夠選擇健康照顧計畫對消費者有益，選擇醫療提供者和治療卻更為重要。今天，由於缺乏在疾病層級的成果競爭，連資訊充分、積極參與的消費者，也面對改善照護價值的障礙。

消費者主導的健康照護也做出不切實際的假設，認為個人能夠完全掌控本身的照護。其實，極少消費者擁有夠多的專長，或者應該成為專家，自行監督本身的照護工作。他們依然

需要借重醫生、健康照顧計畫和其他顧問的專業知識。

消費者的選擇本身不是目標,可是消費者主導的健康照護鼓吹者有時卻似乎如此暗示。相反地,目標是急劇提高所提供的照護價值。要顯著提高健康照護的價值,我們需要的不只是消費者的選擇而已。我們也需要醫療提供者和健康照顧計畫共同參與,轉為以價值為基礎,在成果上競爭。

問題不只出在消費者遲遲無法採用消費者主導的照護運動新思維,也在於健康照護提供的結構必要的改變尚未就緒。今天,消費者的醫療提供者和治療方法選擇受到限制,然而各醫療提供者的照護成果差異卻很大。各種療程、專科和服務的照護四分五裂,照護的協調工作需要病人和指導醫師花很大的力氣。即使是最基本的協調工作(例如醫療紀錄的交換)也未能執行。通常沒有醫師協助病人走過整個系統,並且確保後續工作的進行。

即使消費者要改善照護的價值,也缺乏正確的價值改善資訊。證據顯示,沒有掌握充分資訊的消費者,經常以為更多的健康照護會使他們更健康。雖然消費者需要建議和決策支援,這件事廣為人知,但討論消費者主導健康照護的文獻,卻避而不談應該蒐集和報告什麼樣的資訊,以及如何蒐集和報告。

病人代言團體在目前有瑕疵的系統中扮演著重要的角色,特別是把重點放在疾病的團體。這些團體填補了資訊真空,協助引導病人前往卓越的醫療提供者就醫。有些團體,例如阿爾發一號基金會(Alpha-1 Foundation),正努力敦促特定的醫療提供者發展卓越中心。但是病人團體不能替代系統中以價值為基礎的競爭。

醫療提供者和健康照顧計畫之間的成果競爭，產生的轉型力量，將收到消費者掌握充分資訊、參與健康照護的效益。醫療提供者和健康照顧計畫如果競相為病人改善價值，消費者將更容易做出好決定。因此，以價值為基礎的競爭，將加快消費者接納新思維的速度。但是，即使大部分消費者遲遲未能接納新的思考方式，以價值為基礎的競爭也會確保病人價值顯著改善。美國要改造健康照護系統，不能只依賴消費者態度上的重大轉變。

走向以價值為基礎的競爭：消費者的新責任

消費者可以用許多方式，促進以價值為基礎的競爭。我們把這些方式彙整於圖表7-2。

積極參與管理個人的健康

消費者必須為個人的健康負起責任。[8]這表示他們必須過健康的生活、接受早期檢查和診斷、遵循醫療指示，以及採取行動以降低疾病的嚴重程度和併發症，而直接影響發生健康問題的風險、頻率和嚴重性。這也表示消費者必須積極參與疾病管理和疾病預防計畫。當預防、風險管理和疾病管理日益成為競爭的中心，以及更多的健康照顧計畫將其整合為核心功能，消費者參與的責任範疇只會有增無減。隨著以價值為基礎的競爭日益普及，消費者的參與會帶來愈來愈大的效益。

儘管有消費者主導的健康照護運動，卻還是有許多人懷疑消費者能在健康照護的過程中扮演某種角色。他們認為，病人

積極參與管理個人的健康
- 負起健康和健康照護的責任。
- 透過生活風格的選擇、接受例行性的照護和檢查、遵循醫療指示,以及積極參與疾病管理和預防,管理個人的健康。

蒐集相關的資訊和尋求建議
- 蒐集醫療提供者處理各種疾病的成果和經驗資訊。
- 在解讀醫師和健康照顧計畫提供的資訊時,尋求協助與建議。
- 必要的時候借重獨立的醫療資訊公司之力。

根據卓越的成果和個人價值,而不是只求便利或舒適,選擇治療方式和醫療提供者
- 選擇卓越的醫療提供者,不是距離最近或是過去提供不相關照護的醫療提供者。

根據增添的價值,選擇健康照顧計畫
- 期待健康照顧計畫成為整體健康顧問。
- 選擇成本效益高的健康照顧計畫結構,包含自負額和健康儲蓄帳戶,以節省將來的健康照護需求。

與卓越的健康照顧計畫建立長期的關係
- 尋求長期的關係,而不是經常更換健康照顧計畫。

行為要負責任
- 負起健康和健康照護的責任。
- 在器官捐贈和生命末期的照護方面,表達個人的意願。
- 指定健康照護代理人和擬定生前遺囑。

圖表 7-2
消費者的新責任

不想負起選擇的責任,寧可讓醫生做決定。懷疑消費者想要負責任的人也一口咬定,說病人總是選擇最方便的醫療提供者,而且總是選擇更多的照護。但是目前的病人行為反映的是,照護系統在維護健康方面缺乏焦點、限制選擇和零和競爭四處可

見、很難走過協調不良的照護週期，以及缺乏有意義的成果資訊。隨著這些事情的改變，鐘擺將擺向對消費者有利的方向。

即使在目前的系統中，掌握充分資訊且積極參與的病人，也傾向於選擇侵襲性較小的照護，以及用更有效的方法，遵循自我照護的醫療指示。[9]採取慢性病自我管理的病人，照護結果比較好，有時成本也比較低。[10]當適當的結果和價格資訊透明化且提供給病人使用，病人選擇預期結果很差、價格卻比較昂貴的照護會顯著減少。在健康照顧計畫扮演第六章所說的新角色之後，病人不可避免會參與和負起更多的責任。

雖然有些健康照護專家質疑消費者是否會負起本身健康的責任，許多消費者即使面對現行系統的挑戰，也已經開始這麼做了。我們相信，隨著系統的競爭改變，這麼做的消費者會與日俱增。但是我們說過，即使消費者遲遲不改變他們的態度和行為，以價值為基礎的競爭也會驅動價值急劇改善。

蒐集相關的資訊和尋求建議

消費者開始接受更多的健康責任之後，第一項任務是掌握資訊。目前網際網路的第三大用途已是尋找醫療資訊。[11]此外，愈來愈多的病人組織正在發布診療各種疾病效果最好和經驗最豐富的醫療提供者資訊。病人代言團體的角色，也部分反映了健康照顧計畫缺少這種服務的事實。

健康照顧計畫估計，約25%的病人已經在蒐集資訊，另外50%，如果有人多協助他們學習如何尋找相關的資訊，以及提供建議，幫助他們更加了解資訊，他們也會這麼做。以目前的體系供應的資訊相當有限，以及醫療提供者的選擇受到限制

的情形來看，這樣的數字相當驚人。隨著健康照顧計畫轉換角色，掌握充分資訊的消費者百分率只會有增無減，而且他們對於本身的健康和健康照護的了解及參與也會逐日增長。

今天大部分的消費者根本不知道醫療提供者的品質和成本差異那麼大。許多消費者也不了解轉診醫師會有偏見，而且即使出於最好的動機，也可能缺乏證據資訊。最近針對消費者和初級照護醫師所做的一項調查，雖然還不到蓋棺論定的地步，卻發現極高百分率的病人和醫生，希望得到更多的成本和品質資訊。絕大多數的消費者也可能要求醫生更換醫院，改為能以較低的成本提供更高品質的醫院。[12]

病人自行研究本身醫療問題的這股趨勢，令一些醫生坐立不安。病人來看診的時候，已經帶著前所未見的資訊和問題數量。但是掌握充分資訊的病人比較有可能做出好的選擇，並且遵循生活上和治療上的建議。醫生需要花時間回答問題、幫助病人了解各種選擇、支持病人做出好決定，以及在病人持續性的照護上提供建議。醫生和其他的健康照護人員應該因為投入這樣的時間而得到補償。但是如同前面各章所說的，目前對醫療提供者提供的獎勵，恰好鼓勵相反的做法。最近補償醫生和病人進行電子郵件通訊的做法，踏出了令人鼓舞的第一步。[13]

愈來愈多病人不只蒐集資訊，更積極尋找治療方式和醫療提供者方面的各種選項。刺激醫師採用新流程和技術的一件事，是當他們聽到病人或潛在的病人考慮替代選項的時候。[14]其他產業的經驗顯示，不需要所有的消費者都積極使用資訊，也能收到業者競爭的利益；即使只有15%到25%的消費者做選擇的時候，積極利用比較性資訊，也足以促使業者將競爭焦點

轉移到價值上面。

　　不過，再怎麼說，總是會有一些病人懶得蒐集資訊。他們希望別人為他們做選擇，或者他們只會做出壞選擇，但是這樣的病人會愈來愈少。隨著以價值為基礎的競爭持續發展，消費者能夠利用的照護支援、建議和整合，將遠多於從前。消費者主導的健康照護，需要依賴一股社會運動和新的信念體系。但是有了正確的競爭型態，即使消費者遲遲沒有改變或者不願參與本身的照護，病人價值也會急劇升高。

　　我們主張的系統，並不是期望病人主導本身的健康照護。這種消費者主導的健康照護概念太過簡單。我們的目標不是消費者主導的健康照護本身，而是由以價值為基礎的競爭驅動，以病人為中心的照護。

　　在解讀醫療資訊和從醫療資訊取得洞見方面，消費者將需要協助。隨著健康照護的競爭演變，醫生應該繼續在治療和疾病管理的選擇方面扮演重要的角色，提供資訊和建議給病人。在醫療提供者的經驗、照護結果和成本方面，病人將繼續依賴醫生協助解讀相關的資料；了解醫療照護已知的事情；以及決定他們的疾病到何處能夠取得最好的照護。在以價值為基礎的系統中，醫療提供者的組織結構將是把這個角色扮演好，也會因為扮演好這個角色而得到獎酬。

根據卓越的成果和個人價值（而非只求便利或舒適），選擇治療方式和醫療提供者

　　消費者可以透過選擇治療方式和醫療提供者，強化以價值為基礎的競爭。消費者應該期望他們的醫療提供者提供疾病和

治療層級的成果資訊，而且事先告訴他們需要多少費用。消費者選擇的醫療提供者，在提供他們所需的照護上，應該能夠展現卓越的價值。距離最近的醫療提供者，不見得是最好的醫療提供者。而且，單單因為消費者曾經接受某個醫師聯合執業團體或者醫院治療一種疾病，不表示它們是其他每一種疾病的正確或者最佳醫療提供者。比方說，提供產科服務的醫院，可能不是治療乳癌或者心臟病的好選擇。

事實上，單單因為消費者曾經接受某位醫師診斷，並不表示應該由相同的醫師、醫師聯合執業團體或者醫院網提供治療。重點應該放在已經展現的卓越表現，而不是熟悉性。卓越的表現有一部分是指照護的協調。消費者應該評估醫療提供者整合整個照護週期中各種照護的能力，包括持續性的疾病管理。[15]

有人認為，已經投保的消費者不會去選擇優良的醫療提供者和治療方式，因為他們花的是別人的錢。我們將談到，我們主張消費者分攤一些成本，理由有許多。但是，把系統中所有的問題歸因於缺乏成本分攤，未免過於簡單。這樣的想法，忽視了健康照護有許多非金錢成本的事實，例如風險、痛苦、時間、不便，以及生活品質下降。病人要的是更健康，不是更多的健康照護。病人也希望受到的照護，符合他們對治療侵襲性、副作用、生活風格改變，以及生活品質的偏好。如果他們了解更好的選擇會得到更好的結果，他們就會關心自己的健康照護選擇。現行的系統中，病人之所以會做出不好的選擇，往往是因為缺乏資訊，以及醫療提供者和健康照顧計畫缺乏以價值為基礎的競爭所造成的。

根據增添的價值，選擇健康照顧計畫

　　隨著消費者的責任和參與增多，健康照顧計畫和成果資訊的重要性只會有增無減。消費者永遠不會是醫療專家，也不必成為醫療專家。健康照顧計畫和他們的醫生，應該當消費者整體健康的重要顧問。健康照顧計畫也應該是消費者面對醫療提供者時的代言人。

　　健康照顧計畫的選擇攸關價值至鉅，可是消費者傾向於根據錯誤的理由選擇健康照顧計畫。消費者需要逐漸了解，資訊、建議、支援的取得，以及選擇醫療提供者和治療方式的自由，應該是他們選擇健康照顧計畫時的最重要標準。健康照顧計畫提供的資訊，是否比較了疾病的治療方式和醫療提供者的成果，不只是比較地方性的資訊，更比較區域性和全國性的資訊？健康照顧計畫是否避開醫療網，協助病人根據成果，接觸表現卓越的醫療提供者？健康照顧計畫是否提供全面性的疾病管理服務？健康照顧計畫是否與投保人合作，評估他們的醫療風險並設法減輕風險？健康照顧計畫是否以建設性的態度與醫生合作，確保良好的照護能在整個照護週期獲得協調？健康照顧計畫是否協助蒐集整個醫療紀錄？消費者選擇健康照顧計畫時，應該根據健康照顧計畫如上所述以及其他的價值添增角色做決定。消費者不應該只看是否有舒適的設施、有無健康俱樂部會員資格、醫療網中的醫師數目、價格是否最低，或者只以服務經驗，而非健康結果所做的滿意度調查。

　　消費者選擇的健康照顧計畫，結構應該包含適當的保險給付範圍和自負額。對許多人來說，全額理賠不合成本效益。相

反地,消費者應該願意負擔一些照護成本,因為這可以降低保費。良好的健康照顧計畫應該設計部分負擔和自負額,以鼓勵消費者選擇卓越的治療方式和醫療提供者,以及維持健康的生活作息。

消費者也必須開始為本身的健康照護儲蓄,因為他們將來可能必須分攤成本。如同我們在前面幾章說過的,健康儲蓄帳戶(HSAs)加上高自負額的健康照顧計畫,提供了為健康照護做好儲蓄的一條管道,同時鼓勵病人積極根據價值,參與健康照護的選擇。即使現行的系統中,資訊有限,選擇也受到限制,還是有愈來愈多的證據顯示,健康儲蓄帳戶能夠改善購買型態和降低成本。[16]安泰發現,健康儲蓄帳戶的投保人花更多錢在預防照護上,而且在健康照護的選擇上,比其他人利用更多可用的資訊。[17]由於掌握更多資訊的病人,往往會遵從醫師的建議,這會改善照護的結果、增進病人的責任感和知識,進而產生改善結果的良性循環,卻不致加重成本。

但是健康儲蓄帳戶除非與提供消費者需要的資訊和建議的健康照顧計畫相結合,並且讓他們有權選擇醫療提供者,否則健康儲蓄帳戶不會產生希望得到的結果。在缺少資訊、建議和選擇的情形下,要求消費者做決定時共同負擔成本,認為這可望改善價值的想法未免不切實際。少了醫療提供者的選擇,健康儲蓄帳戶就會成為自我限量配給的工具,因為唯一真正的選擇是:尋找照護或者放棄照護——結果造成更多的零和競爭。[18]

有些專家似乎認為,每一次的健康照護決定,讓消費者在財務負擔上產生「切膚之痛」,可以解決健康照護系統的問題。這是想法失之過簡、零碎不全的另一個例子。單單利用

健康儲蓄帳戶（或者部分負擔），不是解決問題的答案。但它們可以是往前邁進的重要一步，邁向所有的實體在疾病的層級上，展開以價值為基礎，在成果上的競爭。

如同我們在第六章談過的，健康儲蓄帳戶的實施方式，如果不需要處理小額理賠申請，也能降低行政管理成本。不妨想像，健康照顧計畫不再需要處理無數的小額交易，因而為每戶家庭省下數千美元的健康照護支出，總共能夠省下多少成本。雖然轉型到健康儲蓄帳戶需要成本，但行政管理成本的節省淨額可能十分可觀。

與卓越的健康照顧計畫建立長期的關係

消費者需要一種健康照顧計畫，能為自己的整體健康負起責任，並在醫療提供者和治療方式的選擇上，採取長期的觀點。消費者需要一種健康照顧計畫，和他們同樣注重疾病預防與疾病管理。健康照顧計畫和會員之間的長期關係，會使雙方的利益合為一體。相反地，有些消費者傾向於四處比價，不斷轉換健康照顧計畫，蒐尋比較低的保費，或者誘人的保險範圍選項。由於雇主逐年增減各種健康照顧計畫的選擇，也鼓勵了員工不斷更換健康照顧計畫。

長期的關係能夠契合消費者與健康照顧計畫的利益，並且促進以價值為基礎的選擇。消費者應該尋找卓越的健康照顧計畫，並且尋求長期的關係，除非健康照顧計畫未能交付優良的價值。如果健康照顧計畫如我們在第六章建議的，走向與投保人簽訂多年期契約，消費者應該會樂於接受。

行為要負責任

病人及其家屬如果未能為自己的健康和健康照護決策負起責任，等於是在危害自己。這種行為不只導致惡劣的健康結果，也會對社會造成不必要的成本——這是另一種成本移轉形式。

太多消費者將本身健康照護的成本視為別人的責任。例如忍受得起不保險的個人，在年輕和健康的時候，選擇置身於系統之外。一大批律師協助老年公民將資產移轉到繼承人名下，如此政府就會花錢支付他們的療養院照護費用。消費者的這些移轉成本手法既不公平，也無法持久。政府的協助應該只要服務真正需要的人。我們將在第八章討論這一點。

太多的消費者消極被動，直到某些事情出了差錯，才迅速控告醫院或醫師。然而醫療疏失訴訟並不能恢復健康，也無法矯正健康照護系統，因為品質問題還是相當常見。相反地，訴訟費用使得系統的直接成本大增，甚至以防衛性醫療的方式，加重金額更大的間接成本。

病人演起受害者的角色，但他們放棄維護健康的個人責任，然後轉向訴訟，是美國健康照護系統的悲劇之一。消費者如果負起責任、掌握資訊，以及修改本身的行為，可以強烈影響他們的健康和照護的品質。即使在現行的系統中，資訊充分的消費者和眷屬也能做不少事情，以確保他們從正確的醫療提供者獲得正確的治療方式。當以價值為基礎的競爭展開，漫不經心、懶散粗心、過時落伍的醫療提供者就會淘汰出局。我們需要的訴訟將遠低於從前。

最後，消費者可以清楚表示自己希望生命末期受到什麼樣的照護，以避免不必要的混淆。每個人都應該指定一名健康照護代理人和準備一份生前遺囑，包括指示是否捐贈器官，以及在極端的狀況中，嘗試提供什麼樣的照護。

消費者的確有力量影響健康照護系統。但是他們的影響力不是來自企圖成為醫療專家，無微不至管理本身的照護。相反地，他們的一大利器將來自負責任的行為，以及設定很高的期望，以便系統中的其他行為人把自己的工作做好。當健康照顧計畫和醫療提供者必須爭相增添價值，消費者如能掌握充分的資訊和參與管理本身的健康和健康照護，將享有愈來愈大的利益。

但是消費者和系統中的其他行為人一樣，不必等候系統改變才行動。即使在現行的系統中，消費者也能顯著改善本身的健康成果，並且加快醫療提供者和健康照顧計畫的轉型步調。

對雇主的涵義

美國健康照護系統表現的好壞，對雇主攸關重大。過去十八年來，有十四年企業的健康照護成本，增長率超過通貨膨脹率。十年來，每位員工的平均健康照護支出金額增加140%。2006年每位員工超過8,400美元。[19] 2005年，通用汽車（General Motors）報告，健康照護費用使它生產的每一輛汽車成本增加1,500美元。[20]因為健康不佳，每位員工損失的工作時間成本，估計比健康照護福利的直接成本還高。

雇主已經不再願意或者能夠吸收增加的全部成本。因此，

移轉成本正以各式各樣的形式現身。雇主透過提高保費、減少服務，或者提高自負額的方式，把更高比率的健康照護成本移轉給員工。根據美世人力資源顧問公司（Mercer Human Resources Consulting）的數字，2003年約半數的大型雇主以縮減福利或者提高部分負擔額和自負額的方式移轉成本。[21]美世發現，超過20%的雇主計劃於2005年提高自負額和部分負擔額。[22]（圖表7-3表示雇主健康福利變動的情形。）

　　遺憾的是，許多雇主主要是把健康儲蓄帳戶當作成本移轉的工具，而不是做為改善健康照護選擇的方式。有些公司強迫一起工作的配偶參加雇主辦理的健康照顧計畫，或者支付較高的保費參加公司的計畫，藉此移轉成本。有些雇主則是不開辦員工或者退休員工的健康保險而移轉成本。它們也把工作外包給沒有投保健康保險的供應商，或者將工作外包到境外。最後，有些雇主拒絕給予兼職員工任何福利，而不是依工作時間等比例提撥福利，將成本移轉給員工和社會。

　　這些成本有許多到頭來落到社會頭上。雖然雇主所做的每一個決定，似乎對公司有利，但是對每一個人來說，由於流進系統的收入減少，每位員工的單位健康照護成本因而上升。因此，雇主所做的決定，有意無意間推升了每個人的成本。然而，移轉成本並沒有真正解決雇主的健康照護成本問題。也許減輕了問題，但只是暫時性地減輕。

　　雇主也試著透過健康保險理賠範圍管理辦法而降低成本。這樣的做法必然失敗。如同我們在第二章所說，當雇主運用力量，堅持要求給予折扣優惠（而不是設法提高保險理賠的價值），就會啟動提高成本的惡性循環。對雇主給予折扣，會把

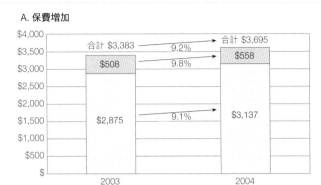

A. 保費增加

合計 \$3,383　9.2%　合計 \$3,695

\$508　9.8%　\$558

\$2,875　9.1%　\$3,137

2003　2004

☐ 職工繳交金額　☐ 雇主提撥金額

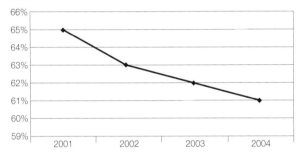

B. 獲得雇主健康福利保障的員工百分率

2001　2002　2003　2004

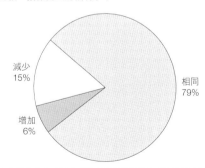

C. 和前一年比較，投保員工的福利水準

減少
15%

相同
79%

增加
6%

圖表 7-3
雇主健康福利的變動情形，2003 年到 2004 年

資料來源：資料取自 Kaiser Family Foundation and Health Research and Education Trust (2004)，隨機選取 1,925 家雇用三或更多名員工的公司。

成本移轉給小型團體、自雇人士,以及未保險人士,因為他們是按照定價付費。更多的呆帳、更多人退出保險、更多的照護沒有得到補償,都會加重雇主的成本負擔,最後沖銷了折扣優惠的利益。(即使每一年的折扣仍大,雇主繳交的保費還是會大幅調升。)

雇主購買健康福利的做法徹底失敗。雇主購買健康照護服務(以及設計自我保險計畫)的方式,是將注意焦點放在短期的成本節省,因而減低了所獲得的健康價值。

許多雇主已了解,現狀難以接受。翰威特諮詢公司(Hewitt Associates)調查六百五十家美國大公司,發現96%的執行長和財務長顯著或者極為關心2004年的健康照護成本,91%嚴重關切健康照護成本對員工造成的影響。[23]但是更多的成本移轉行為並非答案所在。要求員工負擔更多的保費,卻不改變系統中競爭的特性,只會減損員工的所得和士氣,健康價值利益卻沒有得到補償。而且,由於有些雇主根本沒有提供醫療福利,令員工憂心忡忡,也加重他們的財務負擔,所以很難贏取員工的忠誠。

我們在第三章談過,有些專家建議雇主應該跳出這個環圈,不再出錢辦理健康保險。甚至有人主張目前針對雇主辦理的醫療福利提供的租稅獎勵,應該直接提供給個人。他們認為這樣的做法將有助個人直接購買符合本身需要的健康照顧計畫,而不是接受雇主預先選好或者設計好的健康照顧計畫。這也會解決健康保險給付可攜性的問題。這件事之所以重要,是因為經常更換健康照顧計畫會減損價值。而且,對某些人來說最重要的是,直接提供個人租稅優惠,將促使雇主退出健康照

護業務。

雖然這樣的模式肯定是從頭設計一套健康照護系統的合理方式，也是系統長期而言應該邁進的方向，但它不會一夕之間發生。此外，在風險庫（risk pools）、強制保險，以及對低所得美國人提供補貼等種種措施就緒之前，不應該建立這樣的模式。單單把購買健康保險移轉給個人，不僅短期內不切實際，也未能處理困擾系統的許多價值問題。因此務實地說，以雇主為基礎的醫療福利，目前可能仍是居於主導地位的模式。雇主不必等候新模式出現，現在就必須改善以雇主為基礎的系統，同時也協助為將來個人直接購買保險奠下基礎。

機會失之交臂

雇主身為健康照護服務的主要買主，有力量影響健康照顧計畫扮演的角色和實務，以及系統中的競爭特性。雇主也能促使員工做出更好的健康和健康照護選擇。但遺憾的是，許多雇主未能掌握這些機會。相反地，他們投入成本移轉的遊戲，使得系統中的零和競爭變本加厲。

雇主在購買健康照護服務時，反而都忘了競爭和採購基本教訓。許多雇主沒有要求任何一位高階主管負起健康照護福利的責任，而是將其健康福利管理外包給健康照顧計畫管理人。更糟的是，雇主在這麼做的時候，沒有訂下適當的優先要務：改善健康價值和員工的福祉。

雇主沒有把心思放在管理健康上，而只專注在管理成本。雇主沒有去了解健康照護產品和服務的品質與價值差異，而是

根據價格購買健康照顧計畫——如果把健康照護視為商品，這是很容易犯下的錯誤。許多雇主沒有從策略著眼，與健康照顧計畫共同尋找方法，為公司和員工改善健康照護的價值和降低長期的成本，而是極力要求給予折扣優惠，以及把每年保費的增幅壓到最低，結果使得健康照顧計畫更加偏向於短期的成本降低和成本移轉行為。雇主為了降低成本，幾乎每一年都在調整健康照顧計畫的產品和服務，導致員工更換健康照顧計畫更為頻繁，而不是鼓勵建立更長期的關係，以契合健康照顧計畫、醫療提供者和雇主的利益。由於大公司要求愈來愈大的折扣優惠，導致對它們有利的交叉補貼擴增，卻加重系統其他地方的成本負擔，最後則是推升本身的成本。

雇主應該懂得更多才對。聰明的公司曉得供應者並不相同。公司知道，重要的選擇標準是價值，不只是成本。它們曉得，服務供應者的經驗和專長愈豐富，才能同時改善品質、降低錯誤和成本。公司知道，創新攸關進步，不應該將其縮減到最小。它們知道，要做出好決策，相關的資訊不可或缺；掌握充分資訊的買主會得到更好的價值。它們也了解，中介組織（例如健康照顧計畫）必須增添價值。最後，公司知道供應商之間展開正確的競爭十分重要。雖然健康照護已經成為雇主最大的成本項目之一，到了購買健康照護的時候，它們又得了失憶症。

雇主沒有把做其他決策時相同的嚴謹態度，用到購買健康照護上。同樣令人憂心的是，絕大部分的注意力，是放在員工健康照護的直接成本上，間接成本（缺勤、工作時間損失、生產力低落）則遭到忽視。更糟的是，雇主為了談成成本比較低

的健康照顧計畫，往往未能投資於能夠顯著改善員工健康的服務，比如預防健康服務、篩檢計畫和疾病管理。然後許多公司幾乎完全放棄了在健康照護系統中負起改善價值的責任，行為舉止使得問題更加惡化。

雖然企業執行長不斷抱怨健康照護成本高，但他們本身也沒有負起該負的責任。公司內部健康福利的管理，通常指派給資深管理階層之下幾個層級的員工福利部門負責，而這樣的部門往往缺乏比較寬廣的觀點，也無法肩負適當的使命。此外，執行長並沒有設法衡量從所有這些支出得到的健康成果，也沒有要求員工負起責任。由於種種原因，健康照護成效不彰自然不足為奇。

前景看好的一些計畫

雇主已經開始擺脫短視的短期成本降低思維，並且了解令系統引以為苦的品質問題。有些雇主開始以不同的方式購買健康照護服務。飛躍集團（Leapfrog Group）、太平洋企業健康集團（Pacific Business Group on Health）等由雇主組成的一些集團，開始集結力量，試著影響健康照護的提供。尤其是在安全的領域，這些雇主團體開始和醫療提供者溝通它們的新期望，說明可以接受的實務做法是什麼，並且訂定雇主選擇醫療提供者將使用的標準。[24]

飛躍集團是最知名的雇主組織。這是由一百五十家提供員工健康照護福利的股票上市和未上市企業組成的集團。飛躍的主要工作是降低偏高的醫療疏失。2001年7月，它推動第一階

段工作——以市場為取向的一種行動方案，會員同意只向採用三種品質標準的醫院購買健康照護：電子處方系統，以降低處方箋發生的錯誤；加護病房駐有受過重症監護訓練的醫師；以及五種高風險成人手術的病人轉診訂有醫療提供者的數量門檻，以確保診治員工的醫院擁有足夠的經驗，可望達成可接受的結果。[25]

2003 年，轉診方面的要求，延伸到除了醫療提供者的最低數量，還要有紀錄，證明醫療提供者遵循能夠改善結果的若干臨床程序。2004 年，飛躍根據國家品質論壇的三十項安全實務名單（包括擁有「安全文化」；使用標準程序，標記 X 光和其他的影像，以及對手術期間有發生急性缺血性心臟衰竭高風險的病人；實施非急需手術之前，預防性使用乙型阻滯劑），在選擇醫療提供者的標準中，加進一項品質指數。[26]飛躍在網站上列出符合標準的醫院名單，以及不合標準的醫院。這個組織估計，它的「品質飛躍」（quality leaps）具有每年拯救超過六萬五千條人命和節省97億美元的潛力。[27]

成立這種雇主集團，是往正確方向邁進的重要一步，而且，飛躍在凸顯安全重要性的同時，也力抗雇主購買健康照護服務所抱持的商品思維。但是醫療錯誤和安全只是整體品質和價值方程式的一部分而已。飛躍仍然過於注重是否符合流程，而沒有重視成果，並且落入試圖規範醫院應該如何營運的陷阱之中。它也試著對整家醫院，而不是針對疾病的層級作認證工作。飛躍擴大資訊的數量與種類所做的努力，是值得歡迎的發展。它們仍然只是邁向真正以價值為基礎的競爭，暫時性的初期步驟而已。

雇主集團需要擴大注意焦點，也注意價值和成果的衡量。前面幾章談過，成果是多面向的。我們的目標不是找出醫療提供者互競高下的單一衡量指標，而是一組衡量指標。雇主應該少花心力企圖控制醫療提供者的業務執行行為，並且設法運用力量，在系統中創造正確的競爭型態——也就是在特定疾病的層級上，為了取得卓越的成果而競爭。正確的競爭釋出的力量，遠大於不管投入多少心力去督導醫療提供者。雇主也需要激勵健康照顧計畫扮演價值增添的角色，並且要它們負起責任。

最近雇主推動的另一項行動叫「論質計酬」，而且已經擴散到某些健康照顧計畫。依這種方法，符合照護提供明定標準的醫療提供者，給付率較高。這麼做的目的，是鼓勵普遍採用已經證明優良的業務執行標準，進而淘汰低品質的照護。這些標準主要包含醫院整體的業務執行，或者少數一些疾病的基本處理標準，但也開始包括一些真正的成果衡量指標。

在成果資訊更廣泛提供之前，論質計酬可以做為相當實用的過渡步驟。[28] 它也可以是個機制，用於支援醫療提供者作業流程的比較性資料之蒐集。但是如同我們在第三章談過的，論質計酬並非長期的解決之道，尤其是如果它獎勵醫療提供者在執行個別的介入時，遵循強制要求的業務執行方式，而不是在特定的疾病整個照護週期取得卓越的成果。論質計酬如果要向論量計酬模式看齊，仍然太過昂貴。論量計酬會創造介入的誘因，而不是努力追求健康結果。當績效是以是否符合規定來定義，而不是觀察成果是否良好，醫療提供者和健康照顧計畫就無法以預防疾病的方式，而只能透過急性治療的方式，提高績

效衡量指標。

目前的論質計酬想法，也假設用較高的價格來獎勵品質。這會使整個系統走在成本必然增加的路上，因為會有更多的醫療提供者能夠符合遵循流程的門檻。相反地，如同我們在第四章談過的，更高的品質應該和較低的成本連結在一起。因為更好的健康照護，成本往往比較便宜。這表示卓越的醫療提供者收取相同的價格，往往享有較高的獲利率。對於優良的績效，遠比獲利率要大的獎勵，是更多病人上門，而這會強化第四章和第五章談過的價值改善良性循環。

這樣的觀察，令許多醫療提供者震驚。它們不免想問：為什麼我們花更多錢買更好的車子，卻可能不需要花更多錢，就能得到更好的醫療照護？我們已經在第四章詳細討論這個問題的答案。今天不少健康照護距最佳實務甚遠。所以我們有一些容易達成的目標，也就是不必提高成本，就能改善業務執行的品質。我們要做的事，只是加強管理。健康照護這個領域，品質進步之後就有可能出現特別強的潛力，能夠透過加快恢復、減少錯誤和併發症、診斷更準確、使用侵襲性較小的方法、減少殘障，以及最重要的，經由疾病的預防和疾病管理而改善健康，以降低成本。

論質計酬已經淪為無微不至地管理醫療提供者，而且有可能走向和管理式照護相同的死胡同。關於醫療提供者的作為和決策，雇主不是很有能力評斷是否正確合宜。雇主最好的做法，是確保醫療提供者展開正確的競爭，而醫療提供者要展開正確的競爭，需要提供正確的資訊，而且健康照顧計畫要扮演增添價值的角色（見第六章）。這麼一來，某種疾病表現卓越

的醫療提供者，將得到更多病人上門求醫的獎勵，而這將幫助它們進一步提高效率。在這個過程中，平均品質會顯著上升，而價值會升高得更快。

走向以價值為基礎的競爭：雇主的新角色

在最廣義的層級，雇主必須運用影響力，在系統中創造正確的競爭型態，再加上提供資訊、誘因和參與者的角色，以支援正確的競爭。雇主能做的事有七大類（見圖表7-4）。

雇主如果能夠選擇正確的健康照顧計畫提供給員工、定義健康照顧計畫必須扮演的正確增添價值角色，以及以適當的服務直接支援員工，將發揮最大的影響力。

雇主當然能夠影響醫療提供者的競爭，但永遠沒辦法擁有必要的深厚醫療專長，去指導健康照護的提供者。雇主如果試圖扮演第六章所說的健康照顧計畫角色，通常也沒有什麼意義。目前的雇主行動計畫試著和醫療提供者直接往來，因為雇主並不信任健康照顧計畫。不過，更好的方法是迅速改變對健康照顧計畫的期望。健康照顧計畫應該要是醫療專家。它們已經擁有廣泛的投保人健康資訊，也每天和醫療提供者直接打交道。

訂定提高健康價值的目標，而不是將健康福利成本壓到最低

健康照護問題要處理成功，首先必須定義正確的目標。目標必須是讓員工更健康，以及提高提供的健康照護價值，不是將健康福利成本壓到最低。成本極小化是走向成本移轉、折扣

訂定提高健康價值的目標，而不是將健康福利成本壓到最低

對健康照顧計畫抱持新的期望，包括自我保險計畫
- 選擇扮演如圖表6-2所述的角色，表現卓越的健康照顧計畫。
- 根據健康成果，而不是行政管理的便利性，選擇健康照顧計畫和健康照顧計畫管理人。

為員工營造健康照顧計畫的延續性，而不是經常更換健康照顧計畫
- 鼓勵健康照顧計畫和投保人建立長期的關係，契合雙方的利益。

促進醫療提供者在成果上競爭
- 期望參與員工照護的所有醫療提供者都表現卓越。
- 與其他的雇主協同工作，促進以價值為基礎的競爭。

支援和激勵員工做出良好的健康選擇，以及管理本身的健康
- 鼓勵、獎勵、支援員工管理自己的健康。
- 提供獨立的資訊和諮詢服務給員工。
- 提供能夠帶來優良價值的健康照顧計畫結構，以及鼓勵為長期的健康需求而儲蓄。

設法擴大保險理賠範圍，並且鼓吹改革保險系統
- 與其他的雇主打造協同工作的管道，提供團體保險給員工，或者現在沒有參加雇主健康照顧計畫的附屬個人（affiliated individuals）。
- 支持保險改革，對所有的雇主一視同仁。

衡量員工福利單位為公司創造的健康價值，並要他們負起成果上的責任
- 健康福利最後必須是高階管理人員的責任，幕僚人員必須為成果負責。

圖表7-4
雇主的新角色

和限量配給的單行道，注定以失敗收場。

　　雇主不僅必須衡量健康照護的直接成本，也需要衡量健康不良和生產力下降（例如損失的工作天數）等間接成本。員工的健康和照護的價值，只能在幾年的期間內加以衡量，這和公

司營運活動的其他所有層面沒有兩樣。雇主必須採用適當的時程，而不是只看短期內的成本最低。我們說過，時程短會使健康照顧計畫和醫療提供者做出不合員工利益的選擇，最後則對公司不利。

對健康照顧計畫抱持新的期望，包括自我保險計畫

雖然如同我們將討論的，雇主可以正面影響醫療提供者競爭的特性，但我們不建議雇主試圖成為真正的健康照護專家。相反地，雇主應該期望它們的健康照顧計畫管理人把分內工作做好，明白負起健康成果的責任。為了強化這些期望，雇主必須用不同的方式購買健康照護服務。

由雇主出資辦理的健康照顧計畫，大約半數屬於自我保險，但大部分自我保險計畫都會雇用健康照顧計畫或者第三人當管理人，以管理健康福利。設立自我管理計畫的雇主，擁有的彈性最大，可以調整保險給付範圍和健康照顧計畫扮演的角色，因為自我保險計畫不像保險那樣受到管理，所以定義福利的空間比較寬廣。

現在，談到健康照護價值的雇主增多。這是令人欣喜的發展。但是不少公司在購買健康福利的時候，行為舉止好像短期折扣仍然是主要的考量因素。

第六章談過健康照顧計畫能夠增添價值的一些方式。雇主應該根據健康照顧計畫扮演的這些角色（見圖表6-1和6-2），確定對健康照顧計畫、計畫結構、計畫管理人的期望，以及選擇的標準。雇主接著必須願意投資於能夠改善照護和健康行為的各種步驟與計畫結構，而非只尋求單位勞工最低的短期成本

和最大的折扣。

　　好的計畫會協助病人取得正確的診斷。同時會提供切實有效的成果資訊和建議，幫助病人選擇，以及取得利用有效的治療方式和表現卓越的醫療提供者，即使這樣一個醫療提供者並不在本地。良好的計畫應該有助於病人以合理的成本，到醫療網外的卓越醫療提供者處就醫。如果從價值的觀點來看，遠程就醫有其好處，優良的健康照顧計畫應該給付病人和隨行人員的交通費用。健康照顧計畫也會在複雜的治療期間，提供一名醫療教練給病人。良好的健康照顧計畫會提供照護的整合，以及橫跨照護週期的協調。這兩種服務，在我們目前的系統中，不同的實體各提供臨床照護的每一個面向（醫師治療、心理健康服務、殘障管理、藥物給付）時，極為少見。良好的健康照顧計畫也會促進和支援各醫療提供者之間分享資訊。

　　良好的健康照顧計畫對會員的健康也有助益，並將誘因建立在裡面，鼓勵員工和眷屬參與管理及改善本身的健康。架構良好的全面性疾病管理計畫，應該是每一個健康照顧計畫的一部分。許多由雇主保險的計畫仍然沒有包含疾病管理，或者只給付一些慢性病。2004年，美世人力資源顧問公司調查大型雇主，發現只有約50%提供糖尿病和心臟病／高血壓的疾病管理計畫，高於2002年的40%左右。至於非常大型的雇主（員工人數達兩萬或以上），70%提供一或多種疾病的管理計畫。曾經嘗試衡量疾病管理計畫投資報酬率的公司，絕大多數發現，即使只衡量健康照護成本的直接降低金額，不計缺勤減少等間接成本的節省效果，報酬率也為正值。[29, 30] 我們握有令人信服

的證據，相信不管是從價值還是成本來看，疾病管理的效益都很大（見第六章）。[31]

良好的健康照顧計畫也應該包括篩檢、風險評估，以及預防服務。雇主應該期望健康照顧計畫和初級照護醫師、其他人合作，確認會員的風險因素，並且針對高風險會員，提供疾病預防的系統性計畫。最後，良好的健康照顧計畫應該獎勵改善健康和減輕疾病風險的行為，反之亦然。比方說，史考茲奇蹟公司（Scotts Miracle-Gro）的員工如果不填一份健康評估問卷，由公司將他們加入健康管理和疾病管理計畫，則每個月需要多繳40美元的健康照護保險費。[32]

雇主選擇健康照顧計畫時，應該是根據每一元的支出為會員取得多少健康成果。預防和疾病管理等某些計畫，只能在二到三年的期間衡量健康成果，因為這麼長的時間才能取得完全的效益。但是成果需要視員工的特質而加以調整。雇主也可以開始談判某種契約，規定健康照顧計畫或者計畫管理人的酬勞取決於受保人的健康改善情形。

雇主如果希望提供卓越的健康照顧計畫，那麼最好的解決方案可能不是選擇單一的計畫，涵蓋公司所有的營運地區。與一個健康照顧計畫或者計畫管理人往來而省下的行政管理費用，和卓越的計畫能夠提供的健康價值效益比起來，可說小巫見大巫。雇主選擇的計畫，應該在其經營的每一個地區，能夠提供最高的價值。同時也應該允許員工根據本身特殊的健康問題，選擇能力獨特的健康照顧計畫。

為員工營造健康照顧計畫的延續性，而不是經常更換健康照顧計畫

健康照顧計畫要提供最高的健康價值，便需要與投保人之間保持長期的關係。有了長期的關係，才有誘因尋求卓越的照護，以及投資於預防和疾病管理。和醫療提供者、健康照顧計畫顧問保持照護的延續性和關係的穩定，將能改善照護的價值。健康照顧計畫和投保人維持長期的關係，每一個人的利益才能結合在一起。

因此雇主在健康福利的設計上，必須允許和強化計畫的延續性，而不是有意無意間鼓勵員工經常更換健康照顧計畫。我們在第六章談過多年期合約的觀念，這不僅有助於目標的契合，也應該能為雇主和健康照顧計畫帶來行政管理上的效率。雇主也可提供誘因，鼓勵續簽合約。

雇主也應該慎重其事，不要將表現良好的健康照顧計畫從員工的選擇名單上刪除，因為這會強迫員工更換健康照顧計畫。雇主在更換計畫管理人和其他的健康服務管理公司方面，也應該小心謹慎，除非這麼做可以產生相當顯著的價值差異。為了保持健康照顧計畫的延續性，和員工調整成本分攤比率，通常比完全取消表現良好的健康照顧計畫要好。相對的，雇主應該期待健康照顧計畫和計畫管理人展現卓越的成果，並且對其扮演的角色、提供的服務，以及會員關係，採取長期的觀點。

促進醫療提供者在成果上競爭

　　雇主若能在醫療提供者的層級塑造競爭的特性，將對醫療提供者產生很大的影響。雇主應該透過健康照顧計畫，期望服務員工的醫療提供者，提供整個照護週期疾病層級的成果和經驗資料。員工只應該由展現卓越成果的醫療提供者照護。雇主也應該期望醫療提供者設定一套流程，針對照護階程，實施單一和透明的收費，而不是收取不計其數的個別費用。一段時間之後，醫療提供者的合約應該修改，獎勵價值改善的表現。最後，除了部分負擔和自負額之外，雇主應該將醫療提供者就承保的服務項目對員工收費，視為非法的行為。一旦真正的醫療提供者競爭展開，便會散播開來。

　　雇主應該轉移注意焦點，從注重醫療提供者給予的折扣優惠，改為注重展現出來的成果。雖然雇主傾全力談判折扣，健康成本卻持續急速上揚。就不合標準或無效率的健康照護爭取折扣，其實沒討到什麼便宜。折價收費的照護，如果併發症收取的費率高於平均水準，實際上可能反而貴得多。

　　期望公司員工接受醫療提供者照護，收取的價格比其他病人低，只會造成成本移轉和成本補貼的惡性循環，最後會使每個人的成本都增加。相反地，雇主的注意焦點應該放在確保服務員工的醫療提供者，在疾病層級提供優異的價值。

支援和激勵員工做出良好的健康選擇，以及管理本身的健康

　　我們說過，病人和及其眷屬應該如何和醫師、顧問合作，負起身為健康照護服務消費者的更多責任，並且花更多的心

力，管理本身的健康。雇主可以鼓勵和支持這種思維上和行為上的轉變。降低健康照護成本的最好方式，是協助員工及其眷屬保持健康。雇主可以教育和鼓勵員工負起健康的責任。愈來愈多雇主正在提供教育課程、健身計畫、財務獎勵，以及投入其他的努力，以促進這些目標。此外，尤其是在健康照顧計畫扮演好本身的角色之後，雇主可以支持員工蒐集健康資訊、選擇醫療提供者，以及管理慢性疾病。

舉例來說，匹尼鮑茲（Pitney-Bowes）允許員工參加過生活風格和疾病預防課程，並且成為更精明的健康照護消費者之後，健康照顧計畫的自負額可以降低。史考茲奇蹟公司把疾病管理計畫納入健康保險給付範圍內。史考茲也補助參加減重和戒菸課程的員工。同時，在公司內部設立的健身中心，員工平均每個月至少使用十次，可以免交會費。而且也在法律許可的州內，宣布2006會計年度起只雇用不抽菸的員工。[33]員工在自助餐廳和自動販賣機選擇健康飲食享有折扣優惠、公司補貼健康俱樂部的會費，以及補助預防健康服務等企業員工福利日漸成為主流。一段時間之後，要求員工負擔不健康選擇的一些成本也會擴散開來。這種行為不算成本移轉，因為用意是在改善健康價值。

更多的雇主正在採行一些計畫，鼓勵員工接受基本的健康篩檢，以及協助他們矯正體重、高血壓和其他方面的問題。有些公司會給填完健康風險評估問卷的員工現金獎勵。從這些問卷蒐集而得的整體隱蔽資料，用途是在員工的工作場所，設計傷病預防和健康照顧計畫。[34]此外，約三分之一的大公司特別著力於員工瘦身計畫，高於2003年的14%。[35]

　　雇主也對員工提供更多的健康資訊服務。許多雇主設有醫療服務網頁，包含各種疾病、診斷、治療選擇，以及疾病預防和健康生活風格的資訊，做為健康福利的一部分。有些雇主提供第三人資訊和諮詢顧問服務，以協助員工。比方說，我們在第四章談過，漢威請決策支援服務公司「消費者醫療資源」（Consumer's Medical Resource）提供獨立的診斷和治療資訊供員工參考，成效不錯。「最佳醫師」提供的服務，能讓疾病複雜的病人取得正確的診斷，並且判斷去哪裡能夠獲得經驗豐富的專家提供照護。

　　最後，愈來愈多公司在內部設有員工初級照護診所，有時更開放眷屬使用。職場照護提供模式能讓員工很方便地取得初級照護服務，因而減少損失的工作時間。此外，讓員工很容易面對面接受預防照護、健康教導和疾病管理，能夠改善員工遵循治療指示的情形。再加上以證據為基礎的第二級和第三級照護轉診，這種方法也改善了追蹤價值的能力。

　　比方說，「完全健康管理」（Whole Health Management）為大公司經營內部初級照護和保健診所。它提供初級照護和預防服務，並且處理員工的保險理賠問題。「完全健康管理」以帳目公開、成本加費用的方式，和大型自我保險雇主直接簽約，為期五到十年。簽約條款獎勵長期的健康價值改善表現，包含缺勤和流動率等健康不良造成的間接成本。房地美公司（Freddie Mac）、探索通信公司（Discovery Communications）、日產汽車北美公司（Nissan North America）等許多大雇主，都利用這種方法取得價值改善，成果令人振奮。[36]

　　最後，健康照顧計畫（不是雇主）應該帶頭提供諮詢服務

給病人；教育投保人如何選擇治療方式和醫療提供者；並且增進疾病管理、疾病預防和健康的生活。健康照顧計畫將享有規模和專長方面的優勢，雇主不需要另起爐灶。但是雇主需要協助和激勵員工積極參與，同時要求健康照顧計畫管理人迅速往這些方向邁進。

雇主也可以幫助員工精挑細選，買到更符合個人需求的健康照顧計畫，以及為未來的健康需求儲蓄。員工會想知道，依據他們的需求，選擇什麼樣的健康照顧計畫結構（例如保險理賠範圍、自負額）能夠得到最好的價值。雇主也可以將獎勵納入健康照顧計畫，協助員工和眷屬省錢，例如斯普林特網信公司（Sprint Nextel）在員工會員使用學名藥物時，大幅降低部分負擔金額。

愈來愈多雇主正提供高自負額的健康照顧計畫（保費可以降低）加健康儲蓄帳戶。[37]健康儲蓄帳戶可以為自負額的現金支出成本預作準備，並且鼓勵為將來的健康需求存錢。我們相信所有的雇主都應該提供健康儲蓄帳戶。但是很重要的一點是，不要把健康儲蓄帳戶用作成本移轉的新工具。相反地，開辦健康儲蓄帳戶之後，還需要提供相關的資訊、醫療提供者的選擇、投保人諮詢服務、疾病管理和風險預防辦法。

設法擴大保險理賠範圍，並且鼓吹改革保險系統

目前的保險系統留下無數沒有投保任何健康保險的個人，包括許多勞工。有些雇主選擇不提供健康福利，而將成本移轉給員工、提供保險的其他雇主，而且在員工需要免費照護或者公共協助的情形下，往往就移轉給整個社會去承擔。有些個人

沒有獲得雇主的保險理賠，但有能力投保，卻選擇不加入保險系統，因為他們身體健康，而且願意賭他們的健康照護支出會在能夠負擔的範圍之內。一旦他們賭錯了，便只好依賴公共協助，支應他們無法負擔的照護。

雇主必須結束移轉成本的循環，設計容易負擔的方式，為目前不屬保險系統的員工設計和提供保險，做為改善保險系統的第一步。由六十家雇主組成的平價健康照護解決方案聯盟（Affordable Health Care Solutions Coalition），最近踏出了第一步，幫助兼職員工、臨時員工、承包商和提早退休的員工取得保險。它們結合在一起，組成一個參與者群，人數多到能夠享受比個人要低的保險費率，並且提供這些計畫給受影響的員工。[38] 參與的公司並沒有補貼這項計畫，卻願意樂觀其成，因為它們了解，在醫院轉嫁未付費病人的成本之後，它們終究還是必須負擔未投保者的成本。沒有提供所有員工健康保險的每一家雇主，最低限度都應該參與這種努力。這種行動計畫可以顯著改善保險系統的理賠範圍，並且壓低健康照顧計畫的保費。

為了將保險範圍擴大到目前被排除在外的群體，我們還有其他的管道。例如雇主可以設計一些健康照顧計畫，理賠範圍受到比較多的限制或者自負額比較高，如此就能大幅降低保費（我們會在第八章進一步討論如何設計更容易負擔的健康照顧計畫）。此外，雇主可以讓兼職員工提撥部分金額到他們目前的健康照顧計畫的健康保險理賠項目（例如按照工作時數的比率），而將更多的員工納入系統之中。

雇主也應該對保險系統更根本的改革表現強烈的興趣。總

歸一句：除了強制所有的人參加健康保險，以及補貼真正需要的人之外，沒有高效率和公平的解決方案。雇主必須走在最前線，鼓吹在各州和全國的層級推動改革。每個人都對這個系統的收入有所貢獻，每個人的成本才有可能下降，包括雇主負擔的成本在內。

此外，我們需要一些機制，在雇主之間建立起公平的競技場，以限制搭順風車的人。有些雇主根本沒對任何一名員工提供健康保險福利，因此沒有負擔系統應負的一部分，便不應該相對於其他公司取得人為的優勢。我們將在第八章建議推動一些改革，以解決這個問題。支持合理的規則，建立雇主之間公平的競技場，符合整個工商界的利益，也能壓低每個人的保險成本。如果不推動這些變革，最後可能必須動用比較不受人歡迎的法規來解決問題，而給大家造成更高的負擔。

衡量員工福利單位為公司創造的健康價值，並要它們負起成果上的責任

許多雇主將健康福利的管理下授給行政管理幕僚單位去執行，而且通常是落在人力資源部門頭上。健康照護和其他的員工福利採購作業混在一起，決策也往往授權給仲介商或者顧問師去做。公司一向將員工健康福利的管理和員工薪酬的管理分離開來，而不顧兩者都是整體健康照護服務的一部分。有些公司設有內部醫療部門，卻經常未能要求該部門證明其價值。絕大部分的公司中，沒有人負責衡量健康成果，也沒有人為健康成果負起責任。

企業內負責管理健康福利的人員，年資往往不高，而且絕

對不是健康照護專家。他們很少想到健康照顧計畫可以促進員工及其扶養人的健康和健康行為，公司也沒有要求他們這麼做。儘管需要投入巨大的成本，我們發現極少企業執行長直接和負責健康福利的幕僚人員互動。

健康福利管理人員置身於今日有瑕疵的系統之中，可能無意間成了問題的一部分。由於健康福利管理人員和健康照顧計畫的關係，通常比和員工的關係密切，所以他們只談健康照顧計畫施加什麼限制，而不為員工鼓吹健康照護的品質和價值。

除非公司設有正確的管理團隊，而且為績效負起責任，否則本書中提及雇主的各種行動無從實現。健康價值必須是公司中資深高階主管的最終責任。雇主需要使用從本身的人力資源紀錄，以及從健康照顧計畫和計畫管理人而來的資訊，得到的隱蔽資料，發展各種衡量指標，以追蹤健康價值。衡量全部員工的整體結果，可以保護個人的私密。

改善健康照護的價值，不同於將短期福利成本壓到最低。健康價值只能在跨越多年的期間才衡量得出來。組織做了選擇且針對計畫做了投資之後，健康結果和成本的改善，需要一段時間才會顯現成果。

圖表7-5列出一些可能的健康價值衡量指標。我們要問的問題是：每花一元在健康福利和其他的健康相關支出上，公司收到的整體健康結果的價值有多少？就最廣義的層級來說，雇主需要控制員工的相關屬性（例如年齡、健康史、慢性狀況的嚴重程度），使用治療次數或者住院天數、損失的工作日數，以及殘障程度等衡量指標，追蹤員工及其眷屬的整體健康狀況。員工對健康服務的滿意度也應該加以調查。公司應該要求

員工健康

- 衡量員工的健康結果，例如罹患疾病的程度、健康照護介入的次數（例如看診、治療）、病假和損失的工作時間、缺勤、殘障程度，以及慢性狀況的演變情形。
- 控制員工人口結構因素、健康狀況和所在地點等因素，衡量每支出一元，獲得的員工健康成果。
- 衡量眷屬的健康成果。

健康照顧計畫的績效

- 對每一個健康照顧計畫來說，每支出一元，獲得的員工與眷屬整體健康成果。
- 對每一個健康照顧計畫來說，各不同疾病的員工及眷屬健康成果。
- 對每一個健康照顧計畫來說，與外部標竿比較的成果衡量指標。

醫療提供者照護各種疾病的績效

- 依疾病分，對員工及其眷屬提供服務的醫療提供者之比較性成果。

圖表7-5
健康價值的衡量指標

健康照顧計畫和計畫管理人協助蒐集這些資訊，同時嚴格保護個人的機密。

在第二個層級，雇主需要追蹤簽約的每一個健康照顧計畫提供的價值，重點放在健康成果。雇主應該要求計畫管理人依不同的疾病，提供健康成果資訊，包括慢性疾病管理成功。雇主應該找出健康照顧計畫在特定疾病或者投保人群體表現欠佳的地方，並且加以處理。雇主應該以更有利的公司成本分攤方式和更多的投保人數，獎勵價值高的健康照顧計畫。在專業表現不良的地區，或者員工的健康成果令人失望的疾病，應該另尋新的健康照顧計畫。

第三個衡量層級，是醫療提供者照護員工及其眷屬的疾病

層級績效。雇主應該要求健康照顧計畫蒐集這方面的資料。雇主需要知道為員工提供服務的醫療提供者，相對於同業（包括初級照護醫師）表現如何。雇主在和健康照顧計畫、計畫管理人對話時，應該表示期望表現卓越的醫療提供者因為更多病人而受到獎勵。

雇主如果將健康照護明訂為高階管理人員必須肩負的責任，而且要求管理人員為健康價值負起責任，就能改變他們對健康照護使用的方法。這個過程中，他們能夠加快以價值為基礎的競爭轉型的速度。

08

健康照護政策，以及以價值為基礎的競爭對政府的涵義

　　美國和其他幾乎每一個國家一樣，政府對健康照護系統的影響很大。各州和聯邦政府的政策制定者，頒訂無數的法令規定，影響到健康照護的競爭性質，以及對系統參與者提供的誘因和造成的限制。政府也透過聯邦醫療保險、醫療補助計畫、公務員的健康照顧計畫、現役軍人和退伍軍人健康照護提供系統，直接參與這個系統。由於政府的保險計畫規模很大，其架構方式會對整個系統掀起連漪效應。最後，政府在醫療科技的發展上，扮演吃重的角色，特別是透過國家衛生研究院和其他的公共研究發展計畫。

　　目前的健康照護政策既反映了困擾整個系統的零和競爭，也助長這個系統的零和競爭。政府的政策造成成本移轉和有缺陷的誘因。在此同時，政府嘗試介入，處理這個系統中人們看到的種種弊端，例如限制性的HMO實務、健康照顧計畫取消保險，以及醫生的自我交易。不過，出發點良好的努力，大多

只治標不治本，沒有觸及更深入、尚未處理的問題。大部分情況中，利用法令規定提出解決方案，反而製造新的問題。

　　美國的健康照護政策，根本缺陷在於沒有以病人價值為焦點。美國缺乏一個整體框架，用來引導改革。相反地，美國的健康照護政策零碎不全、消極被動、緩步漸進。而且，這些政策充滿著始料未及的後果。如果要說有什麼最高的觀點引導著公共政策，那就是政府版的零和競爭：政府藉由規範成本、強迫降低價格、將成本移轉給民間部門，而壓低政府計畫的成本。比方說，聯邦醫療保險要求對其病人的收費，必須低於對私人病患提供相同服務的收費。聯邦醫療保險的這種交叉補貼，導致非聯邦醫療保險病人負擔的價格居高不下，而且妨礙要求對聯邦醫療保險的收費做等量齊觀調低的降價行動。[1]這種零和的心態，以及忽視病人價值，也產生了一個讓人難以接受的結果，亦即美國的健康照護體系約有四千六百萬沒有投保的人，他們受到的照護往往低於標準（見「低所得美國人的健康照護」）。

　　健康照護政策的爭議性很高，差異很大的各種模式各有強力的支持者。這些模式包括：由政府管理的健康照護體系；單一保險人制度；結合健康照顧計畫和服務項目完整的專屬醫療提供者網，整併成整合式的健康系統；或者由消費者主導的系統，由消費者個人負起成本的責任。我們談過，這些模式都不是真正的解決方案。由政府管理的系統可以採取全民健保的方式，並且嚴格管控成本，卻會使競爭完全消除，而且困擾目前體系的照護價值問題會變本加厲。其他國家由政府管理的健康系統，在品質、成本和限量配給等方面遭遇愈來愈多的問題。

　　相信健康照顧計畫是罪魁禍首，控制照護的供給才是抑制成本之道的人，歡迎實施單一保險人制度。但是正如我們在第六章談過的，我們相信單一保險人制度只能帶來有限的實質效率，而且只會提高付款人轉移成本的談判力量。這是為什麼其他許多先進國家已經捨棄單一保險人方法的原因。對美國來說，採取單一保險人制度不但不能解決問題，更是承認失敗的表現。

　　整合健康照顧計畫和醫療提供者系統，可以緩和彼此之間的零和競爭，並且在區域的層級，控制照護的供給。不過，代價很高：消除醫療提供者層級的競爭，同時限制健康照顧計畫之間的競爭。

　　最後，由消費者主導的健康照護過度簡化了現實的狀況。不管將多少成本和決策移轉給消費者，除非醫療提供者和健康照顧計畫必須依據成果相互競爭，以及提供正確的資訊和建議，否則不會成功。移轉成本給病人，只會導致自我配給的狀況出現，除非競爭的本質改變。而且，消費者無法靠自己的力量，促使競爭發生改變。

低所得美國人的健康照護

　　在今天的系統中，許多低所得美國人獲得的照護低於標準。走向以價值為基礎的競爭，將如何影響窮人？在根據成果競爭的系統中，每個人都能到卓越的醫療提供者就醫，但這樣的系統，對低所得的公民來說太昂貴嗎？

　　改採以價值為基礎的競爭，將對每個人都帶來重大的價值改善，包括低所得者和接受免費或補貼照護的人。品質將全面改善，照護窮人的醫療提供者也不例外。美國人不必為了更好的品質而花更多的錢。即使在目前的體系中，最好的醫療提供者也往往是效率最高的醫療提供者。正如同我們在本章所說的，公共計畫可以也應該引導病人到卓越的醫療提供者那裡就醫。

　　我們將說明美國如何邁向強制性全民健保，把低所得公民也包括在內。要真正解決窮人照護低於標準的問題，全民保險必須是其中的一部分方案。但是在價值驅動的系統中，達成全民健保的目標，需要負擔的成本會低廉許多，因為競爭會釋出資源，允許社會提供更多的服務。隨著保險範圍擴大，基礎醫療和預防性照護也會擴及到每個人，而收到長期成本大幅節約的效果。

　　全民健保提供的付款機制，涵蓋每個人，卻不保證照護品質良好。改變健康照護提供的結構，是改善窮人照護的根本之計。我們將有需要展開唯成果是問，以價值為基礎的競爭，以確保所有的病人都能得到卓越的照護。

　　以雙層照護系統來抑制保險範圍擴大的成本，不是良好的解決方案。當醫療提供者刻意提供較低的照護標準給某些個人，則難免有進一步減縮服務以削減成本的誘因。雇主和政府也傾向於把更多的個人推進低服務群體。因此零和競爭的問題將惡化，病人價值則會受到傷害。抑制全民健保成本的唯一方式，是建立適用於每個人的適當最低照護標準，並

且引進在成果上競爭，以改變所提供的價值。

實施強制性的成果衡量指標格外重要，因為這麼一來，對任何群體（包括對少數族群和低所得群體）提供低於標準的照護，將被人看得十分清楚。服務任何病人如有不好的成果，將拉低一家醫療提供者所報告的成果，造成強大的壓力，逼它改善成果，否則將失去病人。要消除對任何群體提供低於標準的照護，成果衡量指標比其他任何政策的效果要好。

但是雖然看法各不相同，大家卻都同意一件事：目前的系統失靈。我們顯然需要採取全新的方法，翻修耗用愈來愈多公共、企業和個人資源，成果卻叫人懷疑的健康照護系統。

本章將說明以病人價值為中心，整體的健康照護改革架構。除非提供給病人的健康照護價值能夠大幅提高，否則在嬰兒潮世代年齡漸長的時候，美國人將面臨成本愈來愈高的局面，以及承受限量配給照護的壓力。除非能夠顯著提高價值，否則未來愈來愈有可能採取類似價格管制的措施，而這將對醫療提供者和其他的系統參與者帶來影響深遠的後果。正確推動改革，攸關每一個人的利益至巨。

我們相信，健康照護改革的中心政策目標，必須是啟動和促成以價值為基礎，在成果上競爭。[2]只有透過競爭的力量，價值才會大幅改善。如果一開始就在正確的層級，展開成果上的競爭，產生的影響將擴及整個體系。這麼一來，我們就不需要事先決定用什麼方法來架構醫療提供者或健康照顧計畫、規

範應該使用什麼照護流程、指示資訊科技系統應該如何設計，或者決定應該採用哪些新的醫療技術。如果健康照護體系中的每一個行為人都必須衡量和報告結果，而且相互競爭每一個投保人或病人，價值就會上升，創新也會蓬勃發展。

幸好政府不是健康照護改革的關鍵。我們相信，健康照護的改革可以從內部發動，也將從內部發動，而且大部分要藉由內部發動。正如本書無數的例子所顯示的，健康照護體系中的每一個參與者，都能採取行動，顯著提高病人價值，而不需要靠新的法令規定或新的立法。不過，改變公共政策，邁向以價值為基礎的競爭，進度可以加快。聯邦醫療保險和醫療補助計畫的政策尤其重要，因為兩個計畫加起來，占美國健康照護支出的46%左右，而且隨著嬰兒潮世代年齡漸長，所占的比率勢必有增無減。[3]聯邦醫療保險正展開範圍廣泛、前景看好的實驗，體現以價值為基礎的競爭原則，所以將是促進正面變革的催化劑，因為其他的系統參與者經常唯它馬首是瞻。[4]如果聯邦醫療保險搖擺不前，各州政府勢需負起創新的責任。

公共政策會以多種方式影響健康照護，但詳細的情形深奧難解。我們在此提出的處理方法並沒有一網打盡，而是只以一種策略性的觀點，找出哪些行動步驟，將有助於促成系統中正確的競爭型態。我們提出的一些建議，落在目前的政策對話之外，而且有些看起來可能相當激進。不過，如果我們的注意力能從成本移轉，轉到病人價值，這些大膽的行動，看起來就再自然不過了。

雖然我們討論的重心放在美國，以價值為基礎的競爭原則卻適用於任何國家。本章作結，會談到對其他國家健康照護政

策的一些涵義，並且討論國際上正在展開，前景看好的一些發展。

健康照護政策的廣泛議題

　　健康照護有無數個別的政策領域可談，從醫生和設施取得業務執行許可到史塔克法，以及從聯邦醫療保險訂價的方式到健康保險的可攜性，不一而足。我們很容易被政策議題的複雜性給壓垮。不過從策略觀點來說，健康照護政策包含三大領域，如圖表8-1所示。（我們曾經在本書的導論和第三章簡短談過。）

　　第一個領域是和健康保險及取得保險有關的政策：誰有健康保險、健康照顧計畫如何運作，以及如何購買保險。許多國家是以政府主導的系統處理這個議題，對全體國民提供保險。

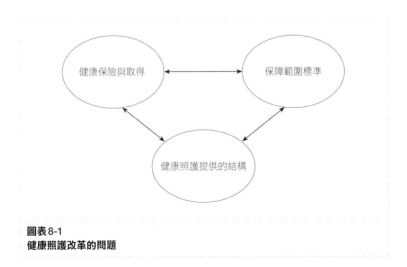

圖表8-1
健康照護改革的問題

我們相信每個人都必須有健康保險，但是我們將談到，要做到全民保險的地步，有比單一保險人制度更好的方法。

健康保險吸引了美國絕大部分的政策注意力。隨著健康保險愈來愈昂貴，個人被要求花更多的錢購買保險。可是隨著沒有投保的人數增長，關於保險的取得和結構，相關的討論日益迫切。近來不少人將注意焦點放在幫助國民開立健康儲蓄帳戶。這些是健康政策的第一線議題。

健康照護政策的第二大議題是保障範圍：保險公司和社會應該負起提供什麼保障服務的責任，以及個人應該自行支付以取得哪些服務。這個領域包括一些困難的議題，例如以健康價值來說，應該治療到什麼程度（例如接近生命末期的治療）、應該屬於非必需的照護種類（例如不孕治療），以及病人對於自身的健康與健康照護，應該負起什麼樣的責任（例如拒絕參與健康風險篩檢的投保人，是否應該多花錢以取得健康照護？）。

保險的保障範圍，是公共計畫和民間計畫主要的成本決定因素。各州一向是以強制民間健康照顧計畫必須提供的保障範圍，來處理這個問題，國會則在聯邦醫療保險的保障範圍上扮演重要的角色。太多的強制措施，導致保險成本顯著升高，也使得未投保人數增加。

但是許多承保範圍的問題，幾乎是無法討論的。這個領域沒有在政策上公開討論，而是留給政治角力去解決、投保人和健康照顧計畫去個別談判，以及法院去處理。[5]病人及其家屬如果決心堅強，可以依案例逐一申訴和尋求治療理賠。每個州的承保範圍各不相同，有些州的給付比其他州來得大方。[6]若干專家堅決表示，要降低健康照護成本的成長率，唯一的辦法

是對承保範圍做出嚴格的限量配給選擇。近來實施自我保險的雇主（因此可以避免州政府的強制規定）帶頭縮減保障範圍，並且加重投保人在成本負擔和個人行為方面的責任。

　　健康照護政策的第三大議題，是健康照護提供本身。真正能夠為病人創造價值的是健康照護的提供，但是這個領域直到最近才引起注意，因為一般認為美國的健康照護普遍良好，結果是愈來愈多的公共和民間資金投入健康照護，卻沒有注意所交付的價值。

　　政策上對健康照護提供的注意，一向集中在如何降低成本上——例如為新設施提出「需要證明」、防止自我轉診到醫生的自有設施、確保聯邦醫療保險得到最低的價格、向加拿大購買藥品。最近則將注意力集中在資訊科技和論質計酬方案的重要性，以減低醫療錯誤和改善品質。這些行動都受到歡迎，但是重點大致仍然放在試圖控制照護的供給，以及藉由談判以壓低價格，而不是促進醫療提供者在價值上展開競爭。

　　這三個政策領域，顯然互有關聯。取得保險和保障程度顯然影響健康照護提供的效果和成本。比方說，取得基礎醫療會顯著影響成本和結果。[7]

　　保險和保險的取得、保障範圍，以及健康照護提供的結構這三個領域都很重要。但是我們相信健康照護提供的結構最為根本。為病人提供價值（以每一元的支出得到的健康結果來衡量）是建立健康照護系統的初始目的。提供給病人的價值將決定保險的成本，以及承保哪些內容。改善所提供的價值，而不只是移轉成本，必須是健康政策的中心焦點，而不能是後見之明。

我們接著要概括論述整體的政策要務，逐一討論上述三個領域，而且這些政策將急劇改造體系中競爭的特質。

走向以價值為基礎的競爭：
改善健康保險和保險的取得

如果不邁向每一個人都有健康保險的系統，根本無法真正改造健康照護。全民健保加上以價值為基礎的競爭，也會使健康照護提供的效率和效能急劇改善。要達成全民健保，需要採取一連串的行動，包括保險規定和法規需要做些調整。

我們談過，我們相信一個系統內若有相互競爭的健康照顧計畫，將遠比單一保險人制度更有可能改善對投保人提供的價值，但是管理健康照顧計畫運作的規定需要修改。參加雇主自我保險計畫的投保人，所占比率很大，但是目前各州的法令規定卻管不到它們。我們主張的一些法令規定修改，必須一體適用於兩種計畫，如此才能對以價值為基礎的競爭有貢獻，同時阻止雇主以不公平的手法，將健康照護成本加在別人身上。

最後，改善健康保險將需要移轉聯邦醫療保險和醫療補助計畫的角色。圖表8-2彙整了改善健康保險和保險取得的重要步驟。

實施強制性健康保險

要達到公平和提供價值的地步，需要對所有的個人強制提供健康保險。（我們在後面各節會談到，需要對低所得個人和

實施強制性健康保險

對低所得個人與家庭提供補貼或照護券

為高風險個人設立風險庫

設計容易負擔的保險計畫

把雇主提撥不均造成的扭曲降到最低

消除缺乏生產性的保險規定與計費實務
- 禁止重新核保
- 釐清醫療帳單的法律責任
- 取消差異負擔

圖表 8-2
政策制定者的當務之急：改善健康保險和保險的取得

眷屬提供補貼。）就健康照護來說，個人會對社會製造成本，所以需要強制保險是一種常識。舉例來說，想要開車的每一個人，都必須投保，如此才不會在發生車禍時，對其他公民製造成本。實施強制保險也意味著，所有的人每年都必須負擔屬於自己那一份的保險系統成本，而不是只在他們認為可能發生意外的那一年才支付。如果每人每年都能負擔自己的份額，將降低每人每年的平均保險成本。

健康保險依據的原理也相同；真要說有什麼不同的話，強制健康保險的理論依據更強。個人可以選擇不開車，卻不能選擇不需要健康照護。治療一種疾病或傷害花費的成本可能很高，而且持續長達數年或甚至數十年之久。因此，沒有投保的人對其他人造成的成本負擔十分沉重。

　　有人認為沒有投保的人是低所得個人。可是強制健康保險將把今天選擇不買保險的人也納入體系之中。舉例來說，麻州估計有十六萬八千人年所得超過五萬六千美元，卻沒有健康保險（占該州未投保人數的37%）。[8]買得起保險（或者至少能夠支付部分成本）的人選擇不投保，冒著他們不需要照護的風險，一旦真的受傷或生病，尋求照護的時候，是以定價收費（往往是投保健康照顧計畫的病人的兩倍）。許多時候，帳單超過他們的支付能力。無力支付醫療帳單是美國首要的破產原因。當未投保的個人無力支付，治療成本便由有投保的人負擔，形式可能是健康照顧計畫的保費升高、民間部門支付免費照護網，或者利用稅收提供公共補貼。

　　保險有賴於每個人每年支付保費，以壓低每個人的成本。因此，即使未投保的人身體健康，也會使得保險體系失去收入。本來選擇不投保，後來又加入體系的人，還是沒有就自己對系統可能造成的成本負擔，貢獻應該負擔的那一份。強制投保可以終結這種成本移轉，以及避免那些買得起保險（或者有能力對保險做出貢獻），卻因為現在年輕、健康，或者財務上有其他的優先要務，而寧可冒險的人吃免費的午餐。

　　強制保險有其道理的另一個重要原因是：健康照護系統將遠比從前有效率和有效果。就某一方面來說，美國已經擁有全民照護的形式，因為病人迫切需要緊急照護的時候，醫院和醫生有責任治療所有的病人。[9]但是這種全民照護形式，可說是我們所能想像，最糟的一種全民照護。

　　在美國，未投保者經常在非常緊急的狀況中，獲得昂貴的緊急照護。他們在重症末期時，需要治療，而這樣的治療比較

困難，而且更為昂貴。他們缺乏照護的延續性，而且照護週期截頭去尾，也無法取得成本效益很高的預防照護或長期的疾病管理。實證研究指出，全民都能取得基礎醫療，是提升健康價值的一大動因，而缺乏全民基礎醫療，是美國的嬰兒死亡統計數字落後其他國家，以及其他總體健康結果不如其他國家的重要原因。[10] 不同種族照護成果上的差異，和缺乏保險有關，也對美國的整體健康結果落後產生重大的影響。[11] 由於所有這些原因，美國目前的安全保護網照護形式十分昂貴、缺乏效率，而且往往成效不彰。

我們必須要求每個人都應該有某種形式的終生健康保險。這不僅在經濟上有意義，從人與人之間展現同情心和公平來說，也有其意義。要讓所有的人都能取得健康照護，唯一公平的方式是強制每個人都有健康保險，並且補貼需要保險的人。如此一來，每個人就會成為付費顧客，就他們所能，負擔健康照護系統的成本。在提供更多補貼的同時，務必實施強制健康保險。不這麼做的話，補貼只會鼓勵更多人取消個人的保險。

理想的政策將是全國實施強制保險。這會使得因為各州之間的差異，而遷移居住地點或者移轉工作機會的誘因降到最低。不過，各州大可帶頭走向強制保險，而且我們已經看到有些州正在推動一些前景看好的方案。

對低所得個人與家庭提供補貼或照護券

邁向強制保險的同時，需要補貼那些買不起保險的人。補貼應該根據滑動費率，個人盡其所能支付，而不是支付全額，

或者完全不支付。理想上，每個人都需要負擔健康照護的一部分成本。

提供補貼可以採取各式各樣的方式。最優雅的解決方案是根據所得發放照護券，讓個人去購買健康照顧計畫。這會讓每個人都成為付費顧客，接受照護的管道也完全相同。這也會將目前系統中一些不公平的交叉補貼，例如對未投保病人收取定價的情形降到最低。我們會談到，我們需要研訂比較容易負擔的健康照顧計畫，這個方法才可行。

有些專家提出的另一種做法，是將沒有投保健康照顧計畫的每一個人自動納入各州的醫療補助計畫，或者兒童健康保險計畫，保費視所得而調整。[12]這個方法的優點是使每一個人都享有醫療補助計畫保障的資格，而這將有助於促進照護的延續性，也可望降低行政管理成本。這種方法會以補貼的方式，降低或者取消低所得家庭的保費。

採行強制保險當然需要負擔補貼成本，但這也將帶來一些收入和節省，足以沖銷不少成本。目前未投保，但有能力買保險的人，將對系統貢獻新的收入。雇主的成本移轉和完全取消保險的做法，很可能顯著下降，結果帶來更多的收入，也為更多的個人延長保險。更多的收入將使每個人負擔的保費受到抑制，降低需要補貼的金額。所得不高的人也分攤成本，將沖銷一些補貼費用。

此外，現在治療沒有健康保險的人，由系統負擔的費用大致上是經由免費的診療服務，以及未獲補償的照護提供，但醫療提供者會以提高平均價格的方式，回收成本。有了強制健康保險之後，每個人都成為付費顧客，免費照護的龐大成本

將可望消除，醫療提供者也不再必須提高價格以彌補增加的成本。[13] 保費降低之後，補貼成本也隨之下降。

提供完整的基礎醫療給所有的人，將降低免費照護已經負擔的一些成本。預防照護、風險篩檢、疾病管理，以及照護的延續性，和免費照護的模式比起來，應該能夠節省很多成本。[14] 比方說，健康照護研究與品質署估計，提供基礎醫療每年可以省下265億美元的可預防住院費用。[15]

強制全民保險將消除成本移轉和拋棄醫療人球等高成本的做法，因而減少補貼。最後，允許健康照顧計畫針對不為自己的健康負起責任的人提高保費，也可以減少補貼。舉例來說，抽菸者的保費可以提高。目前只有幾個州允許這麼做。沒有參與健康篩檢和預防計畫的人，或者在診斷證實罹患慢性病而沒有參加疾病管理計畫的人，保費也可以提高。這樣的規定如果廣泛實施，將在短期內帶進新的收入，長期而言則會壓低健康照護的成本。

採取強制保險也應該同時加強法規的執行，防止個人將資產或者所得移轉給繼承人或親戚，以規避支付本身的健康照護費用。這樣的做法在逃避支付療養院照護費用的責任方面特別常見，而將成本移轉給政府和納稅人。每個人都應該負起儲蓄的責任，以支付自身的健康照護費用。公共援助只提供給真正需要的人。堂而皇之的漏洞需要填補，理想的做法是全國普遍實施。

強制健康保險將大大擴張醫療提供者和健康照顧計畫的商業市場。因此，邁向強制保險的同時，健康照顧計畫的保費應該會全面顯著降低。改採強制保險，也可以觀察本章所說，影

響健康照顧計畫和醫療提供者的其他政策調整的執行情形而定。（請注意，即使強制保險沒有立即實施，我們所說的其他措施，例如風險庫和保險強制範圍的改變，仍然應該實施，否則會使我們更容易走向強制保險。）

為高風險個人設立風險庫

採行強制保險，重要的一步是建立機制，讓尚未投保、高風險或者生病的人，有可能以合理的成本買到保險。這對不為大雇主工作的人來說格外重要。指定風險庫系統（也許在各州的層級上整合）將滿足這方面的需求。高風險個人（或者他們的成本）需要依比例分散到所有的健康照顧計畫，以消除規避這種人投保或者拒保的誘因。雖然有一些州現在對所有遭到拒保的高風險個人設有補貼性質的保險計畫，做為最後的救濟手段，但光是這樣還不夠。[16]

健康保險的內在特質是：任何一段期間，低比率的病人會占高比率的成本。每一個健康照顧計畫（包括自我保險計畫）都應該依公平的比率，服務罹患昂貴疾病或狀況的病人，或者提撥金錢到一筆基金，以承擔他們的成本。不這麼做的話，健康照顧計畫會有強大的誘因，想方設法規避不幸患病的投保人，或者拒絕他們投保或者拒絕某些承保範圍。設立風險庫之後，健康照顧計畫將不再有這樣的誘因，因為拒絕一名高風險投保人，只會從風險庫得到另一名昂貴的投保人。風險庫設立之後，健康照顧計畫就不會重新核保（本章稍後討論），因為

相同的費率適用於所有的風險庫會員。風險庫並不是什麼新發明，早就使用於汽車保險。[17]

設計容易負擔的保險計畫

如果要求健康照顧計畫只承保必要的基本服務，強制健康保險的成本就能抑制下來。各州規定的健康照顧計畫承保範圍各不相同。許多州中，訂定強制承保範圍，問題重重。為了因應各特殊利益團體的要求（每個要求看起來似乎都很合理），強制承保範圍不斷加進一些項目。但是隨著項目愈增愈多，規定的承保範圍超過了基本計畫合理或者必要的界線。這提高了每一個人的保險成本，而且使得提供保險給每一個人變得遠比從前還要昂貴。自我保險的雇主可以提供比較精簡的福利方案，因此個人、中小企業和州政府的計畫強制承保範圍，下降的幅度不成比例。

健康照顧計畫如果從全額理賠改為重症理賠，也會比較容易負擔。透過需要自負額（訂有上限）的健康照顧計畫，就能做到這種轉變。自負額（deductibles）比部分負擔（copayments）的效率高，因為部分負擔需要比較高的行政管理成本。

健康照顧計畫的結構如果包括相當高的自負額，加上健康儲蓄帳戶（HSA），也會使保費降低，同時鼓勵個人為本身的健康照護而儲蓄。這種結構的另一個好處是，鼓勵投保人考慮健康照護決策的價值。美國國會已在2004年廣泛提供健康儲

蓄帳戶。（第三章討論過健康儲蓄帳戶的利益和風險。）

但是正如我們談過的，採行高自負額和健康儲蓄帳戶，卻未能同時在醫療提供者和治療的層級引進資訊、選擇和競爭，則會成為另一種成本移轉的形式。病人因為成本分攤的考量，選擇接受較少的照護，這種決定往往不是根據價值。[18]而且，由於高自負額和健康儲蓄帳戶會抑制基礎醫療、風險預防和疾病管理，所以也會減損病人價值。

最後，如果無法買到大型團體健康照顧計畫的個人和小型企業，能夠加進某個團體，以取得降低保費的利益，則健康照顧計畫也會比較容易負擔。一個替代方法是，允許個人透過聯邦員工健康福利計畫（Federal Employees Health Benefits Program；或者類似的聯邦團體辦法），以聯邦團體費率購買保單。[19]或者，各州可以允許個人加進州政府員工的健康照顧計畫。另一個方法是，各州設立一個全州性的團體，任何個人都可以加入。我們應該允許健康照顧計畫相互競爭，提供保險計畫給這個團體，同時允許投保人選擇健康照顧計畫。州團體不會是高風險病人的聚集場所，因為每一個健康照顧計畫和每一個自我保險計畫必須依規定透過風險庫系統，分攤最昂貴和風險最高的投保人。這一點，前面已經談過。

一段時間之後，隨著風險庫和其他非專屬性質的團體擴張，由雇主辦理的團體計畫，原則上可以完全取消。雇主可以提供隨通貨膨脹調整的健康福利現金給員工，讓員工自行購買健康照顧計畫。如果每個人都能加入大型團體投保，目前依團體的規模而收取不同價格的問題也會減輕。

把雇主提撥不均造成的扭曲降到最低

把雇主對員工健康福利提撥金額不一（特別是對部分工時員工和小企業員工的提撥不均），造成的扭曲減到最低，將降低強制保險的成本。我們在第七章談過，有些雇主完全不提供健康福利，或者不提供給部分工時勞工，而吃免費的午餐。沒有得到雇主保障的個人，因此可能需要免費照護或者公共協助，而這是成本移轉的另一種形式。逃避健康保險的雇主，因此取得的人為優勢，和它們真正的品質或者效率無關，從而扭曲了競爭。

我們在第七章建議，沒有提供健康福利的雇主，至少應該要求他們做到一些事情。第一，應該要求他們揭露未提供健康福利的成本，以便容易比較他們和其他雇主的薪酬水準。第二，沒有提供保險的雇主，應該依照他們的稅率，支付比較高的州和聯邦醫療保險與醫療補助計畫稅率，以彌補治療未投保員工的公共費用。

第三，長期而言，美國需要採行的制度，是對雇主和個人購買的健康照顧計畫，在稅負上持中立立場。如果雇主不提供健康福利給員工，所以不能在申報所得稅時列舉扣除額，則應該准許員工申報這一方面的扣除額。

許多州正邁向全民強制健保的方向。以下介紹麻州的經驗。

實施全民健保：麻州的案例

麻州州長提出一項計畫，用於大幅擴張保障範圍，而且最後將強制所有的州民投保健康保險。雖然該州州議會正在討論許多不同的版本，州長的計畫卻說明了想走出目前的系統，需要採取哪些類型的步驟。州長的計畫中，第一步是在合乎醫療補助計畫資格的人第一次接受照護時，將每一個人都納入。這個州有約十萬人（占未投保人數的22%）有資格參加醫療補助計畫，卻沒有加入。[20]其他各州發現，在個人尋求照護時將他們納入，會使更多人加入醫療補助計畫系統。[21]

麻州計畫的第二個部分，是設立一個基本型的健康照顧計畫，保障範圍比目前提供的最低保險計畫要小，所以保費也比較便宜。這個基本型計畫，將讓更多的家庭有更容易負擔的保險選擇。

保險公司估計，縮小強制保障範圍，將使個人每個月的健康照顧計畫價格從目前最低500美元，降為140美元。為全州州民修改最低保障項目固然理想，但是為現在沒有受到保障的人設計基本計畫，近期內更為切實可行。就價值和公平的理由來說，設計新的最低保障項目將十分重要。基本計畫涵蓋基礎醫療和風險管理，而不只是急性照護，是相當重要的一件事。由於投保人任何未獲保障的狀況依然沒有投保，所以保障項目的設計也極為重要。

第三，實施基本型計畫之後，麻州希望強制實施健康保險，並以重罰政策，確保州民守法。麻州目前有十萬人的家

庭所得超過75,000美元，卻沒有購買健康保險，另有六萬八千人的家庭所得超過56,000美元。[22]

麻州所用方法的第四個要素，是對沒有參加醫療補助計畫資格的低所得居民提供安全照護網，包括可以預防的疾病篩檢，或者可以因為早期檢查和適當的因應措施而減輕病情的疾病之篩檢，以及預防性照護。依目前州政府的提案，由州政府支付保險的人，在醫療提供者的選擇方面將受到嚴格的限制。我們高度懷疑這種醫療網的限制，理由已經談過。雖然以病人價值為中心管理醫療網，在理論上有可能辦到，但是行政管理人員面對的誘惑很難抗拒，難免會將注意力放在短期的成本，而且盡可能不提供服務。由政府督導照護的提供雖然大受改革者的青睞，卻一再失敗。衡量成果和協助投保人取得卓越的照護，才是更好的模式。

最後，麻州正在討論以各種方式，確保沒有提供健康保險的雇主，提撥資金分攤治療未投保病人的成本，例如提高他們的醫療補助計畫支付額。這將有助於將雇主提撥不均造成的扭曲降到最低。

消除缺乏生產性的保險規定與計費實務

為了鼓勵在價值上競爭，而不是移轉成本，許多缺乏生產性的保險規定和計費實務應該廢除。這麼做將對整個系統有利，而且有助於邁向強制全民健保。

禁止重新核保

健康照顧計畫已經不得拒絕罹患昂貴疾病的病人投保，但是重新核保或者提高生病個人的保費，這樣的做法也應該禁止。在麻州等一些州，重新核保已是非法行為。這對自行購買保險，或者屬於小群體會員的個人，傷害特別大。[23]這種惡質的做法既不公平，也和保險的目的抵觸。這也使得健康照顧計畫分心，沒有去做真正該做的事——提供價值和協助病人取得卓越的照護。新的法令規定應該要求健康照顧計畫提高保費時，必須適用於所有的投保人或一大群投保人，不能只針對單獨的個人。

釐清醫療帳單的法律責任

今天，醫療帳單的最後責任落在投保人身上，即使他們擁有聲譽良好的健康保險也一樣。相反地，健康照顧計畫應該負起已繳款投保人醫療帳單的完全法律責任，除非發生詐欺、違反事先聲明的重要情況，或者需要自負額和部分負擔的情況。填補這個漏洞，將阻止健康照顧計畫企圖將成本移轉給病人。這也會激勵健康照顧計畫簡化帳單和行政管理流程。最後，要求健康照顧計畫負起法律責任，也可以防止它們藉由拒絕付款給實施合理照護的醫療提供者，因而迫使醫療提供者向病人收費，而形成移轉成本的現象。目前系統中的玩弄手法和延遲付款的情形將可望消除許多。

取消差額負擔

差額負擔（balance billing）是指健康照顧計畫選擇給付和醫療提供者選擇收費之間的差額，醫療提供者向病人收取。這樣的做法也應該廢止。差額負擔允許某些健康照顧計畫將成本移轉給病人，而不是協助病人取得好價值，因此偏離了價值。對醫療提供者來說，差額負擔是透過隱形訂價，而不是用透明的訂價，以提高收費的一條管道。差額負擔也令病人感到混淆，並且製造不必要的行政管理成本。

除了雙方同意的自負額和部分負擔的部分，病人有投保的服務，所有的收費都應該廢除。限制差額負擔應該同等適用於完全保險和自我保險計畫。要求健康照顧計畫負起醫療帳單的法律責任，也有助於減少差額負擔的情形。

雖然對健康維護組織（HMOs）來說，差額負擔屬於非法行為，卻還是發生了。健康照顧計畫是有一些保單禁止支付差額，但這些保單不見得都會執行。醫療提供者可能希望有些病人只管付錢，不要問為什麼。如果唯一的執行機制是解除醫療提供者的契約，健康照顧計畫可能沒看到實際上真的有這種做法。最後，雖然有些健康照顧計畫正式禁止這種做法，卻還是睜一隻眼閉一隻眼，因為或許可以得到更大的折扣優惠。

健康照顧計畫應該採取更為激進的行動，執行反差額負擔的規定。俄亥俄等一些州已經設立熱線，讓聯邦醫療保險的病人更容易舉報。

走向以價值為基礎的競爭：
訂定保障範圍標準

　　大部分的美國人同意健康保險應該只支付必要的健康照護，而不是額外的健康照護，以及應支付能夠顯著改善生活品質和預期壽命的健康照護。[24] 不過，什麼叫做必要，什麼叫做額外的，是有爭辯的餘地。而且，許多美國人仍然相信，即使延長生命之後，沒有恢復健康或者改善生活品質的希望，每一件有可能發生的事還是都應該嘗試。只和個人的選擇有關，和健康無關的健康照護，例如不孕治療，也是個灰色地帶。即使只影響娛樂活動（例如打網球）的健康照護責任問題，也可能引起爭論。這一來，不幸的事情發生了，也就是應該承保的特定範圍，以及個人在健康照護上應負的責任程度，很快就變得相當複雜。

　　美國（以及每一個州）需要一個更好的流程，用於決定這些問題如何處理。理想上要能建立一個共同的最低標準，適用於每一個人。今天，關於保障範圍的問題，是由各州的強制規定、各健康照顧計畫的理賠項目，以及不計其數的個別談判和官司所決定。這個程序主要是從法律、政治著眼，而且處於敵對的關係，不是根據客觀公正的醫療判斷。目前的程序也鼓勵系統參與者在保障範圍上動手腳，因而轉移改善病人價值的注意力。在某些最重要的保障項目，例如臨終照護，這個問題成了政治議題，幾乎不能討論。花在爭執什麼應該納入保障範圍的費用，導致成本上升，卻幾乎沒有或者完全沒有健康價值上的利益。這方面的討論，大致上是依不同的案例和各州分別進

行，結果產生不公平的現象，並且製造誘因，導致雇主將工作機會遷移到強制規定比較少的州。我們顯然需要用更好的程序來定義最低保障範圍。理想上，應該建立具有約束力的全國性最低規定保障範圍標準（圖表8-3）。如果聯邦政府遲遲沒有行動，一些州不妨合力帶頭往前邁開步伐。

保障範圍的最低標準，除了基本的急症保險，也應該包括基礎醫療和預防照護。「可有可無」的服務和「能有最好」的強制規定必須避免，才能訂出容易負擔的基本型計畫，提供給每一個州的州民購買。最低規定保障範圍必須定期檢討，以確保新的高價值照護種類能夠加入，成效不彰或者過時的照護則不再理賠。

保障範圍標準必須根據已經證明取得良好的成果，也有證據顯示得到病人的肯定，而不是根據把所有可能辦到的事都應該納入的假設。研究顯示，昂貴的臨終照護有不少無法改善結果，也不符合病人和家屬的需求。[25]事實上，許多病人和家屬

建立全國性的最低規定保障範圍標準
- 包括基礎醫療、預防照護和基本的保障範圍。
- 定期檢討最低保障範圍標準，不斷更新與時俱變的照護種類。
- 以聯邦員工健康福利計畫為初期的標準。

臨終照護的保障應該考慮醫療結果和病人的偏好
- 要求提出醫療委託書和生前醫囑，做為健康保險的一種條件。

要求個人負起參與健康照護的責任

圖表8-3
政策制定者的當務之急：訂定保障範圍標準

並不喜歡放手一搏的照護。醫師可能不知道有證據顯示這樣的心願，或者置之不理，因為他們相信，無論如何都應該提供最好的照護。或者，醫師可能提供不必要的侵襲性照護，以免官司上身，或者因為施予治療可能比協助病人和家屬掌握充分的資訊，做出符合他們自身價值與醫療證據的決策還要容易。

　　為了建立最低保障範圍標準，必須有個廣受敬重的專家團體，代表所有的美國人採取行動。醫學研究所（Institute of Medicine；IOM）是國家科學院（National Academy of Sciences）所屬的獨立諮詢機構，已經在這個議題上展開研究。但是醫學研究所無法訂定具有約束力的標準，所以需要政府採取行動，執行醫學研究所的建議。在取得這種國家標準共識之前，聯邦員工健康福利計畫包括的保障範圍（適用於國會成員），可以做為臨時性的全國最低清單。我們相信，由一個普受各界敬重的團體以公開的程序推動，將得到大部分美國人的支持。他們會以合乎常理的見解，曉得有些照護適合放在保障範圍裡面，而其他一些照護應該由自己負責。

　　一旦建立起最低的標準，健康照顧計畫就可以選擇超過最低保障範圍，但是只有在自願選擇的情況下才這麼做。健康照顧計畫可以用比較高的價格，或者以高出許多的自負額，或者雙管齊下，供應超過最低保障範圍的保單。另一方面，沒有獲得承保的權宜性服務，可以用附加險的形式承保。個人將需要負起儲蓄的責任，以支付未獲保障的服務，並且訂定嚴格的規定，限制將資產不當移轉給親人或者利用其他的手段，而給予不當的補貼和公共援助。

　　反對最低規定保障範圍的論點主要有二。第一，如果標準

訂得太高，健康保險會太貴。這個問題必須透過深思熟慮的標準，加上鼓勵推出自負額更高的保單，正面加以解決。第二，某些人因為過往的醫療紀錄或者在新承保領域中的風險高，而使得全國性的最低保障範圍標準對他們來說，變得太貴，或甚至無法取得保險。這是為什麼需要強制健康保險的理由之一，以及為什麼需要指定風險庫，以確保所有的健康照顧計畫承保公平的比率，負擔一部分最昂貴的病人。[26]

在實施最低保障範圍標準的時候，政府也應該立法，要求每一個健康照顧計畫會員提供醫療委託書或生前醫囑，記錄個人偏好什麼樣的治療方式。這種聲明應該成為保險的一種條件。這將可以避免提供不符合病人本身偏好的照護，進而降低系統的成本，同時改善病人價值。

保障範圍標準的最後一個問題是，個人在參與健康的生活方式和遵守治療指示方面，應該負起多少責任。目前隱含的標準，是個人只需要負擔微乎其微的責任，或者根本不需要負什麼責任。抽菸、飲食不良和其他的不健康生活方式，並不會影響大部分的健康保險。在許多州，保費反映這些狀況是非法的行為。遵守治療指示或者疾病管理計畫，則屬可有可無的做法。風險篩檢和健康監控屬於自願性質。保障範圍和保險成本因此不受個人有沒有參與能夠大幅改善健康，以及顯著提高健康照護價值的生活方式影響。

這樣的方法不再能夠被接受。除非所有的美國人對自己的健康履行某種義務，否則美國不再有能力負起保障所有人健康照護的責任。我們需要新的法令規定，在健康照護上明確規範投保人的義務，並且允許將後果反映在健康照顧計畫的保費或

給付上。某些不健康的行為帶有成癮或者生理上的特質，以及改正行為相當困難，體諒這樣的事情固然重要，但是美國不再有能力自由放任，尤其是現在有那麼多證據，凸顯個人健康中預防和疾病管理的重要性。要求個人負起更多的責任，所產生的健康照護價值，效益將十分龐大。

至於雇主的自我保險健康照顧計畫，已經開始要求員工（有時連家屬在內）必須達成更高的期望。這些健康照顧計畫正提供個人更多的篩檢、預防和疾病管理服務。會員如果沒有參加不健康行為的篩檢，或者參加減輕疾病計畫，那就必須承擔若干後果，通常需要繳交更高的健康照顧計畫保費。要求個人負起更多責任的這種做法，應該擴散到所有的健康照顧計畫，包括公共健康照顧計畫。

走向以價值為基礎的競爭：
改善健康照護提供的結構

雖然擴大保險和明確訂定保障範圍是非做不可的事，我們相信，能使健康照護改革得到最大效益的做法，是改造健康照護提供的結構。公共政策的目標應該是促使醫療提供者能在疾病的層級，以價值為基礎在成果上展開競爭。政府可以在幾個領域使力（圖表8-4）。它需要扮演的最重要角色，是確保能夠普遍提供成果資訊。

政府在開放競爭、改善訂價實務、鼓勵資訊科技滲透、改善公共管理的健康照顧計畫（尤其是聯邦醫療保險和醫療補助計畫）之結構，以及繼續支持醫學研究、更重視臨床結果領域

促使成果資訊普遍供應

- 建立一個流程，定義成果衡量指標。
- 立法實施強制性成果報告。
- 建立資訊蒐集與發布的基礎設施。

改善訂價實務

- 建立照護階程訂價和照護週期訂價。
- 設定價格歧視的上限。

在正確的層級開放競爭

- 減少業務執行領域整合的人為障礙。
- 要求涉及經濟利益的自我轉診或治療提出價值上的證明。
- 廢除對新進醫療提供者製造的人為限制。
- 以成果為基礎，續發營業執照。
- 嚴格執行反托拉斯政策。
- 抑制聯合採購的反競爭做法。
- 消除跨地域競爭的障礙。

建立一些標準和規則，促進資訊科技和資訊分享

- 發展硬體和軟體的互通性標準。
- 發展醫療資料的標準。
- 促進識別與安全程序。
- 提供採用資訊科技的誘因。

改革醫療過失系統

重新設計聯邦醫療保險的政策和實務

- 將聯邦醫療保險改為健康照顧計畫，而不是付款人或主管機關。
- 修改有弊無利的訂價實務。
- 改善聯邦醫療保險論質計酬。
- 領導走向總括性訂價模式。
- 要求根據成果轉診。
- 允許醫療提供者訂定價格。

調和醫療補助計畫和聯邦醫療保險

投資於醫療和臨床研究

圖表 8-4
政策制定者的當務之急：改善健康照護提供的結構

的研究等方面，也扮演舉足輕重的角色。

接下來是一張政府政策的策略地圖，但是每一個政策議題的處理方式並沒有就此一網打盡。健康照護政策的每一個面向，同樣的核心原則一體適用。政府扮演的角色是營造一個環境，要求醫療提供者以病人價值為基礎展開競爭。

促使成果資訊普遍供應

政府在促成以價值為基礎的競爭方面，需要扮演的最根本角色，或許是確保每一種疾病的醫療提供者照護成果和價格，能夠蒐集全面性的高品質資訊並且加以發布。正如我們談過的，單單這一步，就會在整個系統產生深遠且無所不在的影響。但這並不表示政府應該擬定措施，或者負責蒐集和散播資訊。相反地，政府的角色是確保這些作業以高水準的品質和完整性展開。政府在資訊方面扮演某種角色，並不表示政府應該根據這些資訊來訂定價格，或者嘗試強制要求論質計酬。事實上，政府愈是清楚表明沒有這方面的意圖，開始蒐集和發布十分重要的資訊會更容易。目前的資訊蒐集和報告所採用的方法——依賴無數相互重疊和大致上需要自願性質的努力——太過緩慢，而且無法提供必要的全面性高品質資訊。[27]醫療提供者和醫療機構在以前的衡量努力中，所展現出來的推拖拉行為，無法再受到容忍。由於成果資訊對健康照護的病人價值極為重要，所以必須強制實施。我們主張採用系統性的政府資訊策略，而不是只著重在聯邦醫療保險。

我們在第四章說過的資訊階層，談到支持以價值為基礎的

競爭所需的資訊種類：成果（結果、成本和價格）、經驗、方法和病人屬性（見圖表4-5）。正如我們在第四章談過的，只衡量遵循流程的情形是不夠的。到目前為止，以價值為基礎的競爭最重要的資訊，是經病人屬性和價格調整後的結果資訊。經驗資訊在連結病人與醫療提供者方面也極為寶貴，但理想上最好是按照所服務的病人種類區分。有些經驗資訊的爭議性比較少，所以蒐集的速度會比完整的成果衡量要快。方法資訊當然很重要，但這些資訊的蒐集主要應該留給醫療提供者內部、健康照顧計畫和民間部門的其他組織去做。政府不應該嘗試衡量或者規範流程如何改善。

　　和成果資訊有關的層級是疾病，不是醫院或整體的醫師業務執行。理想上，資訊應該在每一個照護地點加以衡量。某個地點的個別醫師或其他技術性人員（例如復健治療師）的資料，是內部管理所不可或缺。在共同執行的業務或者共同參與的照護週期工作的專業人員，應該知道彼此的成果，以明瞭責任歸屬並且著手改善。但是公開報告可能引起不必要的爭議，而且價值比較低。當結果資訊依疾病和照護地點而提供，醫療團隊就會有強大的誘因，願意合力改善個人的成果。如此一來，就可以避免公開報告個人資料的複雜性和波動性（除了個別執行的業務之外）。

　　公開報告不必涵蓋每一個想像得到的成果衡量指標或病人控制屬性。相反地，目標應該是能夠捕捉最重要構面的一組衡量指標和風險調整。大部分醫療提供者蒐集和分析，供內部使用的成果（和方法）資訊，應該遠比公開報告要詳細，因為這是學習和改善業務流程的一部分。對健康照顧計畫來說也是一

樣。而且,每一位病人最後也需要準確、安全、全面,但政府永遠看不到的個人醫療紀錄。

現在已經有無數的資訊方案上路,奠定了重要的基礎,但政府有必要扮演更強而有力的角色。我們需要所有的醫療提供者和地區一體適用的標準衡量指標。我們必須要求每一個醫療提供者,準確和適時揭露成果資訊。如果全國的資訊蒐集和發布標準化,以價值為基礎的競爭會得到最大的好處。但如果聯邦政府遲遲沒有行動,某些州或者由一些州組成的聯盟可以帶頭領導。

在現在已有廣泛結果資訊可以利用的許多例子中(見第四章「照護結果資訊有多好」),聯邦立法或州立法扮演決定性的角色。這個事實告訴我們聯邦立法或者州立法十分重要。這些方案會出現,是因為醜聞爆發、死亡率拉響警報,或者成本居高不下。美國需要建立一套系統,所有醫療提供者成果資訊的蒐集和報告,不是例外行為,而是理所當然該做的事。

過去全面報告結果的經驗,也在所用的方法方面透露了一些事情。例如器官移植,是找一個獨立的非營利組織負責蒐集和報告資訊。這個領域的進步比腎臟透析要快,因為腎臟透析資訊的蒐集和報告責任仍然在政府機構內部。在心臟手術的領域,各州政府各自實施了公開報告規定,但它們的方案促使胸腔外科醫師學會(STS)將標準往前推進得更多(但是STS的結果資料並沒有公開分享)。由此可見,醫療學會在結果衡量的過程中可以扮演重要的角色。最後,在政府的方案促使結果資訊實現的每一個案例中,病人的照護成果都顯著改善。

政府已經參與各式各樣更廣泛的衡量方案,但是這樣的努

力必須擴張到全新的層級。衛生與公共服務部中，健康照護研究及品質署（AHRQ）已經在發展品質衡量指標和臨床資訊方面，推展許多實用的計畫。[28] 但是到目前為止，這些努力的範疇和散播仍然十分有限。[29]

醫療照護及醫療補助服務中心（CMS）也已經蒐集大量的成果資訊。除了器官和腎臟透析資訊，CMS也蒐集和發表療養院與居家健康服務機構的資訊，同時也要求各醫院提交成本報告，以取得聯邦醫療保險的給付。[30] 心思縝密的使用者可以分析這些報告，不僅取得成本方面的比較性資訊，也能取得醫院各科併發症和若干經風險調整後結果的比較性資訊。但是這些資料無法分析整個照護週期，因為照護週期包括醫院治療階程前後的各項作業。這些資料也無法把個別地點的績效獨立出來。

聯邦醫療保險也有其他一些衡量方案正在進行。例如，它在網路上設有醫院比較（Hospital Compare）資料庫，比較各醫院在治療心臟病、心臟衰竭和肺炎等疾病，共十七項流程遵循衡量指標。但是這些方案都沒有將重點放在成果上，其範疇也不夠全面。聯邦醫療保險應該積極參與一個系統性的成果衡量程序，而不是只把重點放在聯邦醫療保險的病人上面。

1998年，「消費者保障和醫療事業品質顧問委員會」（Presidential Commission on Consumer Protection and Quality in the Health Care Industry）建議設立一些組織，以發展和廣泛散播品質衡量指標。由此可見，這個問題逐漸受到重視。[31, 32] 可是，真正設立的衡量發展組織只有一個：國家品質基金會（National Quality Foundation；NQF）正式組成於1999年。NQF

是個獨立的非營利公民會員組織，已經推展一些相當寶貴的計畫，主要領域在流程衡量指標方面。不過，NQF的結構和它要求取得共識，已經限制它在發展成果衡量指標方面的成效。

在州的層級，有二十二個州已經採取集中給付報告的做法，要求各醫院（若干情況中，包括門診手術設施和急診科）申報所有病人的成本，而不只是聯邦醫療保險的病人。這些州層級的方案是個不錯的起點，但是蒐集的資料仍然距真正的成果報告甚遠。它們也沒有對系統參與者以透明的方式編纂和呈現資料。哈佛朝聖者和信諾等許多保險公司分析集中給付資料，並將分析結果提供給會員使用。但是這方面的資料和所需的水準差之甚遠。

對各州的公共衛生或保險部門來說，當務之急是編纂和發布可供利用的州級資料。資料必須以實用和容易取得的方式呈現，以利評估成果，並且加強提供給健康照顧計畫、醫療提供者和民眾。[33]此外，州級的報告規定也應該擴大到包括門診照護。

要改善成果資訊的供應，實務上可行的暫時步驟是，制訂聯邦政策，要求所有的州採行集中給付報告。這將有助於全國性的比較，並且為結果衡量的進一步改善奠定基礎。

但是，我們最後還是需要跨越所有的疾病，收集全國性的成果衡量和強制報告標準。依疾病蒐集和發布的每一個醫療提供者的成果資訊，加上改善後的成本報告，是使價值改善速度極大化所必需的。

政府督導成果報告發展所扮演的角色，不應該也不會取代民間部門的行動方案。隨著以價值為基礎的成果競爭生根，民

間組織會在最低報告標準之後，跨出更遠的距離。醫療提供者將發展和使用額外的結果方法與病人屬性資料，以利內部管理之用。就像向證管會（SEC）申報財務資訊那樣，醫療提供者、健康照顧計畫、雇主、獨立的資訊公司，將以它們認為有用的方式，分析強制揭露的資訊，並且蒐集額外的資訊。公共政策的目標，不是限制蒐集的資訊或者減慢衡量的創新，而是確保蒐集和發布準確、適時、前後一致且實用，一組最低限度的成果資訊。

建立流程，定義成果衡量指標

政府應該建立和督導一個流程，用於定義和批准為每一種疾病訂定的一組最低成果衡量指標。成果衡量指標比流程衡量指標更難取得共識，這是為什麼NQF等採自願加入和取得共識的組織，進展如此緩慢的原因。可是我們不必等待。如同我們在第四章談過的，複雜的疾病，已獲證實的成果衡量指標和風險調整模型已經存在二十餘年。醫療提供者遲遲未能接受成果衡量，主要是因為它們感到不安，以及相對於實質性的議題，漠視成果衡量的重要性。[34]

我們沒有時間可以浪費了。聯邦政府若行動緩慢，各州可以結盟，要求一些醫療學會或獨立組織（師法器官移植中的聯合器官共享網〔U.N.O.S.〕模式）出面領導，定義一組最低的成果衡量指標，在每一種疾病中報告。如果一種疾病有許多醫療學會存在，應該期望它們協同合作，或者提供意見給獨立的組織（見專題文章「醫療學會的涵義」，討論以價值為基礎的競爭，對醫療學會的更廣泛涵義）。如果找不到可以賦予重任

的適當學會，可以考慮組成專家小組。負責發展衡量指標的組織，觀點應該持續放在改善病人價值上面，而不是代表各醫療提供者或個別醫師的利益。雖然專家的意見極為重要，但我們的目標不是取得共識，而是建立具有科學完整性的一組衡量指標。

　　成果衡量指標的發展應該訂定一個期限，如果某種疾病的期限超過，政府應該另外委託不同的獨立專家或組織，設法定義必須公開報告的衡量指標。

　　初步的發展重心，應該是針對每一種重大的疾病，建立一組核心的成果衡量指標。照護結果有好幾個面向，所以每一種疾病都將有且應該有好幾個衡量指標。診斷，以及最後的預防照護和長期疾病管理，也需要衡量指標。如果成果衡量指標顯然是多面向的，而且是設計用來支持競爭和創新，而不是訂定論質計酬的價格，則發展衡量指標的過程，爭議會減少。

　　只要有可能，公開報告的衡量指標都應該包括風險調整。但是風險調整演算式無法達到完美的境界，不應該以此為理由，推遲開始公開報告成果的進程。心臟手術領域的事實已經告訴我們，公開報告會加快更好的衡量指標發展出來，改良後的風險調整模式也會跟著加快發展。

　　定義成果衡量指標和風險調整演算式的流程都應該公開，並請民眾和專業人士發表意見。（請注意，及早開始自我衡量的醫療提供者，將站在影響公開報告方向的有利位置。）初期提出的一些衡量指標，將來不可避免會加以改善和擴充。這個流程應該經常性用於改善和延伸結果的衡量。沒有什麼方式比邁開步子，開始發布資訊，更能刺激資訊的改善。

我們可能需要有個公共實體或準公共實體，類似勞工統計局（Labor Statistics；BLS），來督導這個程序。可望扮演這個角色的現有組織包括健康照護研究與品質署（AHRQ；衛生與公共服務部的一部分）、醫學研究所（準公共組織）和國家品質基金會（NQF）。如果AHRQ的使命能夠仿效衛生與公共服務部在器官移植方面督導U.N.O.S.工作的模式（見第四章），則可望帶頭領導。和器官移植資料一樣，AHRQ本身不會發展衡量指標或蒐集資料，而是委託獨立的非營利實體。但即使扮演那樣的角色，也需要將AHRQ的預算從今天的水準顯著提高。

醫療學會的涵義

醫療學會在健康照護提供以價值為基礎展開競爭方面，扮演重要的角色，但是到目前為止，極少醫療學會負起領導之責。醫療學會很適合推動成果衡量、立標（benchmarking），以及流程改善。但是大部分醫療學會將需要修改它們的傳統角色和業務界線，才能發揮成效，扮演好這些角色。醫療學會尤其必須從以傳統專科為中心，強化畫地自限的做法，轉為支持將注意焦點放在疾病和整個照護週期的病人價值上面。

發展成果衡量指標和風險調整方法

對醫療學會來說，最重要和最迫切的角色，或許是在成果衡量這個領域。醫療學會應該協助在疾病的層級發展成果衡量指標。這些衡量指標應該透過系統化、協同合作的流程

來發展。這樣的流程一定會找來各個領域專長深厚的醫生參與，而醫療學會正好是組織和領導各領域醫生的絕佳場所。醫療學會也應該協助發展和驗證風險調整方法。

有些醫療學會正挺身接受這個挑戰。舉例來說，胸腔外科醫師學會是成果衡量和全面性風險調整的領導者。乳房外科醫師學會（Society of Breast Surgeons）等醫療學會正處於發展成果衡量指標的初期階段，並且領先報告成果。但是其他的醫療學會仍舊抗拒成果衡量。例如根據報導，美國外科醫師學會引導健康照護組織評鑑聯合會（Joint Commission on Accreditation of Healthcare Organization）做成決定，在加護病房的評鑑中利用流程衡量指標，而不是使用經過風險調整的成果衡量指標。

醫療學會面對很大的挑戰，必須說服會員走出遵循流程（process compliance）的心態，擁抱成果衡量。醫療學會傾向於迎合最低公分母的做法，設法避開有爭議的議題——畢竟並不是每一個醫療學會會員的照護成果都優於平均水準。但是除非醫療學會領導改善病人價值的流程，否則它們就沒有善盡職責，而要改善病人價值，只有靠成果衡量才辦得到。

資訊蒐集與立標

醫療學會可以做為全面性資訊蒐集和報告（不管是非隱蔽性的，還是隱蔽性的）的焦點。醫療學會也站在很好的位置，能夠在特定的成果衡量指標方面，建立起全國性的標竿。醫療學會在這方面又是領導者。醫療學會長期建立的資

料庫，可能是任何醫療領域中最周延的。醫療學會也利用它的資料，依手術類別，在死亡率等衡量指標上，建立全國性的標竿。正如我們在第四章談過的，醫療學會的全國性資料庫，讓它的會員能夠急劇降低手術致病率和死亡率。不過醫療學會尚未公開發表成果資料，這是個嚴重的缺點。

雖然美國外科醫師學會對於外部的成果比較持保留態度，卻已經發展出前景看好，由同行控制、驗證的資料庫，來衡量經風險調整後的三十天手術結果。醫師和醫院可以拿他們的結果，和隱蔽性成果的資料庫相互比較。這個資料庫是該學會的全國手術品質改善計畫（National Surgical Quality Improvement Program）的一部分。該計畫也有助於分享最佳實務和院所訪視。

成果資料庫應該成為治療每一種疾病的常態。這些資料將提升病人價值的標準，並且協助醫師在成果不合標準時加強學習。成果衡量也促使競爭的焦點放在改善品質和效率上，而不是證明有無符合流程規範。

醫療學會也可以做為追蹤經驗的管道，或者追蹤每一個醫療提供者治療某種疾病的病人有多少。經驗知識在處理罕見或者複雜的疾病方面格外重要，因為醫療學會可以協助健康照顧計畫、轉診醫師、病人尋找經驗豐富的醫療提供者。協助病人和轉診醫師找到經驗合適的醫療提供者，可以避免不少不適當或者效果不好的治療。

照護提供流程改善

醫療學會的首要目標應該是幫助會員提供卓越、先進的

照護。由於變化速度快，以及資訊超載，連最為投入的醫師也很難掌握最有效果的療法和新的照護提供方法。對於需要治療各種疾病的基礎醫療提供者來說，這件事情做起來格外吃力。

由於掌握照護提供的最新知識十分花錢，許多醫師和醫療提供者無力發展內部的能力，所以需要外界提供訓練和指導。山際健康照護和克里夫蘭診所等大型醫療提供者提供這些服務給醫師，但是大部分規模比較小的醫療提供者缺乏這種能力。醫療學會因此是很寶貴的資源。

舉例來說，美國家庭醫師學會（American Association of Family Physicians；AAFP）在它的會員最常診治的疾病，發展和發布一連串的實證準則。AAFP也檢討和選擇性地支持美國小兒科醫學會（American Academy of Pediatrics）和疾病管制預防中心（Centers for Disease Control and Prevention）等其他組織的臨床準則。[35]

醫療學會也應該提供出版品、網站、課程、諮商服務，協助醫師在病人的照護提供上表現卓越。所提供的服務應該以業務執行單位、疾病和照護週期為中心而設計，不是根據個別的服務、技術或治療方法。

規模比較小的專業團體，例如小兒腫瘤科醫師和乳房外科醫師，比較容易在範圍相當小的領域中，根據個人的關係，發展和發布照護提供改善的情形。大型團體則需要設計比較正式的機制。

安全改善和錯誤減少

專業性的醫療學會必須在安全的領域負起領導之責。美國麻醉學會（American Society of Anesthesiology；ASA）的研究是個好例子。ASA在1985年開始研究已經結案的醫療疏失索賠，以確定病人受到傷害的原因，以及如何避免發生傷害。ASA這麼做的部分原因，是為了降低醫療疏失的保險成本。研究發現，三分之一的索賠是由於呼吸損傷，而這往往導致死亡或者永久性腦部受損。[36]進一步的分析做成結論說，加強監控可以防止這些案例中的72%發生有害的結果。ASA接著發展準則和編定訓練教材，鼓勵會員改用血氧儀和二氧化碳偵測圖——也就是以自動化方法，監控病人血液中的氧合作用，以及呼出的二氧化碳量。大部分醫院認為花一萬美元多買兩台機器，能免則免。但是當ASA的指導準則正式發布，不符合規定的醫院就必須承擔醫療疏失的責任，於是所有的醫院都購置新的設備。到1990年，安全大有改善。[37]

ASA也採取其他許多行動，以處理安全和錯誤方面的問題，例如兩年一次主辦國際研討會，分享病人安全方面的進步情形。1985年設立的麻醉病人安全基金會（Anesthesia Patient Safety Foundation），進一步研究安全問題。[38]除此之外，ASA也與設備供應商密切合作，以改善安全。例如，ASA採取行動，將控制氧氣和麻醉氣體送出的手動轉盤方向標準化，以避免發生錯誤。它也對不同的氣體，發展不同的標準軟管直徑，以免氣管意外互換，並且規定麻醉時使用的

每一種藥瓶形狀不同,以減少用藥錯誤。[39]整體而言,這些改變措施使得和手術麻醉有關的死亡率,從1980年代中期的每五百名病人有一人死亡,減為2005年的每二十萬到三十萬名病人才有一人死亡。

改革醫療學會的結構,以病人價值為依歸

許多醫療學會的歷史悠久,根源可以上溯到以傳統的方式定義醫療專科和業務執行方式的時候。因此它們的範疇可能和整合化照護提供團隊或者整個照護週期有出入。許多醫療學會是以專科或療程為中心架設結構,而不是根據疾病或業務執行單位。

範疇比較廣的學會,例如美國外科醫師學會可能需要以各個疾病為中心,發展各項計畫。創傷和減肥手術等領域已經這麼做了。範疇狹隘的學會可能需要整併。和疾病比較契合的學會,將站在比較好的位置,有利於推動最新的成果衡量、風險調整、業務執行改善。

理想的情況是,醫療學會將調整組織結構,不再依專科而集合醫師,而是按照醫師所處理的疾病建立組織。這麼一來,提供給病人的照護價值將大幅改善。

醫學研究所的重心較偏向科學界,而且比較獨立。我們相信,要醫學研究所負起建立資訊標準的責任,可望大幅加快發展程序的步調,同時保持科學的完整性。醫學研究所可以徵詢各個醫療學會、NQF,以及一直致力於衡量研究的其他組織,

或者新創設的實體，在每一個疾病提出建議。之後由醫學研究所批准衡量指標和風險調整方法，並且督導持續改善的程序。以NQF的結構和歷史來看，它比較難以負起協調之責。

在發展成果衡量指標之際，過渡期間的一個步驟是，也應該找一個專家團體，發展各種疾病的一組經驗衡量指標。這個專家團體理想上應該由負責督導成果衡量指標的相同組織監督。我們應該盡快要求所有的醫療提供者每年依不同的疾病報告經驗資料，最後則是報告病人次群體和個別治療選項的經驗資料。這是開始公開報告，成本相當低而且爭議比較少的地方。這也將有助於編纂各種疾病的一組一般性定義。經驗不是臨床結果，也不見得是成果指標，但它本身是將醫療提供者和病人連結起來的實用資訊。[40]這對健康照顧計畫、轉診醫師、治療醫師和病人都有幫助。[41]

除了報告結果，我們也需要一個流程，用於強制報告價格。我們需要結果和價格，才能判定價值。初步的努力可以建立在集中給付報告制度上，然後擴張到所有的州和門診照護。針對成果衡量和價格報告所做的努力，兩者的定義需要劃一。此外，訂價實務需要改為允許更為透明和實用的總括性價格。我們會再進一步討論這一點。

立法實施強制性成果報告

一旦建立起最低限度的一組成果衡量指標和風險調整方法，政府應該強制要求某種疾病的每一個醫療提供者，報告指定的成果衡量指標，並且證明資訊的準確性，以做為業務執行的條件。經過一段逐步導入期，這些資料將公開報告。同樣

地，如果聯邦政府遲遲沒有行動，一些州可以結合起來當帶頭領導。

器官移植、腎臟透析，以及某些州的心臟手術，已經強制要求報告。這些案例說明了，強制報告是可以辦到的，也顯示了它的效益。一段時間之後，由於收費和結果結合在一起，沒有一個醫療提供者有權利在不衡量和提供結果證據（最後是價值證據）的情形下執行醫療業務。

由於民眾迫切需要健康照護提供的相關資訊，強制報告有必要執行。正如證管會對股票公開上市公司訂有嚴格、詳細的報告規定，以保護投資人，健康照護醫療提供者也需要做相同的事。健康照護中的成果資訊帶來的社會利益，甚至比金融市場要高，因為這攸關美國人的身體福祉。

建立資訊蒐集與發布的基礎設施

政府也需要確保設立或者指定一個受信任的實體，負責蒐集和發布成果資訊給所有的利益團體，理想上是透過網際網路。同樣地，這個系統不需要由政府運作，政府只需要確保它能在高度的準確性和完整性標準下建立與運作。

我們有各式各樣的方法，可以用來建構一個資訊蒐集和報告系統。非營利公司 U.N.O.S. 受委託經營器官移植資訊登錄的業務，是達成這些目標的例子之一。委託同樣的準公共或獨立實體，負責建立成果衡量指標，也可以督導資訊的蒐集和發布結構。如果聯邦政府遲遲沒有推動資訊的蒐集和發布，各州同樣不妨合力率先建立這個結構。

改善訂價實務

我們談過，健康照護提供目前的訂價實務不利於以價值為基礎的競爭。[42]健康照護的訂價既複雜又不透明，而這是兩個根本問題的表象。第一是一個訂價系統，以個別的服務和介入為中心，而不是根據成套的服務或照護週期。因此，同樣的服務或照護階程會有無數的價格和帳單，這些帳單涵蓋每一個醫師、診療室收費、檢查費等。這種訂價系統掩蔽了價值，因為和價值有關的是一種診斷的整體價格，或者一種疾病的照護，而不是它們的組成。這個系統也使得價格的揭露變得更為複雜，實用性也低了許多。

第二，即使是相同的個別服務，價格也會因為不同的病患各自的團體歸屬、健康照顧計畫或政府計畫，而有很大的差異，使得訂價的透明性和複雜性進一步惡化。目前的系統中，病患根本不知道適用的價格是多少，醫師也經常不知道。連醫療提供者的計費單位，也往往無法報價。根據團體的談判力量，而不是成本或品質的差異，議定的價格製造的扭曲，傷害了病人價值，或者移轉了價值，卻沒有產生真正的節約效果。

我們在第五和第六章談過，訂價和計費模式中的價格如果涵蓋一起交付的整組服務和產品，而且價格是根據病人的疾病，不是根據他的團體歸屬，則以價值為基礎的競爭將大為改進。價格應該事先揭露，而這做起來將遠比在目前的系統中容易。這樣的訂價方法將大幅降低行政管理成本、抑制成本移轉，以及消除限制醫療網的誘因。這也有利於病人根據價值，選擇醫療提供者，並且對醫療提供者造成強大的競爭壓力，要

求它們改善價值和提高效率。限制對大型團體提供折扣優惠（或者限制價格歧視）是具有高度爭議性的話題，因為大型團體誤以為成本移轉對它們有利。但是我們在第四章談過，這種想法既短視又錯誤。限制價格歧視，是引導競爭轉向以價值為基礎，以及壓低價格或價格漲幅，最有效的方式之一。但是以目前各界對這個觀念的抗拒來看，我們想要強調，即使限制價格歧視需要比較長的時間才能完成，也應該推動總括性或照護階程的訂價規則。

建立照護階程訂價和照護週期訂價

經過一段逐步導入期，應該規定醫療提供者提出各照護階程的帳單並且標示價格。這些帳單和價格應該包括照護階程中所有的醫師費、設施費、檢查費、器材費。診斷、風險調整、預防和疾病管理服務應該分別訂定總括性價格。後兩者也許是根據一段期間而訂價。每一個疾病都需要設立複雜性群體，讓價格反映初期狀況，因為初期狀況對照護影響很大。舉例來說，在中風照護中，大血管中風和小血管中風的照護，應該收不同的價格。最後，應該為整個照護週期標示單一總括性價格，包括各個療程、看診、藥品、器材，以及所有參與的實體提供的服務。

我們應該要求所有的醫療提供者在一個地方（理想上是經由網際網路）報告照護階程、成套服務，以及最後的整個照護週期的價格，以利比較，並且讓人容易取得。醫院的總括性價格應該由醫院負起報告的責任；醫院應該彙整包括門診在內的所有費用。由醫師診療室單獨提供的成套服務，價格應該是醫

師的責任。

要求揭露價格可以從一組共同發生的疾病開始，然後慢慢擴增。經過一段時間，也可以要求醫療提供者事先提供照護階程的成本估計值。

設定價格歧視的上限

當價格是根據價值而決定，不是根據健康照顧計畫或者雇主團體的議價力量決定，也會鼓勵在成果上競爭。根據病人所屬團體給予價格歧視，就病人價值或者從健康照護提供的經濟面來看，都站不住腳。照護一種疾病的成本，和病人所屬的雇主或保險公司沒什麼關係。雖然其他產業的價格歧視通常反映規模經濟或其他的效率因素，但這在健康照護並不適用。價格歧視不但不公平，也包含不可避免的跨病人交叉補貼。健康照護是不可或缺的服務，而在現行的體系中必須支付最高價格的人，往往沒有能力支付——他們是沒有投保的人、小型團體的成員、個別投保的病人，或者有保險卻想要尋求網外照護的人。

限制優惠團體享受的訂價差異，對低所得病人來說格外重要，因為他們和比較有錢的人比起來，沒有能力負擔更高的價格。聯邦醫療保險為了防止對病人收費過高，要求醫療提供者對聯邦醫療保險病人收取的價格低於其他所有的病人（不管他們有多窮）。[43] 但是這麼一來，沒有參加聯邦醫療保險或者醫療補助計畫的低所得病人，就需要按照全額的定價付費，除非他們受到的照護是免費提供。聯邦醫療保險的規定也要求醫療提供者努力蒐集非聯邦醫療保險病人的帳單，以防醫療提供者

只蒐集部分帳單，形同給予折扣。[44] 衛生與公共服務部後來取消這個做法，但是整個方法仍有瑕疵。[45]

限制價格差異，也會矯正引導病人不問品質證據，接受網內照護的誘因。目前網外照護採用分層（比較高）自負額或者部分負擔的方式，對價值不利。即使這種結構表面上看起來讓病人能有所選擇，分層部分負擔卻不鼓勵病人選擇網外醫療提供者（即使它們的照護成果優異），因為網外照護是以定價計費（這通常是網內費率的兩倍左右），而健康照顧計畫的給付是根據網內費率計算。因此，病人最後需要負擔訂價一半以上的費用。[46] 此外，如果在網外照護的過程中發生併發症，保險往往不理賠和併發症有關的任何成本。如此一來，對許多病人來說，網外照護的成本和風險高得嚇人。即使網外醫療提供者的照護成果遠比網內優異也一樣。以限制價格差異的方式，完全結束網內契約，是遠比分層自負額要好的方法。

我們主張建立的系統中，醫療提供者處理某種疾病，對任何病人收取相同的價格（或者合理範圍內的價格），和病人的健康保險或者所屬的團體無關。比較複雜的狀況和比較簡單的病例比起來，價格會比較高，但是價格的差異應該和醫療複雜性有關，而非取決於健康照顧計畫的談判力量。

要縮減優惠團體享有的價格差異，一個確實可行的方式，是限制（或者規定一個範圍）某個醫療提供者提供某種服務，經複雜性因素調整後，給予折扣最高的價格和所收最高價格之間的差距。獲允許存在的這個範圍，可以隨著時間的推移而縮小。

醫生和醫院可以自由訂定與同業不同的價格，但是某個醫

療提供者對相同的服務收取的價格，不應該只因為一名病患是由安泰保險，而另一名是由藍十字理賠，就落在允許的價格差距範圍之外。理想上，聯邦醫療保險的訂價也要適用相同的範圍。

由醫療提供者自行訂定價格的構想，會讓人擔心專門處理複雜和罕見疾病的醫療提供者，特別是處理嚴重狀況的醫療提供者，可能收取極高的價格，因為這些領域可能非常缺乏價格敏感度。[47]但是，聯合資源網（U.R.N.）為器官移植病人取得折扣優惠的經驗，告訴我們事實恰好相反。在高度專業化、拯救性命的器官移植手術中，表現最出色的醫療提供者提供給U.R.N.的折扣，高於平均值。之所以能夠提供這種折扣，部分原因來自於U.R.N.因為服務更多的病患，而得到的專長、效率和因此學習到的經驗。在以價值為基礎的系統中，收取高價，卻沒有照護成果上的依據，將使得病人數量減少，而形成額外的嚇阻力量。

也有人會擔心，表現卓越的醫療提供者會因為照護容量有限，而擁有太大的議價力量。可是美國有一百三十九個心臟移植中心，其中許多表現出來的照護成果不錯。由此可見，能夠收取高價會吸引夠多的高品質醫療提供者進入市場，從而抑制價格，即使在十分複雜的領域也不例外。[48]複雜疾病的市場，也可以擴張到區域性或全國性，而抑制地方性業者的力量。（請注意，妨礙競爭的障礙，例如隨意裁量的「需要證明」或者申請各州的營運許可，必須減少。）任何疾病如果沒有出現有效的競爭，可以在邁向以價值為基礎的競爭之過渡期間，訂定價格上限。

在我們所建議的系統中，健康照顧計畫、雇主和政府的計畫都可以自由磋商價格，但是比較低的價格會使價格範圍移動，所有的病人都會受惠。短期而言，限制價格歧視會降低目前的體系中，有利於成本移轉規模最大的實體所得到的交叉補貼，例如規模最大的健康照顧計畫和聯邦醫療保險。長期而言，所有的系統參與者，包括規模最大的健康照顧計畫，將受益於更公平的系統是根據所提供的價值訂定價格。醫療提供者的效率提高之後，將壓低價格，改善病人價值。這個新方法也會降低行政管理成本、減少計費的複雜性、改善價格的透明性，以及支持競爭，長期將壓低經過價值調整的價格。

少了今天存在的嚴重價格歧視，醫療網對病患選擇醫療提供者所做的限制可望消失。向某個醫療提供者尋求照護的投保人，可以相信價格相當合理，而不是依照虛增的定價收費。再加上成果資訊，這種訂價系統會使健康照顧計畫調整注意焦點，不再只注意醫療網，而轉為重視如何為會員改善價值。

限制價格歧視的一些努力已經上路。馬里蘭州規定醫療提供者對每一個健康照顧計畫、聯邦醫療保險，以及未投保病人，收取相同的價格。馬里蘭的系統允許醫療提供者的訂價不同，但每一個醫療提供者服務的病人群體不得有差異。馬里蘭的系統說明了未投保病人並沒有補貼投保病人，因為每一個人都支付相同的價格。此外，不管病人是在醫療網內，還是在醫療網外就醫，醫療提供者都收取相同的價格，所以病人選擇醫療提供者所面對的障礙比較低。但是馬里蘭系統的價格是由政府訂定，不是由醫療提供者訂定，而後者才是理想的做法。

需要限制價格歧視的部分原因，在於目前的系統是進行零

和競爭。如果以透明的結果和價格資訊支持，在疾病的層級展開自由和開放的競爭，價格歧視自然而然就會減少，價格的差異會反映價值的不同。因此，就長期而言，可能沒有必要以法令規定限制價格歧視。不過，新的訂價規則將大幅加快以價值為基礎的競爭之轉型速度。

在正確的層級開放競爭

在消除整個健康照護系統中，人為的競爭障礙方面，政府扮演極為重要的角色。這樣的障礙多不勝數。其中有很多是無意間造成的。例如有一些法律阻礙競爭，但當初立法的本意是為了處理濫用的問題；可是會有濫用現象，乃是因為品質和成本資訊無法取得。其他的競爭障礙則來自照護提供本地化的傾向。

政府不但應該排除競爭的障礙，更應該以防止反競爭的實務和種種做法，以保衛競爭。例如，雖然以價值為基礎的競爭將使服務項目多的醫療提供者集團自然而然解體，聯邦政府和各州檢察總長卻需要留意過度的整併和過高的談判力量出現，卻沒有展現價值或生產力效益。

減少業務執行領域整合的人為障礙

為了矯正扭曲的誘因，而修東補西的法令規定，往往產生始料未及的後果。史塔克法和企業執行醫療業務法就是這方面的兩個例子。兩者都限制醫療提供者依業務執行單位設計組織的能力，以及跨越整個照護週期整合照護提供的能力。

1. 修改史塔克法

　　醫師依法不得自我轉診病人到他們有財務利益的醫療業務執行實體。史塔克法是在缺乏以價值為基礎，在成果上競爭的情形下，需要以複雜的法令規定來控制不良行為的例子。當轉診是根據財務利益，而不考慮價值，自我轉診的確是個問題。不知情的病人可能會被轉診到價格比較高、照護結果比較差，或者兩者兼有的醫師、檢驗中心、復健提供者，或者其他的服務供應者。頒訂史塔克法的用意是要防止這種濫用行為，卻導致照護週期支離破碎的意外後果。它們也阻礙臨床醫師共同工作、分享資訊，[49] 以及彼此協調，提供照護。史塔克法也使醫師更難以建立整合化業務執行單位的組織結構，以處理整個照護週期的作業。

　　在以價值為基礎，唯成果是問的競爭系統中，不再需要史塔克法。轉診不當會傷害一個醫療提供者的成果，推升總括性價格。醫療提供者的自律行為，會淘汰照護週期團隊中缺乏效率或效能的成員。史塔克法不必禁止執行業務的協調和整合，而且應該將照護成果上的合理考量，加進史塔克法的例外准許條款。隨著成果資訊公開提供，史塔克法對協調執行業務所做的限制也可以廢除。

2. 逐步廢除企業執行醫療業務法

　　企業執行醫療業務法也阻礙健康照護業務執行中的價值創造整合。許多州都訂有法律，禁止醫師受雇於企業（非營利或者營利都是）以執行醫療業務。這些老舊的法律早就超過了任

何能夠想像得到的目的。它們阻礙醫師以支領薪資的方式，受雇於醫院和其他的實體，而這不利於整個照護週期的業務執行提供之整合。雖然醫療提供者通常能夠透過複雜的結構，規避這些法律，但它們和價值不吻合，應該廢除。

要求涉及經濟利益的自我轉診或治療提出價值上的證明

雖然醫師自我轉診受到法令規定的約束，健康照顧計畫自我轉診到附屬的醫療提供者，或者醫療提供者轉診到附屬醫療提供者的行為卻遭到忽視。可是這些自我轉診製造的競爭扭曲，和醫師擁有所有權比起來，有過之而無不及。我們應該要求健康照顧計畫和醫療提供者向病人揭露轉診醫療提供者和它們的關係，而且在病人要求時，提供不同的轉診醫療提供者。在成果資訊普遍供應之前，轉診到附屬、部分擁有或者完全擁有的醫療提供者（包括檢驗服務），都應該要求以客觀的品質和成本資料，提出價值上的證明。將所有的病人或絕大部分的病人轉診到相同的醫療提供者，即使雙方沒有正式的附屬關係，也構成事實上可能有偏差的跡象，所以需要提出價值上的證明。在成果資訊普遍供應之後，這些規定也可以廢除。

也有一些案例中，醫師或醫療提供者在特殊治療上所使用的醫療器材、藥品或服務，擁有經濟利益。有些專家希望切斷醫師或醫療提供者和治療方法之間所有的財務關係，但這樣的模式會引起誤導作用，而且不利於創新和病人價值。相反地，我們應該要求醫療提供者揭露所建議治療方法的財務利益，並且提出價值上的證明，包括成果良好的證明。不過，雖然暫時需要所有這些政策，等到成果資訊廣泛供應，以及引進真正的

競爭之後，便不需要再有這些特殊的規定。到目前為止，在成果上競爭是消除效果不彰的照護提供，最好的機制。

廢除對新進醫療提供者製造的人為限制

　　政府應該廢除對專科醫院或其他新進醫療提供者所下的禁令和限制，批准與否只根據資格和醫療成果。近年來限制專科醫院進入市場的努力特別常見。2003年的聯邦醫療保險藥品法暫停列入新的專科醫院，直到2005年6月8日解禁；佛羅里達州2004年7月1日的立法，也禁止專科醫院。這些法律是美國醫院協會（American Hospital Association）和各社區醫院積極遊說運作的結果。

　　斷然禁止專科醫院，以及採取分區限制等類似的行動，都只是為了保護現有的醫療提供者，並且往往在非常需要競爭的地方限制競爭。對專科醫院的攻擊行動，反映了醫院試圖對所有的人提供所有的服務，以及透過共用的設施提供所有服務的策略失敗（見第五章）。[50]

　　批評專科醫院只治療輕症病人，反映了同樣落伍的思維。[51]在高效率的分工體系中，不需要在昂貴的設施中接受診療的病人，正應該在成本效益比較高的地點接受治療。專科醫院如果能夠追蹤和報告它們的照護結果、展現良好的成果，並且使用以證據為基礎的業務執行標準，將可望顯著改善健康照護提供的價值。

　　我們已有初步的證據，顯示來自專科醫院的競爭，對社區醫院有實際上的效益。最近一項研究發現，社區醫院以降低成本、擴張進入其他的手術、復健、痛苦管理、神經外科，以及

和民間付款機構積極談判價格，有時並且招募新的外科醫師進入社區，因應來自專科心臟醫院的競爭。[52]這樣的描述，栩栩如生地說明了以價值為基礎的競爭運作的情形。同一項研究報告發現，社區醫院的利潤不受專科醫院進入的影響。

有些舊學術醫學中心和社區醫院，可能選擇透過合作經營的方式，和專科醫院結盟。舉例來說，MedCath的心導管檢查室正採行這種策略。[53]這一類的新關係，所遵循的是我們在第五章談過的原則。但是專科醫院和現有醫院之間的關係，應該屬於自願性質，而不是受迫於現有醫院限制專科醫院進入的反競爭行為。我們迫切需要健康照護提供在結構和組織上展開創新，也應該鼓勵採用新的模式。但是新進醫療提供者和現有醫療提供者都必須在成果上競爭。

關於新的競爭，另一個常見的陷阱，是要求提出需要證明。在某些州，醫療提供者建置新的設施或者花大錢投資，都必須提出需要證明。我們的系統應該走向提出優良成果證明（Certificates of Good Results）。說來諷刺，支持蒐集成果資料的人，有時會支持提出需要證明，因為威脅不核發許可證明，可以確保醫療提供者遵守報告成果資料的規定。但這是利用複雜的法令規定處理問題，而問題最好直接加以處理的另一個例子。資料報告應該是強制性的，而不是運用有瑕疵的需要證明規定，促使資料的報告看起來好像自願採取似的。

以成果為基礎，續發營業執照

續發醫療提供者和個別醫師的營業執照時，應該以病人照護成果為依據。我們應該要求提出在疾病的層級，達成或者超

越全國性標竿的客觀成果證明。[54]隨著以價值為基礎的競爭散播開來，不合標準的醫療提供者不是必須改善照護成果，就是自然而然結束營業。在過渡期間，根據可以利用的最佳成果衡量指標續發營業執照，可以提高標準。

嚴格執行反托拉斯政策

十五年來，醫療提供者集團保護不合標準的個別醫療提供者實體不受競爭威脅，這樣的做法，難以令人接受。但是醫療提供者整併成一些大型集團，又有阻礙區域競爭的風險產生，無法產生健康價值上的利益。我們在第二章談過，針對醫院整併所做的研究發現，集中度提高往往伴隨著非營利和營利醫院的價格上漲，研究也指出，醫療提供者之間的併購，導致缺乏效率的情形更加嚴重，因為實際的營運活動並沒有結合起來。[55]

反托拉斯政策在健康照護系統中扮演的重要角色，並沒有普遍受到認可。反托拉斯主管機關必須嚴格審查所有系統參與者的行為，以確保沒有任何一個醫療提供者、醫院集團、健康照顧計畫、整合化系統能在重要的市場過度集中、不公平地居於主宰地位，或者從事不公平的競爭。由於成本飛升，和經濟中其他部門比起來，我們有必要這麼做，甚至更有必要這麼做。

雖然健康照護過去並不是執行反托拉斯政策的首要焦點，聯邦交易委員會（Federal Trade Commission；FTC）和司法部反托拉斯局卻針對這個部門的反托拉斯執法角色，發布令人歡迎的報告。[56] 1994年到2004年間，聯邦貿易委員會和司法部指控七件醫院合併案，每一件都敗訴。法院可能沒有認清健康

照護部門缺乏有效競爭的後果，因此不同意聯邦機構對市場定義、新進業者展開競爭的可能性，以及可能的效率提升幅度等方面的見解。我們可能需要新的指導準則或新的立法，以釐清這個部門有效競爭受到的考驗，並且為法院的判決樹立新的標準。

不斷有健康照護專家和系統參與者提出一些建議，希望消除或者放寬競爭，而不是對健康照護的競爭加強警戒。他們提出的理由，通常是避免重複作工和鼓勵協同合作，可望提高效率。其他的產業如果想要避免競爭，通常會提出這種有問題的論調。這些提議只能說過於天真。我們找不到證據，證明可以從整併或者共謀而得到效率——事實上，證據告訴我們的恰好相反。整併實際上會導致價格上漲。

要降低健康照護的成本和提高價值，唯一的方法是堅持醫療提供者在成果上競爭。競爭將會定義以病人價值為取向的系統，最佳的架構是什麼樣子。要消除不合經濟效益的重複投資和過剩的照護容量，競爭是唯一的方法。我們在第四章談過這一點。

抑制聯合採購的反競爭做法

聯合採購組織（group purchasing organizations；GPOs）把醫院採購器材和醫療裝置集合起來，以議價的方式壓低價格。GPOs能否提升效率，或者對競爭不利，成了持續不斷的激烈爭論話題。一方面，大部分醫院選擇利用至少一個或兩個GPOs，以採購器材和醫療裝置，而且有證據顯示收到若干效益。可是也有人表示嚴重關切，認為GPOs的一些做法傷害了

價值，減緩創新的速度。比方說，醫院表示，GPOs以多買存貨的方式，達到數量折扣的目標，但是醫院必須保有和管理這些存貨。存貨持有成本可能是隱藏性的，因為醫院經常有多個不同的部門參與採購和照護提供。而且，醫院購買的產品如果不在GPOs的清單上，不僅失去折扣優惠，也必須退還以前購買GPOs批准項目所獲得的節省支出。[57]於是製造了強烈的偏差，醫院偏向於購買GPOs選擇的產品，而那些產品比較有可能是由供應商是否提供折扣優惠所決定，不是根據產品的健康照護價值。此外，批評GPOs的人指責它們採取搭售、配套和獨家交易等反競爭的做法。所有這些都不利於以價值為基礎的競爭。[58]

最令人困擾的是，有些GPOs是由供應商出資設立，不是只由醫院出資設立。供應商支付的費用，在正常情況下被視為非法的回扣，1986年的社會安全法案（Social Security Act）修正案卻准許。[59]因此，採購集團照顧的可能是提供資金的供應商之利益，而非醫療提供者的利益，因此傷害以價值為基礎的競爭。[60]雖然這種偏差的程度大小仍有討論的餘地，但是可能發生利益衝突，卻不容置疑。

為了促進以價值為基礎的競爭，採購集團的每一個做法都應該符合公開和公平競爭的原則。我們找不到正當合理的理由，允許採購集團接受供應商的資金或任何付款：如果採購集團能夠增添價值，顧客（也就是醫院）應該會自願付款。

消除跨地域競爭的障礙

各式各樣的法令規定和做法，以人為的方式限制跨越各州

和地區的健康照護競爭。我們只談一些例子，但是阻礙醫療提供者或者健康照顧計畫競爭的所有障礙，都應該消除。

1. 建立州級營業執照發放的互惠措施

各州以互惠的方式核發醫師、醫療提供者組織和其他技術性人員的執業許可，對跨地域的整合化照護提供系統將產生鼓舞作用，包括使用遠距醫療。在訓練、經驗和成果等方面符合合理標準的他州醫療提供者，應該自動取得執業許可。不這麼做的話，執業許可的發放會成為競爭的障礙，只會降低健康照護的價值。州級的執業許可核發終究應該取消，改用全國性的執業許可核發，而由各州負責行政工作。

2. 修改就醫交通食宿費用的稅務處理方式

國稅局目前對醫療相關交通食宿支出扣除額的規定，阻礙以價值為基礎的競爭。現行的規定允許每一哩的交通費用可以扣除14美分，每天的食宿費用扣除50美元。這樣的金額低得不合理，阻礙醫療提供者跨地域的競爭。比較好的政策，是就醫交通食宿費用扣除額向商務差旅的給付規定看齊。[61]

建立標準和規則，促進資訊科技和資訊分享

我們在前面幾章談過，資訊科技可望促進健康照護提供的價值大幅改善。改善醫療紀錄、加強協調照護、增進醫療提供者之間的整合、改善成果衡量、提供更好的病人資訊等，都可以得到大幅的利益。在健康照護領域建置資訊科技，是民間部

門的工作,但是政府在促進醫療資訊分享和加快採用資訊科技方面,扮演重要的角色。

發展硬體和軟體的互通性標準

我們需要發展出各種標準,以確保資訊科技軟體和硬體能夠互通使用。今天,醫療提供者和其他的系統參與者建置與使用各式各樣的老舊系統,其中有許多是以排程(scheduling)或者財務管理等特殊的應用為中心而建置。供應商往往只支援本身的專屬系統,尤其是在軟體方面。

但是為了讓病人價值取得完全的效益,健康照護組織內部,以及和其他健康照護組織之間的資訊系統,必須能夠彼此交談。所以介面標準是不可或缺的,供應醫療應用系統的所有供應商都應該達成這些標準。美國國會 2003 年已經就系統互通性設立聯邦委員會,以促進這些目標。這個委員會 2005 年發表的報告,包含一套實用的建議。經過審查之後,執行這些建議十分重要。

發展醫療資料的標準

我們需要發展醫療資料的標準,讓不同的醫療提供者、健康照顧計畫和其他實體的紀錄能夠交換、比較和彙整。醫療紀錄上出現的任何資訊種類,都必須以其他機構記錄相同資料種類的方式能夠辨識和相容的標準來規範。這表示我們必須運用標準或者相容的疾病類別、診斷碼、病理結果、定義等等。醫療資料的標準不只在病人照護上極為重要,也讓我們能以很高的效率,編纂成果和處理資訊。

促進識別與安全程序

　　我們需要一些規則和法令規定，用來保護醫療資訊的安全和隱私，同時允許醫療資訊以很高的效率交換。我們需要訂定一些規則，讓電子簽名合法並且能夠驗證。如此一來，我們才能開立電子處方，以及推展其他的應用。病人也需要一組獨特的識別碼，讓醫療紀錄和個人能夠可靠地搭配起來。最後，我們需要一些程序，用於請求和提供經過驗證和隱私保護的醫療紀錄，同時確保我們能夠及時取得。根據健康保險可攜性與責任法案（HIPAA）的規定，病人有權取得本身的醫療紀錄，而這在以前是屬於醫療提供者和健康照顧計畫使用的資訊。雖然這個模式往前推進了一步，距理想卻還很遙遠。我們相信，醫療紀錄最後必須成為個人的財產，而不只是醫療提供者的財產，如此才能建立切合實際和高效率的醫療紀錄系統。容易驗證的電子簽名，將使我們更容易過渡到由消費者擁有紀錄，但醫師能在提供照護時使用。

　　許多人一想到在網路上移轉醫療資訊就感到渾身不安。這樣的關切，在電子財務交易的歷史上也看過。電子財務交易中的線上銀行和常見的電子商務，安全上的顧慮起初也很大，但是問題大致上已經克服。隨著資訊標準和安全措施建立起來，人們也會期望敏感度高的醫療資訊能夠交換，並且成為正常狀況。這對病人價值來說，將有龐大的效益。

提供採用資訊科技的誘因

　　政府可以設法鼓勵採用電子醫療資訊和資訊科技，因為這

方面的效益會顯現在整個系統上。更多的組織採用之後，效益會加快飛增，因為愈來愈多的組織可以交換資訊，情形就像電子郵件那樣。而且成果資料會遠比從前容易蒐集和報告。

聯邦醫療保險正以免費提供軟體給若干醫生使用的方式，加快資訊科技的採用。這樣的行動受到歡迎。聯邦醫療保險可以設定一個固定日期，要求在那之前實施電子交易和電子資料報告，從而加快資訊科技的建置。我們還可以探討其他的模式，例如將資訊科技納入評鑑項目。我們可能也需要安排融資機制，以處理引進資訊科技系統的資金成本問題，尤其是中小型醫療提供者更有需要。

改革醫療過失系統

我們在第二和第七章談過，目前的醫療過失系統，在消除不良的醫療品質方面，成效不彰。雖然有些律師指出，醫療過失提告的威脅，製造了強大的誘因，促使醫療提供者以合適和審慎的方式，執行醫療業務。事實上，無數的錯誤、診斷不當和治療不適當的情形依舊存在。醫療過失官司最大的成本或許是間接的。醫療提供者面對發生醫療過失的風險，寧可執行不必要和重複的檢查、過度診斷、使用侵襲性最大和積極性的治療，以及採取其他的自我保護行為，導致過度用藥和過度治療。[62]

我們談過，要激勵健康照護表現卓越，有遠比醫療過失官司要好和成本更低的方法。處理醫療錯誤和品質不佳，以價值為基礎的競爭是比單單依賴法律系統要強而有力的工具，而且

不像醫療過失系統那樣，必須負擔巨大的直接和間接成本。以價值為基礎，在成果上競爭，將促進審慎的業務執行行為，同時推動流程改善、取得更好的結果，以及提高效率。有了成果資訊之後，醫師和病人將能衡量照護的適當性和有效性。他們將根據本身對真正的成果和分析的深入了解，共同選擇治療方法和醫療提供者。醫療過失官司會比較少發生，因為照護成果不良的醫療提供者會減少，醫師也會停止使用不合標準的流程。

今天的系統中，由於可依賴的系統性成果資訊微乎其微，醫療過失系統就成了醫療提供者能否過關的評分系統。一個不好的結果，可能將一位醫師貼上失敗的標籤，因此採取防衛性的醫療方法有其道理。但是有了更好的成果資訊，以及不對病人的醫療提供者選擇施加人為的限制，整個方法將大不相同。病人、家屬，以及轉診醫師將能事先學習，並且根據哪些醫療提供者的成功率高，以及發生併發症和錯誤的比率低的了解而採取行動，而不是在問題發生之後，才發現有這個資訊可以利用。健康照護系統將從法院懲罰結果不良的業務執行，改為事前比較治療方法和醫療提供者。病人根據實際的成果，也將知道真正的風險何在，而不必抱著一廂情願的希望，忽視真正的風險，直到事後才後悔。當一個不良的結果發生，我們可以在全體的結果中加以考慮。整個健康照護的動態，將從採取防衛性醫療，走向以更正面的態度，追求優異的風險調整後成果紀錄。[63]

結果和價值隨著成果競爭而顯著改善之後，發生醫療過失官司的頻率應該會降低。有了更好的成果資訊，因為真正的風

險更為人了解，應該會減少可據以控訴的依據。但是由於醫療問題相當複雜而且結果不確定，總是會有一些不好的結果和若干責任問題存在。

就技術上來說，目前的系統將官司限制在真正不良的業務執行上，例如因為疏忽而使用過時的治療方法或者粗心。但由於照護提供的執行和成果本身具有相當大的差異，以及今天可以利用的實際資料極少，不合標準的照護很難定義。提高所有醫療提供者照護成果的透明度，將在某種程度內減低這個問題。特定狀況中，關於醫療判斷和治療的適當性，當然總有辯論的空間存在。

我們相信美國民眾會接受以合理的方式限制訴訟，例如以更嚴格的標準，限制提出缺乏效益的案件、對傷害賠償設定上限，以及對勝訴案件的律師費設定上限，但前提是病人和家屬先得到更好的資訊和更多的選擇。[64]呼籲改革醫療過失系統，卻不採取行動，處理根本的價值問題，未免有如空心蘿蔔。這是在疾病的層級，需要展開成果競爭的許多理由之一。以價值為基礎的競爭，將遠比訴訟更能規範醫療提供者，同時避免造成破壞性和成本高昂的影響。

重新設計聯邦醫療保險的政策和實務

聯邦醫療保險的政策和營運實務強烈影響健康照護系統其他的行為人，因為它為四千二百萬人的健康照顧計畫（14%）[65]，並且占健康照護總支出的17%左右。醫療提供者不喜歡必須達成聯邦醫療保險的一套要求，同時又必須滿足其他

健康照顧計畫的另一套要求。如同我們在第六章談過的，雖然這不至於阻止健康照顧計畫以新的方式運作，聯邦醫療保險仍然無法避免會繼續影響整個系統。

將聯邦醫療保險改為健康照顧計畫，而不是付款人或主管機關

也許最根本的挑戰，是要聯邦醫療保險將思維從付款人轉移為健康照顧計畫。聯邦醫療保險可以扮演我們在第六章談過的健康照顧計畫角色，從而啟動以價值為基礎的競爭。聯邦醫療保險正開始往這些方向邁進，也有不少前景看好的實驗正在進行。聯邦醫療保險正努力發表醫院比較性資料、對某些疾病提供疾病管理、以戒菸諮商的形式支付預防費用、提供免費的醫療紀錄軟體給醫師使用，以及比較不是那麼確實執行的認可和獎勵成果，而不只是要求流程都符合規定。聯邦醫療保險面對的挑戰，是從實驗走向系統性的改變。而且，聯邦醫療保險有許多核心政策，仍然和病人價值的目的互相矛盾，特別是在給付實務方面。這些都必須修正。

如果聯邦醫療保險的主管機關角色改由其他機構接手，將更容易成為健康照顧計畫。政府應該要求所有的醫療提供者報告結果資料，讓聯邦醫療保險不必將給付和資料的報告綁在一起。聯邦醫療保險應該專心只為投保人改善健康成果。理想上，聯邦醫療保險的運作，將愈來愈不像自成一個實體，而是日益依照主管整個系統的規則而行事。

我們無法在本書為聯邦醫療保險鋪陳一套完整的策略，而且以這個問題的複雜性來看，這麼做也不恰當。不過，我們可

以談談以價值為基礎的競爭原則興起之後，對聯邦醫療保險的一些涵義。其中一些看起來似乎十分激進，但我們相信所有的建議都可行，而且能使全國從這個極為重要的計畫，大幅改善價值。

修改有弊無利的訂價實務

聯邦醫療保險在醫院的給付方面，走向前瞻式支付制度（prospective payment system；DRGs），往照護階程支付的方向邁出了一大步。這麼做的理論依據雖然有限，卻十分合理：根據所診斷的疾病付款，而不是以成本加成為依據，可以收到鼓勵提升效率的效果。如果價格的訂定是反映成本，而且在一段期間內維持穩定，醫療提供者就會產生改善效率的動機，以提升獲利率。價格可以每過一段時間就降低，整個程序重來一遍，而將成本壓得更低。

但是我們所期待的效益不會完全實現。有兩個理由特別顯著。第一，降低成本的強大誘因，不會隨著結果報告而來，所以誘因只是在於降低成本，不是提升價值。第二，DRG給付比率並沒有和一段期間內的成本產生準確的關連性。這產生了一個交叉補貼的系統，某些服務的給付遠高於成本。心臟手術、骨科手術、器官移植和成像等領域，普遍被醫療提供者視為「有利可圖」，而其他許多服務則被視為獲利微不足道，甚至賠錢。醫療提供者接著以獲利的服務，沖抵獲利率低或甚至賠錢的其他服務。這也製造了誘因，使得醫療提供者強烈偏愛踏進「有利可圖」的領域。不計其數的醫療提供者湧進骨科和心臟手術等領域，導致照護容量過剩，許多病人會到病人數

量不多、沒有證明表現卓越的醫療提供者那裡接受治療。照護容量過剩，也會產生一些業務執行型態，過度使用某些並沒有證據顯示能夠改善治療的方法（這稱作「由供給驅動的需求」）。[66] 健康照護的價值因此受到傷害。而且，DRG制度會使醫療提供者投入大量的心力，用於編纂紀錄以取得容許的最高給付金額。

聯邦醫療保險使用資源耗用相對值表（Resource Based Relative Value Scale；RBRVS）給付醫師。這仍然是付費給服務，獎酬投入，而不是獎酬結果。如果執行更多的個別步驟，它會給予更高的給付，而不是在照護執行得很有效率或者有效果的時候提高給付。[67] 此外，醫師執行療程而得到的給付多於提供諮商服務，而無視於優良的諮商添增的價值有過之而無不及。因此，雖然名稱好聽，RBRVS系統的給付是根據相當不完美的成本概念，不是根據病人價值。

目前的聯邦醫療保險模式激勵醫師建議和執行療程，因為這些業務得到的給付相當高，而不是提供可能包括諮商和持續性的疾病管理在內的其他治療方法。由於給付是針對治療，不是針對成果，醫師因此不想改善一些做法，以減少病人需要的治療，因為他們能夠獲得那些治療的給付。他們也傾向於不利用給付較低的治療。舉例來說，乳癌治療方面，聯邦醫療保險在維吉尼亞州羅阿諾克（Roanoke）的改良式根治性全乳房切除術，給付醫師943.48美元。對某些病患來說，早期乳癌的乳房腫瘤切除術（以腋窩淋巴結清除術進行乳房保留手術）效果一樣好，卻能大幅避免身心破壞。但是對外科醫師來說，這種手術很花時間，而給付金額只有776.09美元，於是產生了反誘

因，使得外科醫師不願意學習和使用價值較高的技術。經過改良的新療程前哨淋巴結切片檢查的給付金額，也低於將腋下所有淋巴節清除的腋淋巴結完全切除術。這個情況中，舊療程的結果差得多。[68]財務上的誘因同樣不利於執行能為病人改善價值的技術。

為了控制聯邦醫療保險的整體支出，依「永續成長率政策」（sustainable growth rate policy）而引進的其他誘因，也和病人價值不合。基本上，如果服務數量增加，費用表就會下調。醫師傾向於以提升服務數量的方式，補償他們的收入，承受的風險是供給會創造更多的需求。

聯邦醫療保險正在實驗若干新的給付實務，例如給付醫師回覆電子郵件，以及支付諮商費用，以協助病人戒菸。這些做法，承認了諮商有其價值，並且避免病人舟車勞頓，前來醫院看診。但事實上，目前的給付模式，往往和病人價值、價值改善的目標相互抵觸。

改善聯邦醫療保險論質計酬

聯邦醫療保險已開始實驗，在訂價時將品質因素納入考量。由此可見，聯邦醫療保險已經察覺到（就某種程度來說可說是領導）前面幾章談過的論質計酬趨勢。獎酬成果，是往前邁進的一大步。但是它執行這個觀念的方式，可能無法達到我們所要的效果。相反地，這可能轉為另一場徒勞無功的努力，想要無微不至管理照護提供流程。

聯邦醫療保險初期的論質計酬計畫是在2004年開始實施，和其他的論質計酬計畫一樣，存在許多相同的陷阱。聯邦

醫療保險針對醫院所做的初步努力，犯下將注意焦點放在整家醫院，而不是放在疾病的相同錯誤。它在四個照護領域，檢查二十個流程，就此認定一家醫院整體產品線的品質很高。[69]它使用的衡量指標是廣泛的流程量數（例如在心臟衰竭中，給予服用血管緊縮素轉化酶抑制劑〔ACE inhibitor〕的病人百分率、給予戒菸建議的百分率、測定左心室功能的百分率、給予出院指示的百分率）。即使在受衡量的領域，醫院也不必展現良好的醫療成果。這個計畫根據少數一些領域，獎酬整家醫院，結果掩飾了未受衡量的不合標準照護服務領域，甚至也意外補貼不合標準的服務。

聯邦醫療保險的論質計酬方案正在迅速演變。到2005年，聯邦醫療保險有十個論質計酬方案或示範專案。逐一批評，超越本書的範疇，但我們可以提出若干一般性的評論。聯邦醫療保險有個方案是蒐集五種疾病三十四個流程衡量指標的資訊。某種疾病排名在前10%的醫院，診療那種疾病的聯邦醫療保險病人，獲得2%的獎勵，其次10%的醫院獲得1%的獎勵。在這個計畫實施的第三年，低於預定門檻的醫院，診療罹患該狀況的聯邦醫療保險病人時，給付將降低。

聯邦醫療保險的獎勵與其衡量的特定疾病有直接關聯，是往前邁進的一大步。此外，這種方法鼓勵表現最好的醫療提供者更上一層樓。這是不可或缺的一步，因為如同我們談過的，表現最好的醫療提供者，往往是推動現狀進步的醫療提供者，而不是一般的醫療提供者。[70]鼓勵已經表現卓越的醫療提供者進一步改善，將加快其他醫療提供者的改善速度。

但是新的方案獎勵的仍是流程，不是成果，而這是很嚴重

的缺點。美國需要盡快走向成果衡量，而且本章稍早談過一種系統性的方法。由於聯邦醫療保險的固定價格制度，產生將成本降到最低的誘因，所以聯邦醫療保險領導鼓勵和利用成果衡量指標格外重要。如果不這麼做，醫療提供者就有誘因在病人住院之後，照護敷衍了事，而如果照護容量足夠，又會對太多病人提供太多的照護。[71]

聯邦醫療保險也假設獎勵品質的最好方式，是稍微多一點給付。但是正如我們在前面幾章談過的，以更多的病人獎勵卓越的表現，會以加快許多的速度，改善獲利率和提高照護標準（見第四章）。例如，聯邦醫療保險可以要求轉診醫師告訴病人，某個醫療提供者是否低於20%的門檻，並且協助病人找到最高20%或最高30%，距離最近的醫療提供者。聯邦醫療保險接著可以鼓勵病人及其醫師，尋找更好的醫療提供者，並且加快我們談過的健康照護提供良性循環。

有些評論者關切引導病人到表現卓越的醫療提供者，將使得卓越的醫療提供者照護容量不足，而且等候時間太長。這在單一保險人制度中當然是個風險，因為保險人的談判力量將壓低醫療提供者的獲利率，並且消除擴張照護容量的誘因。但是我們相信，實施以價值為基礎的競爭之後，表現卓越的醫療提供者，照護容量將以相當快的速度因應需求的增加（見第四和第五章）。表現卓越的醫療提供者將擴張設施，並將照護容量從其他比較不獨特的服務移離出來。[72]它們也將從經營比較不成功的醫療提供者雇用到醫師，而這些醫師將因為在表現卓越的組織中工作，而得到訓練、指導、流程學習和業務執行經驗的利益。等候時間也可以成為報告的衡量指標之一，如此一

來，病人將選擇成果良好、等候時間合理的醫療提供者。[73]

領導走向總括性訂價模式

聯邦醫療保險可以領導走向照護階程採取單一價格，以及最後是照護週期採取單一價格的程序，將醫院和醫師所有的費用合併計算。聯邦醫療保險已經指出，總括性價格模式是可行的，即使對複雜的服務來說也是一樣。舉例來說，1992年的聯邦醫療保險繞道示範專案中，七家醫院同意針對繞道手術，將醫師和醫院的價格合併起來，收取固定的金額。德州心臟研究所以其專長和效率著稱，把價格訂為27,040美元，而全國的平均值是43,370美元。[74]遺憾的是，全國普遍實施這項方案的立法，在眾議院與參議院的聯合會議中無疾而終。

聯邦醫療保險改善長期照護的試驗性計畫，也往正確的方向邁進一步。聯邦醫療保險選定兩種疾病，也就是充血性心臟衰竭和複雜的糖尿病，醫療提供者提供疾病管理服務，每個月每名病患將得到給付。醫療提供者必須向聯邦醫療保險保證，相對於沒有接受疾病管理的聯邦醫療保險受益人類似群體，至少可以節省5%的成本（包括疾病管理費用在內），才能參加。[75]疾病管理費用的給付，也取決於達成規範明確的品質、病人滿意度和醫療提供者滿意度等衡量指標。由於這項專案由服務供應商在九個不同的地區執行，所以不僅計畫本身有其價值，更能蒐集兩種疾病的疾病管理寶貴資料，並且增進發展疾病管理服務的誘因。雖然針對疾病管理的研究（第六章討論過），顯示能夠節省成本和改善成果，許多雇主卻尚未將疾病管理包含在健康照顧計畫之中。這個試驗計畫是聯邦醫療保險

可以如何協助促進現狀的有趣實例之一。

要求根據成果轉診

聯邦醫療保險應該是全國性成果衡量計畫的一大推手，因為它受益最多。隨著成果衡量指標的發展，聯邦醫療保險可以開始把結果門檻告訴醫療提供者，就像其他的健康照顧計畫將通知會員和轉診醫師，讓他們知道其他醫療提供者的成果。成果門檻可以從一種疾病擴增到另一種疾病實施。由於臨床結果是多面向的，門檻將包含許多衡量指標，正如《消費者報導》（*Consumer Reports*）提供好幾種評等給讀者參考。病人和轉診醫師可以綜合考慮幾種衡量指標，以滿足病人的需求。

下一步是要求轉診到經風險調整後，成果良好的醫療提供者那裡。這一步將有改善價值的作用，因為聯邦醫療保險給付所有醫療提供者的價格相同或者相近。以成果為基礎的轉診，將顯著改善一般聯邦醫療保險病人體驗到的成果，而且產生幾乎難以抗拒的成果改善壓力。這也會開始抑制醫療提供者一窩蜂搶進「有利可圖」的服務，因為所有的醫療提供者（包括新進業者）都將必須展現良好的成果，才能爭取到病人上門。

以成果為基礎的轉診，並不表示每一位病人都必須根據單一的衡量指標，轉診到頂尖的醫療提供者。由於病人的偏好和便利性等方面的考量，對某位病人來說，價值最高的醫療提供者，和另一名病人價值最高的醫療提供者並不相同。以器官移植為例來說，病人在獲知結果資料，以及聽取醫療提供者選擇上的建議之後，會選擇不同的醫療提供者（見第四和第六章）。今天的病人和轉診醫生根本不知道所有的替代性選擇，

更別提有能力進行評估。

以成果為基礎的轉診，將挑戰原有的一些假設，並且改變長期以來的照護型態。舉例來說，社區醫院將證明在若干服務上，相對於三級照護醫療中心有更好的成果，更別提對病人來說，更為便利。事實上，成果衡量的好處之一，是對病人提供更好的指引，前往能夠取得最佳價值的照護院所。

允許醫療提供者訂定價格

一旦在疾病的層級有成果資訊能夠利用，聯邦醫療保險將能要求醫療提供者報價，而不是由它設定價格。醫療照護及醫療補助服務中心（CMS）很難掌握醫療實務所有的進步情形。在新的模式中，醫療提供者將設定本身的全套服務價格（包括醫師的費用和其他所有的費用）。價格將張貼在網路上。

目前的系統中，由上而下的訂價方式，如同我們談過的，和價值不是十分契合。有些價格訂得太高（因此每一家醫院都想要提供那些服務），有些則訂得太低，對醫療提供者不具吸引力。目前的系統也無法對表現卓越的醫療提供者提供誘因，以較低的價格提供給付金額不錯的服務。由上而下的訂價法可以改良，但永遠不會完美。[76] 以行政手段訂定的價格，永遠無法發揮功效。因此，保有聯邦醫療保險現行的訂價結構，只會使整個照護系統的問題永遠存在。建議由醫療提供者和醫生自行訂定價格，對許多觀察者來說，觀念可能太過激進，難以想像，但在展開以價值為基礎的成果競爭之後，允許醫療提供者自行訂價的時候已經到來。

在以成果為基礎的轉診系統中，允許醫療提供者自行訂定

價格的一大好處是，卓越的表現會自動得到獎勵，但不一定是以更高的價格來獎勵。效率高的醫療提供者可以選擇以同樣的價格或更低的價格，吸引更多的病人，同時因為效率高、併發症較少和錯誤降低，仍然賺取不錯的獲利率。

有些人擔心允許醫療提供者自行訂價，會導致價格一飛沖天，但是競爭和成果衡量將限制漫天要價的情形。如同我們談過的，設定價格上限也可能有助於緩和這方面的憂慮。

調和醫療補助計畫和聯邦醫療保險

醫療補助計畫設立於1965年，用於支付低所得公民的醫療保險。雖然這主要是由各州主辦的計畫，但每一州的醫療補助計畫必須符合國家的規定，才能取得聯邦政府對等提撥的資金。醫療補助計畫保障超過四千萬人，但是各州對這個計畫的解讀和執行方式各不相同。此外，醫療補助計畫常被視為比較像是社會福利計畫，而不是健康照護計畫，以至於沒有將焦點放在所提供的價值上。

實務上，五十個州各有不同的醫療補助計畫。探討每一個計畫超過本書的範疇。不過，有一些重要的以價值為基礎的競爭通則，適用於每一州的醫療補助計畫。也請參考本書討論保險和保障範圍的各章節，以了解它們對醫療補助計畫和各州的健康照護政策具有什麼樣的涵義。

正如我們討論聯邦醫療保險時所建議的，醫療補助計畫必須如我們在第六章談過的，走向成為以價值為基礎的健康照顧計畫。這麼做，對醫療補助計畫政策具有一連串的涵義。第一，醫療補助計畫的中心焦點應該放在基礎醫療和預防照護，

這兩者都是低所得美國人管理式照護的大洞，也是高成本和健康照護結果不良的主要原因。啟動以價值為基礎的健康照顧計畫服務，最後將降低成本，而不是提高成本。為了確保在緊急狀況下，全民都能獲得健康照護，聯邦政府目前的醫療補助計畫規定，禁止急診室照護要求病人支付部分負擔費用。當病人可以免費取得昂貴的急診室照護，看醫生則需要付費，就會製造強大的誘因，導致病人過度使用急診照護。對所有的人提供健康保險，將減少這種過度使用的情形。

在目前的醫療補助計畫系統中，提供基礎醫療和預防照護，因為個人的適用資格不斷調整而複雜化。人們進進出出醫療補助計畫系統。個人不適用於醫療補助計畫時，往往成為未投保戶。最低限度，應該允許個人繳交保費，繼續留在醫療補助計畫。

醫療補助計畫也需要納入疾病管理。39%的醫療補助計畫受益人罹患有一種或者多種慢性病。各州才正開始設立疾病管理計畫，以改善成果，同時降低成本。[77]例如，北卡羅來納州的氣喘社區照護計畫（Community Care Plan），有助於年齡在21歲以下的參與者，住院率降低34%，緊急服務減少8%。即使藥物成本上漲，每一位參與的受益人平均總成本下降24%，而健康狀況則有改善。[78]疾病管理計畫的效益可能不只在健康照護部門，因為它們提高了病人從事不錯工作的可能性。

醫療補助計畫和其他所有的健康照顧計畫一樣，也必須具體提供成果資訊。北卡羅來納州的社區照護計畫在這方面也採取行動，鼓勵實施臨床最佳實務、追蹤資訊以了解哪些實務能夠改善品質和降低成本。它的護理人員在照護和病例管理策略

方面，協助訓練地方性的醫療提供者。[79]但是這些行動只是往真正的成果衡量和以價值為基礎的轉診，邁出的第一步而已。

投資於醫療和臨床研究

　　創新是改善價值的根本。所謂創新，廣義來說，就是指新的流程、技術和組織結構，這是解決美國和世界各地健康照護問題的唯一方式。除非診斷、治療、預防和疾病管理顯著改善，未來數十年，人口結構因素勢必使先進經濟體的健康照護成本急劇上揚。

　　走向以價值為基礎的競爭，將使健康照護提供急劇增加，並且為持續性的創新，創造強而有力的誘因和壓力。照護提供許多必要的改變，將以更好的組織結構、改良流程、提供更好的資訊、改善成果衡量等形式發生。不過，政府將繼續扮演十分重要的角色，確保促進醫療進步的適當技術基礎設施準備就緒，以及提供誘因，刺激知識的散播。

　　支持基礎科學研究和醫療研究，是健康照護創新不可或缺的根本。[80]美國在這方面的投資，歷史悠久，國家衛生研究院和其他的實體，在生命科學技術方面，已經產生深遠的影響。這不只造福病人，也提升美國在健康照護相關技術與服務的競爭力。這是美國領先地位強固，而且可望延續的一個領域。但是說來諷刺，目前健康照護提供的競爭性質，卻不利於或者減緩所有這些新生命科學技術的有效應用和商業化。本章所談的種種變革措施，將使美國的生命科學研究支出得到更高的報酬。

但是正如我們在第四章談過的，我們需要顯著加強支持臨床結果和流程的研究。從這種研究得到的洞見，和從實驗室研究得到的洞見一樣重要，甚至更為重要。

為了加快健康照護提供的改造步調，具有象徵重要性的過渡時期行動之一，是設計一個機制，鼓勵將前景看好的新方法，散播到初期比傳統方法要昂貴的照護提供上。隨著學習的累增，新療法和照護提供模式的價值與成本往往會急劇改善，這一點，我們在其他各章強調過。

我們建議聯邦醫療保險設立創新採用基金，以支持前景看好的臨床方法廣為散播。這些臨床方法可能包括藥物、醫療裝置、服務，以及全新的創新類別。醫療提供者和健康照顧計畫、供應商合作，根據提高病人價值的潛力，爭取對等基金，以運用新的照護提供模式和更好的新設施。各項專案將遵循現有機構的檢討流程，以及取得掌握充分資訊的病人同意的指導準則，同時接受廣泛的縱向衡量。隨著以價值為基礎的競爭啟動，這種創新基金遲早可能不再有其需要。不過，做為過渡時期的安排，它可以加快新的照護提供方法降低成本和擴大採用的速度。

對其他國家健康照護政策的涵義

本書的重點放在美國的健康照護系統，但是我們所說的原則放諸四海而皆準。在正確的資訊、訂價結構、健康照顧計畫扮演的角色支持之下，在疾病的層級，走向以價值為基礎，在成果上競爭，任何系統不管起點在哪裡，病人價值都會得到巨

大的利益。

　　其他國家大部分的健康照護系統，競爭都遠不及目前的美國激烈。因此，其他國家相當幸運，能夠避免導致美國的健康照護成本上升的零和競爭。此外，其他先進國家的健康照護系統，受益於廣泛提供基礎醫療，而這在本質上效率比較高，因為能在低成本的處所，提供疾病預防、早期檢查和例行性的治療。零和競爭比較不嚴重，加上更多的基礎醫療，對其他國家健康照護系統降低成本貢獻很大。但是外國的系統成本比較低，有一部分原因是限制或者配給服務。

　　國民壽命和嬰兒死亡率等總體統計數字，其他許多工業國家的表現遠比美國要好。[81]發生這種現象的部分原因，在於實施全民健保的國家，貧窮率較低，也更能取得基礎醫療。[82]但是在此同時，一般普遍認為，相較於其他國家，居於領先地位的美國醫學中心擁有高度先進的醫療技術和複雜病例的卓越照護能力。這可以由病人和醫生普遍前來美國接受照護與訓練看得出來。[83]

　　但是由於成本比較低、接受照護更為容易，以及若干品質衡量指標表現良好，許多觀察者做成結論，認為其他國家擁有優異的健康照護模式。所以這些專家相信，政府需要在美國的系統中，加強參與。不過證據愈來愈多顯示，由政府主導的系統正出現嚴重的問題，而且其他國家也在質疑本身的模式是否合適。我們相信，引進以價值為基礎的競爭，是促使美國和政府主導的系統更快改善的唯一方法。

　　不只美國才有嚴重的品質問題。研究過健康照護品質問題的每一個國家，都認為品質問題已經到了令人無法接受的水

準。在美國，醫學研究所報告每年有44,000到98,000人死於可
預防的醫療錯誤，或者每百萬人有160到360人死亡。醫療評
鑑（HealthGrades）估計每百萬人約675人死亡。[84]關於這個衡
量指標，各國所做的研究好壞不一，但是有些研究顯示其他國
家的表現更糟。[85]聯邦基金會（Commonwealth Fund）最近的
一份研究，訪問五個國家的病人，發現美國人表示用藥錯誤和
檢查錯誤比較多，而且照護比較支離破碎。[86]我們在第三章提
過，其他工業國家可預防的醫療錯誤造成的死亡，每百萬人在
400到700人之間，成了第三大常見的死亡原因。[87]而且，雖然
美國的醫療不良事件發生率（不見得造成死亡）估計在3.2%
到5.4%之間，丹麥的估計值卻高達9%左右，澳洲在10.6%到
16.6%之間，英國介於10%到11.7%之間，開發中國家的情況
更為嚴重。[88]除了等候時間太長和其他的限量配給形式等各界
討論甚多的問題之外，加拿大、丹麥、荷蘭、瑞典、紐西蘭、
法國等國家也做成結論，相信它們的健康照護系統正為嚴重的
品質問題所苦。[89]

　　在人們對品質的關切與日俱增的同時，常被人提到的其他
國家健康照護成本較低的情形，也承受嚴峻的壓力。其他大部
分國家的健康照護成本正迅速攀升。因此這些國家的健康照
護政策，正引起普遍的關切，甚至拉起警報，情況和美國一
樣。美國所面對的人口結構壓力，在其他一些工業國家更為嚴
重。最後，人們看得更加清楚，曉得美國在藥物和藥物開發成
本方面，補貼其他的國家，因為在美國開發出來和取得專利的
藥物，在美國以外地方的銷售價格，通常遠低於美國市場的售
價。[90]今天極少國家以本身的健康照護系統自滿，因此更願意

接受採用不同的方法。所有的國家都認為,迫切需要改善健康照護提供的價值。

由國家主導,或者由國家掌控的系統,可以如何為國民提供更多的價值?答案在於走向以價值為基礎的成果競爭方向,至少醫療提供者之間應該這麼做。

有趣的是,許多國家正以不同的方式,接納以價值為基礎的競爭,而且因此取得若干成果,相當鼓舞我們。在國家經營的系統中,引進競爭的一種方式,是要求公立醫院和醫師彼此競爭業務。新加坡將政府的健康照護提供系統分成兩個醫療提供者集團:國立健保集團(National Healthcare Group)和新加坡健保集團(Singapore Health Services)。每一個集團的組織,都設計成自給自足的獨立實體,激烈競爭病人。政府藉由鼓勵每一個集團,促使集團內部所屬醫院服務重疊的情形降到最低。這種做法在個別醫院的層級,鼓勵策略性聚焦,而不是嘗試對所有的人提供所有的服務。[91]新加坡取得的初步成果令人刮目相看。[92]

瑞典已經在醫療提供者之間引進某種成果競爭,方法是發布和比較二十一個省(lans),每一個省的經風險調整後結果資料、流程衡量指標、等候時間,以及整體的健康支出。瑞典也發布全國六十七家醫院每一家醫院特定疾病的成果資料。就基礎醫療和次級照護來說,病人必須利用本省的醫院。在這方面,改善的壓力主要來自資訊的提供,因為這會刺激醫師基於專業榮譽感而競爭。醫療提供者的相對流程和結果資料(不管是地方上,或者全國性都一樣)普遍為人們所熟知。縱使病人在所屬省中,醫療提供者的選擇有限,醫師和行政管理人員也

不會滿足於低於平均水準的表現。疾病的層級有資訊提供，對於激勵醫師，以及促使他們能夠採取行動十分重要。

這個例子顯示，邁向以價值為基礎，在成果上競爭的系統，並不需要以消費者的選擇為推動力量，而這是由消費者主導的健康照護運動的前提。在疾病的層級公開發表資訊，可以創造醫療提供者本身力求改善的直接動機。

三級照護方面，瑞典實施全國性的競爭。醫生可以將病人轉診到全國八家大學醫院中的任何一家，而它們必須在品質和價格上競爭。瑞典的醫院一直都在積極改善品質，不斷以世界上最好的醫院為標竿。以價值為基礎的競爭，成果驚人。舉例來說，在最進步的省份之一延雪平（Jönköping），因為醫療錯誤而發生的感染率和死亡率，約為美國居於領先地位的醫院中，相同疾病病人的五分之一左右。[93]瑞典還沒有全面走向以價值為基礎的競爭，但它採取的幾項行動，正往這個方向發展。

當國家主導的系統藉由發布成果資訊和允許病患有所選擇，而引進競爭，務必獎勵表現優異的醫療提供者，並且提供必要的資源，以提高照護容量。不這麼做的話，表現最好的醫療提供者會因為強迫它們更賣力工作而遭到懲罰。

放寬每一家地方性的醫療提供者或醫院必須提供完整服務的限制，也使全國性的系統受益。如同我們在第五章談過的，允許醫院和醫師執業採取策略性聚焦的做法，會在價值方面帶來顯著的效益。但是有一點很重要，那就是每一個疾病都必須有足夠的醫療提供者，才能展開有意義的競爭。

在國家主導的系統中引進以價值為基礎的競爭，另一種方

式是允許私人醫療提供者和公立照護提供系統相互競爭。大部分國家都有和公立系統平行的私人系統，但通常兩者壁壘分明。有些國家正採取行動，允許兩者展開真正的競爭。例如法國的健康照護系統中，病人可以選擇私人照護。私人診所占健康照護提供數量的40%以上，但只占成本的22%，由此可見私人部門的效率優勢。[94]私人診所在法國所占的比重正逐漸成長。在新加坡，相互競爭的公立系統也必須要和私人醫療提供者競爭。公立系統和私人系統的競爭，如果發生在疾病的層級，而且如果在這個層級蒐集和普遍發布高品質的成果資訊，效果最好。

如果從健康儲蓄工具而來的公共健康保險或基金，能夠用於公立或私立的任何一個系統，公立和私人健康照護服務的競爭才會真正變得重要。例如，在新加坡，每一位國民都有免稅生息的醫療儲蓄（Medisave）帳戶，可用於購買兩個公共醫療提供者集團中任何一個的服務，或者向私人醫療提供者購買服務。[95]公立健康照護提供系統的價格由政府管理，但它們和能在個別的服務層級自訂價格的私人醫院與診所相互競爭。

把競爭引進保險或健康照顧計畫市場，也能鼓勵價值改善。舉例來說，南非1994年解除健康保險市場的管制，允許範圍廣泛的保險計畫加入競爭。2004年，醫療儲蓄帳戶（medical savings accounts；MSAs）占民間保險的三分之二左右。一般來說，這些健康照顧計畫的醫院照護不收自負額，但是門診照護每年大約需要負擔1,000美元的自負額。大部分藥品的自負額都很高，但是保險公司希望鼓勵降低整體成本的藥品除外。南非的數字顯示，MSA持有者花在門診服務上的支

出，約為無帳戶病人的一半，而且沒有證據顯示這些投保人自行限量配給基礎醫療，結果導致住院成本上升。雖然成本較低的部分原因在於健康的投保人自行選擇MSA，但是從重大傷病的理賠，看不出是由比較健康的投保人造成的。[96]

最後，可以透過開放國際競爭，而在全國的系統內引進競爭。[97]國際競爭是改善健康照護提供價值，一股新興的力量。不同國家的健康照護提供者提供的價值差異，正使得醫療觀光日益增多。雖然長久以來美國一直在服務外國病人，但這種做法也會散播開來。印度2003年吸引約十五萬名醫療觀光客，泰國吸引至少一百萬名。這只是其中的一些例子而已。[98]中南美洲的病人喜歡到古巴的診所就醫。約旦吸引來自中東各地的病人。馬來西亞和新加坡提供照護給鄰近國家的無數病人。

醫療提供者也開始實施國際策略，例如印度清奈（Chennai）的阿波羅醫院（Apollo Hospital）正在關節置換、心臟繞道手術、白內障手術，甚至試管嬰兒胚胎植入和整容手術等非必要醫療方面，採取吸引國外病人的策略。為了支持這個策略的執行，阿波羅正與英國設立遠距醫療連線，方便英國的家庭醫師諮詢印度專科醫生的意見，最後則是將病人轉診到印度的專科醫師。政府可以降低健康照護方面的國際旅行障礙，以鼓勵這種增進價值的競爭，包括允許保險或者健康儲蓄工具給付國外就醫的支出。

在國家主導的系統引進醫療提供者競爭的任何模式，必須在疾病的層級上，而不是只在醫院或醫療網的層級，以成果相互競爭，才能取得真正的效果。競爭必須發生於整個照護週期，而不是在個別的介入上。競爭必須包括預防和疾病管理。

要支援以價值為基礎的競爭，其他國家將需要發展和發布我們所說的相同類型的成果資訊，並且要醫療提供者負起責任。事實上，即使醫療提供者不相互競爭，成果資訊的蒐集和發布就能使價值大幅改善。在發展跨越整個照護週期的成果衡量指標方面，其他國家也會面對美國存在的相同挑戰。

許多國家正在推動一些正面的資訊方案，值得美國學習。例如在新加坡，所有的公立醫院和大部分的私人醫院的七十種療程，相關的經驗（依疾病領域區分的療程執行次數）、平均住院天數、第五十個病人百分位數的成本、第九十個病人百分位數的成本等方面的資訊，都由衛生部（Ministry of Health）公開發布，而且可以在網路上取得。瑞典有個全國性的資料庫，追蹤六十八個品質衡量指標。臨床資料和治療成本資料正開始加以整合，以取得真正的價值衡量指標。

在成果資訊發布之後，表現不合標準的醫療提供者會感受到改善的強烈壓力。但是全國性的系統在改進缺點方面，面臨更多的挑戰，因為健康照護專業人員通常是公務員。如果政府無法根據所提供的價值，獎懲政府雇用的經理人、醫生和其他的技術性人員，要真正改善健康照護將相當困難。

國家經營的醫療提供機構將需要處理我們在第五章說過的相同策略性與組織性原則。焦點更為集中的服務、整合化業務執行單位、專責團隊和設施等等，同樣適用於政府擁有的醫療提供機構。

最後，除了引進醫療提供者的競爭和要求它們負起責任，根據本書所提的觀念，需要從根本調整全國性健康保險機構所扮演的角色。全國性的健康主管機關往往只著重於藉由議價力

量，壓低價格和控制服務，而不是提高病人價值。行政部門強力督導和微管理健康照護提供醫療網，是很難擺脫的現象。

正如我們在本書所談的，全國性的健康主管機關，特別需要採取以價值為基礎的全新哲學和思維方式。全國性的健康機構也必須扮演第六章所說的，健康照顧計畫的加值角色。從組織的觀點來看，分離健康保險主管機構和健康照護提供系統，將使兩個實體更容易有效扮演好本身的角色。

單一的政府保險人尤其需要負起責任。單一保險人可能最好分割成多個保險人（健康照顧計畫）服務組織，而且最低限度，必須發布它們的成果。理想上，應該讓國民自由選擇健康照顧計畫。每一個組織接著必須競相添增價值和改善本身的服務。

每一個國家面對的狀況不同，所以找不到一套改革國家健康照護系統的最佳行動計畫。不過，以價值為基礎，在成果上競爭的原則，提出了一張改善地圖。其他國家從普遍提供基礎醫療的結構起步，在某些方面面臨的挑戰比美國要少。每一個國家提供的價值都有可能急劇改善。隨著美國和其他國家邁向以價值為基礎的成果競爭，學習和病人價值將加速增長。

結論

　　健康照護正和病人的需求與經濟現實發生衝突。如果不大刀闊斧改革，問題只會越來越嚴重。成本節節上漲、愈來愈多證據顯示品質出了問題，以及愈來愈多美國人沒有健康保險，是令人無法接受，而且不能持續存在的現象。美國健康照護系統日益嚴重的問題似乎無法估計，許多觀察者甚至認為難以克服。不少人相信，不管喜歡與否，由政府接手管理健康照護系統，是無法避免的趨勢。如果不採用新的方法，我們也懷疑健康照護系統會慢慢走向更為任意削減預算、管制價格、限量配給、單一保險人的制度。可悲的是，這些都不是解決之道，且無異於承認失敗。幸好，一個更好的結果，在唾手可得的範圍之內。

　　健康照護的未來並沒有一定的走向。從目前往未來延伸，並且試著在目前的結構內對趨勢有所反應，是錯誤的做法。相反地，健康照護的領導人最迫切的任務，是創造更好的新結構。高效能的領導人具有非凡的眼光，曉得應該檢討一個組織的根本目的，並且構思更有效的不同方法去達成。由政府控制健康照護，並非不可避免的結果。事實上，由政府主導健康照

護系統的國家，正在設法擺脫那種模式。

本書對健康照護系統提出不同的新願景。在這個系統中，每一件事情都以它的根本目的——病人的健康——為依歸。說來諷刺，要解決這場危機，方法竟然是將健康照護系統的焦點重新集中在健康上。不妨想像有個世界，美國一流的人才，也就是表現傑出的照護提供組織、這些組織中技術高超的醫師和護士、優秀的健康福利經理人、創意出色的新技術開發者，都把焦點放在為病人改善價值上，也因為這樣而得到獎勵。從目前居於主流地位的個人抱負和價值來看，我們相信，健康照護系統中許多才華洋溢的個人，只要看一眼這個不同的結構，一定會擁抱它。

我們在本書中談到一個健康照護系統，借重成果競爭的力量，為病人急劇改善價值。移轉成本的零和競爭是一條死胡同。在價值上競爭才是正和競爭，系統中所有的參與者都是贏家。當醫療提供者能夠以更高的效率，提供優異的照護，病人、健康照顧計畫和雇主也同蒙其利。當健康照顧計畫協助病人和轉診醫師掌握充分的資訊，做出更好的選擇，尋找優異的照護，並且協助照護的協調，表現卓越的醫療提供者也受益。在價值上競爭的利益，也不限於經濟範疇。當醫師和其他的健康專業人員競相為病人取得最好的醫療結果，他們追求的目標，正是當初投入這一行的初衷。經濟的現實和個人的價值不再發生衝突。

正確的競爭型態，也會在經濟的其他部門推動驚人的價值改善，情形就像在健康照護領域一樣。健康照護依其特性，就要展開價值革命。更好的健康照護品質，成本往往較低，因為

診斷更為正確、併發症和錯誤較少、侵襲性的治療較少、恢復較快、發生疾病或者疾病的嚴重程度降低。在健康照護領域，預防比治療來得便宜，管理疾病比因應急性疾病的照護要便宜。從最根本的層次來說，更健康比不健康少花錢。在成果上競爭可以而且將啟動品質和效率的改善，而這在現行的系統中是無法想像的。

為了在健康照護釋出這股競爭力量，我們有必要改造這個系統的競爭性質。這將需要所有的參與者調整策略和組織。在採行以價值和成果為基礎的新策略和結構之後，系統中所有的關鍵行為人將建立起一個改善的動態過程，力量遠比單靠消費者推動的趨勢要強。而且，新的策略將因為每一個參與者的自身利益，應運而生，而不是起於政府實施的法令規定。法令規定永遠不是真正的解決辦法。

為病人提升價值，將使所有系統參與者的利益往同一個目標看齊。系統參與者目前的利益往往相互衝突。價值目標有如羅盤，將指引每一個人的選擇。就目前的系統來說，有些人聽了我們的建議可能覺得十分激進，有些人則覺得是烏托邦。但是在價值上競爭，將引領我們質疑本來視為理所當然的許多假設和選擇。

當所有的參與者把注意焦點放在病人價值上，健康照護系統看起來會是什麼樣子？醫療提供者將提供真正表現卓越的服務，而不是試著提供所有的服務給每一位病人。健康照護的組織結構，將以疾病為中心而設計，而且跨越整個照護週期加以協調。目前依照傳統的專科而設計醫院和醫師執業的組織結構，將演變成整合化業務執行單位。價格將涵蓋整個照護週

期，捨棄個別服務、不計其數的帳單。每一個醫療提供者都會衡量和發布照護成果。

每一種疾病都提供照護的醫療提供者會減少，但它們提供的照護，整合程度將遠高於從前。關門大吉的醫院少之又少，但是醫療提供者會逐步淘汰比較不獨特的服務項目，將心力轉移到能夠取得真正卓越表現的地方。今天重複和過剩的照護容量將顯著減少。愈來愈多表現卓越的區域性和全國性醫療提供者，將跨越多個地區營運，並且透過各式各樣的醫療夥伴關係和地方性機構連結。社區醫院和鄉村醫院不會試圖自給自足，而是和區域性中心形成緊密的關係。一段時間之後，各醫療提供者和各地區之間的照護成果差異會縮減，如此病人就不需要像今天那樣，遠赴外地取得卓越的照護。

基礎醫療醫師將仍然是這個系統的中心要角，在病人的照護上，取得遠比從前要好的支持。基礎醫療醫師會有遠比從前要好的資訊，轉診病人的選擇更多，也有更好的預防和疾病管理計畫，所以將比從前增添更多的價值。基礎醫療業務將日益成為疾病整合化照護週期的前端和末端。

銷售藥品、醫療裝置和服務的供應商，將不再試著追求使用量極大化，而開始將注意焦點放在為病人取得最高的價值。供應商將以令人信服的方式，透過長期的臨床研究，展示它們的產品相對於其他的療法所具有的價值（以結果和成本來呈現）。供應商將集中心力，把產品賣給受益最多的病人，並且負起責任，確保使用產品的照護提供流程是最先進的。

健康照顧計畫將從否定的文化，走向健康的文化。它們採用的策略會以病人價值為依歸，並且根據會員每一元保費獲得

的健康成果來衡量自己。健康照顧計畫會成為會員真正的健康夥伴。它們將急劇改善提供給會員和醫師的建議與協助。指示會員怎麼做和無微不至管理醫療提供者將成為過去。

雇主將不再抱怨健康照護成本太高，而開始為員工及其眷屬改善健康和健康照護價值。健康福利的設計將改為以預防、疾病管理和員工的參與為重。雇主將堅持它們的員工和家屬由卓越的醫療提供者照護。健康福利的評估將不是根據短期的成本，而是從員工的健康、員工的生產力提高，以及減少損失工作時間的角度來觀察。

消費者置身其中的健康照護系統將遠比今天簡單，效果更好。他們會和健康照顧計畫、醫生密切合作，了解自己的健康風險，並且積極管理本身的健康。他們會為不健康的行為負起更多的責任。能不能取得卓越的照護，將不是看個人關係，或者有無能力支付醫療網外的照護。每一位病人都將擁有資訊和必要的協助，以取得優異的照護。所有的病人在健康照顧計畫的支持下，可以期待獲得協調得密接無縫的照護。將來他們接到帳單再也不會覺得混淆，也不需要和健康照顧計畫爭論何者在保障範圍之內。醫生省下先前浪費的心力之後，將有更多的時間協助病人。

雖然重新界定健康照護將需要從根本展開變革，政府的改革卻不是最重要的動因。每一個系統參與者在私利的驅使之下，現在就可以行動，顯著提高所提供的價值。參與者採取的每一步，都將使他們站在更好的位置，同時促使系統往正確的方向邁進。

隨著個別的行為人修改他們的策略和營運實務，我們得到

的好處將自我強化。舉例來說，當健康照顧計畫尋求一流的醫療提供者，醫療提供者的價值良性循環就會得到強化。系統中一個參與者的進步，將鼓勵及獎勵其他參與者的進步。

政府在這場革命中扮演的根本角色，是將各種基礎設施和規則準備妥當，讓以價值為基礎的競爭能夠順利展開。政府必須確保正確的競爭型態發生。這將需要為每一種疾病，督導和發展經風險調整後的成果衡量指標、要求強制報告成果、開放醫療提供者和健康照顧計畫的競爭、定義新的訂價規則，以及加快引進資訊科技等等。在此同時，政府必須確保健康保險提供給所有的國民，而且最低保障範圍的標準具有很高的一致性。有了新型態的競爭之後，全民保險將切實可行，並且實現，而不是全國負擔不起的希望。

全民強制健康保險將把每個人（包括低所得的國民）都拉進系統之中。每個人都會成為付費顧客，能夠取得基礎醫療和預防照護，而急劇改善健康照護系統的效率。在以成果為基礎的系統中，對任何群體（包括窮人或少數族群）提供的照護不合標準，都會凸顯出來。未能提供價值的醫療提供者和健康照顧計畫將不得不改善，或者退出這一行。

如何開始重新界定健康照護？這件事已經上路了！無數的組織和個別醫師正往我們所描述的方向走。本書撰稿時，透過我們和系統參與者的許多接觸，新的例子幾乎每一天都會冒出來。本書提到的一些個案，只是冰山一角。社會各界已經普遍做好迎接改變的準備，而且我們感受得到這樣的準備。一場轉型正在醞釀之中。

我們提出的建議並不只是理論空談。每一個建議，都有實

例為證——見識不俗和居於領導地位的一些組織已經在執行。可是，即使是思想最先進的組織，還能往前更進一步，並且得到更高的利益。結合更好的策略和更好的組織結構、更好的照護提供流程、更好的資訊、更好的誘因，將在價值改善方面產生滾雪球效應。衡量成果，並且廣泛發布成果資訊，可能是引發健康照護驚天動地改變的唯一最重要催化劑。

一旦成果競爭開始運作，價值改善就不再是可有可無的工作。系統中的每一個參與者，都將被迫重新聚焦於價值。改善照護提供將不再是一種選擇。競爭將繼續推高照護標準。進步將不是取決於優異的領導、異常的投入或者特殊的願景。沒有任何一個醫療提供者、健康照顧計畫、供應商或者雇主能夠抗拒這些變革而依然生存。消費者將被吸引進來，並且以新的角色得到支持。正確的競爭型態將帶給健康照護巨大的力量，使得情況更加美好。

以價值為基礎，在成果上競爭，是一種正和競爭，所有的參與者都是贏家，只要它們全心全意投入，並且展現出色的能力。但是獲得最大獎勵的，將是及早行動的參與者。對健康照護系統的任何人來說，現在正是行動的時刻。

即將到來的轉型，將釋出許多頭角崢嶸人士的才華與經歷。他們在健康照護系統中工作，研究如何急劇改善價值。成本將受到控制，國民健康將顯著提升。這些事情發生之後，美國每一位健康照護消費者享受的利益將逐日累增，並且也散播到其他國家。所有這些事情發生的速度，可能比現在所能想像的還要快。

附錄 A
公開發布成果資訊
克里夫蘭診所

　　克里夫蘭診所（Cleveland Clinic）早以病人照護表現卓越著稱，自1998年以來，每年發表臨床結果報告。克里夫蘭診所以診治最棘手的病例聞名遐邇，但並沒有因此而不發表相關的資料。第一份結果報告是針對胸腔外科和心血管外科。兩年後的2000年，專為胸腔外科發表結果報告。2002年和2003年，發表心臟衰竭、消化道疾病與主動脈外科等方面的新報告。

　　2004年，克里夫蘭診所著手擴大結果報告到每一個主要的臨床領域。血管外科、神經科、神經外科、傳染病、頭頸部手術、一般醫學內科、腎臟科和高血壓、牙科、骨科手術、風濕痛與免疫性疾病、產科與婦科、急診醫學科、精神治療科與心理治療科、內分泌科、糖尿病與新陳代謝科、普通外科、心血管醫學、泌尿科、脊椎照護、腦瘤、呼吸道疾道、放射腫瘤科。附表列出迄2004年止，曾經發表的所有結果報告。未來幾年，還會發表其他的結果報告。克里夫蘭診所計劃每年或者每兩年發表一次結果報告。

各年各醫療領域的結果報告，克里夫蘭診所

外科結果指引	1998	1999	2000	2001	2002	2003	2004
胸腔與心血管外科	■	■	■	■	■	■	■
胸腔外科			■	■	■	■	■
心臟衰竭						■	■
主動脈手術中心						■	
消化道疾病					■		■
血管外科							■
神經科							■
神經外科							■
傳染病							■
頭頸部外科							■
一般醫學內科							■
腎臟科與高血壓							■
牙科							■
骨科手術							■
風濕痛與免疫性疾病							■
產科與婦科							■
急診醫學科							■
精神治療科與心理治療科							■
內分泌、糖尿病、新陳代謝科							■
普通外科							■
心血管外科							■
泌尿科							■
脊椎照護							■
腦瘤							■
呼吸道疾病							■
放射腫瘤科							■

　　除了結果報告，克里夫蘭診所還設立了一個品質網站
（www.clevelandclinic.org/quality），可以下載所有的結果報
告、各種療程的詳細經驗資料，以及利用集中給付前瞻式支付
系統（DRG）的資料，範圍廣泛的其他比較性資訊。

　　最早的胸腔外科和心血管外科結果報告，以及其他的一些
報告，有和全國性的標竿比較。這些標竿在許多醫療領域尚未
提供使用，而心血管外科的標竿，有一部分是克里夫蘭診所在
成果衡量領域，領導模擬出來的。克里夫蘭診所致力於尋找標
竿，而且任何領域只要有標竿存在，就將之發表出來。它期待
各醫療學會能在每個醫學領域發展標竿。

　　本附錄包含第一版的《心臟衰竭外科結果》（*Surgical
Outcomes for Heart Failure*）摘要內容。本摘要的比較圖表未
經病人風險因素調整。經風險因素調整後，克里夫蘭診所的成
果相較於全國的標竿可能更好，因為它治療的是一些最棘手的
案例。

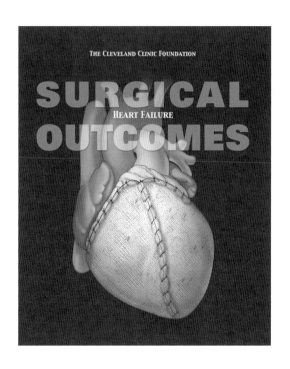

　　克里夫蘭診所胸腔與心血管外科和喬治琳達高夫曼心臟衰竭中心（George M. and Linda H. Kaufman Center for Heart Failure）很高興發表第一版的《心臟衰竭外科結果》。十年來，因為冠狀動脈疾病和中風而死亡的人數已經減少，但是心臟衰竭的患病數（prevalence）、發病數（morbidity）和死亡數（mortality）卻顯著增加。這種疾病及其悲劇性後果，是美國的主要健康問題，每年花掉超過230億美元的健康照護支出。克里夫蘭診所的外科醫師繼續積極為心臟衰竭病人尋找外科、醫療和以裝置為基礎的傳統和全新治療方法。這些治療方法給予許多心臟衰竭病人最佳的機會，去過有意義的生活。我們的成功，需要感謝過去所作的努力，而且我們以十分樂觀的心情，歡迎未來的挑戰。

整份報告的目錄

總論

目前估計超過五百萬人診斷患有心臟衰竭，每年診斷增加五十五萬個新病例。

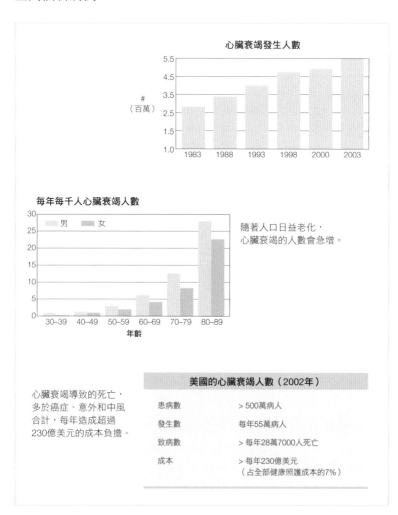

心臟衰竭發生人數

每年每千人心臟衰竭人數

隨著人口日益老化，
心臟衰竭的人數會急增。

心臟衰竭導致的死亡，
多於癌症、意外和中風
合計，每年造成超過
230億美元的成本負擔。

美國的心臟衰竭人數（2002年）	
患病數	> 500萬病人
發生數	每年55萬病人
致病數	> 每年28萬7000人死亡
成本	> 每年230億美元（占全部健康照護成本的7%）

摘要

心臟移植

克里夫蘭診所的心臟移植計畫（Heart Transplantation Program）
是美國第三大的計畫，2003年執行73次手術。

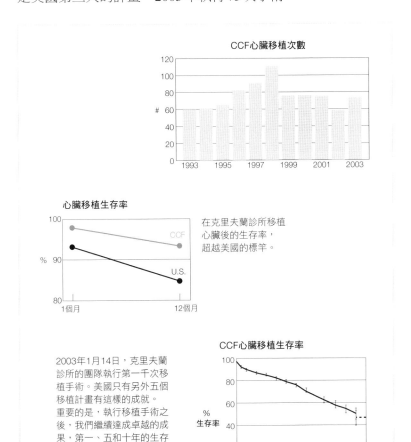

CCF心臟移植次數

心臟移植生存率

在克里夫蘭診所移植
心臟後的生存率，
超越美國的標竿。

2003年1月14日，克里夫蘭
診所的團隊執行第一千次移
植手術。美國只有另外五個
移植計畫有這樣的成就。
重要的是，執行移植手術之
後，我們繼續達成卓越的成
果，第一、五和十年的生存
率分別是90%、79%和59%。

CCF心臟移植生存率

移植後年數

摘要

非移植治療

雖然心臟移植的效果極好，卻只會造福少數心臟衰竭的病人，因為器官捐贈數量有限。

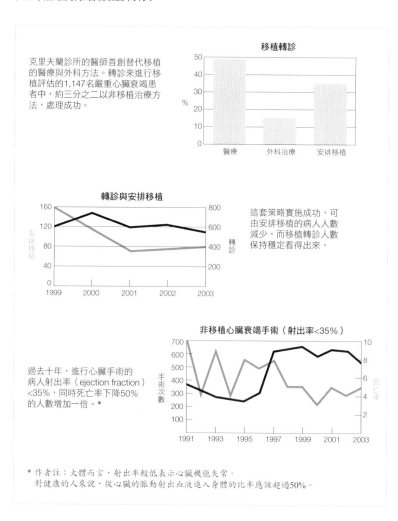

克里夫蘭診所的醫師首創替代移植的醫療與外科方法。轉診來進行移植評估的1,147名嚴重心臟衰竭患者中，約三分之二以非移植治療方法，處理成功。

移植轉診

這套策略實施成功，可由安排移植的病人人數減少，而移植轉診人數保持穩定看得出來。

轉診與安排移植

過去十年，進行心臟手術的病人射出率（ejection fraction）<35%，同時死亡率下降50%的人數增加一倍。*

非移植心臟衰竭手術（射出率<35%）

* 作者註：大體而言，射出率較低表示心臟機能失常。
對健康的人來說，從心臟的脈動射出血液進入身體的比率應該超過50%。

摘要

瓣膜手術

主動脈瓣膜置換術（aortic valve replacement；AVR）是克里夫蘭診所最常用的瓣膜置換術。以往主動脈瓣膜狹窄情況嚴重，或者主動脈瓣膜關閉不全，心室功能差的病人，被認為並不適合接受手術。主動脈瓣膜狹窄，左心室功能嚴重不全，以及跨瓣壓差（transvalvular gradient）低的病人，主動脈瓣膜置換術可以安全地執行，結果和跨瓣壓差高的病人相近。

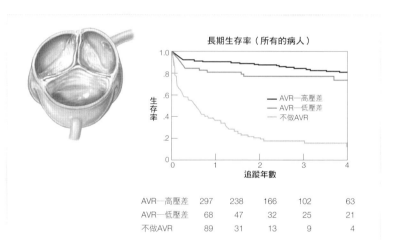

長期生存率（所有的病人）

AVR—高壓差	297	238	166	102	63
AVR—低壓差	68	47	32	25	21
不做AVR	89	31	13	9	4

同樣地，在慢性主動脈瓣膜關閉不全，以及左心室功能嚴重不全的情況中，主動脈瓣膜置換術同樣能夠執行，風險很低。
自1990年以來，左心室功能正常或者不全的病人，院內死亡率是0%。

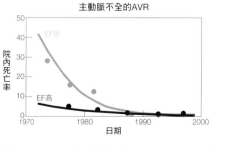

摘要

新克里夫蘭診所心臟中心

克里夫蘭診所基金會（Cleveland Clinic Foundation）正在動工興建新的心臟中心設施。這座心臟中心將提供最進步的新技術，並且設有最先進的手術室和心臟實驗室。這些創新將置於對病人和家屬最適當的環境中。心臟中心的主館將有門診病人診斷設施、一百一十五間檢查室、一百二十九位醫師的診療室。科技大樓將有最進步的醫療設施，設有十六個心胸肺手術室、十二個心導管實驗室、八個電流生理實驗室、一個冠狀動脈照護單位、一個心臟衰竭單位，兩個外科加護單位。一座新的醫院大樓將為我們的病人提供二百八十八間私人房，以便利的設施，推廣我們的「治療接待」（healing hospitality）病人照護概念。此外，配備完善的會議中心，能讓來自世界各地的醫生會晤、集會和分享知識。克里夫蘭診所心臟中心完工之後，將有超過一百萬平方呎的空間可以利用。心臟中心預計在2008年啟用。

附錄 B
照護提供價值鏈

　　以價值為基礎的競爭，需要改造健康照護提供。整合式醫療執行單位模式隱含的照護提供概念，和目前盛行的方法非常不同。照護是以疾病為中心而設計，而且在各專科、治療方法、服務，以及時間上進行醫療整合。專責團隊利用的設施，是為了讓所處理的疾病，取得照護提供的最高價值。整個照護週期的照護，協調得非常緊密，病人的資訊則廣泛且密接無縫地分享。成果（結果和成本）會加以衡量、分析和報告。參與整合式醫療執行單位的所有實體，會共同負起績效上的責任。

　　為了使以價值為基礎的競爭之觀念具體可行，我們在第五章引進照護提供價值鏈（care delivery value chain；CDVC）的觀念。CDVC是以一個系統性的架構，描繪和分析一種疾病的照護提供流程。它是為一種疾病而架構，不是為個別的療程或醫療干預而架構。CDVC的焦點是放在照護病人的相關作業上，非照護提供作業（例如簽約、計費）則被視為支援性作業。

CDVC 既是描述性工具，也是規範性工具：協助醫療提供者了解 CDVC 今天如何架構照護提供、醫療提供者在 CDVC 中相對於其他實體扮演的角色、醫療提供者的 CDVC 和其他醫療提供者與醫療知識相較如何，以及 CDVC 可以如何修改結構和流程，以改善病人價值。第五章（見「改造照護提供價值鏈」）以一連串分析性的問題，引導我們從病人價值的觀點探究 CDVC。

我們發現，健康照護執業者和其他的讀者並不熟悉價值鏈的概念，更詳細說明如何建構和描繪 CDVC，對他們會有幫助。而且當讀者看到許多具體的實例，這個概念將會栩栩如生出現在腦海。本附錄進一步說明 CDVC 架構，以及如何為特定的疾病描繪照護提供價值鏈。我們接著討論涵蓋不同種類疾病的三個例子：慢性腎臟病（第一到第四階段）、主要血管中風、乳癌。這些例子包括慢性病（慢性腎臟病）、緊急照護（中風），以及包括手術和其他重大療程的照護（乳癌）。這些例子所畫的 CDVC，目的在於捕捉基本的作業，但並沒有囊括所有的作業。我們也簡短概述每一種疾病，並且就每一種疾病中一些重大的照護提供架構和管理問題發表評論。

這些例子距完整還差上一大段距離，但有助於具體說明 CDVC 架構，並且引導我們如何去應用。我們希望一段時間之後，可用的 CDVC 實例，其範圍和深度會增加到包括許多疾病，並且加上它們如何以最好的方式去定義、架構、組織和管理的知識。

描繪各種照護提供作業

照護提供包含無數不同的作業種類，例如諮詢病人、開立處方箋、指示進行檢查和解讀檢查結果、執行手術、執行物理療法、監控疾病的進展等等。照護提供作業可以連結起來。這表示一個作業的執行方式，會影響其他作業的成果。舉例來說，復健方法會影響手術成果，而所選擇的手術種類，可能影響適當的輔助療法，或者受適當的輔助療法影響。

照護每一種疾病的特殊作業集合各不相同，而且每個病人可能需要在某種程度內修改照護作業。[1]作業的描繪，詳細程度可以有所不同。例如一種手術可以分解成無數的作業。我們很容易被作業的複雜性給壓垮。

但是如果我們退一步來看，會知道任何疾病的照護提供，都包含一些特有的作業類別。這些特有的作業類別如圖表5-5所示。我們會談到，區別每一類作業，這件事本身就可以讓我們知道一些事情。這些作業類別合起來構成照護週期。各類作業通常依照一定的程序發生，但其間有一些反饋迴路。雖然在健康照護的領域，經常看到針對特定的服務或療程，極為詳盡地解釋流程和指導準則，但整體的照護週期觀點卻遭到忽視。描繪照護提供價值鏈，可以用全盤的觀點觀察流程，而且有助於以更寬廣的方式改善價值。

每一個CDVC都起於監控／預防。（圖表5-5說明了每一類作業的一些特定例子，但並沒有一網打盡。）監控／預防作業包括追蹤病人的狀況、評估風險、採取行動以預防或者降低傷病的嚴重性。這些作業透過早期的檢查和限制治療的必要，

而對價值產生重大的影響。這一部分的照護提供價值鏈經常遭到忽視、被人認為不是那麼有價值，或者將之縮減到最小程度。一般來說，醫生並沒有因為讓病人保持健康的身體而得到薪酬。他們是因為治療疾病才得到薪酬。

診斷是照護週期中，廣為人們接受的一部分。我們談過，診斷不是一個作業，而是完整的一組作業，包括檢查、病歷、多位專科醫師的評估、設計治療計畫。診斷作業不同於治療，而且診斷可能因為更廣泛的技能而受益。診斷的品質和正確性，對於所提供的照護價值影響重大。由於所需的作業性質不同，將診斷設計成整合式醫療執行單位中的專責單位是有好處的。支援診斷的許多資訊，可以透過電子線路分享，而這有助於醫療提供者和第二意見之間的諮商。

準備這類作業可能遭到忽視，或者沒有用系統性的方法加以留意。在醫療干預或者其他的後續照護之前做好審慎的準備工作，可以改善下游的成果和效率。健康照護若能做好準備工作，對執行良好十分重要。這一點和其他領域一樣。

醫療干預是指扭轉或緩和一種疾病的一組作業，例如藥物治療、外科手術、化學療法，或者其他的療程。我們使用醫療干預，而不使用治療一詞，以凸顯醫療干預本身只是整體治療的一部分。治療一種疾病，可以有幾種醫療干預，分開使用，或者合併使用。

恢復／復健是每一種疾病照護的一部分，但是就像準備工作，經常沒有得到適當的注意或資源。尤其是一旦病人離開某個單位或出院，病人持續恢復的責任歸屬，往往不明確，而且沒有人積極主動管理。有些醫師告訴我們，病人有時是「出院

到無人聞問的地方」，傷害了照護結果，而且會使成本加重。相反地，把恢復期管理好，往往能夠改善照護成果和減少再住院的機會。

監控／管理是照護週期最後的一部分，但當一種疾病惡化或者發生併發症，它可以要求透過反饋迴路，回到先前的階段。這一組作業也可以顯著改善比較長期的照護成果，以及減少需要額外的照護。監控／管理良好，會減少反饋迴路出現的機率，病人不必進一步診斷、準備、醫療干預和恢復。長期監控／管理對病人價值十分重要，這件事日益為人所知，但這一組作業經常被視為完全落在正常的照護週期之外。供應疾病管理服務的專業組織逐漸增多，因為許多主流醫療提供者不認為這個角色是業務的一部分。

接觸是指採取行動，接觸病人，包括訪視病人、在照護環境中移動，以及採取其他的方法。其他所有的作業都需要某種形式的接觸。接觸和移動病人對價值很重要，因為這包含時間、成本、病人搬運、延誤、耽誤醫療提供者和病人。新的病人接觸形式正在出現，如遠距監控和網際網路諮商。

衡量是指衡量一名病人的疾病。整個照護提供鏈——也就是篩檢、診斷、執行療程、追蹤恢復狀況和監控問題再次發生——都需要衡量。醫療提供者需要蒐集病人疾病的無數衡量指標，而且需要經常一做再做。衡量包含一組交叉、累積，而且可能相當昂貴的作業，需要用系統化的方法加以管理，以及能夠跨越各個實體和照護週期，彙整和分享資料。今天，衡量往往是用支離破碎的方式處理，統一流程和基礎設施可以得到好處。

　　最後，資訊提供是指通知、教育和指導病人。整個照護週期都需要提供資訊，而且對病人的照護成果有很大的影響。無數的研究指出，當病人得到資訊，並且參與照護，以及當他們參與管理本身的疾病或狀況，價值會改善。以治療乳癌為例，病人如果了解可以期待什麼，則會更守規矩，遵循醫療指示，而且滿意度較高。但是提供資訊不見得總是被視為獨特的一組作業，而且可能亂無章法地發生。以系統性的方法，注意如何和何時提供資訊給病人、如何以高成本效益提供他們資訊、哪些工作人員應該扮演提供資訊的角色，攸關價值能否改善。

繪製業務執行單位的照護提供價值鏈

　　CDVC 提供了基本的架構，用於建構整合化業務執行單位、協調照護週期、設計設施、安排照護流程、發展業務執行標準、定義和蒐集正確的資訊，以及累計成本。

　　繪製一種疾病的 CDVC，起點是找出每一個照護階段的作業集合。例如，在診斷中，和診斷及發展治療計畫有關的個別作業應該加以描繪，並且指出需要蒐集哪些類別的衡量指標，以及需要將哪些類別的資訊傳達給病人知道。此處重點並不在於規範應該執行什麼作業，以及如何執行，而是了解實際上在做什麼事。登錄照護提供的流程，是衡量價值和進行改善的先決條件。

　　繪製至 CDVC 時，圖表 5-5 的標示和例子只是做為一個起點而已。每一個整合化業務執行單位的特定作業都將不同。建構 CDVC 時，往往需要在定義特殊的作業和將特殊的作業分類

時進行判斷，以及決定分析的詳細水準。照護提供作業可以用不同的詳盡程度來確定。例如住院病患的復健，可以列為一項作業，或者分解成無數個別的作業，尤其是在中風或骨科傷害等複雜疾病的復健過程。

　　CDVC要描繪到如何詳細的程度，一個一般性的原則，是讓整體照護週期能為人了解，包括所有重要的作業集合，以及涵蓋不同的組織單位和參與照護的各個實體。這樣的分析，可以讓我們廣泛檢視整個照護週期，以及其間的重要連結和交接工作。隨著分析的進行，CDVC可以進一步提升到更詳細的水準。

　　建構CDVC也需要做其他方面的判斷。或許最基本的是邊界的問題：建立照護組織，以哪種疾病或者哪幾種疾病為中心比較合適，以及照護週期的起點和終點在哪裡？一種疾病應該包括用一個整合化照護提供流程來處理最好的相關傷病。照護週期的起點應該放得夠早，以展開價值改善的監控和預防。終點要放得夠晚，以捕捉長期疾病管理的價值。接著應該用CDVC的邊界，決定合適的組織結構、報告關係，以及彙整成本和收入的單位。

　　如果表面上看起來類似的疾病需要用到非常不同的一組照護提供作業，則它們可能應該是為另外的疾病，並且設立不同的整合化業務執行單位。相反地，如果傳統上截然不同的業務需要反覆協調和利用整合化的設施，才能交付卓越的成果，那麼應該考慮將它們視為一個範圍更廣的整合式醫療執行單位中的成分。舉例來說，糖尿病照護業務執行單位可能由專業化團隊負責，對視力、腎臟、心臟、血管和其他的共現狀況提供整

合化照護；即使同一個醫療提供者在非糖尿病的心臟照護設有獨立的業務執行單位，也是這麼做。業務執行單位的邊界不需要也不應該從專科和醫療問題的觀點而互相排斥。

我們以三個具有代表性的例子，說明如何繪製CDVC。

慢性腎臟病的管理（第一階段到第四階段）

慢性腎臟病這種疾病的代表性照護提供價值鏈，如圖表B-1所示（請注意，為了簡潔和節省篇幅，我們將本例和其他例子中的支援性作業刪除）。本例並不打算提及所有的作業，而只說明CDVC如何用於一種特殊的病例。

慢性腎臟病據估計影響二千萬美國人。它的定義是腎臟機能異常，但尚未惡化到末期腎臟疾病的狀況，需要洗腎治療（透析）或者移植腎臟。慢性腎臟病往往和高血壓、心血管疾病、泌尿系統疾病、糖尿病等其他的疾病有關聯。慢性腎臟病藉由長期管理，尤其如果這種狀況早期處理的話，通常可以成功延緩惡化。

建構慢性腎臟病的CDVC，和任何疾病一樣，需要選擇邊界。其中一個邊界問題是，慢性腎臟病照護是否應該是個獨立的價值鏈，或者這個價值鏈是否應該含括可能共現的幾個慢性疾病（例如糖尿病、心臟疾病）。我們在此將慢性腎臟病視為一種獨特的疾病，因為對許多病人來說，獨立且專注的價值鏈可望提供最佳的價值，包括跨越價值鏈的其他疾病照護的協調。但是對罹患糖尿病等某些病人群來說，把慢性腎臟病納為更廣泛的整合式醫療執行單位之一部分可能有好處，因為對這

種病人來說，照護提供流程需要持續不斷進行管理起來相當複雜的連結。這種選擇正是CDVC架構想要發掘和協助處理的問題。

和慢性腎臟病有關的另一個邊界問題，是照護週期的程度。就腎臟病來說，醫師一向以五個階段來思考，末期腎臟疾病是第五階段。根據我們向多個地區的腎臟科醫師請教的結果，此處從價值的觀點，根據照護的組織方式，把慢性腎臟病（前面四個階段）定義為獨特的疾病。我們將末期腎臟疾病視為兩個不同但連結在一起的疾病，也就是透析和腎臟移植，但同一個腎科醫師可能在全部三個疾病負起照護病人的責任。

慢性腎臟病和末期腎臟疾病包含非常不同的一組作業，會運用到不同的設施和技能：抑制腎衰竭惡化，是完全不同於有效的腎臟替代治療（effective renal replacement）的挑戰，而透析管理和腎臟移植也需要非常不同的照護提供價值鏈；這些價值鏈是由非常不同的病人價值動因所主宰。慢性腎臟病和末期腎臟疾病的照護提供價值鏈是互斥的——任何一名病人在某個時點只通過其中一個價值鏈。罹患慢性腎臟病的病人，有許多可能不會惡化成末期腎臟疾病。

慢性腎臟病需要加以管理的三種價值鏈之間，有一些重要的連結。首先，從慢性腎臟病到透析，再到移植，需要移轉病人的資訊。其次，罹患嚴重慢性腎臟病的病人，會因為在需要透析之前，及時安置血管通路而受益（最好是安置動靜脈廔管）。[2]第三，如果接受移植病人的新腎臟出現慢性腎臟病（這並非不常見），則需要連向慢性腎臟病的一個反饋迴路。

根據我們寫這個實例而請教的專家意見，我們判斷，把這

些狀況分為三個相互連結的價值鏈，而不是單一的價值鏈，在改善病人價值方面，會得到更多的洞見和更多的利益。但是請注意，建立CDVC架構的目的，正是為了激勵這種討論，以及提供進行這種討論的一個架構。不同的醫療提供者根據其病人群、能力和洞見，可以且將在如何建立照護提供的組織與結構方面，做出不同的選擇。最重要的是，每一個醫療提供者對於將參與的疾病和業務執行單位，經過深思熟慮之後，選擇最好的定義方式，進而據以設立組織結構。可是目前的情形是，太多的醫療提供者因循守舊，只知照著過去的做法和醫療專科繼續經營。

圖表B-1概觀整個慢性腎臟病照護週期，但不嘗試捕捉所有的相關細節。慢性腎臟病的照護和每一個照護週期一樣，起點是預防，尤其是對高風險病人來說。這種預防作業應該是卓越的基礎醫療之一部分。基礎醫療通常也是察覺腎臟功能異常之處，以及開始處理慢性腎臟病流程的地方。

圖表B-1列出參與慢性腎臟病照護週期的各個實體。除了基礎醫療醫師，由腎科醫師管理的門診照護，通常構成照護週期很大的一部分。臨床檢驗室持續占有重要的一席之地，而且某些病人可能需要接受手術和其他的療程。泌尿科和內分泌醫師等其他的專科醫師也許可以扮演某種角色。參與慢性腎臟病的不同實體數目之多，在資料的分享和整合方面，構成很大的挑戰；決策和治療的協調方面，挑戰也一樣大。

慢性腎臟病的照護提供價值鏈，可能經常來回反覆進行。隨著病人狀況的發展（例如腎臟功能減退，或者其他的狀況出現），就有必要進行新的衡量和診斷，而且可能需要實施新的

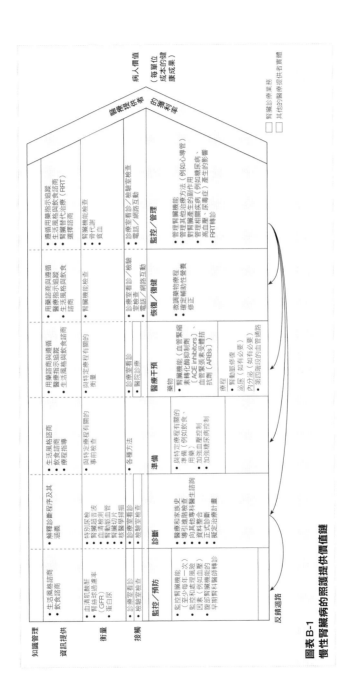

圖表 B-1
慢性腎臟病的照護提供價值鏈

治療計畫。隨著疾病的演變，新的實體可能參與診斷或者提供額外的醫療干預。如果一名病人發展出新的疾病，或者高血壓等目前的相關狀況趨於嚴重，那就需要有所調整。

慢性腎臟病的CDVC之架構也需要考慮一個事實，那就是慢性腎臟病病人也會因為其他看似無關的治療（例如心導管手術使用對比劑）而產生併發症和副作用。由於預期會有這些副作用，所以做照護決策時要將之納入考慮，並且管理它們產生的後果。這是慢性腎臟病照護週期的一個重要面向。如何蒐集適當的資訊、研判預期會發生的併發症、設計照護組織以協調這些決策，是重大的挑戰。

這個例子說明了整合式醫療執行單位所依據的一個重要原則。雖然病人之間不可避免會有一些差異，但我們的目標是在一個整合化的結構內，認清和處理這些差異。這個整合化的結構，是為了以特定的專長，處理病人的初級狀況而設計的，不是臨時拼湊成的結構，由未經協調的專科醫師構成。

中風照護：大血管

中風是相當常見的緊急疾病，美國每年約有七十萬例。中風發生的原因不一而足，最明顯的風險因素包括高血壓、抽菸、糖尿病、動脈疾病或心臟疾病、鐮狀細胞病、血脂肪過高、肥胖、酗酒或嗑毒、家族史，以及曾經中風或心臟病發。[3]

所有的中風裡面，約20%在腦部大血管發現大血塊。這種中風有可能導致血液停止流到腦部的一大塊區域，導致腦組織死亡，造成嚴重的後果。如果不及時成功治療這種中風，預後

不良：病人將死亡或者嚴重殘障。在美國，中風每年造成約16萬3000人死亡，而且是長期殘障的首要原因。2005年，和中風有關的醫療成本估計約為568億美元，其中163億美元用於急性照護，187億美元用於長期照護，所得損失高達218億美元。[4]

大血管中的大血塊不容易採用系統性的血栓溶解藥物療法。許多血塊的唯一清除方法，是透過腦部的導管，進行機械式的醫療干預，或者經由導管，將藥物直接送到血塊那裡。

中風的照護，特別是大血管的中風照護，分秒必爭。如果不迅速治療（大血管血塊需要在幾個小時內治療），腦部受影響的區域就會喪失。要取得良好的結果，必要的動作是迅速將病人送到正確的醫院、及時照相、妥善進行醫療干預。

大中風的CDVC如圖表B-2所示。理想上，價值鏈中應該有預防的成分，這在曾經中風的情況中格外重要。預防作業可以是基礎醫療的一部分，或者代表重要中風風險因素的疾病之CDVC的一部分。

一旦包括大血管的中風發生，中風照護可能需要許多不同的實體參與：救護車公司、急症照護醫院、復健醫院、長期照護設施（療養院）。急症照護醫院中，無數的組織單位經常扮演某種角色：急診室、成像單位、血管成形術套房、神經科加護病房、醫院病房、復健中心等。必須將多種醫療技能滙集一處，如圖表所示。

大血管中風的處理要成功，醫院必須擁有精密、二十四小時待命的成像能力，包括能夠執行電腦斷層血管攝影（CT angiography；CTA）的電腦斷層（computed tomographic；CT）掃描儀和核磁共振造影（magnetic resonance imaging；MRI）

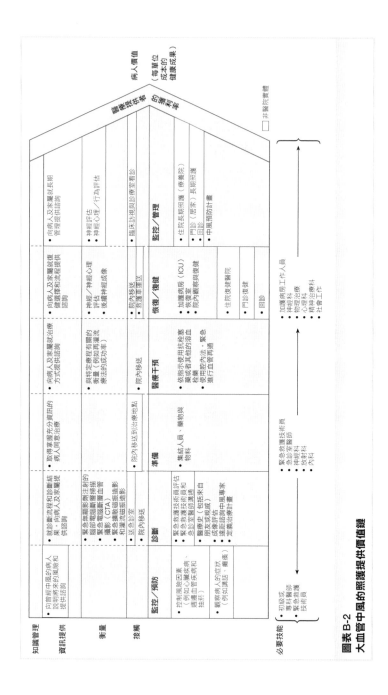

圖表 B-2
大血管中風的照護提供價值鏈

掃描儀。雖然全國性的中風照護標準規定必須擁有CT掃描儀，大部分醫院卻缺乏全天候的MRI能力，而且只有少數幾家醫院的急診室有MRI機器。MRI掃描是確切診斷中風位置和後果，以及確定大中風案例最佳治療選項之所必需。

由於照護必須在中風之後盡可能迅速提供，及時的救護車載送或者利用其他的方法，將病人迅速送往設備合適的醫院十分重要。此外，醫院內部運送病人容易、方便和及時，包括將病人安置於成像機器上，並在醫院內部不同的治療地點之間移動，對治療時間和病人成果的影響很大。

乳癌照護

美國每年診斷出約二十萬個乳癌新增病例，約五萬名婦女死於這種疾病。乳癌家族史是一大風險因素，肥胖和高脂飲食也是。

罹患乳癌的病人可能也有其他的狀況，例如絕經後激素失衡或者何杰金氏疾病（Hodgkin's disease）病史。從病人價值的觀點來看，乳癌照護可以視為獨特的疾病，有其本身的CDVC。絕經後激素的管理和何杰金氏疾病的照護，應該由不同的照護提供鏈負責，但兩者之間有連結。由於長期使用某些激素的組合，提高了罹患乳癌的風險；何杰金氏疾病的放射治療也提高罹患乳癌的風險。這些狀況的存在應該會影響乳癌篩檢的頻率。

圖表B-3畫出乳癌照護的代表性CDVC。乳癌照護週期和所有的CDVC一樣，起於監控和預防。早期察覺乳癌，治療效

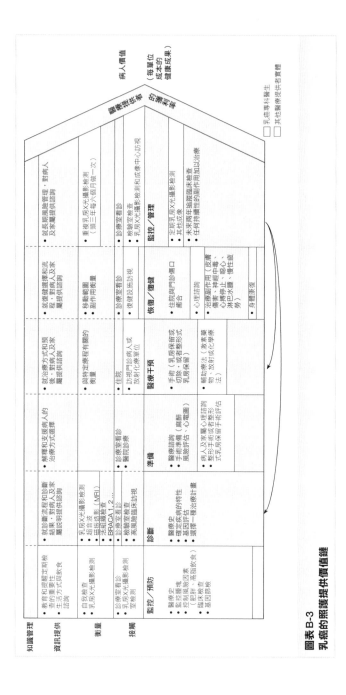

知識管理

資訊提供	• 教育和提倡固定期檢查的重要性 • 生活方式與飲食諮詢	• 解釋和支援病人的治療方式選擇	• 就診方式與預後，對病人及家屬提供諮詢	• 就醫健康管理，對病人及家屬諮詢提供諮詢	• 就長期風險管理，對病人及家屬諮詢提供諮詢
衡量	• 自我檢查 • 乳房X光攝影檢測	• 乳房X光溫影檢測 • 超音波 • 磁振造影（MRI） • 活組織檢查 • BRCA1、2 …		• 與待定療程有關的衡量	• 移動範圍 • 副作用衡量	• 重視乳房X光攝影檢測 （前三年每六個月做一次）
接觸	• 診療室看診 • 乳房X光攝影檢測室檢測	• 診療室看診 • 檢驗室檢查 • 高風險臨床訪視	• 診療室看診 • 醫療診療	• 住院 • 訪視門診病人或放射治療單位	• 診療室看診 • 復建設施訪視	• 診療室看診 • 檢驗室檢查 • 乳房X光攝影檢測和成像中心訪視
	監控／預防	診斷	準備	醫療干預	恢復／復健	監控／管理
	• 醫療史 • 監控風險因素 • 控制風險因素（肥胖、高脂肪飲食） • 臨床檢查 • 基因篩檢	• 醫療史 • 確定疾病的特性 • 基因評估 • 選擇一種治療計畫	• 醫療諮詢 • 手術準備（偏好、心電圖） • 風險評估 • 病人決策心理諮詢 整形與手術評估	• 手術（乳房保留或切除、或選整形式乳房保留） • 輔助療法（激素藥物；放射或化學療法）	• 住院與門診傷口癒合 • 心理諮詢 • 治療副作用（皮膚燙傷、神經中毒、心臟停止、噁心、淋巴水腫、慢性疲勞）	• 定期乳房X光攝影檢測 • 其他成像 • 未來兩年追蹤臨床檢查 任何持續作用與加以治療
					• 身體康復	

病人價值

醫療提供者的獲利率

（每單位成本的健康成果）

☐ 乳癌專科醫生
☐ 其他醫療提供者實體

圖表 B-3
乳癌的照護提供價值鏈

果更好。婦女應該從十來歲起，就自我檢查，留意有無腫塊。年齡、家族史，以及基因篩檢結果，會影響例行性乳腺X光攝影的頻率。目前的做法是在四十歲時透過乳腺X光攝影，進行一年一度的篩檢，或者在家族成員罹患這種疾病的最年輕年齡之前十年展開篩檢。風險諮詢、提醒自我檢查、乳房X光攝影檢測組織，通常由基礎醫療醫師（PCP）或者婦產科醫師負責。各醫療提供者之間這些作業的一致性參差不齊，而這是影響病人價值的一大問題。

目前的實務中，乳房X光攝影檢測或者自我檢查為陽性者，通常會轉診到乳房專科醫生或普通外科醫師，進行活組織檢查和其他的診斷性療程，例如核磁共振造影（MRI）或超音波（正在測試中的新成像技術，或許能在基礎醫療醫師或婦產科醫師的診療室執行進一步的診斷性檢查）。診斷性檢查會確定腫塊的大小和位置、是否為惡性，如果是的話，則判斷屬於侵襲性，或者非侵襲性。基因評估也有助於確定癌症的種類。此外，或許可以執行轉移性檢查（胸部X光、骨骼掃描、電腦斷層掃描），以確定癌是否已經散播。現在有一些新的血液檢查可用，用於衡量癌症標記，協助醫生判斷哪些人應該執行轉移性檢查。

診斷之後，醫師和病人在治療方面有無數的選擇。這個流程中，有必要對病人提供廣泛的教育和決策支援，因為手術選擇和可能的輔助療法之間存有相依性。乳房腫瘤切除、乳房切除（有幾種可能的種類），以及腫瘤切除或者乳房切除之後的整形式乳房保留手術（包括乳房重建），都是病人能做的選擇。選擇何者，取決於疾病的階段和病人的偏好。決定採用何

種手術之後,以及病人的年齡和癌症的階段,會影響輔助療法(激素療法、放射或化學療法或組合療法)。例如有些婦女偏愛乳房切除甚於保留手術,因為只切除腫瘤的話,需要定期接受放射治療六個星期之久。放射也會帶來發生長期副作用的風險。因此,即使不同的醫師在不同的時點提供輔助療法,手術的選擇也不能單獨考量。再者,由於執行乳癌手術之後,婦女的離婚率相當高,所以手術之前,家屬的教育也很重要。

目前的系統中,病人的教育和諮詢通常沒有給付。但是如果把這些服務明確包含在照護週期之中,病人的整體健康和福祉會改善。此外,實證證據顯示,資訊充分、參與度高的乳癌病人不但更願意遵守醫療指示,也更有可能認為治療是成功的。

手術的準備工作包含醫療諮詢,以及術前心電圖和麻醉風險評估等作業。整形手術或者整形式乳房保留手術的評估也需要在這個時點執行。手術是在醫院或外科中心執行。重建手術可以稍後再執行,但大部分是在切除惡性組織時執行。激素藥物(例如抗雌激素)是在術後恢復期間開出。手術後恢復期包括傷口癒合、心理諮詢和物理療法;這些都和院內、門診作業有關。

手術後會施以輔助療法。乳房腫瘤切除術(有時連乳房切除也不例外)執行之後採用放射治療。這在今天需要病人定期接受放射治療六個星期之久(通常每天都要做)。新的技術可以在五天內完成放射治療,病人因此大幅省下舟車勞頓之苦。接受放射治療的病人,必須多年監控皮膚傷害的情形。化學療法的使用,得看病人的年齡和癌症的階段而定。接受化學療法

的病人必須監控慢性疲勞、噁心、心臟受到的影響和神經中毒的情形。

手術和其他的治療方法無法治癒乳癌，但可望將它從急性疾病轉為慢性疾病。在病人的餘生中，必須持續不斷做定期乳房X光攝影檢測、其他的成像檢查和臨床檢查。如果手術是由普通外科醫師執行，長期的追蹤往往交給婦產科醫生或者基礎醫療醫師。如果手術是由乳房專科醫生執行，則這位外科醫師可能繼續負責長期監控和激素藥物治療。因此，普通外科醫師比較有可能把照護視為手術干預，而乳癌專科醫師比較傾向於採取照護週期的觀點。

我們說過，乳癌照護需要各式各樣的技能和專科醫生參與。雖然乳癌的照護往往是由婦產科醫師和普通外科醫師共同管理，但是隨著對這種疾病的了解增多，專門處理特定疾病的專科醫師卻愈來愈重要。要準確判讀乳房X光攝影，有賴於豐富的經驗，所以擁有經驗豐富的放射科醫師，且病人數量多的中心，會有優異的成果。專長在乳房的病理科醫師愈來愈常見，對惡性腫瘤的種類和次類的了解，經驗和專長愈來愈深厚。專業乳房外科醫生執行的業務通常包括長期追蹤、病人代言、社會工作服務等更多的服務；醫師助理對沒有復發跡象的病人，可以執行監控和諮詢作業。雖然就所服務的疾病來說，乳房外科醫生執行的業務比較狹隘，但從CDVC和照護週期的觀點來看卻較為寬廣。

乳癌CDVC使我們注意到整個週期中，參與照護的各類醫師有哪些。有位醫師解釋得好，說他的工作很重要的一部分是確保「地板沒洞」，讓病人掉下去。比方說，如果病人出現次

發性淋巴水腫（由於去除淋巴結，可能出現在乳癌病人腋下的腫塊）的早期跡象，卻向照護這種疾病不同面向的人報告，則次發性淋巴水腫的早期跡象很容易遭到忽視。及早執行物理療法，成果比較好，但這種機會有時會錯失交臂，直到淋巴水腫更為嚴重才發現。照護週期的另一個「洞」，是跳過影像或者臨床檢查。完整的照護週期觀點，每個階段的責任歸屬都很明確，可以帶出更好的系統，確保適當的長期監控持續進行。

註釋

第一章

1. 在某些國家，像是英國，因為知道體系的財務欠佳，費用的調漲要慎重選擇可以促進支出的。

2. 美國人口普查局(2001, 2002)；DeNavas-Walt, Proctor, and Mills (2005)。1987年，有三千一百萬美國人沒有保險。沒有保險的比例從1987年的12.9%，2004年增加到15.7%。除了1999年到2000年有短暫消退之外，年年增加。

3. Starfield (2000b).

4. Commonwealth Fund/Harvard/Harris Interactive (2001); Blendon et al. (2003).

5. 同上。

6. Friedman（2001）與世界衛生組織（2004）引用OECD的資料。

7. 這些成果對於窮人得到基本照護可能有明顯的影響，見Starfield（2000b）。美國因為醫療過失而死亡的比率顯得較低（見第三章）。Schoen等人所做的一項研究（2005）指出，有很大比例的美國病人在門診時遇到醫療疏失與錯誤，比例超過澳洲、加拿大、法國、德國與紐西蘭。美國缺乏普遍性的基本照護以及醫護體系零碎，讓美國人對他們的醫療體系非常失望。不過，有幾項研究評估嚴重醫療結果，像是在復原期間因為併發症重新住院或是因為醫療過失造成嚴重健康後果，除了德國之外，美國的病人比其他國家得到較好的成果。

8. Druss et.al. (2002).

9. 醫學研究院美國健康照護品質委員會（2001）。該報告附錄A評論七十多篇由同儕審閱的醫學文章，內容為這三種型態的品質問題。

10. McGlynn et al. (2003)。作者深入探討這三十種狀況，參考現有的國家準則、醫學文獻，以及提出的品質指標，建立應該遵行的醫護程序。作者發現，預防、急性疾病與慢性疾病獲得建議醫護的比例差距不大，分別是預防照護（54.9%）、急性疾病照護（53.5%）、慢性疾病照護（56.1%）。研究也發現，以疾病來劃分的話，建議醫護與實際做到就有較大的差距，酒精成癮只做到建議醫護的10.5%，老年白內障達到78.7%。亦參見

Fonarow et al. (2003)與 Wennberg and Cooper (1999)。

11. Woolf et al. (2004); Bertoni et al. (2005).

12. Kohn, Corrigan, and Donaldson (2002)；醫學研究院美國健康照護品質委員會(2001)；Chassin et al. (1998)；健康照護業消費者保護與品質顧問委員會(1998)。

13. HealthGrades (2004).

14. Starfield (2000b); Weingart et al. (2000).

15. Weingart et al. (2000).

16. 見第八章的討論與註釋。

17. Chandra, Shanantu, and Seabury (2005)發現，40%的醫療過失賠償與診斷錯誤有關。Philips et al. (2004)發現，基本照護的醫療過失訴訟確實因為疏忽造成的賠償，有三分之一是因為診斷錯誤。由未涉入的醫生組成陪審團，他們審查的結果做為賠償的依據。

18. 例如，參見 Bates et al. (1997); Kohn, Corrigan, and Donaldson (2000)；以及醫學研究院美國健康照護品質委員會（2001）。

19. Zhan and Miller (2003).

20. Weingart et al. (2000).

21. Wennberg and Cooper (1999); Martin et al. (2002).

22. 同上。

23. Fisher et al. (2003a, 2003b); Wennberg and Cooper (1999).

24. Baicker and Chandra (2004).

25. 見第四章專題「照護結果資訊有多好」有詳細討論。

26. Kane et al. (2004); Bohmer et al. (2005)。參見第五章「選擇提供服務的範圍和種類」一節。

27. Coye et al. (2003).

28. Balas and Boren (2000).

29. 參見醫學研究院美國健康照護品質委員會（2001），審閱許多報告，顯示已經建立的準則很慢才採用；以及 Gawande (2004)，可以了解創新與採用是如何發生的。許多其他研究也顯示，已經建立的準則與證實可行的療法很慢才獲得採用，這些研究有 Davis et al. (1995), Grimshaw and Russel (1993), Wells (2000), Davis and Taylor-Vaisey (1997), Mosca et al. (2005), Denton et al. (2003), LaBresh et al. (2004), Galvin (2005), and Pathman et al. (1996)。

30. AHA/ASHMR Survey (2002)；美國衛生及公共服務部負責規劃與評估助理部長辦公室（2002）。

31. 醫生很快就指出，如果行政管理的負擔可以減少，他們就可以降低費用或

提供更多的免費照護給需要的人。

32. PricewaterhouseCoopers and the American Hospital Association (2001).

33. Woolhandler and Himmelstein (1997); Woolhandler, Himmelstein, and Wolfe (2004); and Woolhandler, Campbell, and Himmelstein(2004).

34. Woolhandler and Himmelstein (1997).

35. Connolly (2005).

36. Mayne (2004).

37. Mercer Human Resource Consulting (2004a).

38. Hewitt Associates (2003a, 2003b). Hewitt Associates發現執行長與營運長都很關心健康照護的費用,所以從2005年起,研究取消這個問題。(與Hewitt Associates的Joanne Laffrey通信,March 29, 2005。)

39. Mercer Human Resources Consulting (2004a).

第二章

1. 經濟學家將創造或擴大價值的競爭稱之為非零和,或是正和(positive sum)。沒有創造價值,只是決定如何分配價值的競爭,叫做零和。零和競爭通常會退化成負和(negative-sum)競爭,因為競爭過程增加成本且沒有可以彌補的收益。關於賽局理論零和概念的根本,見Aumann (1987)。

2. 例如,見Relman (2005)。

3. 國家衛生統計局精算師辦公室Medicare與Medicaid中心,"National Health Expenditures."

4. 特定狀況減免費用以吸引有這些狀況的病患,可以創造出雙贏的情勢。醫療提供者得到專門技術與效率,就可以用較低的價格提供服務。

5. 2003年12月,美國醫院協會一群會員醫院寫信給衛生及公共服務部部長,要求釐清並改變語焉不詳的「混亂法規」(regulatory morass),因為法規似乎要求醫院向沒有保險的人收取全額費用,並且要做到「積極向所有病人收取費用」。部長回函說,醫院可以向沒有保險的人打折收費。見T. G. Thompson (2004)。

6. 醫藥費是個人破產的第二大主因。

7. Federal Trade Commission and U.S. Department of Justice (2004); Dranove (2000).

8. 有些著名的例外於第五章討論。

9. Kaiser Family Foundation (2004), section 5, "Trends in the Structure of the Health Care Marketplace."

10. Martinez (2002).

11. 像Asheville與Greensboro, North Carolina這種規模的市場,已經從兩個醫

院系統變成一個。見 Jaklevic (2000)。

12. Capps and Dranove (2004)。其他資料也顯示，最有議價能力的機構，醫院價格上漲也是最高，像是在地區內獨家壟斷的兒童醫院。例子見 Jaklevic (2000)。

13. 聯邦貿易委員會與美國法務部（2004），關於合併的文獻與證詞。

14. 醫療提供者反對要他們成為「焦點因素」的建議，將服務縮小焦點提供標準化的照護（Herzlinger, 1997, 1999a）。在許多健康照護地區這反對是有道理的，但是提供所有的服務給所有的病人沒有達成良好成果，以縮小專門化來當做藉口，則不是很好的理由。

15. 病歷真正整合，而不是由各個醫療提供者持有而且其他醫療提供者難以取得，這樣的話，必要時協調各醫療提供者也容易得多。不能因為目前的病歷制度，所以醫療提供者要擴大服務項目，這是虛假的理由。

16. 第四章及第五章將深入探討中風的照護。

17. 有些醫療提供者認為，任何窄化的服務都會使得病人的費用不成比例地提高，因為轉診醫生都希望每位病人到他們轉介的醫院接受治療，而且診斷在轉介時往往不明確。

18. 例如，器官移植的風險調整後成果資料可以公開取得，甚至轉診醫生也知道，資料顯示有一位非當地的醫生成果較佳，他們往往還是認為，病人在最近的醫療提供者就醫才能得到保險給付，所以就轉介給就近的醫療提供者集團。

19. 有些觀察者認為，管理式照護計畫所提供的，是投保人在身體健康加入時所想要的。不過，投保人在生病受傷時應該會變成比較關心可以提供什麼服務。

20. 家庭成員對於他們的慢性疾病狀況很了解，但是健康計畫通常不會為了服務慢性病患者而競爭，因為服務慢性病患者，比起健康的投保人費用要高得多。

21. 見第一章的討論與註釋，尤其是醫學研究院美國健康照護品質委員會（2001），他們審閱七十多篇有關醫療品質問題的文章，這些文章刊登在同儕審閱的期刊上。Wennberg and Cooper (1999); Baicker and Chandra (2004); Fisher et al. (2003a, 2003b); and McGlynn et al. (2003).

22. 贊成「管理式照護」（確確實實善盡管理之責）的人希望建立一個管理良好的體系，醫生可以獲得資訊與最新執行準則的支持，指引醫生做出較好的判斷，而不是限制醫生。我們稍後再討論實際上要達成這個目標的挑戰性，以及以病人為中心在成果上基於價值的競爭是達成這目標的強力方法。

23. 這是供應引發需求的例子，醫院的病床與醫生的行事曆要設法填滿。

24. 立即再住院只能算作一次。不過,如果需要第二次手術,或是病人沒有完全復原或有併發症,像是術後腔粘連,後續的照護必須再付款。

25. 見Kessler and McClellan (2002)針對防衛性醫療造成費用與生產力流失的研究。作者研究有心臟疾病的年老病患,估計給保險公司的訴訟費用每少1美元,醫院就可以省下4.76美元的成本(也就是說,醫生執業的法律訴訟愈多,防衛性醫療也就愈多)。該研究發現,花費較高與改善健康沒有關係。

26. 美國衛生與公共服務部負責規劃與評估的助理部長辦公室(2002)。

27. 雖然網外的照護不一定比較昂貴,不過醫院對於網外的病患收費定價,可能是簽約網內病人定價的二至四倍。付款人將會給付這差價,這種人為的高昂定價使得網外照護非常昂貴,許多病人無法負擔。

28. 與Institute for Systems Biology的Dr. Leroy Hood通信,October 8, 2004.

29. 健康照護的品質有多重面向,不同的病患選擇他們所重視的差別。研究人員從風險調整後成果、滿意度、間隔多久時間發病、死亡率、住院時間、再度手術,以及感染率等面向做相關的評估。

30. Wennberg and Cooper (1999)調查美國Medicare的資料。見該書第五章 "Practice Variations and the Quality of Surgical Care for Common Conditions," 139-174,以及Baicker and Chandra (2004)。

31. Wennberg and Cooper (1999).

32. 矛盾的是,醫療提供者所提供的服務愈來愈一致,但是所使用的程序與得到的成果仍不一致,有些病人得到的照護低於標準,價值就減少了。

33. 完全服務的模式也使得各獨立設施協調照護以及病患運送程序的發展因而遲緩。

34. E. S. Fisher et al. (2004).

35. 見前文「競相提高議價能力」的討論與註釋。

36. 醫院開銷的資料也呈現相同的趨勢。醫院的開銷率1997年為3.2%,1998年為3.1%,1999年為5.1%(美國勞工部勞工統計局)。反映費率成長的趨勢,從1990年到1996年,雇主在醫療福利支出的成長率也呈現衰減,但是從那年之後,成長率每年往上增加。關於雇主健康照護支出的趨勢,詳見Mercer Human Resources Consulting (2005)。

37. 基本上,這是以新型態再度點燃一九八○年代的醫療設備軍備競賽,第三章有詳細討論。

38. 專業道德與專業自尊現在是改善品質與效率的主要原動力。體系的誘因不應該與之相抗衡。在「醫療提供者錯誤的誘因」一節有詳細討論。

39. Gawande (2004)討論大多數醫生相信自己表現在平均水準之上,但是一定有一半的醫生是在平均之下。他也提出一個很好的例子,證明比較成

果會促進學習。囊狀纖維症狀醫療改善的故事，就是資訊力量以及 Don Berwick 在健康照護促進協會努力的最佳見證。

40. Hibbard, Stockard, and Tusler (2003).

41. 因此在新體系中老問題又出現。即使在以服務付費的時代，轉介是根據個人的關係，而且資訊也有限，所以醫療提供者之間的競爭不多。見第三章。

42. 例如，政府要求航空公司提出客觀的績效報告。

43. 在《美國新聞世界報導》的排名中，「在委員會認證的專門科別中，只剩下眼科、小兒科、精神病科、復健科，以及風濕病科這五個專門科別，醫院只以其聲望來排名。這是因為小兒科缺乏死亡率資料，其他科別的資料則是不相關或不可靠。進入排名的醫院，回答問卷的醫生至少有百分之三推薦」（Comarow, 2004）。技術上的評估條件是，二十個技術密集的病人服務項目中，醫院至少必須提供九項。這二十個項目是：血管修復術、心臟導管實驗室、心臟科加護病床、電腦斷層掃描、放射性同位素診斷設備、乳腺 X 光攝影診斷服務、體外震波碎石機、核磁共振造影、內外科加護病房、新生兒加護病房、腫瘤服務、心臟開刀手術、小兒科加護病房、正子斷層掃描、生殖保健、單光子放射電腦斷層攝影、移植服務、超音波，以及 X 光放射治療（O'Muircheartaigh and Murphy, 2004）。這個標準阻止專門化，也刺激醫院必須為了昂貴高科技而進行採購。

44. Kane, Needman, and Rudell (2004); Bohmer et al. (2005); Pisano, Bohmer, and Edmondson (2001).

45. 第四章將描述這資訊是如何發展。

46. Pennsylvania Health Care Cost Containment Council 2002 data; see Winslow (1990).

47. Winslow (1990). Pennsylvania Health Care Cost Containment Council 1988 資料，也可從該委員會的網站 http://www.PHC4.org 取得。

48. Schneider and Epstein (1996).

49. Becher and Chassin (2001).

50. Mehrotra, Bodenheimer, and Dudley (2003) 討論十五個雇主聯盟倡議在美國各地十一個社區評估健康照護的品質。見經濟發展委員會（2002）。

51. 這些例子在第四章將深入討論。見 Burton (1999); Bodenheimer and Sullivan (1998); Farley et al. (2003); and Rosenthal, Quinn, and Harper (1997).

52. Preferred Global Health (2001).

53. Dr Foster (2005).

54. 亦見第四章關於資訊的討論。

55. O'Connor, Llewellyn-Thomas, and Flood (2004); Wennberg and Cooper (1999).

56. Wennberg and Cooper (1999), 226-229.

57. Bodenheimer et al. (2002) 發現，資訊充分的病人有較好的治療成果，費用
也較低。氣喘、關節炎、糖尿病的病患，採用自我管理教育程序，有較好
的成果。住院天數減少，每位病人可以節省750美元。

58. O'Connor, Llewellyn-Thomas, and Flood (2004); Bodenheimer et al. (2002);
Wennberg and Cooper (1999).

59. 同上。

60. 今天，病人敢跟醫生討價還價，就可以照牌價打折。這折扣可能很大，但
是過程很有爭議，因此就有為個人談判折扣價的公司出現。不過，如果價
格透明化，醫生與病人就不必討價還價，專心做好手上的醫療需求。關於
討價還價的討論，見Costell (2002a, 2002b)。

61. Newhouse and the Insurance Experiment Group (1996) 發現，資訊不足而且
保險公司給付額也較低的病人，健康照護的需求較高，但是病人只能選擇
較多或較少的照護。由於沒有告知病人成果的程序，他們的選擇不見得就
是較好的成果。O'Connor, Llewellyn-Thomas, and Flood (2004) 也發現，資
訊不足的病人選擇較昂貴也較侵入性的治療，缺乏資訊的病人往往以為治
療愈多就愈健康，兩者的結論一致。想要更健康的人，不見得想要更多的
健康照護，因為健康照護必然會有痛苦、風險與不方便。

62. O'Connor, Llewellyn-Thomas, and Flood (2004).

63. 第六章與第七章將討論該文獻。

64. Kleinke (1998).

65. 一般而言，健康計畫無法建議或是指引病人再度開刀時找費用較低的外科
醫生。

66. 例如，帳單似乎有錯誤時，健康計畫只要拒絕付款而不必挑出問題。帳單
被拒絕之後，醫院或醫師聯合執業團體將帳單轉給病人或其家人，病患必
須付錢或是爭論到底是誰出錯。

67. 如果大多數病患對帳單質疑或是有爭議，醫療提供者與健康計畫就會改善
帳單作業。如果一開始就做正確，可以減少病患的詢問，也可節省很多金
錢。不過，大多數病患不會質疑，可能是因為怕跟大型官僚體系打交道。

68. 病人雖然是在醫療網內就醫，但不是轉介所指定的醫生，也可能會照網外
就醫來收費。

69. 網外價或是「表價」可能是簽約價格的四倍之多。

70. 按照表價向病人收費，但是如果保險公司跟網外的醫療提供者有簽約，付
款人會給付金額的70%。因為簽約的價格通常是表價的50%（或更少），
支付帳單這部分的70%，實際只有給付35%。病人必須支付剩下的65%，
因為病人無法向醫院爭取到網內的價格。（病人支付的金額可能比65%高

或低，端視健康計畫所拿到網內折扣有多少。）

71. HCIA (1997) 表示，美國健康維護組織每年平均有22%的會員退出。

72. McGlynn et al. (2003).

73. 雖然這張表的資料沒有明確估計再入院的數字，不過第一章所討論的資料已顯示，過去十年來住院人數上升，醫療錯誤層出不窮，照護的品質低落。

74. Wennberg, Freeman, and Culp (1987).

75. Wennberg (2005); Fisher et al. (2003a, 2003b); Baicker and Chandra (2004). 探看病人的頻率應該如何，通常沒有明確的建議。醫生的時間較多，就比較常去看病人。

76. Wennberg (2005) 稱這種過度治療的偏差為「潛意識」（subliminal），過度治療似乎不是因為有意識所做的決定。

77. Committee on Quality of Health Care Amarica, Institute of Medicine (2001).

78. Dean et al. (2001).

79. 與 Brent James 的通信，February 16. 2005, and July 15, 2005.

80. 許多雇主是自我保險，但是雇用健康計畫管理他們的福利。即使是這些雇主也傾向於配合在短期內包含費用的方式。

第三章

1. Gordon (1992).

2. Gabel (1999).

3. 從1946年起，Hill-Burton 法案下的基金超過46億美元，加上15億美元的貸款，撥給四千多個社區的六千八百個健康照護院所。（美國衛生與公共服務部衛生資源與服務管理）。不過，有些新的醫療院所缺乏醫生，尤其是在鄉下地區。

4. Nichols et al. (2004).

5. 一九八〇年代與一九九〇年代初期，美國健康照護有許多偏差的誘因，詳情請見 Teisberg, Porter, and Brown (1994b)。

6. 1989年實施的社會安全法第1877條款，禁止醫生轉介 Medicare 的病人到有財務利益關係的醫療院所做醫療檢測。1992年與1993年，這項法規擴及醫療輔助與 Medicare 受益人。2003年，醫療保險現代化法案也將這規定擴及明確目標的專門醫院。

7. 嚴重的缺血性中風需要複雜的介入性治療，以挽救栓塞附近的腦部，並且進行較複雜的復健。輕微中風只需要觀察病人，診斷中風的原因，決定適當的預防療法，以降低未來嚴重中風的風險。

8. Enthoven (1993, 2003,2004).

9. 見第一章，圖表1-17。

10. Robinson and Luft (1987)最早描述健康照護的軍備競賽。

11. 不過，這些設施很少是為了特殊的疾病，以病人價值為中心而設計的。第五章將會討論。

12. See Pauly (2004) and Relman (2005).

13. See U.S. General Accounting Office (2003b) and Casalino, Devers, and Brewster (2003).

14. 六十五歲以下沒有保險的人口比例，1991年突破15%，此後一直上升，2003年超過17.7% (Hoffman, Carbaugh, and Cook, 2004; Committee on the Consequences of Uninsurance, Board on Health Care Services, Institute of Medicine of the National Academies, 2004).

15. Hunter (2004).

16. Applied Research and Analysis Directorate, Health Policy Research Program (2003).

17. World Health Organization (2002a); Applied Research and Analysis Directorate, Health Policy Research Program (2003); Wilson et al. (1999).由於基本照護保險涵蓋不夠普遍，以及醫療過程分割破碎，比起其他五個國家的公民，美國的病人對於他們的健康照護比較失望，也認為醫療過失較多，即使美國人再度住院較少，而且門診藥物治療錯誤造成明顯健康問題也較少（Schoen et al., 2005）。美國病人的失望顯示美國有個嚴重的問題。不過，其他國家也有重大的品質問題。

18. Eckbo (2005).

19. 1999年，因為醫療錯誤而死亡的人數，醫學研究院估計為44,000人至88,000人，美國的人口為2億7千9百萬人。2002年，HealthGrades估計，醫療錯誤而死的人數為19萬5千人，2002年美國人口為2億8千8百萬人。

20. 關於HIPAA隱私政策的通知，見Upham and Gue (n.d.)。

21. Herzlinger (1997).

22. 關於消費者導向的健康照護，Herzlinger (2004a)出版一本很有權威性的書。其中許多建議甚佳，對於本書所討論的重新定義競爭很有幫助。

23. Herzlinger (1997)提議將焦點放在特定治療的領域。她在文中以Jiffy Lube為案例，這家店只換機油，將汽車維修的其他事情留給其他汽車廠去做。這個模式可以應用在照護較少的地區。

24. Nichols et al. (2004)在十二個社區密集訪問調查超過十年，研究顯示愈來愈多人認為，強烈認同消費者導向以市場為基礎的健康照護解決方案已經失敗。作者顯現出美國健康照護的思維；不過，他們的分析是假設，健康照護的競爭，是在健康計畫之間或是在醫院與醫療網之間。

25. Kohn, Corrigan, and Donaldson (2000).
26. 這些成果在第一章都討論過，相關研究的引用參見第一章。
27. Midwest Business Group on Health in collaboration with Juran Institute, Inc., and the Severyn Group, Inc. (2003). Fisher et al. (2003a, 2003b) 估計 Medicare 的支出有30%是浪費的，而 Milstein (2004) 估計有40%被浪費。
28. 關於疲勞造成醫療過失的研究，請參見 Landrigan et al. (2004)。
29. 按照他們自己的說辭：「國家品質論壇是非營利性的民間機構，成立的宗旨在於發展與執行健康照護品質評估與報告的國家策略。國家品質論壇的任務是透過以共識為基礎的國家標準來進行評估，將健康照護的資料公開提供有意義的資訊，了解照護是否安全、及時、有幫助的、以病人為中心、水準一致，以及有效率。」國家品質論壇成立於1998年，為響應總統的消費者保護與健康照護業品質顧問委員會而設。見 http://www.qualityforum.org/.關於健康照護促進協會的資料，可上其網站 http://www.ihi.org/ihi/about，其進度報告也可上網查詢。關於國家品質保證委員會的資料，可上其網站 http://www.ncqa.org/about/about.htm.。
30. See Birkmeyer et al. (2000); Committee for Economic Development (2002); Sarudi (2001); Boeing Company (2001); Lovern (2001); Midwest Business Group on Health (2001); and R. Pollack (2002). See also Leapfrog's Web site, http://www.leapfroggroup.org/home.
31. Berwick et al. (2003).
32. Leapfrog 論質付費構想的概略，可以上網站查看 http://ir.leapfroggroup.org/compendium/compendiumresult.cfm.
33. Snyder and Anderson (2005).
34. Gawande (2004).
35. 另一個國家準則，要求 tPA 必須在三個小時內施行才有效，這也是大有問題。有些病人三小時後施行還是很有效果。
36. 協助教育並告知病人的醫生沒有得到獎賞，Wennberg (2005) 討論這方面的問題。他指出這是目前論值付費方案的缺點。
37.「每個人的 Medicare」法案的名稱 Expanded and Improved Medicare for All U.S. National Health Insurance Act, HR 676.
38. See Nichols et al. (2004) and Enthoven (2004).
39. 單一保險人的採購程序，可能類似政府採購國防武器，由官僚體系把持，供應商變成高度集中，武器非常昂貴，很多武器外流氾濫。
40. Revenue Act of 1978.
41. 有很多人同時提出醫療儲蓄帳戶的方案，但是最容易讓人想到的是 John Goodman 與 Richard Rahn，他們於1984年規劃出這樣的計畫（Goodman

and Rahn, 1984）。1984年，新加坡也提出Medisave計畫，所有的員工將收入的6%提撥入帳戶，可用於支付沒有保險給付的醫療費。1993年，南非一家民營保險公司推出醫療儲蓄計畫，醫療儲蓄帳戶在南非現在相當普遍。

42. Health Insurance Portability and Accountability Act of 1996.

43. 這段歷史來自以下的資料：Saleem (2003); National Center for Policy Analysis (2004); Tanner (1992); Office of Personnel Management (n.d.).

44. 健康計畫還是可以選擇用來支付預防性照護（像是疫苗與可治療疾病的早期檢測），或是顯然可以減少整體費用的其他治療，與醫療儲蓄帳戶的限制無關。如果醫療儲蓄帳戶有足夠的錢，這就應該沒有必要。到目前為止，研究顯示，有醫療儲蓄帳戶的病人不會放棄預防性醫療。不過，重點還是確定病人不會因為自費而放棄處方或其他有效的照護。

45. Aetna (2004)研究Aetna HealthFund plan將近一萬四千名保戶的行為，探討Aetna得到的成果。

46. National Center for Policy Analysis (2004)描述兩家提供醫療儲蓄帳戶的公司的經驗，結果跟Aetna類似。Assurant Health的報告指出，申請醫療儲蓄帳戶的人有43%以前沒有健康計畫保險，70%的購買者超過四十歲。E-HealthInsurance的報告指出，申請醫療儲蓄帳戶的人有32%在之前六個月期間沒有健康計畫保險。E-HealthInsurance的報告也指出，申請醫療儲蓄帳戶的人有半數年收入不到35,000美元。

47. 例如，見Newhouse and the Insurance Experiment Group (1996).

48. Lieber (2004). Lockheed Martin, Medtronic, and Wells Fargo也提供員工選擇醫療儲蓄帳戶。

49. Committee for Economic Development (2002).

50. 同上。

51. 以價值為基礎的競爭要求體系內所有的人，包括製藥廠，為創造價值而競爭。研發出更有效也更便宜的新藥，這個誘因將很強烈。我們將在第七章討論，關於藥效的資料有所改善之後，鼓勵消費者用藥的廣告將會減少。

第四章

1. Cutler et al. (1999)分析心臟醫學的結果。Cutler and McClellan (2001)另外發現，在他們分析的五種疾病中，有四種技術進步的價值遠高於成本，第五種疾病則價值等於成本。

2. Morris (1999)。

3. Nordhaus (1999)探討美國健康照護支出的效益，發現壽齡增長的價值，和美國人消費的其他所有產品和服務的價值幾乎一樣大。這表示，不考慮健

康照護的價值，一味試著降低成本，可能引導人們訂出錯得離譜的優先順序。Murphy and Topel (1999) 用不同的方法所做的研究中，計算預期壽命增長的經濟價值，認為這是生活水準提升的單一最大來源。這兩個研究都沒有將人們更健康之後，疾病減少或者生活品質改善的利益考慮在內，而這會增添更多的價值(Luce et al., 2004)。

4. 有些研究指出，藥品支出升高主要是因為增加使用有效的藥品，而不是價格上漲所致。例如，請參考 Dubois et al. (2000) 和 Kleinke (2000)。Lichtenberg (2001) 分析新藥使用和醫療支出之間的關係，發現使用比較新的藥品會減低死亡率和致病率，以及顯著降低總醫療支出，包括住院支出大幅減少。但是也有一些藥品並沒有明顯增加價值，包括某些新藥的效果沒有更好，以及有些藥品因為價格上漲而導致支出增加。

5. 研究發現，要求病患花錢買藥，有時反而使總成本上升，因為病患不服用藥物，結果導致其他成本的增幅高於藥物成本的降幅。心理健康方面的情況最為顯著，但不限於這個領域。這種情況中，如果健康照顧計畫能夠有彈性地對藥品全額給付，因而鼓勵病患接受有效且比較不昂貴的治療方法，健康照顧計畫和病患同蒙其利。參考 Soumerai et al. (1994)；Kleinke (2001)；以及 Lichtenberg (1996, 2001)。

6. 價格管制似乎阻礙了其他許多產業和國家的創新。例如法國製藥業曾在創新藥品生產方面排名全球第二。但多年的價格管制下來，法國現在排名第九。包括義大利、西班牙和加拿大在內的其他價格管制體系，也可以看到藥品創新遭到類似的壓抑。

7. The ALLHAT Officers and Coordinators for the ALLHAT Collaborative Research Group (2002)。感謝 Montana 州立大學的 Robert Flaherty 博士讓我們注意到這個實例。

8. Lichtenberg (2000) 檢視 Nordhaus (1999) 和 Murphy and Topel (1999) 所分析的壽齡增長動因，發現新藥等醫療創新和醫療支出，對壽齡增長有貢獻，並且表示，增加開發新藥和增加醫療支出比起來，可能是增長壽齡，成本效益更高的方法。

9. Gawande (2004) 提及治療囊腫纖維症病患的成果出現差異，強有力地說明了這個現實。

10. 請注意，經驗比較豐富和效能比較高的醫療提供者，往往因為它們的專長和效率，而享有比較高的獲利率。正如我們所說，以更多的病患獎勵表現良好的醫療提供者，讓表現低於標準的醫療提供者吸引較少的病患，對表現卓越的醫療提供者來說，是遠比價格或者獎金小幅調整重要的激勵因素。

11. 對心臟病症狀患者施打阿斯匹靈是包括 Medicare 在內，廣泛使用的流程

措施之一。見Centers for Medicare and Medicaid Services (2004a)。

12. Fisher (2005).

13. Wennberg (2005)指出，治療上過度處理往往是下意識的行為。醫師並不是只為了賺更多錢，而刻意決定過度治療病人。相反地，他們相信充分利用醫療資源——他們的時間和可用的醫院設施——是應該做的正確事情。我們對這個看法深有同感。面對不確定的情況，以及缺乏證據，醫師在能夠做到的時候，傾向於為病患多做一點事。但這種行為也許不能改善成果或價值。在Wennberg的觀察中，一個涵義是：要求醫生少做事，在他們看來可能不道德，除非他們見到證據，顯示少做事可以為病患改善照護結果。因此，以成果為重再次顯得極其重要。

14. 例如移植結果資料的驗證，是檢查病患後來是否由不同的醫療提供者執行器官移植，以及社會安全紀錄是否顯示病患已經死亡。

15. Herzlinger (1997)主張走向「聚焦工廠」（focused factories）和健康照護提供標準化。這和市場或者業務定義的問題有關。我們相信，就醫療提供者應該如何架構照護提供來說，聚焦工廠的概念太過狹隘。見第五章。

16. Milstein指出，需要衡量「縱向效率」（longitudinal efficiency）。他觀察到，有些醫療提供者處理整個急性照護過程，或者治療慢性病一年的成本可能比較低，而所提供照護的各個部分，單位價格比較高。因此他做成結論說，縱向效率比單位價格重要。分析照護週期和照護提供價值鏈（第五章和附錄B），可以揭露對縱向效率有利的各項因素，並且發展Milstein表示並不存在的縱向效率衡量指標。

17. 《疾病管理》（Disease Management）創刊於1998年。關於疾病管理文獻的討論，請見第六章和第七章。

18. Coresh et al. (2003).

19. Bolton (2003).

20. Ofsthun et al. (2003)。有些研究做成結論說，慢性腎臟病早期介入治療，可以使開始治療後六個月的生存率提高一倍以上。早期階段的慢性腎臟病人及時轉診，需要初級護理醫師之間協同合作。他們需要檢查病人和開始教育病人，擬定疾病管理計畫以提供進一步的教育，而如果病情惡化，則做好透析手術前的準備工作。

21. 受人偏愛的透析血管通路是一種動靜脈廔管，能夠顯著降低透析的併發症發生率（Centers for Medicare and Medicaid Services, 2004d），但需要在透析開始之前安置廔管。在美國，只有31%的病人安置廔管，歐洲卻有81%，日本則高達93%（Rayner et al., 2004）。

22. Stack (2003)。Stack也做成結論說，在透析治療展開之前一年看過腎科醫師至少兩次的病人，死亡風險至少降低20%。

23. Villagra and Ahmed (2004); Gold and Kongstvedt (2003).

24. 生產力前緣的概念，是在定義品質和成本之間的關係。生產力前緣畫出生產者在方法、技術、設備、技能等方面，利用所有可用的最佳實務時，品質和成本所呈現的關係。隨著新的最佳實務發展出來，這條前緣線不斷往外移動。如果生產者不在這條前緣線上營運，則以採用最佳實務的方式往它靠近，便可以在不犧牲成本的情況下改善品質，或者在不犧牲品質的情況下降低成本，或者同時改善品質與成本（見圖表4-2）。在健康照護的領域中，由於疾病的層級缺乏以價值為基礎的競爭，無數醫療提供者的營運離開生產力前緣甚遠。進一步的討論見 Porter (1996)。

25. 第一章談過，有無數的證據顯示，美國的健康照護品質不良和低於公認的醫療標準。

26. 例如，見 Fisher et al. (2003a, 2003b)。

27. Kohn, Corrigan, and Donaldson (2000).

28. Midwest Business Group on Health in collaboration with Juran Institute, Inc. 與 The Severyn Group, Inc. (2003)。估計值是根據文獻探討，以及朱蘭研究院與醫院客戶接觸的經驗而來。達特茅斯的研究（Fisher et al., 2003a, 2003b）估計 Medicare 的支出浪費 30%。Milstein (2004) 估計這個系統浪費 40%。

29. Wennberg and Cooper (1999)。針對全美 Medicare 實務所做的這項研究也發現，平均每人支出增加，並沒有消除病人服務不足的現象，特別是在預防照護方面。最近的研究證實這些結果，發現提供比較專業化的照護，並不表示基本的照護就已經提供，只表示花更多錢而已。

30. Trevelyan (2002).

31. Longman (2005).

32. 同上。

33. 見 Brent C. James 談健康照護品質改善的許多文章和報告。除了這些例子，第五章將討論更多的例子。

34. Morris (1999).

35. Kizer (2003) 談到「強大且持續存在」的文獻發現——更好的結果和經驗、數量有關。例如，見 Showstack et al. (1987)、Marwick (1992)、Birkmeyer et al. (2002)、Begg et al. (2002) 所作的研究，探討醫院數量和成果之間的關係。Birkmeyer et al. (2003) 等其他的研究，則顯示醫院和數量的關係，是由特定外科醫生的數量和結果所驅動的。還有其他的研究顯示熟練團隊（practiced team）的利益。例如，見 Young et al. (1997)。Huckman and Pisano (2005) 證明外科醫生在特定醫院的數量，重要性高於整體數量，所以團隊很重要。Bohmer et al. (2005) 觀察兩個面向的學習曲

線，指出社區醫院中，數量比較高的療程，成本降低得比較快；三級照護醫院在如何治療比較複雜的病例上，學習速度比較快，因為它們治療這種病例比較多。各個不同的學習面向，反映了經驗數量比較高的不同領域。

36. 見 Murray and Teasdale (2005) 與 Gandjour, Bannenberg, and Lauterbach (2003)。

37. 即使最感懷疑的研究工作者也注意到門檻效應（threshold effect）。例如，見 Sowden et al. (1997)。此外，最近的文獻顯示，經驗和結果的關聯性比較早之前的文獻要強，部分原因在於最近的文獻利用比較好的風險調整因素，部分原因在於研究工作者對於學習有更深入的認識，認為它和數量比起來，是結果改善的關鍵動因。

38. Kerlikowske et al. (1998)。

39. Smith-Bindman et al. (2005)。

40. 有些生物樣本（例如羊膜穿刺術）可以外包給專業人員去處理，因為這些樣本能在室溫中運送。

41. 例如，就頸動脈內膜切除術（消除頸動脈的凝塊，以減低和血管窄化有關的中風風險）來說，在每年至少執行七十次手術的醫院中，和每年執行手術低於四十次的醫院比起來，病人的死亡率比較低（1.7%相對於2.5%）。頸動脈內膜切除術執行次數多，也參與臨床試驗的醫院，表示有在系統性地學習新的治療方法，死亡率更低（1.5%）。見 Wennberg et al. (1998)。

42. Choudhry, Fletcher, and Soumerai (2005)探討六十二個研究，發現照護品質和醫師的年齡呈反向關係，這凸顯了能力、成果和學習的重要，年齡或執業年數並不重要。

43. 安德森癌症中心繼續提供其他癌症的第二意見。

44. 謝謝 Gil Gonzalez 博士讓我們注意到這個例子。

45. 見第六章和第七章。

46. Coye et al. (2003)談到，即使只有一小部分的病人參與，醫療上的創新還是會採行和散播開來。

47. Fakhry et al. (2004); Watts et al. (1999, 2004); Centers for Disease Control (2005).

48. Hesdorffer, Ghajar, and Iacono (2002). CarePath (2005a)也報告，66%的病例，執行不到75%的準則。

49. CarePath (2005b).

50. See also Huckman and Pisano (2005) and Siegrist and Kane (2003).

51. 我們必須將「病人選擇」方面的進步排在很高的優先位置，以增進資訊和選擇的彼此強化。有了資訊，人們會想要選擇。可以選擇的時候，人們

會尋求資訊。本章稍後和第六章會談到的普賀全球醫療（Preferred Global Health）實例，說明今天已有夠多的資訊，可以確定誰是世界一流的醫療提供者。如果病人夠大膽，敢問的話，許多醫師會談他們的經驗和過去的結果。

52. 許多醫療領域中，「聚焦工廠」（focused factory）（Herzlinger, 1999a）的標準化做法並不適當。

53. Fuhrmans (2005c).

54. See Iezzoni (2003) and Knaus (2002).

55. See National Cancer Institute (2004).

56. See U.S. Cystic Fibrosis Foundation (2004).

57. Gawande (2004).

58. 同上。

59. 1998年起，病人登錄中心從蒐集基本的病人資料，升級到能夠執行各中心的績效比較。見 Schechter and Margolis (2005)。直到不久之前，囊腫纖維症基金會的登錄中心包含每一年每一名病人的整體資訊（例如病人每一年看診多少次），而不是病人與醫師互動時的接觸（encounter）層級資訊。2003年，囊腫纖維症基金會增加一種網路應用工具，讓各參與中心輸入每一名病人看診的即時資訊到登錄中心。囊腫纖維症基金會這麼做，部分原因是模仿基因科技（Genentech）資助的囊腫纖維症流行病研究（Epidemiologic Study of Cystic Fibrosis）的做法（2005年10月12日與臨床事務〔Clinical Affairs〕主任布魯斯·馬歇爾〔Bruce Marshall〕博士一談；2005年10月13日與 Jeff Wagener 博士一談）。

60. 2005年9月2日與囊腫纖維症基金會臨床事務主任布魯斯·馬歇爾博士一談。囊腫纖維症基金會估計，在認證合格的中心接受治療的二萬二千名病人，有95%收進登錄中心，另有四百到五百名病人（主要是輕症成人）不在登錄中心內，因為他們是由認證合格的中心之外的社區胸肺科醫師治療。

61. See American Association of Kidney Patients (1999) and the United States Renal Data System Web Site (http://www.usrds.org).

62. USRDS是由全國糖尿病與消化腎臟疾病研究所（National Institute of Diabetes and Digestive and Kidney Diseases；國家衛生研究院〔NIH〕的一部分）和 Centers for Medicare and Medicaid Services 出資設立。

63. USRDS也蒐集聯合器官共享網路（United Network of Organ Sharing）接受腎臟移植的末期腎臟疾病患者結果資料。

64. 2005年9月1日與新英格蘭末期腎臟疾病網醫療品質經理辛西亞·藍伯特（Cynthia Lambert）一談。由於資料是根據 Medicare 給付碼 UB 92，醫院

中的急性透析設施也排除在資料庫之外。

65. 濾過率（或者「治療適足性〔treatment adequacy〕」）和其他的醫療結果一樣，除了取決於照護流程，也取決於病人的風險因素。這個例子中，合併症（例如病人是否有糖尿病）和血管通路的種類，對結果影響很大。

66. 2005年9月1日與新英格蘭末期腎臟疾病網醫療品質經理辛西亞‧藍伯特一談。

67. Nissenson and Rettig (1999).

68. 舉例來說，見Fisher et al. (2003a, 2003b)。

69. Knaus (2002)曾經簡短說明APACHE的發展史。

70. Knaus et al. (1986).

71. Cerner (2002, 2004).

72. Knaus (2005).

73. Afessa et al. (2005).

74. APACHE經風險調整後的成果衡量指標，也用於本章所說的克利夫蘭健康品質選擇（Cleveland Health Quality Choice）實驗。

75. Joint Commission on Accreditation of Healthcare Organizations (2005).

76. Knaus (2005)在隨Afessa et al. (2005)的梅約醫學中心研究發表的一篇評論中提到這一點。

77. 十多年前，國會規定退伍軍人管理局報告經風險調整後的手術結果，並與全國性的平均成果相互比較。

78. Grover (2005).

79. 技術上來說，紐約州衛生局是要求提供資料，不是規定提供資料。但由於在1996年以前，支付費率由該局核定，而且它擁有准駁心臟計畫「需要證明」的行政管理權，所以沒有一家醫院拒絕它的要求。

80. Chassin (2002)。也見圖表2-6和2-7，以及第二章的相關討論。

81. 加州的冠狀動脈繞道術死亡率報告始於1997年。這是太平洋健康商業集團（Pacific Business Group on Health）和加州全州健康計畫與發展處（California Office of Statewide Health Planning and Development）共同領導的自願性行動。該州一百二十一家執行冠狀動脈繞道術的醫院起初有七十七家報告資料。2001年加州第680號參議院法案通過，以強制性的加州冠狀動脈繞道術結果報告計畫（California CABG Outcomes Reporting Program；CCORP），取代自願性計畫，並於2003年1月起開始蒐集資料。見California CABG Mortality Reporting Program (2005)。

82. 新澤西州在紐約州之後，以完全相同的方式衡量手術結果，並且見到經風險調整後死亡率從1994年的4.02%降為1999年的2.56%（2005年1月31日與馬克‧伽辛〔Mark Chassin〕博士一談；New Jersey Department of

Health and Senior Services, 2001）。

83. 前後累積下來，STS這項工作的支出超過1,200萬美元。資金主要來自醫師繳費，以成為資料庫的一員（2005年9月23日與胸外科醫師學會〔Society of Thoracic Surgeons；STS〕的政府關係主任麥克·霍根〔Mike Hogan〕一談）。每位執業醫師或醫院也需要雇用一名專職或兼職資料管理人，負責輸入資料和確保資料的完整正確。（Society of Thoracic Surgeons, 2003）。

84. 舉例來說，見Ferguson et al. (2002a)和Grover et al. (2001)。

85. 雖然病情較重、年紀較大、體重過重的病人預期死亡率上升35%，但在蒐集、分享和分析成果資料的期間，觀察到的經風險調整後死亡率下降30%。(Rich, 2005).

86. 到目前為止，利用這些資料，已發表的經同儕審核研究報告計五十八篇。

87. 不只討論新技術，更在動物器官上取得證明。

88. Orringer (2001). See also Ferguson et al. (2000).

89. 這些衡量指標有十五個直接來自STS的資料庫，包括手術再探討必要性和經風險調整後死亡率等結果衡量指標（包括院內和術後三十天的死亡率）。See Society of Thoracic Surgeons (2004).

90. Rich (2005).

91. Orringer (2001).

92. 移植失敗的病人有時不會向醫療提供者反映。死亡的病人家屬有時不會告知醫療提供者。因此，移植中心的資料可能傾向於高估生存率。比方說，60%的腎臟移植損失，執行移植手術的機構並不知道。UNOS的流程驗證和蒐集全面性的資料。

93. Scientific Registry of Transplant Recipients (2005).

94. Joint Commission on Accreditation of Healthcare Organizations (2005).

95. 見Knaus (2002)的討論。

96. 舉例來說，見O'Connor, Llewellyn-Thomas and Flood (2004); Wennberg and Cooper (1999)；以及Bodenheimer et al. (2002)。

97. Burton (1999); Farley et al. (2003).

98. Neuhauser and Harper (2002).

99. Rosenthal, Quinn and Harper (1997).

100. 由於成果衡量指標不完美，雇主沒有立即根據報告採取行動是可以理解的。另一方面，資料已經蒐集了約十年之久。有些公司表示，一九九〇年代末醫療支出的增幅減緩時，它們就不那麼重視健康照顧計畫的花費，對品質問題也不再那麼計較，也因此錯失了大好良機。

101. Hannan et al. (1994); Dziuban et al. (1994); Peterson et al. (1998).

102. Peterson et al. (1998)。也見圖表2-7和相關的內文。

103. Chassin (2002).

104. Gawande (2004).

105. Schneider and Epstein (1996)研究為什麼賓州的成果衡量指標似乎沒有影響病人的選擇，發現轉診醫生根本不知道有成果資料發表，所以將病人轉到經風險調整後結果最差和成本較高的醫療提供者那裡並不是故意的。第六章和本章稍後談到的聯合資源網與普賀全球醫療都顯示在專家顧問參與的情形下，病人會對結果資料有所反應。O'Connor, Llewellyn-Thomas, and Flood (2004)證明，有決策支援服務的病人，會使用資料，做出符合醫學證據和本身價值，合乎邏輯的決定，而且這些決定往往節省花費。也請參考Bodenheimer et al. (2002)，以及Wennberg and Cooper (1999)。

106. 見Elswick (2001)、Appleby (2002)，以及Herzlinger (2004a)。文內談到的這一點，摘自Freudenheim (2000)引用漢威公司（Honeywell）主管福利事務的副總裁布萊安・馬科特（Brian Marcotte）所說的話。

107. The Committee on Quality of Health Care in America (2001)建議以10億美元的創新基金，推動未來三到五年的進步。

108. 見Pauly (2004) and Relman (2005)所舉的例子。D. Wennberg et al. (1997)和Fisher and Wennberg (2003)也指出，資本財（如心導管手術實驗室）供給更多，導致使用需求增加。

109. Medtap International (2004).

110. Rettig (1994).

111. Lubitz and Riley (1993)。相形之下，三份研究報告顯示，年紀較長才死亡的人，非Medicare成本比較高，特別是長期照護成本：生命最後九十天（Temkin-Greener et al., 1992）、最後一年（Scitovsky, 1984），以及生命最後兩年（Spillman and Lubitz, 2000）。

112. Perls, Alpert and Fretts (1997).

113. Kramer (1995).

114. Hoffman and Rice (1996)。請注意兩位作者明白表示，慢性狀況的定義可以很廣。

115. Murphy and Topel (1999)發現，以新藥的形式出現的醫療創新，以及醫療支出，都有助增進壽齡，並且表示，要提高預期壽命，增加開發新藥可能是比增加醫療支出，成本效益更高的方式。Cutler and McClellan (2001)、Cutler, McClellan, and Newhouse (1998)、Cutler et al. (1999)、Cosgrove (2000)，以及Lasker Charitable Trust/Funding First (1999)等研究工作者，都闡述了這個觀點。

116. 哈佛的風險分析中心（Center for Risk Analysis）研究工作者發展出一套

資料庫，包含藥物治療、手術程序和診斷程序的七百餘個成本效用比率（cost-utility ratios）。見Neumann (2000) and Neumann et al. (2000)。

117. Pardes et al. (1999).

118. Knaus (2005).

119. Grove (2005).

120. Apache Medical Systems (2000).

121. The Acute Respiratory Distress Syndrome Network (2000).

122. Pronovost et al. (2004).

第五章

1. 事實上，這個問題在其他種類的專業服務組織也並非不常見。

2. 處理完整照護週期的疾病，和臨床微觀系統（clinical microsystems）的概念吻合。臨床微觀系統要問的關鍵問題是：健康照護系統提供的照護，是否滿足高品質和高價值照護的病人需求，而且這個問題必須在微系統的層級（照護某種疾病的病人）詢問，而不是在專科的層級（例如心臟服務或腫瘤）或者醫院系統的層級上問。見http://www.clinicalmicrosystem.org和Batalden and Splaine (2002)。

3. U.S. Cystic Fibrosis Foundation Registry (1998).

4. 如此專精經營，也促使胸擊背心等發明的商業化。全世界罹患囊腫纖維症和其他胸部疾病，約四萬五千名病人用過這種背心。見Gawande (2004)。

5. Fairview診治的囊腫纖維症婦女受孕和嬰兒安全出生數多於美國其他任何醫療提供者。

6. Fairview-University Children's Hospital (2005).

7. 醫療提供者組織的財務可行性，不是來自不計代價追求最高的營業收入，而是創造能夠產生正獲利率的營業收入。醫療提供者的任務，不是提供數量最多、能夠創造營業收入的服務項目，以分攤固定開銷，而是將固定開銷分配到組織能以高效能和高效率提供的服務上。醫療提供者的任務，不是以更多的服務項目用掉過剩的產能，而是調整產能，滿足醫療提供者表現卓越的服務項目之需求。

8. 舉例來說，佛羅里達州2004年通過法律，不管所有權，「禁止任何醫院將其醫療和外科服務主要限於心臟科、骨科、外科或者腫瘤科業務」(Romano, 2004a)。在聯邦的層級，2003年的Medicare藥品法暫停給付新設的專科醫院，直到2005年6月8日。

9. Kane, Needleman, and Rudell (2004, 2005)。這些研究遭人錯誤解讀，並且做成結論說，社區醫院提供的所有照護，價值都比較高。但這些研究只考慮次級照護，其中40%屬產科和婦科。

10. Bohmer et al. (2005).

11. 說來諷刺，就增進價值的這種照護整合來說，史塔克法（Stark law）是一種不必要的節外生枝。見第八章。

12. 例如，見 Enthoven and Tollen (2005)。這篇論文誤將健康照顧計畫和醫療提供者網的垂直整合，與完整週期的照護劃上等號。兩者在邏輯上是分開的。完整週期的照護不需要整合健康照顧計畫。相反地，整個週期的照護整合不良，可以且確實經常發生於垂直整合的系統中。

13. 達特茅斯（Dartmouth）的研究工作者和業務執行者採取了重大的行動，改善病人價值。他們將重心放在病人某種疾病接受照護的層級（臨床微觀系統），而不是放在醫院（或者「宏觀系統」）的層級。我們和臨床微觀系統的觀點一樣，都將焦點放在以病人為中心的照護、在提供照護和創造價值的層級追求價值的改善，以及認為需要整合病人一種疾病的照護週期。 見 Batalden and Splaine (2002) 和 http://www.clinicalmicrosystem.org。但是臨床微觀系統比較寬鬆，有時也比整合化業務執行單位廣義。比方說，達特茅斯的臨床微觀系統網站（http://www.clinicalmicrosystem.org）解釋說，微觀系統「可以是自然就在一起工作的臨床醫療提供者及其支援幕僚。他們沒在鄰近的地方工作，卻共同照護一個病人次群，而且他們多多少少意識或者沒有意識到自己是一個小系統。他們等於提供一個無牆的『照護團隊』或者『照護小組』，並且形塑臨床政策（以或多或少有規劃或者無規劃的方式）。例如：在一個小組內肩並肩或者獨立執行業務的泌尿科醫師」。我們可以這麼說：改良後的微觀系統，看起來會像是在照護週期內整合的業務執行單位。正如每一個醫療提供者即使沒有分析照護提供價值鏈，也都有照護提供價值鏈（將在本章稍後討論）那樣，每一個醫療提供者都參與微觀系統，只是為病人提供價值的認知和效能，程度高低不等而已。

14. 見第四章。以心臟手術為例，美國外科醫師學會建議，每一個團隊每年至少執行一百五十次手術。見 "Guidelines for Minimal Standards in Cardiac Surgery" (1984) 與 DeWeese, Urschel, and Waldhausen (1991)。

15. 請注意，多學門不表示提供完整的服務項目。相反地，它是指以更有效的方法，對每一種疾病提供照護。

16. Chetney (2003).

17. 不僅目前的主流組織結構將診斷和治療混在一起，側重治療的給付水準更強化這個結構。今天，許多類別的診斷、後續照護和預防的給付都很低。相反地，給付明顯偏向於療程和治療。也很少有人為診斷或者預防的成本效益，設計衡量指標。診斷和預防都能大幅提高健康照護價值，分離和衡量這些職能十分重要。

18. 2004年9月8日與布倫特‧詹姆斯（Brent James）一談。

19. 山際健康照護2003年年報。

20. 少了成果資料，醫療提供者就可以執行沒有幫助、沒有必要的手術，也可以誤導病人認為應該嘗試每一件事（包括手術），以減輕他們的痛苦和改善行動機能。有些批評者認為，脊椎手術昂貴且沒必要，因為手術之後，病人的行動機能沒有顯著改善，或者痛苦沒有顯著降低。衡量波士頓脊椎醫師聯合執業團體病人改善情形的資料很重要，因為從一開始就能顯現這種手術的價值，同時也展現該醫師聯合執業團體本身成果的優異出眾。

21. Becker (2003).

22. 企業執行醫療業務法律使得企業很難聘雇醫師，是法令規定思慮欠周，阻礙價值創造的一個例子。我們將在第八章討論這些法律。

23. 比方說，Herzlinger以麥當勞（McDonald's）和傑菲潤滑油（Jiffy Lube）為例，建議健康照護提供採行「聚焦工廠」的觀念。這個觀念是說，應該有多個同質性的單位，以最佳實務去處理每一種狀況。

24. Milstein (2004)和Fisher et al. (2004)也指出，衡量成果時，需要處理整個急症治療週期（或者慢性治療一段明確期間）的「縱向效率」。也見第四章註釋16。

25. Intermountain Health Care (2005), Havenstein (2005).

26. 2005年8月2日與大衛‧伯頓（David Burton）博士一談。

27. Gawande (2004).

28. 關於風險調整的權威性論述，見 Iezzoni (2003)。

29. 詳見http://wiqualitycollaborative.org。

30. 見達特茅斯—希區考克醫學中心網址（http://dhmc.org）的「品質報告」（Quality Reports）單元。

31. Weissman et al. (2005).

32. 有人針對這個建議，提出反對意見說，如果某個領域需要大量的經驗才能開始服務病人，醫生要如何才能學習執行業務？我們不相信醫生應該在病人不懷疑和缺乏充分資訊的情形下學習。相反地，醫生應該在某個機構，和經驗豐富的卓越團隊共事而學習。所得經驗，可以做為展開新服務的基礎。或者，如同我們將討論的，可以由某個業務執行領域中的領先醫療提供者支持，或者附屬於某個業務執行領域中的領先醫療提供者，而提供新服務。

33. 獲利率提高是因為效率優異、能夠收取更高的價格，或者兩者同時辦到。由於更好的結果往往是藉由高效率流程和較少的錯誤而達成，所以表現卓越的醫療提供者可能選擇不收較高的價格。它們將因病人的流量，以及因此產生的良性循環而受益（見圖表5-2）。

34. 這是正和競爭的特性。病人和健康照顧計畫從價值增長而受益,醫療提供者在聲譽、病人流量和效率等方面也同蒙其利。

35. Urbina (2006)描述了糖尿病照護的誘因遭到扭曲的情形。

36. 例如,器官移植的最佳醫療提供者傾向於給予最優惠的折扣。見第六章。

37. 2005年10月24日與戴洛斯‧柯斯格羅夫(Delos Cosgrove)博士一談。

38. Beckley (2003).

39. 與普瑞茲發展公司(Prizm Development)的總裁羅伯‧雷茲尼克(Robert Reznik)一談。

40. 關於價值鏈的說明,請參考Porter (1985, 1996, 2001)。

41. 請注意健康照護這一行各項作業的表示方式,和典型的企業略有不同。

42. 2005年12月12日與約翰‧孟德爾頌(John Mendelsohn)博士一談。

43. 臨床照護所花的時間,估計值從住院醫生的19%(Green, 1995)到學術醫學中心醫師的51%(Cohen et al., 2000)、家庭醫師(American Academy of Family Physicians, 2005a)從55%(Gottschalk and Flocke, 2005)到61%(Gilchrist et al., 2005),以及退伍軍人管理局(VA)所屬醫院心理衛生醫療提供者的77%(Sullivan et al., 2003)不等。

44. 即使在病人多的卓越醫療提供者,有些高度專業化的設施,例如血管造影室,也適合共用,因為單一疾病需要血管造影的次數不多。

45. National Business Group on Health (2004).

46. 這方面的例子包括退伍軍人管理局所屬醫院、布禮根婦女(Brigham and Women's)、山際健康照護(Intermountain Health Care)、克里夫蘭診所(Cleveland Clinic)和匹茲堡大學醫學中心(University of Pittsburgh Medical Center)。 也 請 見 Massachusetts Technology Collaborative (2003) and New England Healthcare Institute (2004)。

47. 網際網路的架構大大增進了醫療提供者逐步引進資訊科技模組的能力。見 Porter (2001)。

48. 本節的內容,得自與健康照護促進協會(Institute for Healthcare Improvement)的唐納德‧伯威克(Donald Berwick)、茂林‧畢索納諾(Maureen Bisognano)的深入討論。健康照護促進協會發表範圍廣泛的業務執行改善研究報告。

49. Uhlig et al. (2002).

50. American Medical Association (2005); McCue (2005); Institute for Healthcare Improvement (2004).

51. 2005年7月15日與伯倫特‧詹姆斯(Brent James)。最貴的醫療提供者,成本是山際的兩倍半。

52. James (n.d.), "An Introduction to Clinical Quality Improvement."

53. 感謝安德魯‧費希雷德（Andrew Fishleder）博士舉這個例子。

54. Gawande (2002).

55. 我們感謝約‧夏皮諾（Jo Shapiro）博士讓我們注意到這個例子。

56. 我們在第八章會談到，即將病人的醫療提供者選擇有限，瑞典發表和討論成果衡量指標，也激起醫療提供者力求改善。醫療提供者的專業榮譽感和責任感很強。

57. Gawande (2002).

58. http://www.ortholearnctr.org.

59. New England Baptist Bone and Joint Institute (2005).

60. 我們感謝約‧夏皮諾（Jo Shapiro）博士讓我們注意到這個例子。

61. American Academy of Family Physicians (2005b).

62. 令人驚訝的是，健康照護這個領域中，醫師組織對行政管理成本的影響，大致上沒人檢討，大部分批評都指向健康照顧計畫。

63. 逆選擇（adverse selection）有時也稱作「檸檬問題」。這個意思是說，能力較差的醫師可能選擇專職模式，因為如此一來，收入比較穩固。對一般的醫療提供者機構來說，審慎追蹤成果，是避免逆選擇發生，最好的保障。

64. SF-36問卷包括衡量疾病負擔的三十六道問題。

第六章

1. 消費者主導的健康照護（例如見 Herzlinger, 2004a, pp. 12, 195, and 799）重點放在選擇一個健康照顧計畫為主要的選擇。雖然我們相信健康照顧計畫之間的競爭可以增添價值，更為決定性的選擇卻是在疾病的層級選擇醫療提供者。

2. Newhouse (1996)針對沒有獲得資訊的病人如何作醫療選擇，提出有趣的研究發現。研究結果指出，有投保的病人想要更多的健康照護。這和從掌握充分資訊的病人，得到的研究結果形成鮮明的對比。病人有了資訊和能夠取得決策支援之後，便能區分更多的健康照護和更健康之間的不同，因此他們能夠依據證據，做出選擇，而且往往是選擇少接受照護。例如見 O'Connor, Llewellyn-Thomas, and Flood (2004), Bodenheimer et al. (2002), Wennberg and Cooper (1999)。

3. Martinez (2004).

4. Fuhrmans (2004); Fitzgerald (2004).

5. 健康照顧計畫需要讓會員能夠得到卓越的照護，而不是拉平競技場，並且只引導會員到成本最低的醫療提供者。這並沒有否定流程改善的重要性。當結果透明，並且獎勵卓越的表現，流程改善是醫療提供者很高的優先要

務。關於流程改善，一個重要的例子是第五章提到的健康照護促進協會拯
救十萬條人命的行動。

6. Rosenthal et al. (2004) 列表彙整許多健康照顧計畫和雇主聯盟的論質計酬
策略。

7. 關於醫療提供者的行政管理費用，最常被人引用的數字，是 Woolhandler
和 Himmelstein 於 1997 年估計，行政管理成本構成醫院支出的 26%。

8. Villagra and Ahmed (2004).

9. Gold and Kongstvedt (2003).

10. National Committee for Quality Assurance (2004).

11. Harvard Pilgrim (2004).

12. 在消費者主導的健康照護中，消費者在競相差異化的健康照顧計畫中作選
擇（Herzlinger, 2002, 2004a）。消費者主導的健康照護，必須在正確的層
級上競爭才能實現。在健康照護的競爭重新界定為以價值為基礎和以成果
為導向之前，消費者主導的健康照護會繼續遲遲難以生根。單單在各健康
照顧計畫之間作選擇還不夠。

13. 將來會對共現狀況進行協調，有時則設立特殊的次小組。

14. Fisher et al. (2003a, 2003b) 和 Wennberg and Cooper (1999) 證明了在生命末
期了解醫療結果的重要性。在生命末期，更好的治療和更多的治療可能相
互矛盾。他們的研究發現，在病人的生命末期，使用侵襲性較小的療程，
以及少執行療程和少住院，病人和家屬的醫療滿意度比較高。如果只從壽
命的角度去解讀結果資料，就會忽視這樣的洞見。

15. 舉例來說，聯合資源網利用代碼，推算哪些移植中心接下最困難的案例，
以避開只接最好處理的病人，以致評等過高。結果、經驗和處理最困難案
例的經驗，全部納入它所作的分析之中。

16. 見本章稍後「改變與醫療提供者分享資訊的性質」一節的討論。

17. 聯合資源網的首頁：http://www.urnweb.com。

18. National Cancer Institute (2005a) 指出的生存率。National Cancer Institute
(2005b) 有臨床試驗的參與資料。

19. 2005 年 7 月 21 日與 Jeffrey Kang 一談。

20. 2005 年 8 月 1 日與 Jeffrey Kang 一談。

21. 見第四章的討論。

22. 第二和第四章談過普惠全球健康這家組織。

23. Committee on Quality of Health Care in America (2001).

24. Goetzel et al. (2005) 探討以疾病管理的投資報酬率為主題的四十四份研究
報告，發現即使只考慮直接節省的醫療成本，投資報酬率也通常是正值。

25. Villagra and Ahmed (2004).

26. Wellpoint, Inc. (2002).

27. 包括糖尿病、冠狀動脈疾病、充血性心臟衰竭、慢性阻塞肺部疾病、氣喘和末期腎臟疾病等「核心狀況」，以及骨關節炎、酸相關胃病、上背痛、骨質疏鬆、纖維肌痛、心房纖維顫動／服用抗凝血劑、慢性肝炎和肝硬化、失禁、過敏性腸綜合症、壓瘡、發炎性腸病等「衝擊狀況」。

28. Gold and Kongstvedt (2003); Gold and Johnson (2004).

29. Gold and Kongstvedt (2003)。批評者指出，剛接受診斷的病人，知道自己得的病之後，第一年「表現良好」。但是這並沒有否定參加疾病管理計畫的人，照護結果比剛診斷得病，但沒有參加疾病管理計畫的人要好，成本較低的發現。

30. Gold and Johnson (2004).

31. Hoffman et al. (1996); Hoffman and Rice (1996)。這個成本估計值只看直接節省的健康照護成本；沒有包括罹患慢性狀況或者那個人的照護者失去生產力的間接成本。

32. Hoffman et al. (1996); Hoffman and Rice (1996).

33. Martinez (2004); Aetna (2005).

34. 見本章稍早「以資訊和一視同仁的諮詢服務，積極支援醫療提供者和治療方法的選擇」一節。

35. Gawande (2005).

36. Best Doctors (2005).

37. HEDIS是健康照顧計畫雇主資料與資訊集（Health Plan Employer Data and Information Set）的英文首字母縮略字。衡量指標包括消費者的滿意度、照護取得的難易，以及健康照顧計畫的醫師是否遵循治療準則。

38. Dalzell (1999).

39. 2005年2月16日與2005年7月15日和布倫特‧詹姆斯（Brent James）一談。

40. 健康照顧計畫的可攜性問題，1986年統一綜合預算協調法（Consolidated Omnibus Budget Reconciliation Act；CORBA）處理了一部分。離開雇主的個人，有權暫時（十八個月）在相同的健康照顧計畫繼續獲得團體健康保障。一般來說，費率仍然相同（也就是依照原來議定的費率），但雇主提撥的部分，由個人負擔。十八個月後，價格改為高得多的非議定費率。

41. 參與論人計酬（capitation）甚深的公司，由於財務困難，許多病人都再保（Martinez, 2004）。

42. Connecting for Health (2004a, 2004b).

43. 健康照顧計畫及其「業務關係組織」（business associates）受HIPAA管轄，需要遵守法令規定，以及可能接受衛生與公共服務部（HHS）的稽

查。個別病人紀錄的供應者等服務供應者，可能避免和健康照顧計畫發生直接的業務關係，而直接提供服務給消費者。健康照顧計畫（或者雇主）可能針對選擇病人紀錄服務的會員（或者員工），降低健康照顧計畫付款或者降低自負額。

44. Herzlinger (2002) 提出這方面以及其他方面的比喻。

45. Ferrara (1995); Massaro and Wong (1995); Goldman, Buchanan, and Keeler (2000); Yip and Hsiao (1997). 成本降低也符合 Joe Newhouse 與 RAND 的研究發現，也就是部分負擔會讓人有少用健康照護的誘因。

46. Aetna (2004).

47. 雖然加重付款責任會引發自我限量配給的行為，掌握更多資訊的病人卻傾向於選擇侵襲性較小，因此比較不昂貴的照護。見 Wennberg (2005)，以及第四章的討論和附註。

48. See O'Connor et al. (2004), Wennberg and Cooper (1999), and Bodenheimer et al. (2002).

第七章

1. Notably Herzlinger (1999a, 2004a).

2. Angell (2004).

3. Baker et al. (2003).

4. 哈佛風險分析中心的研究工作者已經建立一個資料庫，裡面有藥物治療、外科手術和診斷程序的七百餘個成本效用比。有些藥物能夠立即節省成本，而且因為不必在院內照護，實際節省的支出多於用藥的成本。急性深靜脈血栓形成的肺癌患者，以抗凝血劑長期治療就是這樣一個例子。其他許多藥物雖然不能立即節省支出，健康效益卻遠高於成本，所以成本效益很高。見 Neumann (2000)、Neumann and Olchanski (2003)，以及 Neumann et al. (2000)。也請參考 Dubois et al. (2000) 和 Kleinke (2000)，兩者都發現許多用藥會增加藥物的支出和提高價值。當然了，有些昂貴的藥物無法提高價值。

5. Newhouse (1992) 表示，增加利用科技，能夠提高福祉，但相關的分析和討論停留在總體的層級，以至於特定新技術的效益無法衡量。Cutler and McClellan (2001) 探討五種疾病（心臟病、低體重出生兒、憂鬱症、白內障、乳癌）的新科技價值，發現其中四種的醫療效益大於成本。

6. Bellinger et al. (1995), Bellinger et al. (2003), and Newburger et al. (2003).

7. 例如 Herzlinger (2002) 主張要求消費者負責選擇健康照顧計畫，並且改善資訊和誘因，如此他們就會做出比較好的選擇。Herzlinger (2004a) 把這個論點往前推進一步，強調雇主可以設法促使消費者的行為發生變化。不

過,消費者的參與不足以使美國的健康照護發生必要的變革,以迅速提升品質和效率。我們將需要健康照護的競爭性質和層級發生重大的變化。啟動和追求以價值為基礎的競爭,由消費者主導的健康照護才有可能實現。

8. 如同本章稍後會談到的,負起個人責任並不表示可以選擇不投保健康照護保險。相反地,所有的消費者都需要參與全民保險,以確保公平、減少交叉補貼、將無效率降到最低,以及抑制整體的健康照護成本。

9. 見第二章的討論。醫師表示,病人的合作與遵循醫囑(例如調劑和服藥、作運動或者物理治療,以及遵照飲食指導)是降低成本和促成有效的照護之重要因素。病人需要負起的責任不只是做出選擇,也要促使治療得到成功。

10. 例如Bodenheimer et al. (2002)發現,獲得更多資訊的病人,氣喘、關節炎、糖尿病等疾病的照護結果比較好。由於住院天數較少,每位病人節省750美元的支出。

11. Connecting for Health (2004a, 2004b).

12. First Market Research (2005), Krasner (2005).

13. 除了居於領先地位的其他健康照顧計畫,許多州的藍十字藍盾主動推展這個做法,對於以電子郵件通訊的醫生提供給付,病人需要共同負擔費用。第六和第八章也討論了這股趨勢。

14. Coye and Detmer (1998).

15. 有些觀察者指出,由於消費者根據價格,從一個醫療提供者轉換到另一個醫療提供者,而造成了醫療提供者之間的競爭。這種競爭,和以價值為基礎,在成果上競爭不同。

16. Ferrara (1995); Massaro and Wong (1995); Goldman, Buchanan and Keeler (2000); Yip and Hsiao (1997).

17. 安泰公司的網址(http://www.aetna.com/index.htm)。

18. 對於缺錢的低所得病人來說,健康儲蓄帳戶也可能產生自我限量配給的效果。低於自負額的保障範圍責任避風港條款(safe harbor provisions)可能需要包括對低所得病人提供預防照護。

19. 見Towers Perrin (2005)與Towers Perrin HR Services (2005)。Mercer Human Resource Consulting (2003)也指出,2002年每名員工的健康福利總成本增加15%,2003年增加10.1%。這項研究預測2004年的增幅會提高為13%,但實際數字是7.5%。雖然增幅低於預期,卻仍然高於通貨膨脹。見圖表1-17。

20. Connolly (2005)。福特(Ford)2003年報告,健康照護使它在美國生產的每一輛汽車,成本增加1,000美元(Mayne, 2004)。

21. Mercer Human Resource Consulting (2004a).

22. Mercer Human Resource Consulting (2004b).

23. Hewitt Associates (2004a)。下一年，Hewitt的研究人員認為企業界對健康照護成本的關切司空見慣，所以根本不再問相同的問題。

24. See Birkmeyer et al. (2000); Mehrotra, Bodenheimer, and Dudley (2003); Committee for Economic Development (2002); Boeing Company (2001); Ceniceros (2001c); Freudenheim (2000); Midwest Business Group on Health (2001); and Sarudi (2001).

25. 飛躍集團最初的醫院轉診實證參數包括五種成人疾病：冠狀動脈繞道術、冠狀動脈介入治療術、胰切除術、腹部動脈瘤修復術、食道切除術（Birkmeyer, Finlayson, and Birkmeyer, 2001）。這些參數後來擴大到包括三種高風險新生兒疾病：預計出生體重低於1,500公克、胎齡小於32週、產前診斷患有重大先天異常（Leapfrog Group, 2004）。

26. Agency for Healthcare Research and Quality (2005).

27. Birkmeyer et al. (2004).

28. Berwick et al. (2003).

29. Mercer Human Resource Consulting (2004b).

30. 談疾病管理價值的文獻很多，也正急劇增多。Committee on Quality of Health Care in America (2001)引用的一份索引書目，共有這個主題四百篇經同行評審的研究報告。它做成結論說，疾病管理顯然能夠改善健康結果。Goetzel et al. (2005)檢視四十四篇專門探討疾病管理投資報酬率的研究報告，發現即使只考慮直接的醫療成本節約，投資報酬率通常是正值。第六章曾經討論兩個健康照顧計畫的個案，提到疾病管理的報酬率可觀。

31. 有些觀察家指出，大部分（60%）慢性病發生在年長美國人身上，雇主因此缺少誘因，不會設法降低Medicare最後將負擔的成本。我們懷疑這種短期心態造成的影響更強。在雇主開始思考健康價值，而不只考慮成本之後，會更了解疾病管理的的好處。

32. 2005年11月21日與Scotts Miracle-Gro的Denise Stump一談。

33. 同上。

34. 根據2005年的National Business Group on Health/Watson Wyatt (2005)趨勢調查「在新時代中管理健康照護成本」（Managing Health Care Costs in a New Era），2004年訂有這種計畫的雇主，數量增加將近一倍，達68%。

35. 這項調查（National Business Group on Health/Watson Wyatt, 2005）訪問五百五十五家雇主公司的至少一千名員工，資訊是在2004年底和2005年1月蒐集。這不是能夠代表所有雇主的樣本，卻反映美國最大公司的經驗。

36. O'Connell (2004); Whole Health Management (2005).

37. 高自負額的健康照顧計畫加健康儲蓄帳戶，經常被稱作消費者主導的健康

照顧計畫（consumer-directed health plans）。

38. Health Care Policy Roundtable (2004); Freudenheim (2005a).

第八章

1. 更糟的是，衛生與公共服務部（Department of Health and Human Services）要求醫院對未投保者依定價計費，並且設法收取帳款，結果產生許多情況，使得未投保者實際上補貼投保者，以及中低所得個人因為醫療帳單而破產。第二章談過這些問題。衛生與公眾服務部長（Secretary of Health and Human Services）察覺這些不公平的情形，2004年2月19日對美國醫院協會理事長發表一封信，表示「各醫院可以對未投保和投保不足、無力支付醫院帳單的病人提供折扣。」見T. G. Thompson (2004)。

2. 正如我們在前面幾章討論過的，我們提出的建議不會將照護弄得支離破碎——結果恰恰相反。今天的照護大抵上是以醫師為中心或者以機構為中心，無法為病人提供最好的價值。結果整個照護週期中，服務重複，照護的提供支離破碎。

3. Medicare以及Medicaid和Medicaid州兒童健康保險計畫（Medicaid State Children's Health Insurance Program；SCHIP）擴延，現在占支出的45.6%，其中Medicare占17%。聯邦政府估計，到2015年，Medicare將占健康照護支出的20%左右，Medicare以及Medicaid和SCHIP擴延則占49%（Heffler et al., 2005）。

4. 在成本移轉的世界中，Medicare要求給予折扣優惠的壓力，有助於其他健康計畫把價格壓低。如果Medicare重視價值創造，其他的健康計畫也可能跟進。問題在於，這些實驗是否會成為常態。根據過去的經驗，這件事仍屬未定之天。

5. 醫學研究所正在擬定一份清單，可望做為承保範圍公開政策辯論的基礎。俄勒岡州一九九〇年代曾經嘗試面對承保服務選擇的問題，由此可見這件事的複雜性。見Department of Human Services, Health Services, Office of Medical Assistance Programs (2004)和Fox and Leichter (1993)。

6. Wennberg, Fisher, and Skinner (2002); Wennberg et al. (2004b).

7. 本章將特別注意保險和保障範圍在強化以價值為基礎的競爭或者傷害以價值為基礎的競爭方面，所扮演的角色。

8. Romney (2004); Dembner (2005).

9. The Hill-Burton Act (1946)規定醫院必須提供免費照護給急需的人。但是各醫院大致上一向採取種族隔離的方式。非洲裔美國人會被只收白人病患的醫院拒收。醫院的歧視傳統，是健康照護提供和健康結果出現種族差異的原因之一。

10. Starfield (1998, 2000a, 2000b)指出，全民保險只有在促進初級照護的情形下，重大的利益才會不斷累增。此外，比較品質的國際性研究發現，初級照護提供是英國的系統中最有利的因素，否則它在等候、限量配給和可預防的醫療錯誤等方面會發生嚴重的問題 (Hussey et al., 2004)。

11. Peterson et al. (1994)指出，保險當然不能完全解釋健康照護中，出現種族差異的原因。退伍軍人健康管理局的事後出院分析發現，因為心肌梗塞而住院的非洲裔美國人，即使在病人的併發症和疾病矯正後，和白人比起來，比較不可能施予心導管或者再生手術。Woolf et al. (2004)分析非裔美國人過高的死亡率，證實急需給予同等的照護，才能改善美國整體的健康照護成果。

12. 聯邦基金會健康照護意見領袖調查（The Commonwealth Fund Health Care Opinion Leaders Survey）發現，一半以上的受訪者支持這個方法，但健康照護提供者不然（Commonwealth Fund, February 2005, November–December 2004）。

13. 除了負擔免費照護的直接成本，還有很高的間接成本，例如缺乏初級照護的人健康較差，或者提供任何種類的疾病管理諮詢的成本、帳款催收機構的成本和催帳的法院費用，以及行政管理成本。

14. 即使無法立即做到強制全民保險，還是有一些擲地有聲的論點，主張我們處理未投保者的初級照護問題。不管是從公平（美國的健康照護成果有種族上和所得上的差異），還是從效率（就全民初級照護的利益來說）的觀點來說，我們都需要往這個方向邁進。Newhouse and the Insurance Experiment Group (1996)指出，不必補貼窮人所有的初級照護，而可以免費篩檢高血壓等狀況，因此增加提供高價值的免費照護。

15. Agency for Healthcare Research and Quality (2000).

16. HealthInsurance.org網站的風險庫單元（http://healthinsurance.org/riskpoolinfo. html），有各州為個人因為健康史而遭到拒保，設立保險計畫的資訊。

17. 批評者表示，如果以隨機的方式分派風險最高的會員，玩弄花招和選擇就會移到下一層風險最高的會員。但是玩弄花招和選擇的成本很高。對風險較低的會員來說，鼓勵拒保或退保的誘因不會那麼強。而且，高風險門檻的定義也可以調整，以限制玩弄花招。

18. Newhouse and the Insurance Experiment Group (1996)發現，病人會對部分負擔金額提高有所反應，因而減少尋求照護。由於病人缺乏資訊，以及轉診並不是以證據為基礎，所以有這種情形，並不叫人驚訝。美國所有的照護都良好的這個根本假設，在那個時候是常見的錯誤認知。病人只知道他們將負擔多少成本，卻不知道不同的醫療提供者的照護品質或者各種不同的預防、治療和疾病管理方法有什麼效益。研究發現，選擇放棄（或者過

多）的照護，和健康結果並沒有關聯。這是病人（往往也包括醫生）缺乏資訊的自然結果。唯一真正的選擇是自我限量配給照護。病人得到成本方面的資訊，卻缺乏照護結果差異方面的可靠資訊，所以健康價值的權衡取捨並不明顯，當成本加重，病人便很單純地減少尋求照護。

19. 聯邦基金會（The Commonwealth Fund）2005年2月調查健康照護的意見領袖，發現84%支持擴張個人和小型企業投保選擇的這種方法。

20. Greenberger (2005a).

21. Westmoreland (2001).

22. Romney (2004); Dembner (2005).

23. 在重新核保屬非法的地方，保險公司還是可以解除整份計畫，然後實際上對計畫中的每個人重新承保。如果風險庫要求所有的健康計畫負擔一部分最昂貴的會員，它們這麼做的誘因會降低。

24. 生活的品質和生命的長度，有時是以失能調整生命年數（disability-adjusted life years；DALY）表示。

25. Wennberg (2005); Fisher et al. (2003a, 2003b).

26. 強制保險卻不訂定最低保障範圍標準，會造成有些疾病被排除在外，而這等於使得某些獲保個人變成毫無保障。

27. 資訊蒐集了之後，可以被任何數量的機構使用，成本幾乎不會增加。以經濟學家的用語來說，資訊是公共財，而政府在確保公共財的供應方面，扮演重要的角色。

28. 衛生與公共服務部（The Department of Health and Human Services）包含兩個姊妹研究機構：國家衛生研究院（National Institutes of Health；NIH）負責生物醫學研究；健康照護研究與品質署（Agency for Healthcare Research and Quality；AHRQ）負責健康服務研究。

29. AHRQ明定的目標是和公共、私人部門合作，找出最有效的方式，以組織、管理、挹注和交付高品質的照護、減低醫療錯誤、改善病人的安全。相對於負責生物醫學研究的國家衛生研究院，AHRQ的預算很少。這反映了一般仍然普遍不了解成果資訊對於促進健康照護提供的競爭和價值改善，扮演極為重要的角色（見第四章的討論）。當健康照護的競爭轉為以價值為基礎，在成果上競爭，NIH的支出獲得的報酬率會提高許多。

30. 這些報告包括設施的特性、利用資料和成本（除了Medicare病人，也包含整體病人）。資料的報告是依診斷關聯群（DRG）和醫療提供者而區分。醫療照護及醫療補助服務中心（CMS）有發表這些成本報告，約100美元可以買到。

31. President's Advisory Commission on Consumer Protection and Quality in the Health Care Industry (1998).

32.「應該採取行動，以確保健康照護品質的比較性資訊有效、可靠、容易
理解，而且在公共領域廣泛供應」（President's Advisory Commission on
Consumer Protection and Quality in the Health Care Industry, 1998）。

33. 即使這些資料以難以解讀的形式公開發表，資訊公司和健康計畫還是會因
之而受益，並且製成更容易理解的資訊形式。

34. Knaus (2002).

35. American Academy of Family Physicians (2005a).

36. Caplan et al. (1990).

37. Hallinan (2005).

38. Pierce (1995).

39. 感謝新英格蘭浸信會醫院（New England Baptist Hospital）的羅伯・波德
（Robert H. Bode）醫師讓我們注意到這個例子。

40. 第四章曾經提到經驗、學習和成果方面的研究。

41. 清楚的衡量指標將協助消費者區分經驗豐富但墨守成規的業務執行者，以
及根據經驗不斷學習與改善的業務執行者。

42. 我們在第二和第六章談過使用複雜、不透明的計費方式，做為在醫院、健
康計畫，以及病人之間移轉成本的手段。

43. 明尼蘇達州的檢察長和明尼蘇達州各醫院取得協議，在該州約半數的醫
院，給予所得低於125,000美元的人價格優惠（低於定價），這和過去
要求低所得未投保人全額支付定價的做法大相逕庭（Office of Minnesota
Attorney General, 2005）。

44. 醫院從事的業務並不是催帳，為了符合Medicare的規定，只好把未清償
戶交給催收機構去處理。催收機構的催款作業十分積極。關於醫院對未
投保人或者低所得病人的計費實務，以及它們和衛生與公共服務部的規
定、其他法律規定的關係，相關的討論見Watson (2004)、Pryor and Seifert
(2003)、Lagnado (2003)，以及T. G. Thompson (2004)。

45. Centers for Medicare and Medicaid Services (2004b); T. G. Thompson (2004).

46. 舉例來說，網外部分負擔通常包括網內給付比率的30%，加上網內價格和
醫療提供者定價（一般約為網內價格的兩倍）差額的100%。如此一來，
病人負擔的總額約為定價的65%。此外，如果在網外照護的過程中發生併
發症，保險往往不理賠和併發症有關的任何成本。結果對許多病人來說，
即使網外醫療提供者的表現遠為優異，網外照護的成本和風險卻高得嚇
人。我們在限制價格歧視的一節中談過，完全結束網外契約，是比較好的
做法。

47. 幾乎所有的案例中，個別病人都不會去磋商價格。反之，健康計畫或者服
務會代替許多病人磋商價格，而且將擁有強大的談判力量。

48. 每年大約兩千次心臟移植手術是在美國執行。

49. 系統互通性委員會（Commission on Systemic Interoperability）2005年10月發表的建議，包括修改斯塔克法，以利分享資訊和建立能夠互通的系統。

50. 一個訂價有瑕疵的系統中，給付比率低的某些服務，是以專科醫院視為目標、獲利更高的其他服務來補貼，所以會有這樣的反應，是在預料之中。Medicare的給付比率導致許多這樣的交叉補貼。綜合醫院擔心專科醫院只服務診斷關聯群（DRGs）能賺錢的病人，而且在那些DRG中，只服務問題比較不複雜、治療成本較低的病人。少了DRG支付的交叉補貼問題，專科醫院引起的疑慮將顯著降低。

51. U.S. General Accounting Office (2003a).

52. Medicare Payment Advisory Commission (2004), 213–214.

53. Romano (2004b).

54. 醫師最後也必須不斷展現本身的能力。應該要求他們提出成果資料，以及展現使用模擬或者模擬器的能力，就像飛機駕駛員依規定必須做的那樣。

55. 也有一些研究發現，高度集中市場中的合併，導致價格上漲最多，但在集中程度較低的市場，價格漲幅較小。聯邦交易委員會（Federal Trade Commission）和美國司法部（U.S. Department of Justice）2004年發表的聯合報告，用很長的篇幅討論合併的理由和結果方面的辯論。這份報告也引用大衛‧德拉諾夫（David Dranove）的聲明：「我問過許多醫療提供者，為什麼想要合併。雖然它們都公開表示是為了綜效上的考量，但私底下幾乎每個人都說，合併的主要理由是避免競爭或者取得市場力量」（Dranove, 2000, p. 122）。

56. FTC/DOJ (2004).

57. FTC/DOJ (2004).

58. FTC/DOJ (2004)廣泛討論聯合採購組織（GPO）。

59. FTC/DOJ (2004), chapter 4, 37.

60. FTC/DOJ的聽證會上，對GPO表示的關切，也包括以暗盤（side payments）取得獨家合約；GPO管理人員的薪酬是根據供應商的費用收入，不是看醫院節省的支出；供應商支付款項以取得市場占有率；以及新進業者即使擁有能夠增進價值的產品，銷售給醫院的管道也遭到封鎖，不得其門而入。

61. 感謝基金會煤公司（Foundation Coal Company）的大衛‧柯勞德（David Crowder）醫學博士提醒我們注意這一點。見Crowder (2004)。

62. 有人將醫療照護需求過多，完全歸因於病人不必負擔付款的責任。但是由於防衛性醫療的心態，以及根據不是以證據為基礎的業務執行標準，由醫師引起的需求也是原因。病人如果不必自行支付帳單，以及不容易取得資

訊，幫助病人和醫師做出以價值為依歸的決策，則醫師引起的需求會比較高。

63. 我們要謝謝傑夫．康（Jeff Kang）博士詳細說明醫療觀點需要從防衛性醫療，改為以攻擊性的態度，發展高品質的風險調整後成果紀錄。

64. 布希總統2005年建議以加州的法律為藍本，推動醫療過失改革，將醫療提供者賠償病人痛苦和損害的上限訂為25萬美元（在醫療服務成本之外另計）。這項提案也包括限制舊案不得在醫療行為發生之後多年提出訴訟，並且允許裁決賠償在一段時間內支付，而非一次支付。

65. Kaiser Family Foundation (2005)。也請參考本章註釋3。

66. Wennberg（2005）談到供給敏感照護（supply-sensitive care）的現象。他將這種現象歸因於一般持有的假設，認為醫療設施應該充分利用。他發現，當更多醫生的專長在某種照護，或者醫院有更多的病床供某一群人使用，或者兩者同時存在，針對某種疾病提供的照護就會增多。有不少供給敏感照護是對慢性病提供，而這方面很少有以證據為基礎的指導準則。針對照護數量和支出金額所做的研究指出，住院更久、醫生訪視更多、加護病房待得更久、支出更多，並沒有改善結果或者滿意度。請參考Fisher et al. (2003a, 2003b)。

67. 見第三章的討論。RBRVS降低了側重療程的傾向，卻沒有消除這種傾向。此外，由於大部分醫師是獨立的工作者，不是醫院的雇員，所以醫師執行療程的誘因，不會受醫院降低DRG內成本的誘因影響。

68. 照護結果比較差，因為發病率提高，例如由於缺乏淋巴結而腫大。

69. Medicare最早是使用十個流程衡量指標。

70. 例如，請參考Gawande (2004)。正如一般的醫療結果會隨著時間而改善，最好的醫療提供者通常會脫穎而出，並且以更快的速度改善成果。

71. McGlynn et al. (2003)指出，平均來說，美國人得到醫療上需要的照護之55%，諮詢和教育服務的提供也往往遭到忽視。由於缺乏衡量指標去記錄，忽視這些耗時的行動減低了品質。

72. Wennberg (2005)發現，二十六家醫院的占床率（occupancy rate）大約相同，以及過剩的病床製造更多的住院率。將過剩的病床轉移到已經證明表現卓越的照護領域，而不是允許過剩的容量引導過度使用許多不合標準的服務，會得到遠為理想的結果。

73. Migliori (2005)指出，以聯合資源網（United Resource Networks）的經驗來說，病人做器官移植的醫療選擇時，會平衡四類考量因素：成果、速度（等候時間）、成本、舒適。

74. Health Care Financing Administration (1998); Myerson (1994).

75. Centers for Medicare and Medicaid Services (2005b).

76. Medicare 可以改進其給付比率計算方式。新照護方法的價格應該根據它相對於其他方法的價值而訂定。這會遠比根據成本給付，更能鼓勵價值改善和創新。Medicare 可以設計收益分享模式，保障增進價值的新照護提供方法（見第六章）。依地區調整給付的方法需要修正或者重新架構，以促進跨地域的價值改善競爭。教學醫院的價格調整必須逐步廢除，代以不致扭曲照護提供服務競爭的直接教學補償。最後，對於治療比較多低所得（但未參加 Medicare）病人的醫院實施價格調整，不是處理免費照護的合理方法。補償金額應該根據實際提供的服務。

77. National Governors Association Center for Best Practices (2003).

78. 同上。

79. 同上。

80. Kirschner, Marincola, and Teisberg (1994); Silverstein, Garrison, and Heinig (1995).

81. World Health Organization (2004)。統計上的一些問題可能對美國不利。有些國家把死胎定義為嬰兒出生後不到二十四小時死亡。包括美國在內的其他國家，則將活著出生的嬰兒視為活產，二十四小時內死亡則列入嬰兒死亡率統計數字。但即使和將活產列入嬰兒死亡率統計數字的其他工業國家相比，美國的數字也不好看。

82. 例如，見 Starfield (2000b) 和 Woolf et al. (2004)。Hussey et al. (2004) 也發現，全民初級照護是英國的強項。但即使有全民健保，也有一些問題存在；Blendon et al. (2003) 發現，受調查的五個工業國家，初級照護都有不足。

83. 或許有人會說，由於缺乏數據，以及相信貴的照護就是好照護的迷思，使得病人爭相前往美國看病。但一般普遍認為，美國醫療照護中的佼佼者的確出類拔萃，有錢的國際病人不惜遠渡重洋，到美國知名的醫療提供者就醫是有好理由的。

84. Kohn, Corrigan, and Donaldson (2000)；HealthGrades (2004)。美國 1999 年的人口是 2 億 7900 萬，2002 年是 2 億 8800 萬。

85. World Health Organization (2002a).

86. Schoen et al. (2005).

87. Eckbo (2005).See also Michel (2004).

88. World Health Organization (2002a); Wilson et al. (1999).

89. Applied Research and Analysis Directorate (2003)。也請參考 Michel (2004)。

90. 雖然乍看之下，全球價格更為統一是比較好的解決方案，但這個問題因為貧窮、開發中國家的健康照護需求、居於獨占地位的各國國家健康服務機構擁有強大的談判力量而趨於複雜。

91. 新加坡衛生部（http://www.moh.gov.sg/corp/index.do）。
92. World Health Organization (2000).
93. 訪問延雪平（Jönköping）省議會學習與創新長戈蘭‧漢利克斯（Göran Henriks）。
94. 法國的公共醫院做的研究多於私人醫療提供者，所以差異不全在效率。見 Arnold (2004) 和 Sandier, Paris, and Polton (2004)。
95. Chia (2002).
96. National Center for Policy Analysis (2000).
97. 美國居於領先地位的醫院，1997年治療約六萬名國際病人。遠赴外地就醫的人數正在成長。
98. "Get Well Away" (2004), p. 76.

附錄 B

1. 作業是和全面品質管理（total quality management）文獻常提的流程（processes）有關係。探討一種服務項目的整體策略和組織時，作業的概念、類型，以及它們之間的連結，則比較一般性和比較發人深省。
2. 不裝瘻管的話，進入靜脈的透析會成為病人能接受透析多長時間的限制因素。及時安裝瘻管十分重要，因為需要先治療再進行透析。
3. American Heart Association (2005).
4. American Heart Association (2005) 年的報告估計了中風的直接和間接成本。我們估計全部149億美元的醫院直接支出，以及29億美元的醫師和其他專業人員直接支出中的15億美元用於急性照護，加進132億美元的療養院照護、29億美元的居家健康照護、12億美元的藥物和其他醫療耐久品，其餘14億美元是長期照護的醫師支出。

健康生活 BGH151A

醫療革命
善用競爭策略，創造醫病雙贏的療護體制
Redefining Health Care : Creating
Value-Based Competition on Results

國家圖書館出版品預行編目（CIP）資料

醫療革命：善用競爭策略，創造醫病雙贏的療
護體制／麥可‧波特（Michael E. Porter）、
伊莉莎白‧泰絲柏格（Elizabeth Olmsted
Teisberg）著；李振昌、羅耀宗譯. -- 第一版.
-- 臺北市：遠見天下文化, 2014.07
　面；　　公分. --（健康生活；CH151）
譯自：Redefining health care : creating value-
　　　based competition on results
ISBN 978-986-320-518-0（精裝）

1. 健康照護體系　2. 品質管理　3. 成本控制

419.5　　　　　　　　　　　　　　103013227

作者 —— 麥可‧波特（Michael E. Porter）、
　　　　伊莉莎白‧泰絲柏格（Elizabeth Olmsted Teisberg）
譯者 —— 李振昌、羅耀宗
審訂者 —— 王智弘

總編輯 —— 吳佩穎
責任編輯 —— 許玉意（特約）
封面設計 —— 李東記

出版者 —— 遠見天下文化出版股份有限公司
創辦人 —— 高希均、王力行
遠見‧天下文化‧事業群　董事長 —— 高希均
事業群發行人／CEO —— 王力行
天下文化社長 —— 林天來
天下文化總經理 —— 林芳燕
國際事務開發部兼版權中心總監 —— 潘欣
法律顧問 —— 理律法律事務所陳長文律師
著作權顧問 —— 魏啟翔律師
地址 —— 台北市104松江路93巷1號
讀者服務專線 —— (02) 2662-0012
傳真 —— (02)2662-0007；(02)2662-0009
電子信箱 —— cwpc@cwgv.com.tw
直接郵撥帳號 —— 1326703-6號　遠見天下出版股份有限公司

電腦排版 —— 李秀菊
製版廠 —— 東豪印刷事業有限公司
印刷廠 —— 祥峰印刷事業有限公司
裝訂廠 —— 精益裝訂股份有限公司
登記證 —— 局版台業字第2517號
總經銷 —— 大和圖書書報股份有限公司　電話／ (02) 8990-2588
出版日期 —— 2021年4月15日第二版第1次印行

定價 —— NT$800

4713510942628
書號 —— BGH151A
天下文化官網 —— bookzone.cwgv.com.tw

本書如有缺頁、破損、裝訂錯誤，請寄回本公司調換。
本書僅代表作者言論，不代表本社立場。